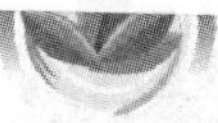

全国高职高专医药院校康复治疗技术专业
工学结合"十二五"规划教材

临床康复

供高职高专康复治疗技术专业及
其他相关医学类专业使用

Linchuang Kangfu

主　编　王　颖　王丽华　贾柯其
副主编　刘　静　孙晓莉　严小惠
编　委　（以姓氏笔画为序）
王　颖　（菏泽家政职业学院）
王丽华　（铁岭职业技术学院）
叶新强　（武汉民政职业学院）
田迎霞　（湖北职业技术学院）
刘兴军　（铁岭职业技术学院）
刘启雄　（鄂州职业大学）
孙晓莉　（宝鸡职业技术学院）
严小惠　（宁波天一职业技术学院）
苏会萍　（安庆医药高等专科学校）
杨　梅　（湖北职业技术学院）
杨　敏　（湖北省中医院）
何　跃　（雅安职业技术学院）
沈　晴　（浙江医学高等专科学校）
张智慧　（枣庄科技职业学院）
陈庆亮　（清远职业技术学院）
陈丽娟　（菏泽家政职业学院）
林成杰　（山东中医药高等专科学校）
罗　萍　（湖北职业技术学院）
周纯智　（铁岭职业技术学院）
郑俊清　（铁岭职业技术学院）
贾柯其　（顺德职业技术学院）
徐琳峰　（浙江医学高等专科学校）
凌　楠　（武汉民政职业学院）
黄　炜　（宝鸡职业技术学院）
黄佳玮　（宁波天一职业技术学院）

華中科技大學出版社
http://www.hustp.com
中国·武汉

内容简介

本书是全国高职高专医药院校康复治疗技术专业工学结合“十二五”规划教材。

本书主要内容包括概论、临床常见功能障碍的康复、神经系统疾病的临床康复、骨关节系统疾病的临床康复、心肺等内脏疾病的临床康复及以糖尿病和烧伤为代表的其他疾病的临床康复。

本书紧扣康复治疗师考试大纲，全面覆盖其知识点。

本书可供高职高专康复治疗技术及其他相关医学类专业使用。本书也可作为康复医学工作者的参考用书。

图书在版编目(CIP)数据

临床康复/王颖，王丽华，贾柯其主编. —武汉：华中科技大学出版社，2012.1(2020.1重印)
ISBN 978-7-5609-7477-4

Ⅰ.临… Ⅱ.①王… ②王… ③贾… Ⅲ.常见病-康复-高等职业教育-教材 Ⅳ.R49

中国版本图书馆CIP数据核字(2011)第232440号

临床康复 王 颖 王丽华 贾柯其 主编

策划编辑：车 巍 董欣欣
责任编辑：孙基寿
封面设计：范翠璇
责任校对：祝 菲
责任监印：周治超
出版发行：华中科技大学出版社(中国·武汉) 电话：(027)81321913
武汉市东湖新技术开发区华工科技园 邮编：430223
录 排：华中科技大学惠友文印中心
印 刷：武汉华工鑫宏印务有限公司
开 本：787mm×1092mm 1/16
印 张：29.5
字 数：660千字
版 次：2020年1月第1版第6次印刷
定 价：59.80元

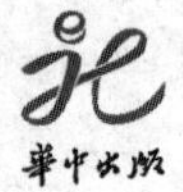

全国高职高专医药院校康复治疗技术专业
工学结合“十二五”规划教材编委会

总序

世界职业教育发展的经验和我国职业教育发展的历程都表明，职业教育是提高国家核心竞争力的要素之一。近年来，我国高等职业教育发展迅猛，成为我国高等教育的重要组成部分，与此同时，作为高等职业教育重要组成部分的高等卫生职业教育的发展也取得了巨大成就，为国家输送了大批高素质技能型、应用型医疗卫生人才。截至2010年底，我国各类医药卫生类高职高专院校已达343所，年招生规模超过24万人，在校生78万余人。

康复医学现已与保健医学、预防医学、临床医学并列成为现代医学的四大分支之一。现代康复医学在我国发展已有近30年历史，是一个年轻但涉及众多专业的医学学科，在我国虽然起步较晚，但发展很快，势头良好，在维护人民群众身体健康、提高生存质量等方面起到了不可替代的作用。据不完全统计，截至2010年底，我国开设有康复治疗技术专业的高职高专院校已达100所，年招生量近10 000人。

教育部《关于全面提高高等职业教育教学质量的若干意见》中明确指出，高等职业教育必须"以服务为宗旨，以就业为导向，走产学结合的发展道路"，"把工学结合作为高等职业教育人才培养模式改革的重要切入点，带动专业调整与建设，引导课程设置、教学内容和教学方法改革"。这是新时期我国职业教育发展具有战略意义的指导意见。高等卫生职业教育既具有职业教育的普遍特性，又具有医学教育的特殊性，许多卫生职业院校在大力推进示范性职业院校建设、精品课程建设，发展和完善"校企合作"的办学模式、"工学结合"的人才培养模式，以及"基于工作过程"的课程模式等方面有所创新和突破。高等卫生职业教育发展的形势使得目前使用的教材与新形势下的教学要求不相适应的矛盾日益突出，加强高职高专医学教材建设成为各院校的迫切要求，新一轮教材建设迫在眉睫。

为了顺应高等卫生职业教育教学改革的新形势和新要求，在认真、细致调研的基础上，在教育部高职高专医学类及相关医学类专业教学指导委员会专家和部分高职高专示范院校领导的指导下，我们组织了全国42所高职高专医学院校的近200位老师编写了这套以工作过程为导向的全国高职高专医药院校康复治疗技术专业工学结合"十二五"规划教材。本套教材囊括了康复治疗技术专业的所有学科，由我国开设该专业较早、取得显著教学成果的专业示范性院校引领，多所学校广泛参与，其中有副教授及以上职称的老师占52%，每门课程的主编、副主编均由来自高职高专院校教学一线的主任或学科带头人组成。教材编写过程中，全体主编和参编人员进行了认真的研讨和细致的分工，在教材编写体例和内容上均有所创新，各主编单位高度重视并有力配合教材编写工作，责任编辑和主审专家严谨和忘我地工作，确保了本套教材的编写质量。

本套教材充分体现新一轮教学计划的特色，强调以就业为导向、以能力为本位、贴近学生的原则，体现教材的"三基"(基本知识、基本理论、基本实践技能)及"五性"(思想性、科学性、先进性、启发性和适用性)要求，着重突出以下编写特点：

(1) 紧扣新教学计划和教学大纲，科学、规范，具有鲜明的高职高专特色；

(2) 突出体现"工学结合"的人才培养模式和"基于工作过程"的课程模式；

(3) 适合高职高专医药院校教学实际，突出针对性、适用性和实用性；

(4) 以"必需、够用"为原则，简化基础理论，侧重临床实践与应用；

(5) 紧扣精品课程建设目标，体现教学改革方向；

(6) 紧密围绕后续课程、执业资格标准和工作岗位需求；

(7) 教材内容体系整体优化，基础课程体系和实训课程体系都成系统；

(8) 探索案例式教学方法，倡导主动学习。

这套规划教材作为全国首套工学结合模式的康复治疗技术专业教材，得到了各学校的大力支持与高度关注，它将为高等卫生职业教育康复治疗技术专业的课程体系改革作出应有的贡献。我们衷心希望这套教材能在相关课程的教学中发挥积极作用，并得到读者的青睐。我们也相信这套教材在使用过程中，通过教学实践的检验和实际问题的解决，不断得到改进、完善和提高。

全国高职高专医药院校康复治疗技术专业工学结合"十二五"规划教材
编写委员会

前言

近年来，我国高等职业教育蓬勃发展，为现代化建设培养了大批高素质技能型专门人才。在新的形势下，康复医学事业和康复教育事业得到了全面发展。为适应高职高专教学改革和发展的需要，根据康复治疗技术专业高等职业教育的要求，我们编写了这本书。

临床康复是康复医学的重要组成部分，是康复医学和临床医学密切结合的学科。本书以康复治疗工作的真实工作任务为依据，将教材内容整合为6个学习项目：概论、临床常见功能障碍的康复、神经系统疾病的临床康复、骨关节系统疾病的临床康复、心肺等内脏疾病的临床康复及以糖尿病和烧伤为代表的其他疾病的临床康复。每个学习项目又分为若干个学习任务，本书共分解为32个学习任务。每个学习任务均以临床典型案例引导教、学、做全过程，真正实现了三者的完美结合。在典型任务中，通过临床实际操作，培养学生的人文素质和综合能力。每项任务后设有与任务相对应的"能力检测"，以进一步培养学生的职业能力和灵活运用知识的能力。

本书在编写过程中，紧紧围绕高职高专医药院校康复治疗技术专业学生的培养目标，始终坚持"以服务为宗旨、以就业为导向、以岗位为前提、以能力和素质为本位"和与"康复治疗技术专业人才准入标准"接轨的原则，紧扣课程目标所确立的专业培养目标，注重职业能力的培养和实践技能训练，注重与实习、就业岗位实现零距离接轨。

本书紧扣康复治疗师考试大纲，全面覆盖其知识点，并针对高职高专学生思维活跃的特点，注重激发学生的学习兴趣。本书充分考虑了前后课程的衔接，并注重新知识、新观点的拓展，将基础知识、临床知识和最新进展以"知识链接"和"关键词"的形式纳入教材的编写体系，便于学生更加深入地继续学习，为今后的工作和学习打下坚实的基础。

本书主要适用于高职高专医药院校康复治疗技术等专业学生，同时也可以作为综合性医院康复医学科医师、治疗师的业务参考书。

本书在编写过程中借鉴了许多康复医学界前辈和同行的学术成果，也得到了菏泽家政职业学院领导和各编者所在单位的大力支持，谨此一并表示衷心的感谢！

由于我国康复事业尚处于发展阶段，可供参考的资料比较少，特别是编者水平有限，书中难免有错误和疏漏之处，恳请有关专家、读者谅解并惠正。

王　颖

2011年10月

目录

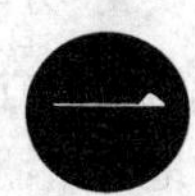

项目一 概论

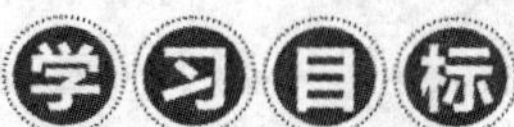

熟练掌握 临床康复的概念及特点;临床康复治疗的目标。

掌握 康复的领域;康复及康复医学的概念。

了解 临床康复在现代医学的地位和发展机遇,临床康复治疗的内容和要求。

康复;临床康复;康复领域;ICF 模式

任务一 临床康复在现代医学的地位和发展机遇

典型病例

患者,男,44 岁,患者于 2011 年 3 月 1 日突然出现恶心、呕吐,后出现左侧肢体无力,急送当地医院,当时头颅 CT 提示右侧基底节区脑出血,无发热,无抽搐,无意识丧失,给予补液、营养脑细胞等保守治疗 2 天后患者转入北京天坛医院卒中单元。给予脱水降颅压、控制血压等治疗,病情稳定后,开始床边早期康复治疗,患者病情逐渐好转,左侧肢体逐渐恢复活动,于病后第 14 天进入康复治疗室,行进一步康复治疗。

根据上述病案,请思考下列问题:

1. 什么是康复?
2. 康复在现代医学中处于什么地位?
3. 临床康复治疗的发展前景如何?

第一节 临床康复在现代医学的地位

在现代医学体系中,保健、预防、治疗、康复都是必要的组成部分,它们相互联系成一个统一体。其中,临床医学以诊断为核心,侧重于去除病因,挽救生命,逆转病理和病理生理过程，以治愈为目标。康复医学以功能障碍为核心，侧重于改善实际功能，以最大限度地恢复潜能，回归社会为目标。早期欧美国家有人认为，康复是临床治疗的延续，认为如果患者剩余的功能得不到很好的康复训练，患者就不能很好地生活和工作，那么，就意味着治疗工作并没有结束。20 世纪 80 年代以来，随着康复医学的不断发展，欧洲许多学者主张康复医学与临床治疗应相互渗透、密切结合。在实践中，康复医学与临床治疗相互渗透主要有三种形式：一是利用临床治疗手段矫治或预防残疾；二是把康复护理列为临床常规护理内容之一，以利于患者身心功能障碍的防治；三是从临床治疗处理的早期引入康复治疗，康复医生和治疗师参与临床治疗计划。

康复医学不仅是临床治疗的延续，而且应与临床治疗同时并进，应该从临床治疗的第一阶段就开始治疗。在伤病的抢救期之后，应立即得到康复医学专科医师的诊治，及时地实施物理治疗、作业治疗、言语治疗、心理治疗、康复护理等。

临床康复是康复医学的重要组成部分，在临床治疗中占有重要的位置。在病、伤、残发生之前即应加强保健，注意预防，及早介入康复预防措施，防止病、伤、残的发生；病、伤、残发生之后，在临床治疗的同时，要早期开展身心康复治疗，防止病、伤、残的加重；进入恢复期后，康复医疗的任务逐渐加重，要避免或减轻残疾与后遗症；残疾出现后要加强康复治疗及功能训练，使病、伤、残者尽早恢复功能。临床、预防、康复和保健是相互渗透、相互结合、密切联系的（图 1-1-1）。康复应成为所有医院医疗计划的一个组成部分，同时，也应当使之成为所有医师的医疗计划的一个组成部分。

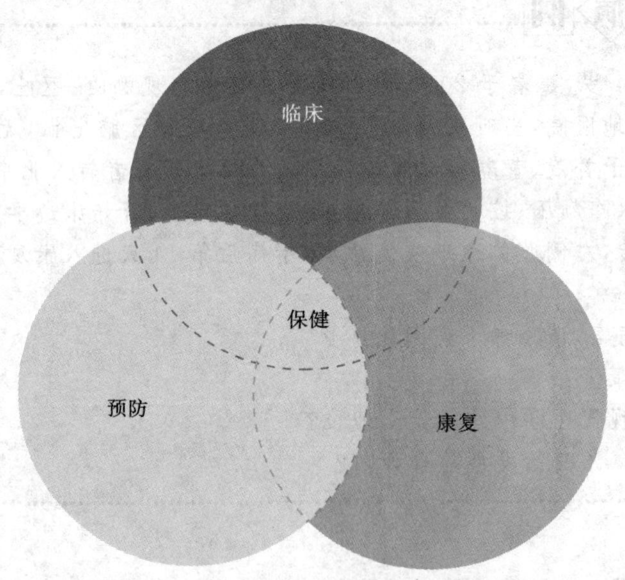

图 1-1-1　临床、预防、康复和保健的关系

第二节 临床康复在我国发展的机遇

我国现代康复医学起步较晚，从20世纪80年代得以迅速发展，并日益为社会所重视，目前其发展机遇主要体现在以下几个方面。

1. 社会发展的需求

20世纪80年代以来，随着我国改革开放所带来的经济发展、社会进步以及人民群众生活水平的提高，人们生活质量的观念也迅速发生了相应变化，人们对健康内涵的理解发生了变化，对健康标准有了新的追求，并且政府连续颁布的有关政策、法规，为临床康复发展提供了重要保障。

2. 疾病谱变化

目前我国的传染病已基本得到控制，慢性病、致残性疾病明显上升，在患有心肌梗死、脑卒中、癌症和意外伤害疾病的存活患者中，他们不同程度地存在着诸如能力丧失、精神失去依托、心理压力过大和慢性疼痛等各种问题，因此，对于病伤残者的功能恢复和生活质量的提高，很大程度地需要通过功能康复来进行解决。

3. 人口老龄化

我国是世界上老年人口最多的国家，许多省市60岁以上的老年人已超过总人口的10%，随着人口老龄化和高龄化，各种健康问题也相继增多，老年人患有慢性疾病者占60%～70%，如骨关节、神经、肌肉疾病，特别是呼吸及心脑血管等致残性疾病发病率明显增高，使不少老年人生活不能自理，老年康复问题更显突出。

4. 自然灾害与意外伤害

地震、雪灾、水灾等自然灾害造成的重大伤残，工伤、交通事故、环境污染、职业病等导致的伤残，娱乐与竞技活动造成的伤残，诸多原因所导致的伤残人群，除了要积极地采取临床治疗外，还需要运用各项康复措施来恢复功能、疏导心理，提高生活质量，帮助他们重返家庭和回归社会。

能力检测

1. 临床康复与临床治疗相互渗透的形式有哪些？
2. 现代医学体系包括哪些内容？
3. 我国临床康复面临哪些发展机遇？

（王 颖）

任务二　临床康复的概念及特点

典型病例

接上述病例，据此请思考下列问题：

1. 什么是临床康复？
2. 临床康复有什么特点？

第一节　临床康复的概念

一、康复的概念

康复(rehabilitation)一词在不同的领域有着不同的含义。rehabilitation 最早来源于中世纪的拉丁语，原意是"复原"、"恢复原来良好状态"、"重新恢复原来的地位、权利、身份、名誉、财产、健康及正常社会生活"等。在医学领域内，康复主要是指机体功能的复原。1981 年，世界卫生组织(WHO)医疗康复专家委员会给康复下的定义为："康复是指应用各种有用的措施以减轻残疾的影响和使残疾人重返社会。"20 世纪 90 年代，WHO 把康复重新定义为："康复是指综合协调地应用各种措施，最大限度地恢复和发展病、伤、残者的身体、心理、社会、职业、娱乐、教育和周围环境相适应方面的潜能"。康复新的定义，其目标更侧重于最大限度地发挥残疾人的潜能，使残疾人重返社会。对残疾者本人及其家属的权利给予充分的尊重，也对全社会的参与提出了更高的要求，康复不仅是指训练残疾人提高功能使其适应周围的环境，同时也需要调整残疾人周围的环境并创造有利条件以帮助他们重返社会。因此，康复应该以多领域的"全面康复"为主要原则，在拟订有关康复服务计划和实施过程中，应有残疾者本人、家庭及其所在的社区共同参与。

二、康复领域

由于功能障碍广泛涉及身体、心理、言语、精神、教育等诸多方面，因此，必须采取综合的康复措施使患者获得最大限度的恢复。康复的领域主要包括医学的、教育的、职业的、社会的和工程的等一切手段。因此又分为：①医学康复或医疗康复(medical rehabilitation)，即利用各种医学领域内的医疗和康复手段促进康复，如药物、手术、护理、物理疗法、作业疗法、言语疗法等；②教育康复(educational rehabilitation)，即通过多种教育和培训以促进病伤残者康复，使他们获得接受普通文化教育、特殊教育、劳动技能教育和职业技术教育的能力，以提高他们的文化素质和社会适应能力，如帮助聋哑儿童、弱智儿童、肢体伤残儿童获得接受教育和技能训练的能力；③职业康复(vocational rehabilitation)，即通过对残疾者就业能力的重新评定、培训、选择就业及就业后的随访等，以恢复其适应某项工作的能力，取得就业机会，获得独立的经济能力；④社会康复(social rehabilitation)，主要研究和协助解决残疾者重返社会时遇到的各种社会问题，如无障碍设施(住宅、道路、交通等)的建立、改善经济环境(为残疾人走向就业市场，改善经济状况提供支持，创造各种有利的条件)、制定和宣传法律法规(从法律角度维护和保证残疾人的劳动、就业、教育、福利等各方面基本权益)等。以上四个康复领域的实施不是独立的，而是互相配合紧密联系的，其中，医学康复是康复的基础和前提。实现了四个领域的康复也就体现了全面康复。除此之外，还可利用假肢、矫形器、生活辅助用具等康复工程手段，为功能的缺损提供补偿和替代。

三、康复医学

康复医学是促进病、伤、残者康复的医学，是研究有关功能障碍的预防、评定、处理(治疗、训练)等问题的一门医学学科，它与心理学、社会学、工程学等相互渗透，相互交叉。现代康复医学把“康复医学”与“物理医学与康复”视为同义词。

康复医学的对象主要是由于损伤、疾病和老龄带来的功能障碍者和先天性发育障碍者。

康复医学的主要病种，在康复医学发展初期是以骨科和神经系统伤病为主，如关节炎、手外伤、骨折、运动后的创伤、关节置换和断指再植后、颈肩腰腿痛、脑卒中、脊髓损伤、颅脑损伤、儿童脑性瘫痪、周围神经损伤等。近年来，心肺康复，糖尿病和肥胖症的康复，癌症和疼痛的康复等也逐渐展开。但随着“全面康复”这一重要医疗理念的广泛传播和深刻认识，康复医师与专科医师的配合越来越密切。

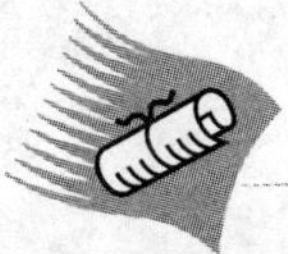

知识链接

临床康复与临床治疗的区别见表 1-2-1。

表 1-2-1　临床康复与临床治疗的区别

	临床医学	康复医学
服务对象	一般疾病患者	暂时或永久性残疾及功能障碍患者
治疗目的	治愈疾病	最大限度地恢复功能，为重返社会创造基本条件
治疗方法	以药物、手术治疗为主，或辅以其他治疗方式	以医学康复方法为主，以康复工程为辅，再补充以必要的药物或手术

续表

	临床医学	康复医学
工作人员	医生、护士、医技人员	康复医学人员、康复治疗人员和康复工程人员
医生的作用	行动者、知情者	教师、促进者
患者的作用	被动者	主动者
工作方法	个别进行，未形成组	以成组的方式进行

四、临床康复

临床康复针对常见伤病患者的功能障碍及存在的病症进行全面康复，是康复医学的一个重要组成部分，是以研究因疾病造成的功能障碍的预防、评定和康复治疗等问题的一门学科，属于康复医学的范畴。

第二节 临床康复的特点

2001 年 5 月 22 日，在日内瓦举行的第 54 届世界卫生大会上，世界卫生组织（WHO）提出并经会员国一致同意，通过了一项 WHA54.21 决议：在会员国使用《国际功能、残疾和健康分类》(international classification of functioning, disability and health, ICF)。从而提出了一个全新的有关“功能”“残疾”“健康”概念的新模式（图 1-2-1）。

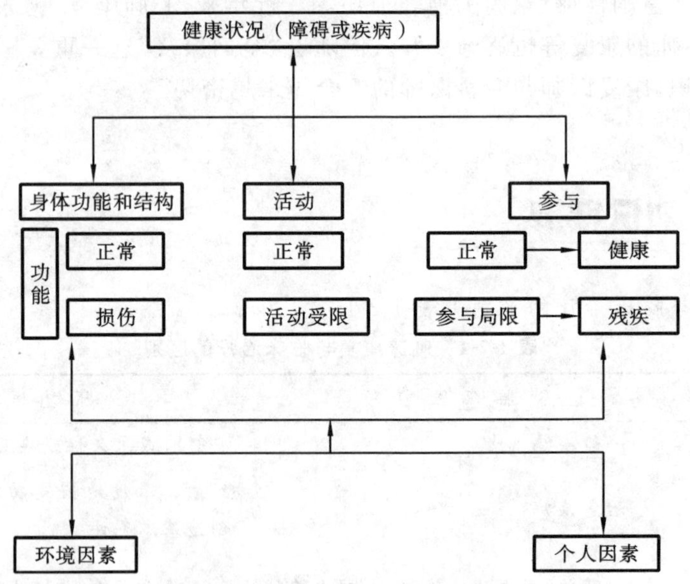

图 1-2-1 WHO 关于“功能”、“残疾”、“健康”概念的新模式

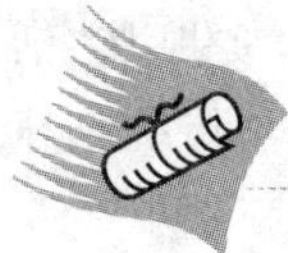

知识链接

传统的疾病模式是:病因→病理→表现。但这一模式未能全面概括疾病导致的问题,WHO对多种疾病的过程作了大量的调查研究,提出:

疾病 ⟶ 病损 ⟶ 残疾 ⟶ 残障

(外在性) (外向性) (客观性) (社会性)

1980年WHO制定了《国际残疾分类》(International Classification of Impairments, Disabilities & Handicaps, ICIDH)根据残疾的性质、程度和影响,将残疾分为三个独立的类别:

(1) 残损(病损) 残损是指疾病或外伤引起的解剖结构、生理及心理功能的暂时或永久的丧失或异常,使患者正常的功能活动、生活和工作的速度、效率、质量可能有一定的影响,但实际操作仍可独立完成。残损属于生物学水平的残疾,如智力残损、听力残损、内脏残损、骨骼残损、肢体畸形等。

(2) 残疾(失能) 残疾是由于残损较严重造成的功能能力和活动的丧失或减低,从而导致患者不能以正常的行为、方式和范围进行日常独立生活活动及工作。残疾属于个体活动能力的障碍,如行为残疾、生活自理残疾、运动残疾、环境适应残疾、技能活动残疾等。

(3) 残障 由于残损或残疾,使患者不能参与学习、工作及社会生活,而限制或妨碍了发挥其应有的社会作用、享受社会权利、履行社会职责。残障是社会水平的残疾。如定向识别(时、地、人)残障、身体自主残障(生活不能自理)、行动残障、就业残障等。

基于ICF模式,临床康复不同于传统临床治疗,它具有以下特点。

(1) 功能障碍 临床康复治疗的对象并非“疾患”或“病症”,而是“功能障碍”。临床康复注重伤病引起的功能变化,着眼于人体功能的康复。他重视功能的评估,并针对功能障碍者生理、心理的功能缺陷,采用多种形式进行功能训练,使其得以恢复。因此,就服务对象而言,是所有功能障碍者。

(2) 全面康复 康复医学把人作为一个整体来对待,以患者整体功能恢复为己任,而不是疾病本身,全面康复注重患者功能障碍所有侧面而采取各种治疗、补偿及替代等办法,以科学的方式达到生活自理,重返社会,使整体综合能力得以恢复。

(3) 学习过程 为使患者在身体上、精神上、心理上、职业上得到全面康复,临床康复所采用的手段都具有“再学习”的特征。也就是说,临床康复把中枢神经损伤后运动功能的恢复训练视为一种再学习、再训练的过程。康复医学工作者的角色应是一个“教育者"或"指导者"。

（4）参与特征　临床康复的目的和任务是帮助功能障碍者恢复功能，实现其"活动"和"参与"，而不是使他们成为"保护的对象"，故具有参与的特征。因此，与传统临床医学的基本价值观念"尊重生命"有着微妙的差别。

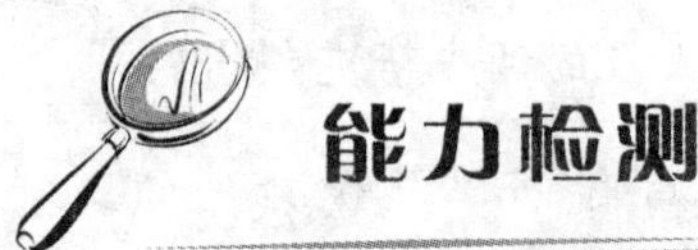

能力检测

1. 什么是康复？什么是临床康复？
2. 现代康复医学包括哪些内容？
3. 临床康复有什么特点？其理论依据是什么？

（王　颖）

任务三　临床康复治疗的目标、内容和学习方法

典型病例

再接上述病例，据此请思考下列问题：

1. 临床康复治疗的目标是什么？
2. 临床康复包括哪些内容？
3. 临床康复对康复医生和治疗师有什么要求？

第一节　临床康复治疗的目标

在制定康复治疗计划时，应懂得每个患者的康复目标往往是不同的。确定一个伤病患者具体的康复目标主要依据其伤病的分类诊断和功能评定，同时参考患者的年龄、体质，有无其他合并症等情况。但是，从临床康复的基本观点出发，患者的基本康复目标又是一致的。康复治疗的目的是利用以医学为主的多种手段，设法使患者已经受限或丧失的功能和能力恢复到可能达到的最大限度，以便他们能重返社会，过一种正常或比较正常的生活。有能力参加社会生活是人类健康的标志之一。人们为了能参加社会生活和履行社会责任，须具备以下六个方面的基本能力：①意识清楚，有辨人、辨时、辨向的能力；②个人生活能自理；③可以行动（步行、利用轮椅、乘坐交通工具）；④可进行

家务劳动或消遣性作业；⑤可进行社交活动；⑥有就业能力，以求经济上能自给。康复工作就是为帮助患者恢复以上能力，促进患者重新回归家庭和社会。因此，概括起来，临床康复基本目标主要包括两个方面：增加患者的独立能力，使患者能回归社会并进行创造性生活。

一、重获独立能力

重获独立能力是临床康复的首要目标。长期以来，临床康复被认为是一个通过康复训练等手段使患者获得尽可能高的身体独立水平的过程。日常生活活动或生活自理能力的明显提高往往被作为临床康复成功的标志。长期以来，独立能力的概念被极度限制在身体的独立能力范围之内，即把生活自理能力作为独立能力的指标。客观地讲，独立能力不仅包括身体或生理功能上的独立能力，它还应该包括独立作出决定和解决问题的能力即自决能力。如果只强调身体的独立能力，就使得如高位脊髓损伤的患者失去了康复治疗的目标和意义而无法获得潜在的独立能力。实际上，这些高位脊髓损伤的患者可以通过指导、别人协助和应用某些辅助器械达到一种相对独立的生活方式。因此，在所有患者的临床康复过程中，要同时注意培养患者的自决能力，从而尽可能地达到身心的独立。功能独立性评定就体现了这两个方面的内容。

二、重返社会并进行创造性的生活

直到现在，还有很多康复医师仍把康复的目标局限于生活自理能力或独立能力的恢复或提高，康复治疗主要局限于物理疗法、作业疗法等体能方面的训练，社会适应能力的恢复及潜在的就业能力的恢复往往被忽视，甚至被忽略。患者和家属满足于患者生活自理，认为重新工作是不可能或不必要的。生活自理能力的恢复，为社会适应能力和就业能力的恢复奠定了基础，但是，生活自理能力的恢复并不意味着社会适应能力和就业能力的恢复。患者只有生活自理能力，可以使他能在家庭环境之中进行一定程度的独立活动，但他仍难以回归社会。这样，他们事实上只是社会资源的消耗者，而不能通过自己可能的就业劳动能力为社会提供资源。他们既不能作为社会精神或物质财富的创造者而创造性地生活，也不能通过创造财富增加自信自立。只注意生活自理能力的恢复，实际上主要是对人的自然属性进行的康复。只有注意社会适应能力和就业能力的恢复，才是对人的社会属性进行康复。否则，对自然属性的康复就失去了重要价值。颈髓损伤患者中，有一定文化水平和专业技术的患者通过必要的训练，应用现代科学技术（如计算机）也可以从事某些工作。研究显示，脊髓损伤患者在生活方面所消耗的平均时间实际上少于正常人所用的时间，因此可以有更多的时间从事更有意义的工作，这已经被一些事业上取得成功的患者所证实。对康复患者应进行力所能及的职业康复训练，使他们今后能返回某种适宜的工作岗位，从而真正地回归社会，达到全面康复的目标。

第二节 临床康复的内容和学习方法

一、临床康复的内容

康复医学在不断的发展过程中，逐渐形成了临床康复的一些分支，如神经科康复、骨科康复、心脏康复、肺病康复、风湿病康复、儿科康复、老年病康复、肿瘤康复等。本书主要介绍以下内容。

（一）临床病症的康复

介绍了约十种临床常见病症的康复，内容包括病症的概述、评定和康复治疗。这些病症是大多数疾病所共同表现的症状，如痉挛、疼痛、压疮、大小便障碍和性功能障碍等。有些症状随疾病存在而存在，随疾病康复而减轻或消失。有些症状则为管理不当而出现的并发症，如果不积极地预防和处理就会影响整个疾病的康复，例如，疼痛时患者会卧床不起，精神抑郁，不敢做任何活动，而制动又会使疼痛进一步加剧，形成恶性循环。因此，消除和缓解某些病状，就会减轻患者的痛苦，缓解精神压力，积极参与到康复训练中，为患者早日康复回归社会奠定良好的基础。

（二）常见疾病的康复

介绍了约 20 种伤病的临床康复。随着康复观念的转变，临床康复范围也逐渐增大，为帮助康复技术专业学生掌握更多病种的康复，为今后的工作打下良好的基础，本书介绍了神经系统疾病的康复，骨关节疾病的康复，以高血压、冠心病、慢性阻塞性肺部疾病(COPD)为代表的内脏疾病、血管疾病、糖尿病和烧伤四个项目。但对这些疾病未进行年龄分类，这是因为这些疾病有许多交叉，也就是说，这些疾病在各个年龄组都有可能患病。在描述各伤病时，为避免与一般临床医学雷同，病因、病理、流行特点、临床表现等只进行了概括性描述，而评定和康复治疗则做了较大篇幅的重点讲解。

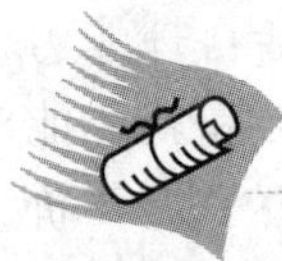

知识链接

现代康复医学的内容可以归纳为一个目标、两个手段、三大类伤病及功能恢复理论、四大评定、五大治疗。

一个目标：使残疾者的功能和能力得到恢复，为他们重返家庭和社会创造基本条件。

两个手段：一是用康复医学中的功能恢复训练、代偿和适应等手段；二是辅以必要的药物和手术。

三大类伤病及功能恢复理论：神经系统功能恢复理论；肌骨系统伤病及其功能恢复

理论；心肺系统疾病及其功能恢复理论。

四大评定：躯体功能、精神功能、言语功能及社会功能评定。

五大治疗：运动疗法、作业疗法、言语疗法、心理疗法和康复工程等。

二、临床康复的学习方法

1. 良好的知识结构

在临床康复工作中，康复医生和康复治疗师所面对的患者，其病情不是静止的，而是动态的。他可能随着时间的变化而变化，这就要求康复医生和康复治疗师具有一定的对临床各科疾病的识别和处理能力。例如，脑卒中和颅脑损伤患者需要脱水降低颅内压，康复医生和康复治疗师就要了解降低颅内压的药物是什么？高血压是脑卒中患者常见的并发症和诱因，康复医生和康复治疗师就要对高血压常用的药物应有所了解。在学习某一疾病的康复时，也应了解某病的临床处理，以利于患者的康复治疗。例如，骨折患者，骨折前常需复位固定，由于骨折部位不同，固定方法不同，哪些活动有利于骨折稳定，可以加快骨折愈合，哪些活动不符合力学要求，不利于骨折稳定，这些都要求康复医生和康复治疗师心中有数。

2. 前后联系、融会贯通

康复医学基础、康复评定、康复治疗技术和康复护理是学习临床康复的基础，不同伤病的康复是这些知识的具体应用，应加强联系，融会贯通。如脑卒中的康复，内容涉及物理治疗、作业治疗、言语治疗、康复护理、心理治疗、康复工程等多方面的知识。在疾病的不同发展阶段，各种治疗方法所占比重也是不同的。

3. 注重实践操作能力的培养

临床康复学是一门实践性很强的学科，他既具有独立的理论体系，又具有多种可操作的技术。康复评定中的每一个评定项目都需要逐项进行评测，每一次康复治疗都需要熟练地进行操作。在理论学习的同时更要注重操作能力的培养。因此，本书设置了许多典型病例、情景模拟、知识链接等内容。同学之间可以互为模特，相互练习，增加操作的熟练性，以便能正确、熟练地应用于患者，达到康复治疗的目的。

4. 重视基础医学知识的学习，指导康复临床实践

基础医学是指导疾病康复临床实践的科学依据。疾病康复涉及人体解剖学、人体生理学、物理学、力学、材料力学、神经系统解剖学、发育学等，如果不了解这些学科的知识，在实施康复时就难以得心应手。

5. 注重人文素质的培养

临床康复治疗在多数情况下是治疗师和患者之间零距离的接触。因此，必须让治疗师充分了解患者的病痛，处处为患者着想，努力创造和谐的医患关系。

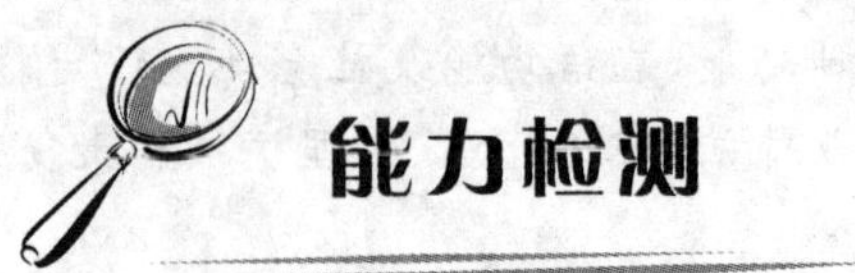

作为一名优秀的治疗师，你将在以后的工作中如何要求自己？

（王　颖）

项目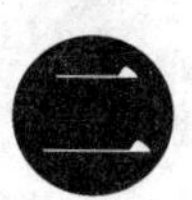 临床常见功能障碍的康复

任务一　肌力降低与肌萎缩

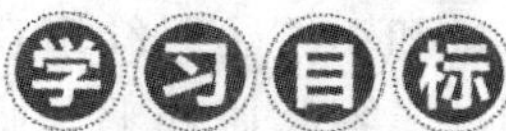

熟练掌握　肌力降低与肌萎缩的康复训练目标与方法。

掌握　肌力降低与肌萎缩的病因。

了解　肌肉的类型。

肌力影响因素;徒手肌力检查;肌力训练方法

典型病例

患者,男,12岁,自幼运动能力发育迟缓,其四肢无力,双下肢较重,跌倒后不能自行站起,需借助外力。北京儿童医院诊为“进行性肌营养不良”,收入院治疗。入院时检查发现:其四肢无力,不能自主行走,足跟不能着地,上楼梯困难(需借助外力),下蹲后不能自行站起,病情呈进行性加重,双上肢乏力,夜间汗多。查体:体温36.3℃,脉搏88次/分,呼吸21次/分,腰椎前突,翼状肩胛,Cower征,鸭步,四肢肌张力差,近端肌肉萎缩,双上肢肌力Ⅳ级,双下肢肌力Ⅲ级,双侧肱二头肌、双侧肱三头肌腱反射减弱,双侧膝腱反射、双侧跟腱反射均减弱。

根据上述病案,请思考下列问题:

1. 什么是肌力减退?
2. 肌力的影响因素有哪些?
3. 如何进行肌力的评定和训练?

第一节　概　　述

肌力减弱是临床上最常见的症状之一,常会引起人体各项日常生活活动能力的障

碍，如坐、站、步行、转移等。

一、基本概念

（1）肌力降低　肌力降低是指肌肉收缩时所能产生的最大力量减弱。

（2）肌肉萎缩　肌肉萎缩是由于肌原纤维的减少而导致的肌纤维萎缩，主要有失用性肌肉萎缩，失神经性肌肉萎缩和缺血性肌肉萎缩等。

二、肌力的影响因素

（1）肌肉的横截面积　肌肉的力量是全体肌纤维收缩力量的总和，肌力大小与肌肉的生理横截面积呈正比，肌肉的生理横截面越大，其产生的肌力越大。生理横截面积的大小，反映了该肌肉肌纤维的数量和粗细。肌纤维在不同类型的肌肉中排列方向不同，所以相同体积的扇形肌、梭形肌、半羽状肌和羽状肌，其生理横截面积也不相同，羽状肌的生理横截面积大于扇形肌，而扇形肌大于梭形肌。

（2）肌肉的初长度　肌肉的初长度即肌肉收缩前的长度。当肌肉在收缩前被牵拉至适宜的长度时，收缩时肌力较大。一般认为，当肌肉被牵拉至其静息长度的 1.2 倍时，产生的肌力最大。关节处于不同角度时，肌肉的初长度不同，肌肉所产生的肌力也不同。

（3）肌纤维的类型　肌肉力量的大小取决于不同类型的肌纤维在肌肉中所占的比例。按形态和功能分，骨骼肌纤维可分为白肌纤维（快肌纤维）红肌纤维（慢肌纤维）和中间肌纤维。人体骨骼肌中均含有白肌纤维和红肌纤维，只是两者比例不同而已。肌力的大小主要由肌肉中白肌纤维的数量决定，白肌纤维所占比例越高，肌肉收缩力越大。

（4）肌肉的募集　肌肉收缩时同时投入收缩的运动单位数量越大，肌力越大，称为肌肉的募集（recruit）。肌肉募集受中枢神经系统功能的影响：运动神经发出的冲动强度愈大，动员的运动单位就愈多；运动神经冲动的频率愈高，激活的运动单位亦愈多。

（5）肌肉收缩形式及收缩速度　不同的肌肉收缩形式产生的力量不同，离心性收缩过程中产生的肌力最大，其次为等长收缩，最小的为向心性收缩。收缩速度越慢，肌肉的募集量越多，产生的肌力越大。

（6）年龄和性别　肌力约在 20 岁时达到峰值，之后随着年龄的增长而逐渐衰退，肌容积、肌肉的横截面积因肌纤维的变细而减少，55 岁后衰退速度加快。就性别而言，男性肌力比女性大，女性肌力一般为男性的 2/3，尤其以握力和垂直跳的力量最为明显，女性的握力约为男性的 60%，垂直跳的肌爆发力约为男性的 65%。

（7）心理因素　肌力易受到心理的影响。在暗示、大声命令，以及训练目的明确时，训练者所发挥的肌力比自主最大收缩力大 20%～30%。

三、肌力降低的原因

（1）年龄因素　肌肉力量在 20 岁之前随着年龄的增长而增强，20 岁之后随年龄的增加肌力将逐渐下降，下肢较上肢下降更快。

(2) 神经系统疾病　中枢神经系统和周围神经系统的损伤，都会影响到受损神经所支配肌肉的募集。如脑血管疾病、脑瘫、颅脑损伤等中枢神经障碍导致偏侧肢体瘫痪或肌力下降；臂丛神经损伤后上肢肌肉瘫痪或肌力下降。

(3) 失用性肌肉萎缩　失用性肌肉萎缩是指肢体长期制动及无功能状态，使肌原纤维减少，从而导致肌纤维萎缩和肌肉力量减退的现象，常见于长期卧床的心脑血管疾病、骨关节疾病及骨关节损伤术后患者。在完全卧床休息的情况下，肌力每周减少10%～15%，每天减少1%～3%；如卧床休息3～5周，肌力可减少50%，同时肌肉出现失用性萎缩，在股四头肌、踝背伸肌处尤为明显。肌肉耐力亦逐渐减退，肌肉容积缩小，肌肉松弛，肌力和肌肉耐力下降。通过适当的运动训练，肌肉容积可复原，肌力和肌肉耐力可逐渐恢复。

(4) 肌原性疾病　肌原性肌力下降主要是因肌营养不良、多发性肌炎等疾病所致。进行性肌营养不良主要表现为四肢近端及躯干的肌力下降与肌肉萎缩；多发性肌炎出现肌力下降的主要部位为四肢近端肌群、颈屈曲肌群、咽喉肌群等。

第二节　康复评定

肌力是指肌肉收缩的力量，主要指的是骨骼肌的收缩力。肌力测定是测定受试者在主动运动时肌肉或肌群产生的力量，以评定肌肉的功能状态。肌力检查在肌肉骨骼系统、神经系统，尤其是周围神经系统的病变评价中十分重要。

通过检查肌肉本身的发育和营养状况，可了解肌肉有无萎缩、痉挛或挛缩，了解肌力是否低下及肌力低下的原因、程度与范围，从而为制定治疗计划提供依据，也可检验、评价治疗和训练的效果。

临床上常用的肌力测定方法有徒手肌力检查(manual muscle test，MMT)法和应用器械的肌力测试法。

一、徒手肌力检查及分级

1. 检查方法

根据受检肌肉或肌群的功能，让患者处于不同的受检体位，嘱患者在减重、抗重力或抗阻力的不同状态下做一定的动作，并使动作达到最大活动范围，观察其完成动作的能力，按肌力分级标准来评价肌力级别。

徒手肌力检查是目前临床常用的检查肌力低下的范围和程度的方法。检查时使受检者肌肉在一定的姿位下做标准的测试动作，观察其完成动作的能力。

本法由测试者用手施加阻力或助力，检查时使不受检查的肌肉放松，固定受检查肌肉附着的肢体一端，嘱患者收缩该肌肉，在肌肉另一端产生某一动作，并尽可能达到最大的运动范围，用手触摸受检肌肉和观察肢体主动运动的范围和力量来判断该肌肉的收缩功能。因此，进行徒手肌力检查应该熟悉受检肌肉的起止点，肌肉与所支配的关节之间位置关系和肌纤维走行方向，了解正常肌肉收缩时所产生的肢体运动方向。除此之外，还需了解协同肌可能产生的替代作用，并加以避免。测定时所加阻力必须为同一强度，并且持续给予阻力。

Lovett 的 6 级分级法将肌力分为 0、1、2、3、4、5 级，其中 3 级是手法检查的中心，以各级能否抵抗所在肢体的重力而达到正常关节全范围活动作为是否达到 3 级肌力的标准。但此方法分级标准较粗糙，目前国际上普遍应用的肌力分级方法是手法肌力检查的补充 6 级分级法。

2. 步骤和分级标准

(1) 测试时先将被测肢体放置到适当姿位，以便当待测的肌肉收缩时，能使远端肢体在垂直面上自下向上运动，必要时由测试者用一手固定近端肢体。

(2) 令受试者尽量用力收缩被测肌肉，使远端肢体对抗自身重力做全幅度运动，如能完成，说明肌力在 3 级或 3 级以上。

(3) 测试者的另一手在运动关节的远端施加阻力，根据受试者能克服的阻力的大小来判定肌力，能克服较大的阻力(同健侧)为 5 级；能克服较轻的阻力(低于健侧)为 4 级；不能承受外加阻力则为 3 级。

(4) 如不能克服重力做全幅度运动，则应调整体位，使肢体在水平面上运动，以消除重力的作用。能完成大幅度运动，可判定为 2 级肌力，如仅有微小关节活动或未见关节活动，但可在主动肌的腹肌或肌腱上摸到收缩感，则为 1 级肌力，摸不到收缩感为 0 级。

各种肌肉肌力具体评定方法及注意事项参见本系列教材《康复功能评定技术》。

二、器械检查

在肌力超过 3 级时，为了进一步做较细致的定量评定，可以用专门器械做肌力测试。根据肌肉的不同的收缩方式有不同的测试方式，包括等长肌力检查、等张肌力检查及等速肌力检查。具体检查方法参见本系列教材《康复功能评定技术》。

第三节 康复治疗

肌力训练的目的有三点：一是使肌力减低的肌肉通过肌力训练，肌力得到增强；二是增强肌肉的耐力，延长肌肉持续收缩的时间；三是通过训练增加肌肉力量，为以后的平衡、协调、步行、转移等功能训练做准备。

一、肌力训练的种类

1. 根据不同训练目的分类

根据不同训练目的、肌力训练可分为增强肌力训练和增强肌肉耐力训练两种。人体肌纤维中的红肌纤维以有氧代谢供能为主，收缩较慢，持续时间长，耐力较好，不易疲劳，是做低强度运动及休息时维持姿势的主要动力。白肌纤维依靠ATP分解和糖无氧酵解供能，收缩快，持续时间短，有爆发力，但易疲劳，是做高强度运动时的主要动力。

肌肉收缩强度不同，参与收缩的肌纤维不同，肌肉训练的效果亦不同。收缩强度相当于最大收缩强度的40%时，肌肉的运动单位募集率较低，且主要募集红肌纤维，对增强肌肉耐力有效。收缩强度进一步增强时，肌肉募集率增高，红肌、白肌纤维也依次参与收缩，此时对增强肌力有效。因此要增强肌力时，应加大负荷量以募集更多的肌纤维收缩，同时加快运动速度及缩短训练时间。要增强肌肉耐力时，则要相对地减小负荷，增加重复次数，延长训练时间。

2. 根据肌力大小不同分类

根据肌力大小不同，肌力训练可分为传递神经冲动训练、被动运动、辅助主动运动、主动运动、抗阻主动运动等。0～1级肌力，可采用传递神经冲动训练和被动运动；1～3级肌力，可采用辅助主动运动；3级以上肌力，可进行主动运动；4～5级肌力，可进行抗阻主动运动。

3. 根据肌肉收缩方式不同分类

根据肌肉收缩方式不同，肌力训练可分为等长训练、等张训练和等速训练。

二、肌力训练的基本原则

1. 阻力原则

阻力的施加是增强肌力的主要原则。这种阻力可来自肌肉本身的重量、肌肉移动过程中遇到的障碍或外加的阻力，若在无阻力状态中进行训练，则不能达到增强肌力的目的。因此，当肌力在3级以上时，应考虑采用抗阻训练的方法。

2. 超常负荷原则

训练时运动必须超过一定的负荷量和保证超过一定的时间，也称超负荷原理。在训练中，除非使肌肉的负荷超过日常的活动，否则就不能改善肌力，也即超负荷可能引发超量恢复机制。超量恢复是指肌肉或肌群经过适当的训练后产生适度的疲劳。肌肉先经过疲劳恢复阶段，再达到超量恢复阶段。在疲劳恢复阶段，训练中消耗的能源物质、收缩蛋白、酶蛋白恢复到了运动前水平；在超量恢复阶段，这些物质继续上升并超过运动前水平，然后又逐渐回到运动前水平。所以，当下一次训练在前一次超量恢复阶段进行，就能以前一次超量恢复阶段的生理生化水平为起点，从而巩固和叠加超量恢复，逐步实现肌肉形态的发展和肌力的增强。

增强肌力训练时所给予的负荷应略高于现有的肌力水平或至少相当于使肌肉产生最大强度收缩时所需负荷的60%，并持续训练6周才能取得较好的效果。

3. 肌肉收缩的疲劳度原则

训练时应使肌肉感到疲劳但又不能出现过度疲劳，这就是肌肉收缩的疲劳度原则。如果训练时间充足，且出于患者自愿，训练应一直进行到出现疲劳感为止，训练过程中

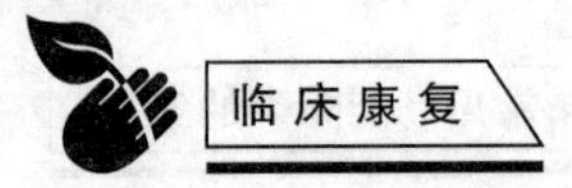

没有休息直接进入疲劳则更为有效。但训练过程中不能出现过度疲劳，过度疲劳对较弱的肌肉是有害的，因此训练中应密切观察。过度疲劳的表现为：运动速度减慢、运动幅度下降、肢体出现明显的不协调动作，或主诉疲乏、劳累。一旦出现过度疲劳就应立即停止训练。另外，在肌力增加训练后，反而出现了肌力下降的现象，表明前段的训练强度过大，肌肉出现了过度疲劳，此时应减小运动强度或暂停训练。

四、肌力训练的方法

肌力训练时可根据不同情况选择运动治疗技术、物理因子治疗技术、作业治疗技术等。

（一）运动治疗技术

根据肌肉不同的肌力水平，可分别采用被动运动、传递神经冲动训练、辅助主动运动、主动运动、抗阻主动运动和等长运动。

要达到增强肌力的目的，训练时需要有一定的运动强度、训练的持续时间、训练频率、训练间期。根据肌肉收缩形式选择相对应的训练方法。

① 训练强度　常用最大肌力的比例（%）或相对 1 RM(1 repetition maximum)或 10 RM(10 repetition maximum)的比例为患者选择适度的训练强度。

② 训练时间　训练时间主要包括肌肉收缩时间和运动时间。肌肉收缩时间常用于等长收缩训练，训练时，如果肌肉收缩时间较短，则训练的强度要增大；反之，如果肌肉收缩时间较长，则训练的强度可减小。运动时间是指一次训练所需的时间。

③ 训练频率　尽量使后一次的训练在前一次训练后的超量恢复阶段内进行。如果训练间隔时间太短，肌肉疲劳尚未完全恢复，继续训练将会加重疲劳，从而会引起肌肉的劳损；如果间隔时间太长，超量恢复已消退，就无法巩固和叠加超量恢复，肌力得不到增强。合理的训练频率为每天一次或隔天一次。

④ 训练间期　训练间期的长短对训练效果有很大的影响。刚开始训练时，有肌力的增强，但未见肌肉横截面积有任何增加；训练 40 天后，可见肌肉的横截面积随之增加。

⑤ 肌肉收缩方式　根据不同的肌肉收缩方式，如向心性、离心性、等长收缩方式等，选择不同的训练方法。

1. 被动运动

被动运动是指患肢完全不能用力，完全靠外力（治疗师、器械或患者健侧肢体）来进行对肌肉的刺激。可应用推、揉、拿、捏等手法延缓肌肉萎缩及延缓引起瘫痪肌肉的主动收缩。被动运动适用于肌力为 0～1 级的患者。

2. 传递神经冲动训练

传递神经冲动训练是治疗师引导患者做主观努力，通过意念，尽力去引发瘫痪肌肉的主观收缩。此时大脑皮质运动区发放的神经冲动通过脊髓前角细胞向周围传递，从而使瘫痪肌肉逐渐恢复功能。这种主观努力可以活跃神经轴突流，增强神经营养作用，促进神经的再生。传递神经冲动训练适用于肌力为0～1级的患者。

3. 辅助主动运动

辅助主动运动是在外力的辅助下通过患者主动收缩肌肉来完成的运动或动作。助力可有治疗师、器械、引力、水的浮力或患者的健侧肢体。辅助主动运动适用于肌力为1～2级的患者。此时的肌力较弱尚不能独自主动完成运动，应开始进行助力训练，以逐步增加肌力。

(1) 徒手辅助主动运动　不借用其他治疗器械，治疗师手法操作辅助患者进行主动运动。随着患者主动运动能力的改善，治疗师的辅助要逐渐减少。例如：当肱二头肌肌力为2级时，让患者取坐位，肩关节外展90°，治疗师面向患者站立，一手托起上肢，让患者主动屈曲肘关节，另一手在前臂施加最小的辅助力量。随着肌力的改善，随时对辅助量进行精细调节，以增强训练效果。

(2) 悬吊辅助主动运动　利用绳索、挂钩、滑轮等简单装置，将运动的肢体悬吊起来，以减轻肢体的自身重量，然后在水平面上进行主动运动。

(3) 滑面上辅助主动运动　在光滑的板面上利用撒滑石粉或固定小滑车等方法，减少肢体与滑板之间的摩擦力，进行滑板上的辅助训练。也可以通过垫毛巾或加大滑板的倾斜度等方法，加大摩擦力在滑板上做滑动训练。此训练是在克服一定的阻力下进行的，训练的难度高于徒手和悬吊辅助训练。

(4) 滑车重锤的主动运动　滑车重锤训练是在垂直面上利用滑车、重锤来减轻肢体的自身重量，此方法主要适用于髋、膝、肩等大关节的肌力训练，不能用于手指、腕、肘和踝等关节的肌力训练。

(5) 浮力辅助主动运动　浮力辅助主动运动是在水中进行的一种辅助主动运动，利用水对肢体的浮力或漂浮物来减轻肢体重力的影响，进行辅助主动运动。

4. 主动运动

主动运动是在不借助外力的作用下，全部由患者主动用力完成的运动，运动时不施加外来阻力。训练时应取正确的体位和姿势，将肢体置于抗重力位，防止代偿运动。适用于肌力达3级以上的患者。根据患者的实际情况，调整训练的速度、次数、间歇。

5. 抗阻主动运动

抗阻主动运动是在运动训练时需克服外加的阻力(徒手施加、滑车、重锤、弹簧、重物、摩擦力、流体阻力等)进行的主动运动。抗阻主动运动适用于肌力已达到4级或5级，能克服重力和外来阻力完成关节活动范围的患者。

抗阻主动运动训练根据肌肉收缩类型可分为等长抗阻训练、等张抗阻训练和等速抗阻训练。

(1) 等长抗阻训练　等长抗阻训练又称为静力性训练，是指肌肉抗阻静态收缩，不引起关节活动的训练。

① 基本方法　使肌肉在对抗阻力下进行无关节运动，仅维持其固定姿势收缩的训练，这种训练不能使肌肉缩短，但可使其内部张力增加。如髌骨骨折石膏固定后，下肢

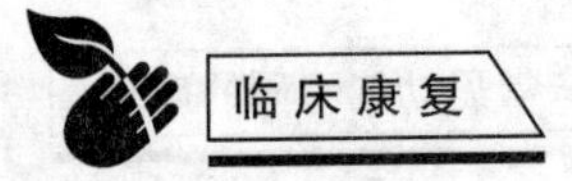

处于伸直位，可以让患者做主动收缩股四头肌的运动。

② “tens”方法　每次肌肉收缩 10 s 后休息 10 s，重复 10 次为一组训练，每次训练 10 组，可在关节处于不同角度时进行。这种训练方法对肌力恢复更为有效。

③ 多角度等长训练(multi-angle isometric exercise，MIE)　在整个关节活动范围内，每隔 20°～30°做一组等长收缩，使关节处于不同角度时肌力都有所增长。此法的优点是可以克服等长收缩的角度特异性，扩大等长训练的作用范围，能在可任意设定关节角度的等速训练器上进行。而且可以在训练时避开“疼痛弧”，选择在“疼痛弧”的两侧进行多角度等长训练，通过等长训练的生理溢流作用，促进对“疼痛弧”处的肌力恢复。多角度等长训练可采用“tens”方法，即每隔 20°～30°选择一个角度，每个角度都用力收缩 10 s，休息 10 s，重复用力收缩 10 次，共训练 5～10 个角度(根据不同的关节而定)。用力收缩时，开始2 s迅速达到所需的力矩值，然后保持该力矩值 6 s，最后 2 s 逐渐放松。

④ 训练的形式　徒手等长收缩：受训肢体不承担负荷，而保持肌肉的等长收缩活动。肌肉固定训练：适用于固定在石膏中的肢体，肌肉收缩时不能引起关节的任何运动。利用器具：利用墙壁、地板、平行杠、肋木和床等固定不动的器械和物品，保持肢体肌肉的等长收缩训练。

(2) 等张抗阻训练　等张抗阻训练又称为动力性训练，是指肌肉抗阻动态收缩引起关节活动的训练。此法可改善肢体的血液循环，提高肌肉运动的神经控制，有效地增强肌力，临床上应用较多。

① 基本方法　基本训练方法包括：举哑铃、沙袋等；通过滑轮及绳索提起重物；拉弹簧、橡皮条等；用专门的器械训练；将自身重量作为负荷进行俯卧撑、下蹲起立等练习。这些训练方法的优点是负荷量不变，缺点是：由于运动中肢体杠杆位置的改变，阻力和肌力作用于关节旋转中心的力臂会有改变，而这两者的改变不一致，在肌肉收缩处于相对不利的条件下，可使其抗阻能力下降，因而影响训练效果。

② 渐进性抗阻训练法　逐渐增加阻力进行的训练称为渐进性抗阻训练法。此法采用大负荷，少重复的原则。每次训练 3 组，重复 10 次，各组间休息 1 min。第 1、2、3 组训练所用阻力负荷依次为 10 RM 的 50%、75%、100%。即第 1 组运动强度为 10 RM 的 50%，重复 10 次，休息 1 min；第 2 组运动强度为 10 RM 的 75%，重复 10 次，休息 1 min；第 3 组运动强度为 10 RM，重复 10 次，完成。每周复测“10 RM”值，并相应调整负荷量，使肌力增强训练更为有效。

③ 训练的形式　等张抗阻训练可以是离心的、向心的或两者都有，即阻力可在肌肉伸长或缩短时施加。向心性或离心性收缩可用徒手或器械阻力，依患者的肌力和功能需要，大部分等张抗阻训练的同时还包括向心或离心训练。在早期训练肌力很弱时，最适合采用轻度徒手抗阻的离心性收缩。当肌力改善时，可加用徒手抗阻的向心性收缩训练。当患者持续进步时，可采用机械抗阻的向心性或离心性收缩训练。离心性训练比向心性训练更容易产生迟发型肌肉疼痛。一般认为，肌肉伸长抗阻比缩短抗阻更易导致肌纤维和相关组织微创伤。适当的渐进性的等张抗阻练习能减少或防止迟发的

肌肉疼痛。

④ 短暂最大负荷练习　这是一种等张和等长训练相结合的肌肉训练方法，即在抗阻力等张收缩后维持最大等长收缩 5～10 s，然后放松，重复 5 次，每次间隔 20 s，每次增加负荷 0.5 kg。等长收缩不能维持 5～10 s 者，则不加大负荷。

(3) 等速抗阻训练　等速抗阻训练又称为可调节抗阻运动或恒定角速度运动，是在专门的等速运动仪上进行的抗阻训练。使用时，预先设定适宜的运动速度，使肢体自始至终都在恒定的速度下运动，肌肉收缩产生的运动力矩由训练器产生同样大小的阻抗力矩加以抗衡，它克服了一般等张训练时肢体杠杆位置改变的不足。等速抗阻训练是一种保持恒定运动速度的动力性肌力抗阻训练方法。它可以改善肢体的血液循环和关节软骨营养、增强肌力、预防和治疗肌肉萎缩、维持和改善关节活动度，并能对运动量作出科学的信息反馈。等速抗阻训练被认为是目前大肌群肌力训练的最佳方式。临床上可根据肌力恢复程度的不同，选择不同的训练模式：对 3 级以上肌力可选用向心性肌力训练和离心性肌力训练；对 3 级以下肌力，可先在持续被动活动(CPM)模式下进行助力运动。

(二) 物理因子治疗技术

临床应用较多的是肌电生物反馈。该法可通过训练使患者自主地提高病肌的肌张力，增强肌肉功能，预防肌肉萎缩，使松弛肌肉的收缩功能得到恢复。例如，周围神经损伤后，相应肢体的肌肉由于失神经支配而发生的迟缓性麻痹，以及因脑血管意外后遗症所致的足下垂、伸腕伸指困难，均可通过肌电生物反馈训练增强病肌的功能。治疗伸腕困难，可将仪器的表面电极放置于腕伸肌表面，先在安静状态下记录起始的基准肌电位和声光等信号刺激，再训练患者努力背伸腕关节。根据肌肉活动时仪器显示信号的变化，让患者反复练习，努力提高腕伸肌的收缩功能，促使患腕背伸。

(三) 作业治疗技术

作业治疗有以下三种形式。

(1) 提高上肢肌力的作业疗法，如锯木、刨木、砂磨板作业等。

(2) 提高手部肌力的作业疗法，如和面、包饺子、雕刻、捏橡皮泥等。

(3) 提高下肢肌力的作业疗法，如蹬功率自行车、上下楼梯等。

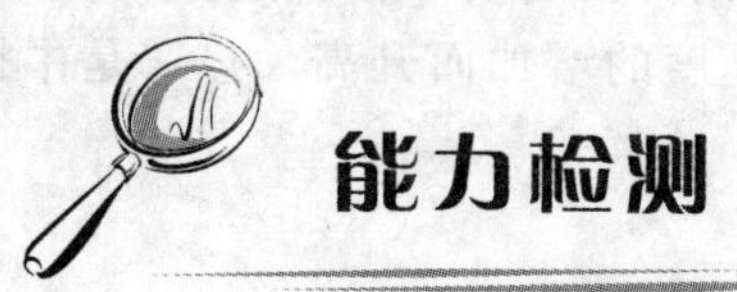

能力检测

1. 肌力的影响因素有哪些？肌力减退的原因是什么？
2. 肌力训练的原则有哪些？
3. 如何进行肌力的训练？

（林成杰）

任务二 痉 挛

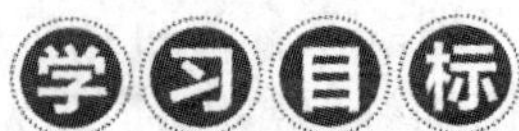

熟练掌握 痉挛的康复训练目标与方法。

掌握 痉挛的常用康复评定方法。

了解 痉挛的病因和基本临床表现。

痉挛;上运动神经元损伤

典型病例

患者,男,43岁,因脑出血导致左上肢屈曲痉挛,左侧肱二头肌、桡侧腕屈肌、尺侧腕屈肌、指浅屈肌、指深屈肌张力明显增高,改良 Ashworth 量表评定张力4级,肘关节活动度10°,腕关节活动度10°,左上肢不能活动。诊断为脑出血并伴左上肢痉挛。

根据上述病案,请思考下列问题:

1. 什么是痉挛?
2. 痉挛的常用评定方法?
3. 痉挛的综合性治疗方法?

第一节 概 述

痉挛是由于上运动神经元受损后引起的牵张反射兴奋性增强,结果导致骨骼肌张力升高,其特点是肌张力随牵张速度的增加而升高。痉挛是中枢神经系统疾病或受损后的常见并发症。

一、病因病理

痉挛是中枢神经系统损伤造成的,它分为脑源性和脊髓性。脑源性包括脑外伤、脑卒中、脑瘫、缺氧性脑病、脑代谢性疾病。脊髓性主要为脊髓外伤、多发性硬化、脊髓缺血、变性脊髓病、颈椎病、横断性脊髓炎。

痉挛的机制目前仍不十分明确,牵张反射是痉挛的核心。脑和脊髓损伤后,中枢神经系统调节运动的能力下降、运动神经元的兴奋性增高、运动神经元的再抑制改变、突触前抑制的丧失及肌肉等内在特征的变化等可能是痉挛的原因。

二、临床表现

痉挛是一种运动障碍，是上运动神经元损害的基本表现，痉挛有阳性和阴性症状之分。肌张力增高、腱反射活跃或亢进，出现阵挛等属于阳性症状，这是抑制作用减弱所致。而缺乏敏捷性、选择性运动控制的丧失及耐力降低等属于阴性症状。阴性症状是由于以中枢神经系统为基础的特殊技能丧失所致。

脊髓损伤所致的痉挛状态，由于损伤的部位与节段不同可有不同的临床表现。患者除了有下肢的轻度瘫痪和麻痹外，有的患者仅有一个肢体痉挛，而且痉挛的肢体在身体的同侧（如脊髓半横断综合征），或仅有上肢痉挛并且保留一定的运动功能（如中央脊髓综合征）。

大脑半球损伤引起的痉挛状态，如脑外伤、脑卒中、脑瘫及其他脑功能障碍等，有更复杂的临床特征。肌张力增加是上运动神经元功能紊乱的首要临床特征，此外，它还伴随有肌张力障碍、瘫痪、运动不能、共济失调、肌阵挛以及其他非随意运动障碍种类。

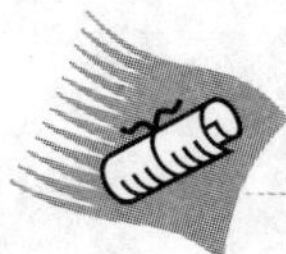

知识链接

痉挛易引起皮肤损伤或压疮，也会因关节活动限制会影响日常生活活动的完成，如股内收肌痉挛会影响大小便及会阴部的清洁卫生。痉挛时可诱发疼痛或不适。C_4以上损伤可因呼吸肌痉挛而导致呼吸窘迫等。但并非所有的痉挛都需治疗，有的痉挛对机体有利，如：痉挛可延缓肌萎缩的发生；阵发性痉挛可促进血液循环，防止深静脉血栓形成；膀胱逼尿肌痉挛利于排尿；部分患者的痉挛有利于进行站立、转移，甚至步行。

第二节 康复评定

一、改良 Ashworth 分级法

根据关节进行被动活动时阻力大小判断痉挛程度。

(1) 0级　无肌张力增高。

(2) Ⅰ级　肌张力轻微增加：受累部分被动屈伸时在接近关节活动度之末时出现突然卡住，然后释放或呈现最小的阻力。

(3) Ⅰ⁺级　肌张力轻度增加：被动屈伸时，在关节活动度的前50%范围内出现突然卡住，然后在关节活动度的后50%范围内呈现最小阻力。

(4) Ⅱ级　肌张力较明显增加：在关节活动度范围内阻力较明显增加，但受累部分

仍能容易地移动。

(5) Ⅲ级　肌张力严重增高:被动运动困难。

(6) Ⅳ级　强直:受累部分被动屈伸时呈强直状态而不能动。

二、Penn 法

通过记录痉挛发作的频率判断痉挛的严重程度。

(1) 0 级　无痉挛。

(2) Ⅰ级　刺激可诱发中度痉挛。

(3) Ⅱ级　痉挛发作少于每小时 1 次。

(4) Ⅲ级　痉挛发作多于每小时 1 次。

(5) Ⅳ级　痉挛发作多于每小时 10 次。

三、踝阵挛(Zierski 法)

(1) 0 级　无踝阵挛。

(2) Ⅰ级　踝阵挛时间持续 1～4 s。

(3) Ⅱ级　踝阵挛时间持续 5～9 s。

(4) Ⅲ级　踝阵挛时间持续 10～14 s。

(5) Ⅳ级　踝阵挛时间持续超过 15 s。

其他的评定方法还可通过肌电、电生理技术和等速测力方法来间接、定量判断肌痉挛的严重程度。

第三节　康复治疗

痉挛可以影响患者日常生活活动和康复训练。严重的痉挛是患者功能恢复的主要障碍,它给患者带来了很大的痛苦,对患者的身心健康将有严重的不利影响,因此应给予积极有效的综合治疗。

康复治疗痉挛的机理是从不同的神经水平抑制或阻断其神经传导的通路,控制过分的牵张反射和伤害性皮肤刺激反射。持久牵伸和放松练习可抑制 γ 环路的兴奋性,降低肌肉张力。冷疗、水疗、姿势体位、压力治疗、被动手法和主动运动的治疗机理参见神经促进技术和偏瘫的康复。药物治疗是通过多种环节作用于神经递质、运动终板或抑制突触传递,增加中间运动神经元活性,减低 α 运动神经元的兴奋性从而使肌痉挛得到缓解。神经阻滞法通过破坏外周神经分支或神经肌接头突触前膜受体使肌肉产生持久松弛。而手术则是直接切断脊神经根,使肌肉处于失神经支配状态,从而使肌痉挛得到缓解。

痉挛的表现在不同患者之间差异很大,带来的问题也是多方面的,痉挛的处理必须是在综合评定的基础上制定个性化的综合治疗方案。这是痉挛治疗的原则。

痉挛治疗的方法大致有如下几种。

一、减少加重痉挛的不当处理和刺激

(1) 去除增加肌痉挛严重程度的诱因　当并发尿路感染、压疮、骨折、足嵌甲等时，往往使原有的肌痉挛的程度加重。因此应积极预防、治疗上述并发症。此外应尽量不用或慎用某些抗抑郁药，以免加重肌痉挛。

(2) 抗痉挛体位　对急性期的脑外伤、中风、脊髓损伤等患者，注意采用相应的抗痉挛的体位。如中风，正确的抗痉挛模式：仰卧位时头和躯干保持一直线，脸朝向患侧，患侧上肢伸过头顶，肩胛骨下垫枕，肘伸直，腕稍背屈，指伸直；患侧下肢外侧垫枕，骨盆前挺，膝伸直，踝取中立位。患侧卧位，健侧卧位的正确体位要求详见偏瘫的康复。脑瘫病儿的正确抱姿、坐姿和卧姿可减轻肌痉挛。脊髓损伤采用斜床站立可减轻下肢肌痉挛等。

二、运动疗法

运动疗法是治疗痉挛的另一个重要的手段，特别是在肌张力增高的初期及轻度痉挛期。为了达到运动功能的恢复，应促进痉挛肌的拮抗肌以抑制痉挛，提高主动肌的协调性和技巧性。

(1) Bobath 法　关键点的控制、反射抑制痉挛模式等都是有效控制痉挛的好方法。

(2) Brunnstrom 法　利用各种反射活动降低肌张力，如非对称性反射、紧张性腰反射、紧张性迷路反射。也可利用轻拍肌腹和局部刺激较弱肌肉收缩的方法来控制痉挛。

(3) PNF 法　对于肌张力过高的患者，可以应用保持——放松、节律性稳定、缓慢逆向技术降低肌张力，以增加肌肉的弹性。

(4) Rood 法　应用中性温度刺激、持续牵张、非抗阻重复收缩等方法，这些方法都是降低肌张力的有效办法。

三、物理疗法

利用物理方法可以使肌张力得到不同程度的暂时性降低，从而缓解痉挛。

(1) 温度疗法　不同的温度，如浅冷、深冷、浅热、深热会对肌张力产生抑制或兴奋的作用。冷、热疗法可使肌痉挛产生一过性放松，也可缓解疼痛。冷、热疗法一般在运动治疗之前使用。①冷疗法是将手足直接泡在冰水中 20 s，然后用毛巾擦干，反复 5～6 次至皮肤发红。②热疗法是将布带在热水中升温至 70 ℃或 80 ℃，然后用毛巾包裹患处。

(2) 温水浸浴　水的浮力可使身体重量减轻。水压对肌肉持久的压迫与按摩均有利于肌痉挛的缓解。采用温水浸浴疗法，应保持室温 25 ℃、水温 30 ℃左右。

(3) 肌电生物反馈　利用松弛性肌电生物反馈可能有利于放松痉挛肌。肌电生

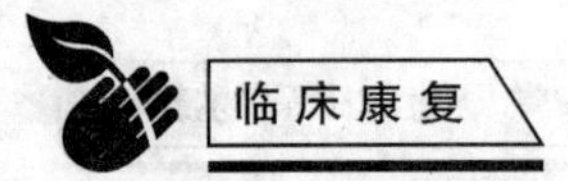

物反馈可减少静止时肌痉挛的活动及其相关反应，也可抑制被动牵伸时痉挛肌的不自主活动。另外，利用肌电生物反馈再训练痉挛肌的拮抗肌，也能起到交替抑制的作用。

（4）功能性电刺激　对偏瘫屈指肌痉挛的患者，电刺激其伸指肌群和尺神经，可能对放松肌痉挛有利。对腓神经的经皮电刺激可以减轻小腿的肌痉挛，使踝关节的被动活动范围增大，也能改善主动活动的功能。

四、夹板、矫形器的应用

将痉挛的肢体置于充气夹板中，充气产生压力，可使痉挛的肢体得到持续缓慢的被动牵伸，使痉挛暂时缓解。内收肌痉挛时，可使用外展支架、分腿器、膝分离器、全下肢外展枕等。踝足矫形器可用于治疗痉挛性马蹄内翻足。应用夹板、矫形器，可保持软组织的长度，可伸展痉挛的肌肉，同时使肢体维持功能位。

五、药物治疗

药物治疗主要是使用抗痉挛的药物，它不能直接改善运动障碍，但可间接改善运动的灵活性，特别是对轻度痉挛性瘫痪。对于中等以上痉挛不能期待单独使用药物的治疗效果。

1. 口服给药

（1）巴氯芬(Baclofen)　该药是目前应用最多，效果良好的肌肉松弛剂，不良反应少。该药是脊髓内突触传递强有力的阻滞药，同时抑制单突触和多突触活动，达到缓解痉挛的作用。用法：开始每次 5 mg，每天 3 次，3 天后改为 10 mg，每天 3 次，连用 3 天后根据痉挛控制的情况可逐渐加量，至肌张力控制而又不影响肌力时为止，每天最大量可达 80 mg。适用于截瘫引起的痉挛。

（2）乙哌立松(Eperisone)　商品名为妙纳，是一种周围性肌肉松弛剂。用法：每次 50 mg，每天 3 次，用于偏瘫引起的痉挛。

（3）丹曲林(Dantrolene)　肌肉松弛剂，作用较巴氯芬弱，适用于各种痉挛。用法：每天 25 mg，每 2 周增加 25 mg，最大剂量为每次 100 mg，每天 4 次，6 周无效应停药。

（4）替扎尼定(Tizanidine)　替扎尼定是 α 肾上腺素能激动剂，能有效地缓解肌痉挛。用法：替扎尼定通常从每天睡前 2～4 mg 开始治疗，每隔 2～4 天增加 1 次日剂量，每天总量不超过 36 mg，每天 3 次或 4 次，对主要为夜间痉挛所困扰的患者，夜间 1～2 次剂量治疗效果可能最佳。

（5）地西泮(Diazepam，安定)　具有中枢性肌松弛作用，用法从每次 2.5 mg，每天 2 次开始，隔数天增加 2.5 mg，直至出现不良反应，或达到每次 20 mg，每天 3 次为止，不良反应为嗜睡。口服不良反应明显者，可改为运动点注射。

2. 局部注射

局部注射给药主要用于缓解靶肌肉或小肌群痉挛。这种方法使药物集中在关键肌肉，减少了全身副作用。

（1）A型肉毒杆菌毒素　肉毒毒素的神经毒分子强而迅速地与神经肌接头的胆碱能突触前受体结合，阻滞神经突触兴奋传导的钙离子内流，使乙酰胆碱释放发生障碍，从而引起较持久（3～4个月）的肌肉松弛作用，即化学性失神经技术（chemodenervation）。最初用于治疗面肌痉挛、痉挛性斜颈，后用于治疗其他部位的肌痉挛。方法：将有效剂量的A型肉毒杆菌毒素注射到痉挛肌的运动点上，阻断神经肌肉的传递，缓解痉挛，这种阻断是可逆性的，3～6个月可重复使用。

（2）神经或运动点阻滞　使用乙醇、酚溶液或局麻药于周围神经或肌肉的运动点做局部封闭，能阻断痉挛数周至数月。

六、手术治疗

当痉挛不能用以上各种保守治疗缓解时，可考虑手术治疗，但手术不应损伤残留的运动功能和感觉功能。手术治疗应慎重选择。手术方法有周围神经切断术、选择性脊髓神经根切断术（SPR）、脊髓部分切断术、肌腱切断术等。

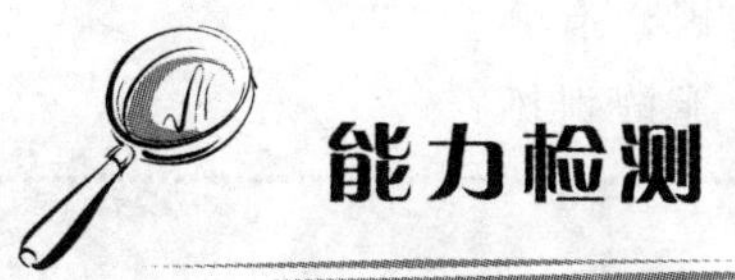

1. 什么是痉挛？
2. 痉挛的常用评定方法有哪些？
3. 痉挛的综合性治疗方法有哪些？

（张智慧）

任务三　平衡与协调功能障碍

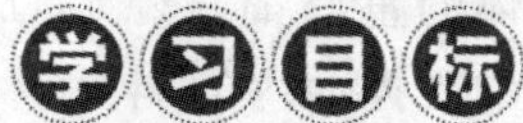

熟练掌握　平衡、协调功能障碍的康复训练的知识和方法。

掌握　平衡与协调训练的原则；平衡与协调训练的影响因素；平衡与协调的维持机制。

了解　平衡与协调功能障碍的病因。

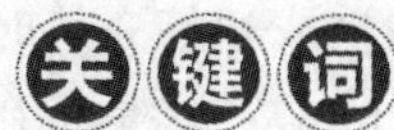

平衡；协调；平衡与协调康复训练

典型病例

患者，男，67岁，因突发右侧肢体活动不灵伴言语不清20余天入院。既往有高血压病史20余年，间断服用降压药物，血压控制不佳。否认糖尿病及冠心病史。入院查体：血压165/92 mmHg，神志清，精神不振，言语不清，不能听懂别人问话及指令，呈完全性失语，右侧鼻唇沟略浅，伸舌偏右，口角左偏。右上肢近端肌力Ⅲ级，远端肌力Ⅱ级，肌张力正常，腱反射活跃，右下肢近端肌力Ⅲ级，远端肌力Ⅰ级，肌张力稍低，腱反射活跃，踝阵挛（＋），右侧巴宾斯基征（＋），查多克征（＋）。Brunnstrom法运动功能分期：右肩臂3期，右手2期，右下肢3期。坐位平衡Ⅰ级，不能站立，不能行走，协调功能差，日常生活活动能力用Barthel指数法评分，为35分。

结合该病例，请思考：

1. 什么是平衡与协调？平衡与协调的维持机制有哪些？
2. 如何进行平衡与协调功能的评定？
3. 平衡与协调训练的影响因素有哪些？
4. 如何进行平衡与协调功能的训练？

第一节 概　　述

一、平衡

（一）平衡的概念及分类

1. 概念

平衡（balance equilibrium）是指物体受到来自各个方向的作用力相等，从而处于一种稳定的状态。人体平衡是指身体在运动或受到外力作用时能够自动调整并维持姿势的一种能力。平衡能力是指当人体的重心偏离稳定的支撑面时，能立即通过主动或反射性活动使重心垂线返回到稳定的支撑面内的能力。

2. 分类

人体平衡可分为静态平衡与动态平衡。

（1）静态平衡（static equilibrium）　静态平衡又称一级平衡，是指人体在无外力的作用下，保持某一静态姿势，自身能够控制及调整身体平衡的能力；或是指人体或人体某一部位处于某种特定的姿势，例如坐或站等姿势时保持的稳定状态即为静态平衡。

（2）动态平衡（dynamic equilibrium）　这是指在外力作用下，身体原有的平衡不断被破坏，人体不断地调整自己的姿势来维持新的平衡的一种能力。动态平衡包括自动态平衡和他动态平衡。自动态平衡(二级平衡)是指人体在无外力作用下从一种姿势调整到另一种姿势的过程,在整个过程中保持平衡状态,例如行走过程中的平衡。他动态平衡(三级平衡)是指人体受到推、拉等外界干扰时,机体重新获得稳定状态的能力,例如在行驶的车、船中行走等。

在日常生活中,大部分动作的完成都要依赖于静态平衡和动态平衡的维持能力。静态平衡是基础,没有稳定的静态平衡,就没有动态平衡的发展。

3. 支撑面的大小与平衡

支撑面是指人体在各种体位下所依靠的接触面。站立时的支撑面为包括两足底在内的两足之间的面积。支撑面大,体位稳定性好,容易维持平衡;随着支撑面的变小,身体重心的提高,体位的稳定就需要较强的平衡能力来维持。

(二)平衡的维持

为了保持人体平衡,重心必须垂直地落在稳定的支撑面内。一般认为,保持人体平衡需要感觉输入、中枢整合、运动控制三个环节的参与。

1. 感觉输入

适当的感觉输入,特别是躯体、前庭和视觉信息对平衡的维持和调节具有前馈和反馈的作用。

(1)躯体感觉　与维持平衡有关的躯体感觉包括皮肤感觉(触、压觉)和本体感觉。与支撑面接触的触觉、压觉感受器可将体重的分布情况和身体重心的位置的信息传递到大脑皮质;分布于肌肉、关节及肌腱等处的本体感受器可将随支持面而变化的信息以深传导通路向上传递到大脑皮质,如支撑面的面积、硬度、稳定性、表面平整度及身体各部位的空间定位和运动方向等。正常人站立在固定的支撑面上时,足底皮肤的触觉、压力觉和踝关节的本体感觉输入起主导作用,当足底皮肤和下肢本体感觉输入完全消失时(如外周神经病变),人体便失去了感觉支撑面情况的能力,因此,姿势的稳定性就会受到影响,需要其他感觉特别是视觉系统的输入。此时如果闭目站立,由于躯体和视觉的感觉输入同时失去,身体就会倾斜、摇晃直至摔倒。

(2)前庭系统　前庭系统中,椭圆囊、球囊(耳石器)可感知瞬时直线加速运动及与直线重力加速有关的头部位置改变信息;三个半规管可感知人体角加速度运动。头部的旋转刺激前庭系统中的两个感受器。一个是半规管内的壶腹嵴(运动位置感受器),它能感受头部在三维空间中的运动角加(减)速度变化而引起的刺激;另一个是前庭迷路内的椭圆囊斑和球囊斑,感受静止时的地心引力和直线加(减)速度的变化引起的刺激。在躯体感觉和视觉系统正常的情况下,前庭冲动在控制人体重心位置上的作用很小。只有当躯体感觉和视觉信息输入均不存在(被阻断)或输入不准确发生冲突时,前庭系统的感觉输入在维持平衡的过程中才变得至关重要。

(3)视觉信息　当躯体感觉受到干扰或破坏时,身体直立的平衡状态主要是通过视觉系统收集的视觉信息进行调节。视觉系统能够通过颈部肌肉的收缩使头部保持向上直立的位置和保持水平视线来使身体保持或恢复到原来的直立位以获得新的平衡。

故在闭眼、戴眼罩或在黑暗的环境中(视觉输入被阻断)姿势的稳定性要比睁眼站立时显著下降。这也是老年人或视觉障碍者出现平衡能力下降的原因。

2. 中枢整合

当体位或姿势变化时,为了判断人体重心的准确位置和支撑面情况,三种感觉信息输入在包括脊髓、前庭核、内侧纵束、脑干网状结构、小脑及大脑皮层等多级平衡觉神经中枢中进行整合加工,迅速判断何种感觉所提供的信息是有用的,何种感觉所提供的信息是相互冲突的,从中选择出那些提供准确定位信息的感觉输入,而放弃错误的感觉输入,并形成产生运动的方案。

3. 运动控制

当平衡发生变化时,人体可以通过踝调节、髋调节及跨步调节三种调节机制或姿势性协同运动模式来应对。

(1) 踝调节机制　人体站在比较坚固和较大支撑面上时受到的外界干扰较小,身体重心以踝关节为轴进行前后转动或摆动,从而调整身体重心的位置,保持身体的稳定性。

(2) 髋调节机制　人体站立在较小的支撑面上(小于双足面积)时,受到的外界干扰较大,人体的稳定性明显降低,身体前后摆动幅度增大。人体将通过髋关节的屈伸活动来调整身体重心和保持平衡,减少身体摆动使重心重新回到稳定的支撑面内。

(3) 跨步调节机制　外力对人体的干扰过大,身体的摆动进一步增加,当重心超出稳定极限髋调节机制不能应对时,人体就会启动跨步调节机制,并自动地向用力方向快速跨出或跳跃一步,使身体重新确定稳定站立的支撑面,以防止摔倒。

二、协调

(一) 协调的概念及分类

1. 概念

协调(coordination)是指人体产生平滑、准确、有控制的随意运动的一种能力。

协调功能主要协调各组肌群的收缩与放松。正常的随意运动需要有若干肌肉的共同协作运动。当主动肌收缩时,与之相对的拮抗肌松弛,固定肌发挥固定作用,协同肌的协同收缩,从而准确地完成一个动作。肌肉之间的这种配合运动称为协调运动。协调运动的质量包括方向、节奏、力度和速度等。协调性是正常运动的最重要组成部分,也是体现运动控制的有力指标。

协调运动的产生需要功能完整的深感觉、前庭、小脑和锥体外系的参与,其中小脑对协调运动起着重要的作用。当大脑和小脑发生病变时,四肢协调动作和行走时的身体平衡会出现障碍,这种协调功能障碍又称共济失调(dystaxia)。

2. 分类

根据中枢神经系统的病变部位可将协调功能障碍分为小脑功能不全引起的协调障碍、基底节病变引起的协调功能障碍和脊髓后索病变引起的协调功能障碍。

(1) 小脑功能不全引起的协调障碍　小脑的主要功能是维持身体的平衡、调节肌张力和随意运动。小脑是重要的运动调节中枢。因此,当小脑损伤时,不仅会出现平衡功能障碍,还可出现共济失调;因小脑病变部位的不同可出现不同类型的小脑共济失调。症状以四肢与躯干失调为主,即四肢和躯干不能灵活、顺利、准确地完成动作。患者对运动的速度、力量和距离不能准确估计可产生辨距不良和意向性震颤:上肢较重,动作愈接近目标震颤愈明显,并有快速及轮替动作异常,还出现字愈写愈大(大字症)现象;在下肢,由于行走时两脚分开较宽、步态不规则、稳定性差,出现蹒跚步态。小脑性共济失调的特点是与视觉无关,不受睁眼与闭眼的影响,不伴有感觉障碍,也无位置与振动觉障碍。

(2) 基底节病变引起的协调功能障碍　这种协调功能障碍主要以肌张力改变及随意运动功能障碍为主。其中以震颤、肌张力过高、随意运动减少且动作缓慢,面部表情呆板为主要表现的见于帕金森病患者;以上肢或头面部出现不自主和无目的动作,肌张力低下为主要表现的见于舞蹈病患者。

(3) 脊髓后索病变引起的协调功能障碍　脊髓后索病变可造成深感觉障碍,即运动的反馈机制被破坏,患者不能意识到动作中肢体的空间位置,患者丧失了重要的反射冲动。其主要表现为站立不稳,行走时迈步不知远近,落脚不知深浅,有踩棉花感,并且需要视觉补偿,常目视地面行走,在黑暗处常难以行走。检查时会发现振动觉、关节位置觉缺失,闭目难立征阳性。

(二) 协调的维持机制

感觉输入、中枢整合、运动控制是保持人体协调的三个环节。但与平衡有所不同,协调的感觉输入主要包括视觉和本体感觉,而前庭所起的作用不大;中枢整合作用依靠大脑反射调节和小脑共济协调系统,其中小脑的协调系统起更为重要的作用,小脑损伤除了会出现平衡功能障碍外,还可出现共济失调。运动控制要依靠肌群的力量。只有这三个环节都正常,才能保证协调功能正常。无论哪一个环节出现问题,都会导致协调功能出现障碍。

第二节　康复评定

一、平衡

(一) 平衡障碍的原因

平衡的正常维持需要多种条件,其中视觉、前庭功能、本体感受效率、触觉的输入和敏感度、中枢神经系统的功能、视觉及空间感知能力、主动肌与拮抗肌的协调动作、肌力和耐力、关节的灵活度和软组织的柔韧度等,都是维持平衡的重要条件。其中任何一种功能出现异常都会导致人体平衡失调。

(1) 中枢神经系统功能损伤　正常情况下,当人体失去平衡时,身体会自然产生平

衡反应。例如,身体往相反方向倾倒时,上肢将伸展或下肢踏步,以保持身体平衡防止跌倒。这种复杂的反应是由中枢神经、肌肉及骨骼共同控制的。脑卒中患者因中枢神经系统损伤,会出现明显的平衡功能障碍。

(2) 肌力和耐力低下　平衡的维持需要躯干、双侧上肢及下肢的肌力共同发挥作用。因此,当躯干及下肢的肌力低下时,患者的平衡能力就会下降。当人体的平衡被破坏时,只有全身才能做出及时的相应的保护性反应,才能维持身体的平衡。如果患者的上肢肌力低下,不能及时调整身体做出相应的保护性动作时,患者的坐位平衡就会受到破坏;如果患者的下肢肌力低下,不能做出跨步及跳跃等保护性动作时,患者立位平衡就会受到破坏。

(3) 关节的灵活度和软组织的柔韧性下降　维持正常的立位平衡需要下肢各关节的灵活度及软组织的柔韧性保持正常,当关节的灵活度及软组织的柔韧性下降时,会导致人体的平衡功能失调,出现平衡障碍。

(二) 平衡功能的评定

平衡功能的评定包括主观评定和客观评定两个方面。主观评定以评定者的观察为依据,客观评定主要是使用平衡测试仪进行评定。

(1) 观察法:

① 在静止状态下被评定者能否保持平衡:在“睁眼、闭眼坐”、“睁眼、闭眼站”、“双足并拢站立”、“两足一前一后,足尖靠足跟站立”、“单足交替站立”等情况下进行观察。

② 在活动状态下被评定者能否保持平衡,如:坐、站立时移动身体;在不同条件下行走(如足尖碰足跟行走、足跟行走、足尖行走、走直线、侧方走、倒退走、走圆圈、绕障碍物行走)等。

(2) 量表法　量表法(即功能性评定)属于主观进行的评分方法,不需要专门的设备,临床应用方便。目前国外常用的平衡量表主要有 Berg 量表、Tinnetti 量表以及“站立-走”计时测试(the timed UP and Go test)、跌倒危险指数(fall risk index)等。

(3) 平衡测试仪评定　平衡测试仪系统(定量姿势图)是近年来发展起来的定量评定平衡能力的一种测试方法。主要由压力传感器、计算机及应用软件三部分组成。定量姿势图可记录到临床上医生不能发现的极轻微的姿势摇摆以及复杂的人体动力学及肌电图参数,可用于评定康复治疗效果和用于平衡训练。平衡测试仪可进行静态平衡测试和动态平衡测试。

二、协调

(1) 评定内容　协调的评定内容包括:运动是否直接、精确、容易反向做;完成动作的时间是否正常;增加速度是否影响运动质量;进行活动时有无身体无关的运动;不看着进行活动时是否影响活动质量;是否有身体的近侧、远侧或一侧更多地参与活动;是否很快感到疲劳。

(2) 评定方法　协调的评定方法包括:对非平衡性与平衡性协调运动障碍的评定

的方法；肢体协调控制检查方法；反复运动检查方法；位置控制检查方法；步行能力检查方法；准确性检查方法。

第三节 康复治疗

一、平衡

（一）影响平衡训练的因素

影响平衡训练的因素主要有以下几点。

（1）平衡的条件　经过人体重心的垂线，只有落在支撑面之上才有可能保持平衡，否则将不利于平衡。

（2）支撑面积　人体站立时两足与接触物之间的面积或坐位时身体与接触物之间的面积称为支撑面积，面积越大越有利于平衡，面积越小越不利于平衡。接触面的平整与否，以及是否有良好的接触都对维持人体平衡有一定的影响。

（3）稳定极限　人体在不失衡的条件下重心在支撑点上方摆动时所容许的最大角度称为稳定极限。稳定极限的大小取决于支撑面的大小和性质，支撑面积大、支撑物硬、接触处平整时稳定极限大，否则稳定极限小。

（4）与平衡有关的感觉的作用　本体感觉、前庭感觉、视觉与平衡有密切的关系。

（5）与平衡有关的运动控制系统　这样的系统主要包括不随意运动系统、随意运动系统及牵张反射系统。

（6）机体应付姿势变化的对策　当姿势变化导致平衡失调时，机体应付的对策有踝对策、髋对策、迈步对策。

（二）平衡训练的原则

1. 安全性原则

安全性原则是平衡训练的首要原则，在治疗师的监护下，先将患者被动地向各个方向移动到失衡或接近失衡的点上，然后让患者自行返回中立位或平衡的位置上。需要注意的是，测试时一定要让患者有安全感。

2. 循序渐进的原则

（1）从静态平衡到动态平衡　患者只有从静态平衡逐步过渡到动态平衡，才有可能在坐位或立位的姿势下，灵活自如地完成日常生活的动作。

（2）支撑面积由大到小　训练时按支撑面积由大到小进行，即从最稳定的体位逐步过渡到最不稳定的体位。患者在进行平衡训练时，最初阶段应选择支撑面较大的或辅助器具较多的体位，在患者的平衡稳定性逐步提高之后，支撑面积可逐渐缩小，辅助器具也可逐渐减少。

（3）身体重心逐步由低到高　治疗师可以通过改变患者的训练体位来变换身体重心的高度。

（4）在有警觉的情况下保持平衡和在无警觉的情况下保持平衡的训练　训练前先告诉患者在被推动时保持平衡，然后可在患者不注意的情况下突然发力推动患者，并要求患者继续保持平衡。注意外力应由小到大，避免引起患者跌倒摔伤。

（5）训练时从睁眼到闭眼　视觉对平衡功能有补偿作用，因而开始训练时，要求患者在睁眼状态下进行，当患者平衡功能改善后要增加训练难度时，可在闭眼状态下进行训练。

3. 平衡训练的顺序

（1）训练应系统地有顺序地进行：由坐位平衡到爬行位平衡，到双膝跪位，到立位平衡。

（2）训练应由易到难：最稳定体位到最不稳定体位；人体支撑面积由大到小；身体重心由低到高；由静态平衡训练到动态平衡训练；由睁眼下训练到闭眼下训练；由无头颈参与活动训练到有头颈参与活动训练。

（三）平衡的训练方法

平衡的训练方法：按患者的体位可以分为仰卧位平衡训练、肘膝跪位平衡训练、手膝跪位平衡训练、双膝跪位平衡训练、坐位平衡训练、站立位平衡训练；按是否借助器械（如平衡板、训练球或平衡仪等）可以分为徒手平衡训练和借助器械平衡训练；按患者保持平衡的能力可分为静态平衡训练、自动态平衡训练和他动态平衡训练等。

1. 仰卧位平衡训练

仰卧位平衡训练主要适合偏瘫患者。平衡训练的主要内容是躯干的平衡训练，所采用的训练方法主要是桥式运动。通过训练增强患者的腰背肌肌力、提高骨盆的控制能力、诱发下肢分离运动、缓解躯干及下肢的痉挛、提高躯干肌肌力及平衡能力。

患者取仰卧位，双手放在体侧，或双手交叉手指相握，患手拇指在上，以对抗其内收和屈曲，下肢屈曲支撑在床面，借助于头、肩及足支撑的力量，将腰臀部向上抬起，身体呈拱桥的形状，此动作称为桥式运动。双足同时着床完成此动作称为双桥运动；单足着床完成此动作称为单桥运动。在训练过程中，当患者不能主动完成时，治疗师可给予适当帮助。治疗师可以一手放在患膝上，向前下方拉压膝关节；另一手拍打患侧臀部，刺激臀肌收缩，帮助患者完成桥式运动。在进行桥式运动时，患者两足间的距离越大，伸髋时保持屈髋所需的分离性运动成分就越多。在患者控制能力提高之后，可增加训练难度，可从双桥运动过渡到单桥运动。

2. 前臂支撑下俯卧位平衡训练

前臂支撑下俯卧位平衡训练主要适合截瘫患者，是上肢和肩部的强化训练及持拐步行前的训练。

（1）静态平衡训练　患者取俯卧位，前臂支撑上肢体重，保持静态平衡。开始时保持的时间较短，随着平衡功能的逐渐改善，当患者静态平衡保持的时间能达到 30 min 时，则可以进行动态平衡训练。

（2）动态平衡训练：

① 自动态平衡训练　患者取俯卧位，前臂支撑上肢体重，治疗师嘱患者向各个方向活动并保持平衡。

② 他动态平衡训练　患者取俯卧位，前臂支撑上肢体重，治疗师可以向各个方向推动患者的肩部，当患者失去平衡后恢复到平衡状态的能力逐渐增强时，即可逐步增加推动的力度和范围。训练开始时推动的力量宜小。

3. 坐位平衡训练

（1）长坐位平衡训练　患者可以根据自身残疾情况，选择最舒适的坐姿。临床实际操作时截瘫患者多采用长坐位（即髋关节屈曲 90°，双下肢伸直）和端坐位进行平衡维持训练。长坐位的平衡训练，主要包括静态和动态两种。动态又包括自动态和他动态。

① 静态平衡训练　患者取长坐位，坐于体操垫或治疗床上。在患者前方放一姿势矫正镜，患者和治疗师可随时调整坐位的姿势，当患者能够独立保持静态平衡半小时时，再按一定的顺序进行训练。

② 自动态平衡训练　患者取长坐位，坐于体操垫或治疗床上。可以让患者向左、向右、向前、向后倾斜，躯干向左右侧屈或旋转，或双上肢从前方或侧方抬起至水平位，或抬起举至头顶，并保持长坐位平衡。在患者能够保持一定时间的平衡之后，就可以进行抛球、接球训练，进一步增加患者的平衡能力，也可以增加患者双上肢和腹背肌的肌力和耐力。进行抛球训练时要注意从不同的方向抛球，同时逐渐增加抛球的距离和力度以增加训练的难度。

③ 他动态平衡训练：患者取长坐位，坐于体操垫或治疗床上。治疗师向前、后方或侧方推动患者，使患者离开原来的起始位，开始时推动的幅度要小，在患者恢复平衡的能力增强时，再加大推动的幅度。患者也可以坐于平衡板上，治疗师向各个方向推动患者。

（2）端坐位平衡训练　偏瘫患者多采用端坐位（即头居中，双肩水平，躯干挺直，髋关节屈曲 90°，膝关节屈曲 90°，双足着地）平衡训练。在患者能很好地保持端坐位平衡后，才能进行站立位的平衡训练，为步行做好准备。视患者的病情不同而定，当患者经过坐起适应性训练后，则可以进行端坐位的平衡训练。

① 静态平衡训练　患者取端坐位，开始时可帮助患者保持静态平衡，在患者能够独立保持静态平衡一段时间后，再进行动态平衡训练。

② 自动态平衡训练　患者取端坐位，治疗师指示患者向各个方向活动，侧屈或旋转躯干，或活动上肢的同时保持端坐位平衡。治疗师位于患者的对面，在患者周围的多个方向上放置物体，让患者去触摸。或者进行抛球训练，逐渐增加抛球的距离和力度。

③ 他动态平衡训练　患者取端坐位，坐于治疗床上。治疗师向多个方向推动患者，在患者能够恢复平衡和维持坐姿的情况下，推动的力量逐渐加大。或在患者能够保持平衡和维持坐姿的情况下，让患者坐于训练球上，治疗师向多个方向推动患者。

4. 跪位平衡训练

（1）手膝位平衡训练　这种训练可作为立位平衡训练和平地短距离移动动作前的训练，截瘫患者可将其作为上肢和肩部的强化训练及持拐步行的前训练。患者取手膝位，在能保持静态平衡的基础上，做身体前后及左右的移动动作。在患者能够较好地保持平衡后，嘱患者将一侧上肢或下肢抬起，随着稳定性的加强，再将一侧上肢和另一侧下肢同时抬起并保持姿势的平衡。

（2）双膝跪位平衡训练　此训练方法适用于截瘫患者。

① 静态平衡训练　患者取双膝跪位，并保持平衡。待静态平衡保持达到半小时后，可进行动态平衡训练。

② 自动态平衡训练　患者取跪位，向各个方向活动身体，并保持平衡。或者进行抛球训练：治疗师在患者的多个方向上向患者抛球，患者接球后，再抛给治疗师，如此反复进行，要求患者在运动过程中保持平衡，并逐渐增加抛球的距离及力度。

③ 他动态平衡训练　患者跪于治疗床上，治疗师向多个方向推动患者，并要求患者保持平衡，能回到中立位。

5. 站立位平衡训练

（1）静态平衡训练　①辅助站立训练：当患者不能独立站立时，需要进行辅助站立训练；可由治疗师给予辅助，也可由患者借助肋木、助行器、手杖、腋杖或在平行杠内进行训练等；可以根据患者的平衡改善程度，适当地减少辅助。②独立站立平衡训练：患者面对矫正镜进行独立站立平衡训练，在训练时矫正镜可以提供视觉反馈，协助患者调整不正确的姿势；在患者保持平衡达到一段时间后，就可以进行自动态平衡训练。

（2）自动态平衡训练　患者面对矫正镜，治疗师立于一旁提供指导和保护。①向不同方向运动身体：站立时两足保持不动，身体向侧方、前方、后方倾斜并保持平衡；身体向左右转动并保持平衡。②双下肢交替负重练习：患者双下肢交替支撑体重，每次保持 10 s 左右，治疗师站在患侧，对患者进行保护，以免发生意外，同时可以对患者进行姿势矫正。③触碰治疗师手中的物体：治疗师手拿物体，分别放在患者正前方、侧前方、正上方、正下方、侧下方等方向，让患者触摸。④抛接球训练：从不同的角度向患者抛球（嘱患者接球并回抛给治疗师），并逐渐增加抛球的距离和速度。⑤伸手取物：将一物体放于地面上距离患者远近不同的地方，鼓励患者弯腰伸手去拿该物体。

（3）他动态平衡训练　患者独立站立在矫正镜前，在不同的支撑面上进行平衡训练：一是患者可以站在平地上，两足之间的距离由大到小进行调整，治疗师站在患者旁边（对于偏瘫患者，治疗师应站在患者的患侧），向不同方向推动患者，并逐渐增加推动的力度和幅度，加大训练难度，待患者失去平衡后再恢复平衡；二是患者可以站在较软的支撑面上，训练方法同上；三是可以在活动的支撑面上进行训练，如平衡板，可以选择不同面积的平衡板（由大到小）进行训练。

二、协调

（一）影响协调训练的因素

（1）视觉、本体感觉与协调　视觉对协调功能有重要的补充作用；同样，本体感觉对协调有重要的维持作用。

（2）运动频率的快慢与协调　运动的频率越低越有利于协调功能的维持，相反，运动的频率越高越容易失去协调性。

（3）中枢神经系统和肌肉骨骼系统的功能越接近正常，则协调功能越接近正常。其他方面，如心理年龄、注意力、洞察力、认知及患者的主动性等对协调训练都有一定的影响。

（二）协调训练的基本原则

（1）循序渐进原则　先进行简单的动作练习，掌握后，再完成复杂的动作，由易到难，逐步增加训练的难度和复杂性。

（2）重复性原则　患者在进行各项运动的协调性训练过程中，每个动作都需要重复练习，以起到强化的效果，促进大脑对该动作的记忆，进而促进大脑的功能重组，起到改善协调功能的作用。

（3）针对性原则　在给患者确定协调功能训练方案时，要有针对性。针对协调障碍的程度确定针对性的训练方法，从而起到促进协调功能恢复的作用。

（4）综合性原则　在给患者进行协调训练过程中，也需要进行相关的其他训练，例如改善肌力和耐力的训练及平衡功能训练等，以使各项功能相互促进，从而有助于患者各项功能的恢复。

（三）协调训练的方法

1. 双上肢的协调训练

（1）双上肢交替上举运动　双上肢交替上举过头，手臂尽量保持伸直，训练的速度逐渐加快。

（2）双上肢交替摸肩上举运动　双上肢交替屈肘，且鹰嘴尖朝下，摸同侧肩，然后上举。

（3）双手手指指腹相接触运动　左手与右手的五个手指指腹分别相接触，快速地轮替进行；或同时指腹相接触，逐渐加快速度。

（4）交替屈肘运动　双上肢向前平举，前臂旋后，然后左、右侧交替屈肘，手拍同侧肩部，伸肘，且逐渐加快速度。

（5）双上肢交替前伸运动　双上肢分别前伸至水平位，并逐渐加快速度。

（6）前臂旋前、旋后运动　上肢前屈至90°，肘伸直，左右侧同时进行前臂旋前、旋后的练习；或交替进行练习。

（7）腕关节的屈伸运动　双侧同时进行腕关节屈伸运动，或交替进行训练。

(8) 双手交替握拳敲击掌心　双手放于胸前，左手握拳敲击右手掌心，然后右手握拳敲击左手掌心，交替进行练习，并逐渐加快速度。

(9) 掌心掌背互击运动　双手放于胸前，先双手掌心互相击打，然后双手手背互相击打，可逐渐加快速度。

2. 双下肢的协调训练

(1) 交替屈髋运动　患者仰卧，膝关节伸直，双下肢交替进行屈髋运动(至 90°)，可逐渐加快速度。

(2) 交替伸膝运动　患者坐于床边，双下肢自然下垂，交替进行伸膝运动。

(3) 坐位交替踏步运动　坐位时双侧下肢交替进行踏步运动，并逐渐加快速度。

(4) 原地踏步走　双侧足进行踏步运动的同时双上肢交替摆臂，并逐渐加快速度。

(5) 拍地练习　双侧足跟触地，脚尖抬起做拍地动作，可双脚同时进行或交替进行训练。

(6) 原地高抬腿跑　患者进行高抬腿跑运动的同时双侧上肢交替摆臂，逐渐加快速度。

(7) 其他运动　如功率自行车练习、跳绳，踢毽子、划船、打球等运动。

3. 方向性活动

(1) 指鼻练习　左、右手交替以食指指鼻，或单侧进行指鼻训练，当患者能够做得很好时，再换另一侧练习。

(2) 上肢协调训练器训练。

(3) 木钉板训练。

(4) 双手手指敲桌面活动　双手分别以 5 个手指交替敲击桌面，待一侧熟练后再进行另一侧的训练，或同时进行训练。

(5) 其他方面　如进行画画，下跳棋，触摸治疗师伸出的手指(不断改变方向)等。

协调训练开始时均在睁眼状态下进行，当功能改善后，可根据具体情况，将有些训练项目改为闭眼状态下进行，以增加训练难度，如指鼻练习、对指练习等。

协调功能训练与平衡功能训练的方法基本相同，但侧重点各有不同。平衡功能的训练主要侧重于身体重心的控制，以粗大动作、整体动作训练为主；而协调功能训练则主要侧重于动作的灵活性、稳定性和准确性，且以肢体远端关节的精细动作、多关节共同运动的控制为主，并在动作完成的过程中强调动作完成的质量。

(四) 注意事项

(1) 协调功能训练适用于具有协调功能障碍的患者，在训练前，要求患者放松，减少紧张和恐惧心理。

(2) 在训练前要对患者进行相关的检查，若患者具有严重的心律失常、心力衰竭、严重感染或严重的痉挛等，则暂不宜训练。

(3) 在训练过程中，要做好对患者的保护工作，把患者固定好以防意外摔伤，但又要注意不要固定过牢，过牢会使患者无法做出相应的动作。

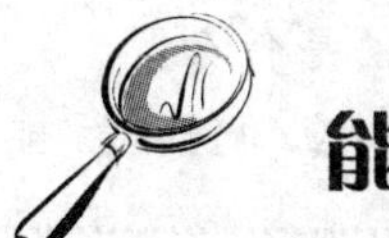

能力检测

1. 平衡与协调的维持机制有哪些?
2. 影响平衡与协调训练的因素有哪些?
3. 平衡与协调的评定方法有哪些?
4. 平衡与协调训练的原则是什么?
5. 如何进行平衡与协调训练?

(林成杰)

任务四　神经源性膀胱和神经源性直肠

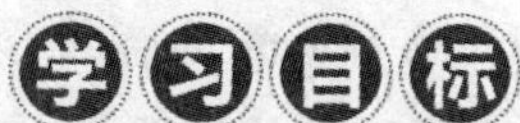

熟练掌握　神经源性膀胱的刺激法;间歇性清洁导尿术;神经源性直肠的排便训练。

掌握　神经源性膀胱和神经源性直肠的康复评定方法。

了解　神经源性膀胱和神经源性直肠的分类。

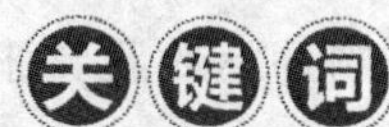

神经源性膀胱;间歇性导尿;神经源性直肠;排便训练

典型病例

患者,男,38岁,2月前因外伤造成双下肢瘫痪并尿失禁急诊入院。行CT及MRI等影像学检查,提示:第一腰椎压缩性骨折并脱位。入院后骨科已行椎体复位及内固定术。现患者出现大小便控制障碍,经神经内科会诊后诊断为:外伤性腰椎骨折并脱位。行复位、内固定术后,脊髓圆锥有不完全性损伤,脊髓损伤后尿潴留。

根据上述病案,请思考:

1. 若要解决该患者大小便控制障碍问题,尚需进行哪些相关检查以便制定康复治疗方案?

2. 对于患者来说，较好的控制小便的方法是什么？

3. 若查体发现该患者球海绵体反射存在，应如何进行排便障碍的康复治疗？

第一节　神经源性膀胱

一、概述

神经源性膀胱是指因控制膀胱的中枢神经或者周围神经损伤而导致的排尿功能障碍，是康复医学中常见的并发症之一，其中又特别多见于脊髓损伤。当膀胱发生排空障碍时，膀胱壁增生肥厚，使得膀胱输尿管连接部由斜行通过变成垂直通过，其防止反流的功能丧失，可并发感染以及肾输尿管积水，最终导致肾功能衰竭。因此，维持膀胱的正常压力，预防和处理好反流是治疗神经源性膀胱的关键。

膀胱是人体储尿以及排尿的平滑肌器官，其功能在各级中枢神经协调下完成，并受意识控制。正常人一天排尿 4～8 次，膀胱在多数时间内起储尿功能。而当膀胱内尿液容量到达 400 mL 以上后，膀胱内压急剧增高，刺激平滑肌内的感觉神经，产生膨胀感，冲动经传入神经纤维（盆神经）到达骶髓的排尿中枢（S_2～S_4），再经脊髓丘脑束及后束到达脑干排尿中枢以及大脑皮层，传出冲动则由网状脊髓束向下经骶髓的排尿中枢由盆神经以及阴部神经传达膀胱和尿道括约肌。膀胱的平滑肌称为逼尿肌，尿道括约肌则由内括约肌（平滑肌）和外括约肌（横纹肌）构成，其中外括约肌受意识控制。当膀胱充盈时，如客观条件允许，则膀胱逼尿肌收缩，而内、外括约肌协同松弛，产生排尿。如果没有合适的场所，则大脑皮层会控制外括约肌紧张而阻止排尿。

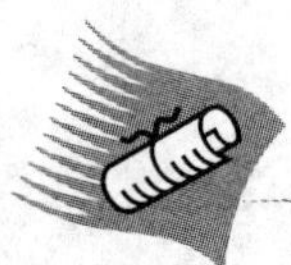

知识链接

排尿机制的分类

随着对排尿机制的进一步认识以及检测技术的不断发展和完善，过去常用的 Bors 分类和 Lapides 分类已经逐步被根据尿流动力学而制定的 Krane 分类和 Wein 分类所取代。

1. Krane 分类法

（1）逼尿肌反射亢进：①括约肌协调正常；②外括约肌协同失调；③内括约肌协调失调。

（2）逼尿肌无反射：①括约肌协调正常；②外括约肌痉挛；③内括约肌痉挛；④外括

约肌去神经。

2. Wein 分类法

(1) 失禁:①由膀胱引起,无抑制性收缩,容量减少,顺应性低;②由流出道引起,膀胱颈压下降,外括约肌压下降。

(2) 潴留:①由膀胱引起,逼尿肌反射消失,容量大,顺应性高;②由流出道引起,高排出压伴低尿流率,内括约肌协调不良,外括约肌协调不良,括约肌过度活跃(括约肌或假性括约肌协调不良)。

(3) 潴留和失禁:由膀胱引起,无抑制性收缩合并逼尿肌活动下降。

二、康复评定

1. 病史及体格检查

病史应重点关注排尿情况,特别是尿量、尿的性状(颜色和气味)、每天的排尿次数,有无尿频尿急等。体格检查时,应注意观察腹部张力,通过腹部有无包块、压痛等大致了解膀胱充盈情况。此外,还可通过球海绵体肌反射了解骶反射弧是否完整。

2. 一般临床检查

(1) 实验室检查　尿常规、细菌培养及药敏实验、肾功能检查等。

(2) 影像学检查　B 型超声可观察肾脏形态,并观察有无肾积水、泌尿系结石,了解膀胱容量和残余尿量等情况。膀胱镜检查可观察膀胱有无炎症,有无肌小梁和憩室形成。此外还可进行 X 线检查、CT 及 MRI 检查等。

3. 尿流动力学检查

(1) 尿流率测定　测定单位时间内排出的尿量,单位为 mL/s。该项检查属于无创伤性检查,主要反映下尿路储尿和排尿的综合功能,但不能据此进行病因分析。

(2) 膀胱压力容积测定　通过测定膀胱内压力与容积间的关系反映膀胱的功能。膀胱内压力包括膀胱压、直肠压(代表腹压)、逼尿肌压(膀胱压减去直肠压)。并可根据此检查对神经源性膀胱作出分类和诊断。正常的膀胱压力容积测定结果如下。

① 无残余尿。

② 膀胱在充盈期内,压力保持在 1.47 kPa(15 cmH_2O)以下,顺应性良好。

③ 逼尿肌没有无抑制性收缩。

④ 膀胱在充盈过程中,最初出现排尿感觉时的容量为 200 mL,此时,压力曲线无变化,膀胱内仍保持低压状态。

⑤ 膀胱容量为 400～500 mL。

⑥ 排尿及中止排尿受意识控制。

(3) 其他检查　膀胱检查还包括尿道压力分布测定、括约肌肌电图检查等。尿流动力学检查也可与 B 型超声以及 X 线检查(尿道造影)等影像学检查联合应用,以全面了解泌尿系情况。

三、康复治疗

神经源性膀胱康复治疗的目标:保护肾脏功能;消除或控制尿路感染;膀胱具有适当的排空能力和控尿能力;尽量不留置导尿;能基本适应社会生活,并满足职业的需要。

(一) 间歇性清洁导尿

导尿适用于膀胱残余尿量增多或者有尿潴留的患者,但是,长时间留置导尿容易引起尿路感染。1971 年 Lapides 在无菌间歇导尿的基础上提出的间歇性清洁导尿,实施的条件相对简单,且与无菌性间歇导尿一样可大幅度减少尿路感染的发生,是一重大进展,已被普遍认同和采用。

间歇性清洁导尿是指在清洁的条件下,每隔 4～6 h 将导尿管经尿道插入膀胱内,导尿后拔去导管。该方法使得膀胱能定期地充盈和排空,使之接近生理状态,有助于膀胱功能的恢复,并可减少发生感染。逼尿肌无力、残余尿量增多的患者需要长期使用该方法,故应耐心教会患者本人或者家属行间歇清洁导尿术。

间歇性导尿的基本方法:开始示范操作导尿前,应向患者详细说明导尿的目的,使之消除顾虑并配合操作。手法应轻柔熟练,了解尿道括约肌部位的阻力。当导尿管到达括约肌时稍作停顿,嘱患者吸气后再继续插入,可减少不适感。导尿完毕,拔管动作应缓慢,到达膀胱颈部时稍作停顿,同时嘱患者屏气,并用手轻压下腹部,尽可能使尿液全部引出,真正排空膀胱。对于采用该方法的患者来说,饮水总量的控制以及饮水时间点非常重要。一般每日的液体摄入总量应该控制在 1500～1800 mL,具体的饮水方法为:早、中、晚各摄入 400 mL,另在上午 10 点、下午 4 点、晚上 8 点各摄入 200 mL,晚上 8 点到次日早晨 6 点不再饮水。每次导尿前,可配合使用多种方法进行膀胱训练,尽可能诱导出现自发性排尿反射。当出现反射排尿后,可根据具体的排尿情况和膀胱残余尿量调整导尿的次数。一般来说,膀胱残余尿量在 100 mL 以下时,可停止导尿。

长期采用清洁间歇性导尿的患者,应每周检查尿常规、细菌培养及细菌计数。若出现尿路感染,则应根据药敏结果及时应用抗生素行抗感染治疗。若患者经济条件允许,导尿管可使用一次性的。如反复使用,应注意清洁、消毒。

(二) 膀胱排尿训练

膀胱训练是恢复膀胱功能,达到自行排尿的常用方法。神经源性膀胱尿道功能障碍患者应尽早进行训练,以最大限度地恢复功能。但是,膀胱输尿管反流、肾积水、肾盂肾炎患者禁用,存在泌尿系感染、结石、高血压、糖尿病和冠心病患者慎用。进行膀胱训练时,应制定饮水-排尿-导尿时间表,避免摄入过多液体而导致膀胱过度充盈。排尿时间一般 3～4 h 一次,常用的膀胱训练方法如下。

(1) 耻骨上区轻叩法　此法常用于逼尿肌反射亢进的患者。其原理是,利用逼尿肌对于牵张反射的反应,经骶髓排尿中枢引起逼尿肌收缩。其方法是,用手指轻叩耻骨上区,引起逼尿肌收缩而不伴有尿道括约肌的收缩而产生排尿。

(2) 屏气法(Vasalval 法)　此法是通过增加腹压的方法来增加膀胱内压,从而使得膀胱颈开放而引起排尿。患者可取坐位，身体前倾，快速呼吸 3～4 次以延长屏气时间，接着做一次深吸气后屏住呼吸，向下用力做排便动作。这样反复间断数次，直至没有尿液排出。另外，临床尚有挤压法可供选择，适用于逼尿肌无力的患者。先用指尖部对膀胱进行深部按摩，增加膀胱压力，然后身体前倾，将手握成拳状置于耻骨上区，用力向骶尾部施压，直至没有尿液排出为止。应该注意的是，上述两种方法一般只适用于膀胱逼尿肌功能下降同时伴有括约肌活动功能低下的患者，禁用于伴有括约肌反射亢进的患者。

(3) 触发点法　此法常用于骶髓以上神经病变，它通过寻找触发点，促进或引发反射性逼尿肌收缩。如通过牵拉会阴部毛发、挤压阴茎、刺激肛门等，诱发反射性排尿。

(三) 外部集尿器的应用

外部集尿器适用于逼尿肌反射亢进，伴严重尿失禁的患者，可替代留置导尿。目前临床上男性的集尿装置种类较多，但女用集尿器装置不甚理想，一般仍需使用尿垫。外部集尿器使用时若固定不当容易滑脱，使用不当可引起皮肤过敏、感染、溃疡等，故应选择合适的集尿器，并勤洗勤换。

(四) 其他治疗方法

根据不同的病因和病情，可选择胆碱能类药物、肾上腺素能制剂、平滑肌松弛剂以及骨骼肌松弛剂等进行相应处理。当上述方法均无效时，可采用手术治疗，如经尿道膀胱颈切开术、经尿道外括约肌切开术、耻骨上膀胱造瘘术等。亦可经手术植入刺激电极，通过直接刺激逼尿肌或者通过刺激骶神经根促进逼尿肌收缩而引起排尿。此外，尚可植入人工尿道括约肌(该装置较为昂贵，且术后合并症发生率较高)。

第二节　神经源性直肠

正常情况下，直肠内一般是没有粪便的。当肠的蠕动将粪便推入直肠时，直肠壁内感受器受到刺激，冲动经盆神经和腹下神经传到骶髓的初级排便中枢(S_2～S_4)，同时上传到大脑皮层，引起便意和排便反射。传出冲动经盆神经传达大肠使之收缩，肛门内括约肌和外括约肌协同舒张，将粪便排出体外。与排便相关的神经损伤后，初级排便中枢与大脑皮层的联系中断，相关反射消失，肠蠕动减慢，肠内容物的水分被过度吸收而致粪便干硬，最终导致排便障碍。本节主要讲述临床多见的脊髓损伤所致的排便障碍。

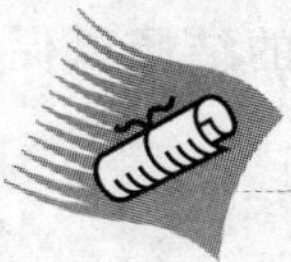

知识链接

脊髓损伤后，排便障碍一般表现为以下两类。

(1) 反射性直肠　当 S_2～S_4 以及相应的周围神经完好时，骶反射弧完整，此时直肠

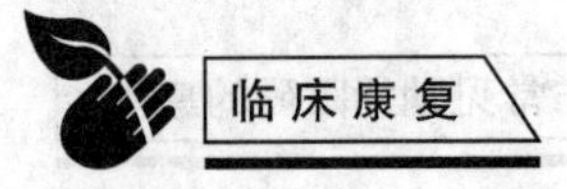

功能属于反射性，排便反射存在，故当直肠充盈时，此类患者可通过反射排便，但是，其主动控制能力丧失。

(2) 迟缓性直肠　当 S_2～S_4 以下节段发生损伤，骶反射弧受损后，排便反射消失，将引起大便潴留和失禁，这种状态称为迟缓性直肠或者无反射性直肠。

一、康复评定

评定患者的排便状况时重点关注以下几点。

(1) 患者发病前的胃肠道功能以及排便习惯，以便在进行排便训练时参考。

(2) 局部刺激（如手指刺激、肛门栓剂等）能否排出大便。

(3) 每次大便的耗时，大便的量及性状。每次大便应在半小时内完成，且量及稠度适中。

(4) 两次排便间隔时间是否基本固定，间隔期内是否存在大便失禁。

二、康复治疗

（一）排便训练

进行排便训练前，应掌握以下几个因素：排便训练时尽量参照发病前的排便习惯；饮食结构是否合理，营养、膳食纤维以及液体的摄入是否充足；每日活动情况以及能否坐直到 90°；损伤平面以及损伤时间。一般来说，当脊髓损伤的急性期过后，肠鸣音恢复即意味着麻痹性肠梗阻的消失，无论损伤平面高低，都应该鼓励患者进行排便训练。

(1) 反射性直肠的排便训练　反射性直肠的基础是应用排便反射。肠道的自然蠕动对该训练有所帮助，可选择在餐后立即开始排便训练。但是，若患者患病前已形成一定的排便习惯，则应尽量参考既往的习惯。在确认直肠内有粪便后，可用涂有润滑剂的手指将肛门栓剂放置越过括约肌至肠壁处，促进粪便的排出。亦可使用手指刺激，将涂有润滑剂的手指轻柔地插入患者直肠做环形刺激 30～60 s，或者轻柔牵拉肛管以诱发排便反射，促进粪便排出。必要时可在 10 min 后重复刺激一次。

(2) 迟缓性直肠的排便训练　迟缓性直肠因排便反射消失，故其处理更加困难。又因其内、外括约肌的功能均丧失，故经常发生大便失禁。对于这类患者，应适当限制水分的摄入，以利于粪便的成形；同时教育患者在体位转移时避免做 Valsalva 动作，以减少大便发生失禁。对于迟缓性直肠，肛门栓剂和手指刺激作用不大。这类患者可让其处于坐位，间断地做 Valsalva 动作以增加腹压，并顺时针方向按摩腹部的结肠以促进粪便排出。

（二）其他治疗方法

患者的饮食应为高纤维素、高容积和高营养。饮食中包括充足的蔬菜和水果，以确保每日的纤维素摄入不少于 40 g。亦可摄入麦麸制剂，或者使用欧车前等容积扩张剂。

使用的药物有二丁酸辛基磺酸钠、乳果糖、酚酞等可供选择，亦可使用麻仁润肠丸等中成药促进排便。

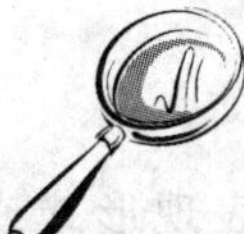

能力检测

1. 神经源性膀胱分为哪几类？
2. 简述间歇性清洁导尿的基本方法。
3. 简述反射性直肠排便训练的基本方法。

（沈　晴）

任务五　步态异常

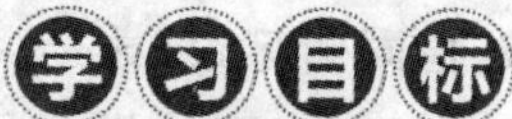

熟练掌握　步态异常的基本训练原则和方法。
掌握　异常步态的形成原因及常见的异常步态。
了解　正常步态的参数。

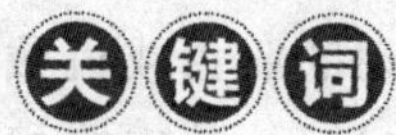

步态；步态异常；画圈步态

典型病例

患者，男，60 岁，因左侧创伤性股骨头缺血坏死（2 年前因跌倒致左侧股骨颈头下型骨折）入院治疗，入院后予左髋关节生物型全髋关节置换术，术后患者病情稳定，术后 3 天开始下床进行早期康复治疗，术后第 7 天转入康复科，以进一步进行康复治疗。

根据上述病案，请思考下列问题：

1. 患者到康复科需要解决哪些问题？
2. 需要对患者进行哪些检查评估？

第一节 概 述

一、定义

步态(gait)是行走时的姿态，是一个人行走时的表现形式或行为特征，是人类有别于其他动物关键特征之一。人在7岁以前，步态是变化且没有规律的，每个正常成年个体的步态可能因性别、职业、性格、年龄不同而各有特点，但都具有一定的规律性。

步行的控制过程十分复杂，包括中枢命令，身体平衡和协调控制，涉及足、踝、膝、髋、躯干、颈、肩、臂的肌肉和关节协同运动。任何环节的控制失调都可能影响步态，产生异常步态(abnormal gait)，而某些异常也有可能被代偿或掩盖。

二、正常步态

1. 正常步态的基本参数

正常步态的基本参数有：合理的步长、跨步长、步宽、步频、足角、步行速度；稳定的躯干姿势；最佳能量消耗。步长是指行走时左右足跟或足尖先后着地时两点间的距离，正常成人为50～80 cm。跨步长是指同侧足跟(或足尖)两次着地点间的距离，正常人跨步长是步长的两倍，为100～160 cm。步宽是指两足心之间的平行距离。步频是单位时间内行走的步数，以步数/分表示。足角是指贯穿整个足底的中心线与前进方向所成的夹角。步行速度是单位时间内行走的距离，以m/s表示。

2. 正常步态的生物力学因素

正常步态具备控制肢体前向运动的肌力或机械能，可以在足触地时有效地吸收机械能以减小撞击，并控制身体的前向进程，其支撑相有合理的肌力及髋膝踝角度(重力方向)，以及充分的支撑面(足的位置)，其摆动相有足够的推进力、充分的下肢地面廓清和合理的足触地姿势控制。

3. 步态周期

步态周期是指同一只足连续两次的初始接触之间的时间间隔或移动序列。足的步态周期包括两个时相：支撑时相，占步态周期的60%～65%；摆动时相，占步态周期的35%～40%。在一个完整的步态周期中还有两个双腿支撑期和一个单腿支撑期。

(1) 支撑时相　支撑时相(图2-5-1)发生在足支撑于地面并承重时。这一时相包括初始接触(足跟着地)、负荷反应(全足着地)、中间支撑(单腿支撑)、终末支撑(足跟离地)、摆动前期(足趾离地)五个子时相。

(2) 摆动时相　摆动时相(图2-5-2)发生在一侧足不承重并向前移动时。摆动时相要求摆动腿的足趾离开地面，同时对侧腿的长度要适当调整。这一时相包括摆动初始(加速)、摆动中期、摆动末期(减速)等三个子时相。

(3) 双腿支撑　这是步态时相中双足都在地面上的时相。正常步态中，这一时相

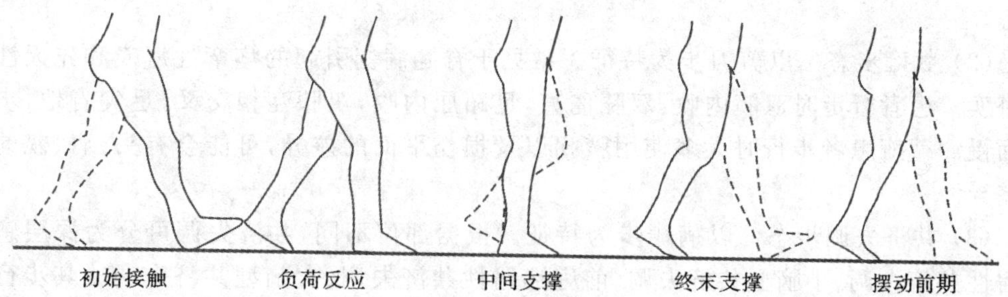

图 2-5-1 支撑时相

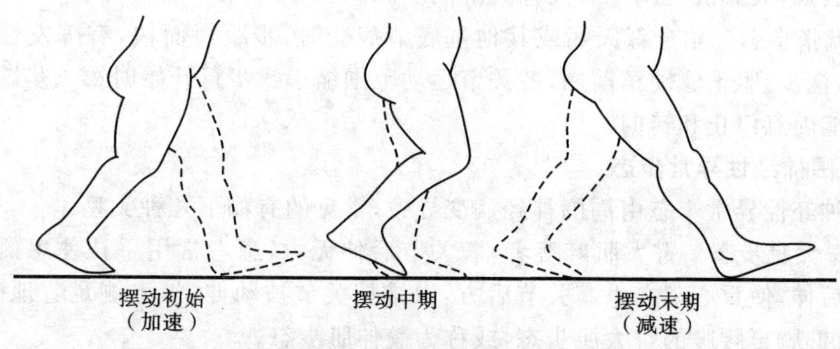

图 2-5-2 摆动时相

在步态周期中出现两次，跑步时，这一时相消失。

（4）单腿支撑　步态中的单腿支撑时相发生在只有一侧腿支撑于地面时，在正常步态周期中这一时相发生两次。

三、步态异常

（一）病因

步态异常产生的原因有结构性因素和神经肌肉性因素两类，后者又可分为中枢神经性和外周神经性两种。结构性因素常见双下肢不等长、关节脱位和畸形、关节强直等。神经肌肉因素常见外伤、感染、中毒、遗传性肌病、肌炎、药物、血管疾病及慢性损伤等，还有其他原因和不明原因。临床上，两种致病原因常常不单独存在。

（二）临床常见的异常步态

1. 中枢性异常步态

中枢性异常步态由中枢神经病变导致，常见的有如下几种类型。

（1）大脑病变引起的偏瘫步态　以弧形步为特征。患侧髋伸直外旋，膝伸直，足内翻下垂。在整个步行周期中，由于膝关节不能放松屈曲，使得在摆动时，患肢沿弧线经外侧回旋向前，呈现回旋步。而且足跟不能着地和蹬离地面，而以足外缘着地。患侧上肢常常也不能前后摆动，且肩内收，肘、腕、手关节屈曲，前臂旋前，表现为典型的偏瘫

步态。

(2) 截瘫步态　以剪刀步为特征。常见于脊髓病变引起的痉挛性瘫痪和先天性脑性瘫痪。患者行走时双髋内收,双膝僵直,足跖屈内收,双膝互相交叉,足尖着地,步幅小而慢。截瘫患者步行时大多使用腋拐以及损伤平面的差异,可能会有头、肩、髋的姿势差异。

(3) 共济失调步态　以蹒跚步为特征。根据部位不同,共济失调可分为深层感觉障碍性共济失调、小脑型共济失调、前庭迷路性共济失调、大脑型共济失调。其步行的特征因类型而异,一般表现为步行时前俯后仰,左右摇晃,步距大而宽,不能直线行走,有醉酒样表现,故共济失调步态又称为醉酒步态。

(4) 慌张步态　帕金森氏病或其他基底节病变时,步距短而快,有阵发性加速,脚不能抬高,拖步,躯干僵硬稍前屈,各关节运动范围缩小。步行开始时第一步踏出困难,步行中不能随意停止和转向。

2. 周围神经性异常步态

周围神经性异常步态由周围神经病变导致,常见的有如下几种类型。

(1) 臀大肌步态　臀大肌麻痹者,髋关节后伸无力,患者常用手扶住患侧臀部,用力将躯干后伸,使重心落在患髋关节后方,以维持关节被动伸展,患侧足着地时膝关节绷直,形成仰胸挺腰腹的臀大肌步态,或称为髋伸肌步态。

(2) 失代偿性臀中肌麻痹步态　患腿站立相时,躯干向患侧侧弯,以避免健侧骨盆下降过多,从而维持平衡。两侧臀中肌受损者,步行时躯干左右交替摇摆,状如鸭子行走,故又称为摇摆步或鸭步。

(3) 股四头肌麻痹步态　跨步时常用手掌放在患侧膝上向后推压,以帮助伸膝。患者站立时向前倾斜,使重心落在膝关节前方从而保持平衡。

周围神经损伤步态除上述三种外,临床还可见尖足步态和跟足步态。

3. 结构性异常步态

结构性异常步态由骨关节畸形导致,常见的有如下几种类型。

(1) 短腿步态　如果患者一侧腿比另一侧腿短或有一侧腿骨畸形,则表现为向患侧侧向移动和骨盆向患侧下坠,造成跛行。患者受影响侧足可能有旋后动作使肢体拉长,未受影响一侧关节表现出过度屈曲或在摆动时相通过抬高髋关节来使足抬离地面。穿合适的鞋,患者步态可能正常。短腿步态也称无痛性骨性步态。

(2) 关节强直步态　因下肢髋、膝、踝等关节挛缩强直引起,临床见于关节脱位、关节活动范围受限和关节强直。病变部位所在关节不同会导致步态的不同。

4. 减痛步态

减痛步态也称痛性跛行,是一种较特殊的步态。可见于神经损伤,肌肉、肌腱和关节损伤。其特征是尽可能使患肢不负重,使站立时间缩短。不同部位损伤时,减痛步态也各有特征。如一侧膝关节疼痛患者,常表现为膝稍屈,以足趾着地行走。

第二节 康复评定

临床上,需要对患者的步态进行分析评定,以揭示患者步态异常的关键环节和影响因素,从而协助康复评估和治疗,也有助于协助临床诊断、疗效评估、机理研究等。步态分析包括临床分析、运动学分析、动力学分析、动态肌电图等。

一、临床分析

临床分析是步态评估的基础。实验室的检查结果最终都必须与临床分析结合。在进行临床分析时,必须注意以下事项。

(1) 病史回顾 注意阅读患者病历并从患者对既往和现在疾病或受伤病史的叙述中取得病史资料。

(2) 体格检查 重点在反射、肌力、肌张力、关节活动度、浅深感觉、肿胀、皮肤状况等。

(3) 对患者的分析应该从患者进入诊断室开始,在自然状态下对患者的姿势进行大体观察后再按照患者步态中的时相来观察步态中的特殊部分。

(4) 检查者一定要找出异常步态的原发因素以及代偿性因素,除观察患者在正常速度下行走外,检查者还应该在慢速和快速步态下进行检查。

(5) 进行检查时,女性患者应该戴胸罩穿短裤,男性患者应该穿短裤,均应赤足行走,以全面观察患者的足趾、足、腿、骨盆、躯干和上肢。

(6) 检查时应允许患者借助必要的工具以其正常的方式行走。

(7) 观察时应从不同的面(前面、后面、侧面)进行观察,对患者步态的评估应该包括下肢的所有评估。注意头、颈、胸和腰部脊柱的姿势对步态的影响。

(8) 可根据患者情况进行诊断性治疗。

(9) 临床观察和分析有其自身局限,如时间、空间、思维等局限,因此应结合实验室分析结果。

临床上常采用 Rancho Los Amigos 医疗中心 1996 年制定的步态分析表(图 2-5-3)进行全身步态分析。

二、运动学分析

运动学(kinematics)是研究步行时肢体运动时间和空间变化规律的方法,其内容主要包括:步行整体时间与空间测定和肢体节段性运动方向测定。

1. 时间/空间参数测定

(1) 足印法 足印法是步态分析最早期采用的方法,也是最简易的方法之一。在患者足底涂上颜料并在步行通道(一般 4～6 m)留下足迹后即进行测量。此法可获得的定量参数包括:步长、跨步长、步宽、步频、足角、步行速度等。

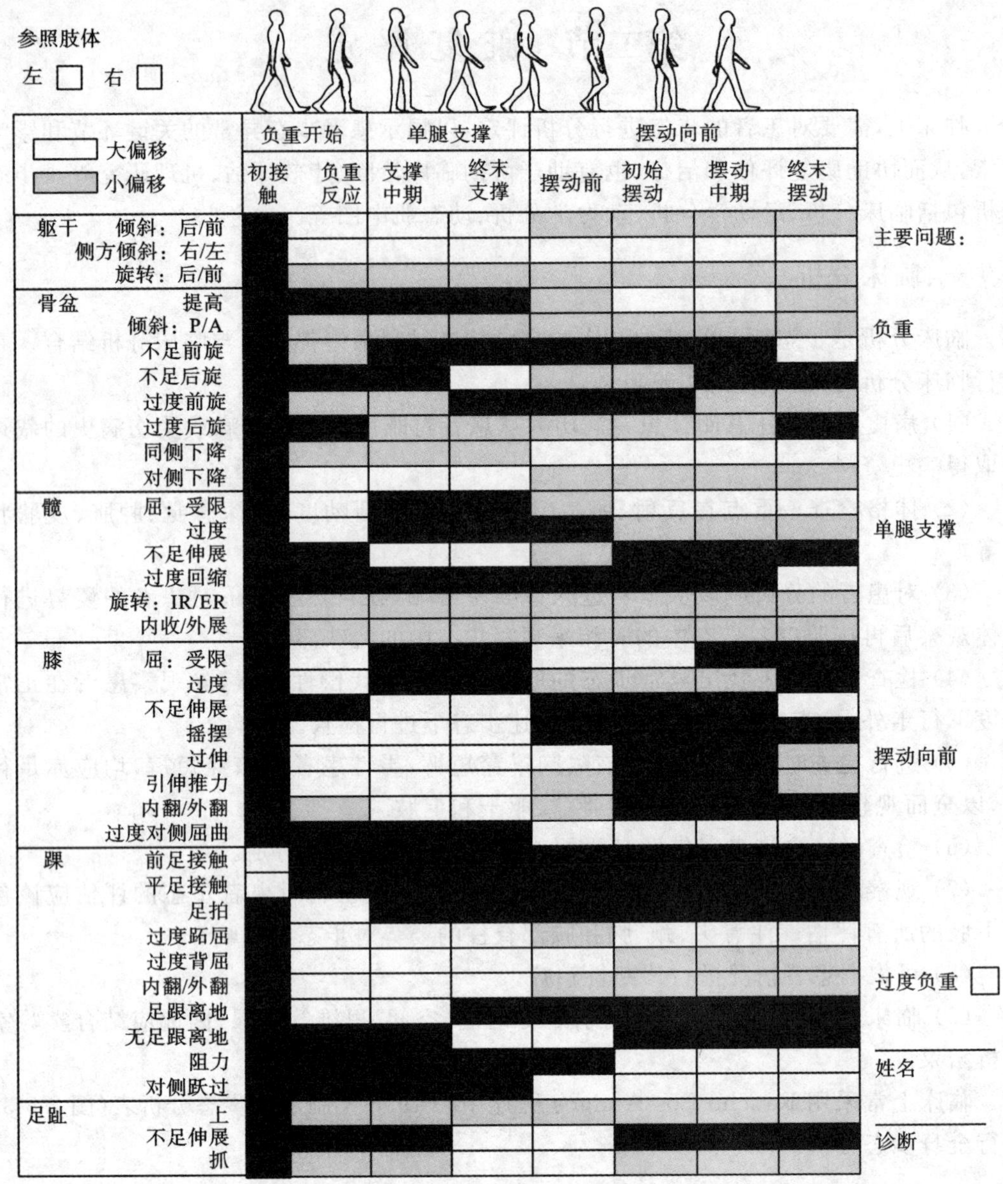

图 2-5-3　步态分析表

(2) 足开关　足开关是一种微型的电子开关，装置在类似于鞋垫形状的测定板内，分别置放于前脚掌(掌开关)和脚跟(跟开关)。跟开关由足跟触地首先触发，脚跟离地时关闭跟开关，掌开关由前脚掌触地时触发，脚尖离地时关闭掌开关。足开关是最常用的时间定位标志。除了可以迅速获得上述参数外，还可以获得第一双支撑相、单足支撑相、第二双支撑相、摆动相、各时相在步行周期的比例等参数。

(3) 电子步态垫　电子步态垫结合了足印法和足开关二者的特性，其长度为 3～4

m,有 10,000 个压感电阻均匀分布在垫下。受试者通过该垫时,足底的压力直接被监测,并转换为数字信号,通过计算机立即得出步态参数。

目前,有条件的医疗机构,配备有专业的步态分析仪或步态分析跑台,可以实现对受试者在跑台上的走或跑进行系统的分析,操作简便且所得数据较全面。

2. 节段性运动测定

节段性运动测定是指步行时特定关节或运动中心的三维动态分析,即步行时关节各方向活动角度的动态变化及其与步行时相之间的关系。常用的分析方式有同步摄像分析、三维数字化分析、关节角度计分析等。

三、动力学分析

动力学分析是对步行时作用力、反作用力强度、方向和时间等参数进行的研究分析方法。牛顿第三定律是动力学分析的理论基础。

动力学分析可以通过测力平台和足测力板实现。测力平台是将步行时人体重力和反作用力通过测力平台记录,以分析力的强度、方向和时间。测力平台所得数据与运动学参数结合可以分析肌肉、肌腱、韧带和关节所产生的控制外力的动力,一般以力矩表示。足测力板是采用特制的测力垫直接放入受试者鞋内,测定受试者站立或步行时足底受力分布及重心移动的变化,足测力板得到的数据可以协助设计合适的矫形鞋和步态分析。

四、动态肌电图

动态肌电图是指在活动状态同步检测步态相关肌肉电活动的测定方法,是临床步态分析评估的必要环节。动态肌电图可以鉴别步态异常是原发性神经肌肉功能障碍的结果还是由于骨关节功能的障碍所致。

进行动态肌电图测定时,一般采用表面电极(表浅肌肉)或植入式线电极(深部肌肉),一端与肌肉接触,另一端与肌电图仪连接。

临床上除了对步态进行详细的评估外,还可采用运动评分系统进行检查评估。建议采用学界流行的运动评分系统。如人工髋关节置换术后的步态异常,可以采用 HSS(美国特种外科医院)髋关节评分,也可根据情况采用 JOA 髋关节功能判定标准。

第三节 康复治疗

步态异常的康复治疗原则如下。

(1) 消除导致异常步态产生的原因:

① 由中枢神经或外周神经损伤所导致的异常步态,在损伤早期要通过各种手段进行神经修复,增强代偿能力,后期要进行有针对性的步态训练。

② 异常步态由肌力减退导致者,应进行肌力训练,适当时机可以采用肌肉移植重

建或支架进行功能代偿，以改善肌力。截瘫者，应考虑佩戴助行具进行步态训练，恢复患者步行能力。

③ 异常步态由关节挛缩导致者，可通过手术解除挛缩肌群并进行相应训练以恢复关节活动度。

④ 短肢畸形者，可考虑使用矫形鞋平衡双下肢长度。

⑤ 减痛步态者，可通过理疗、封闭、推拿、药物、手术等措施解除疼痛，恢复正常步态。

⑥ 发育因素造成的步态异常，应早期进行矫正。如发育性髋关节发育不良患者，18 个月以内应在诊断明确后立即闭合复位并采用矫形器具进行固定矫正，超过 18 个月者，一般需要手术治疗。

(2) 步态训练要有针对性地进行。结合运动疗法、作业疗法等多种方法针对患者具体情况进行步态训练。

(3) 根据患者的耐受程度，每日 1～2 次，每次 1～2 h，注意循序渐进，由易到难。

(4) 患者积极参与的积极性非常重要，注意可能影响到患者步态训练的心理、家庭和社会因素。

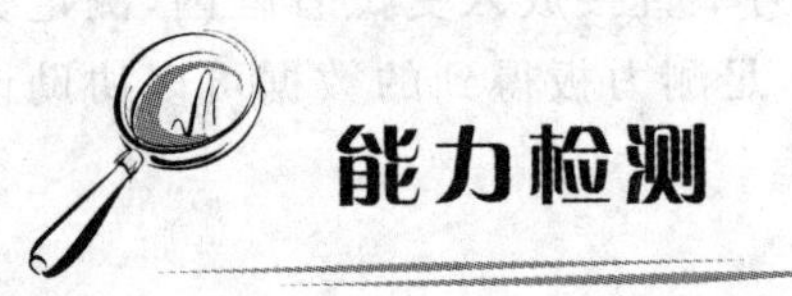

1. 正常步态的基本参数有哪些？

2. 步态分析的方法有哪些？

3. 观察周围的人，他们的步态有哪些特征？你观察到的步态异常者是哪种类型的异常步态？

（何　跃）

任务六　慢性疼痛

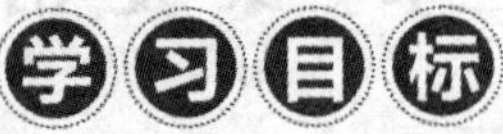

熟练掌握　慢性疼痛的评估及康复治疗措施。

掌握　慢性疼痛的定义、伴随症状。

了解　急性疼痛的定义、疼痛的分类。

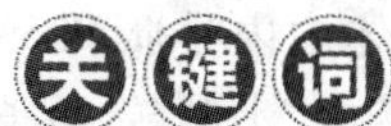

慢性疼痛;康复评估;康复治疗

典型病例

患者,男,20岁,2月前行左下肢截肢术,术后一直疼痛难忍,生活质量较差,口服非甾体抗炎药双氯芬酸钠肠溶片,每次50 mg,每日3次,疗效不佳,每晚需服用地西泮方能勉强入睡,睡眠质量较差。患者不堪忍受折磨曾意图自杀,被家人及时阻止。为缓解患者的疼痛,提高生活质量,现给予吗啡缓释片,每次15 mg,每日2次,疼痛明显缓解,睡眠明显改善,情绪好转。随访2个月,患者食欲增加,活动增多,情绪良好。

根据上述病案,请思考下列问题:

1. 什么是慢性疼痛?
2. 如何评估患者的疼痛?
3. 慢性疼痛有哪些综合治疗措施?

第一节 概 述

疼痛是与现存或潜在的组织损伤有关,或可用损伤来描述的一种不愉快的感觉和情绪体验(IASP,1986)。它的出现,既警告机体及时采取行为来避免伤害、减轻疼痛,又给患者带来痛苦,比如影响进食、睡眠等日常生活活动,还可引起焦虑、抑郁和易激惹等不良情绪反应。

疼痛按部位分为表浅痛和深部痛;按性质分为锐痛和钝痛;按程度分为轻度疼痛、中度疼痛、重度疼痛;按起病急缓和持续时间分为急性疼痛和慢性疼痛。急性疼痛是指组织或器官功能异常、疾病或损伤所致的疼痛,一般持续时间少于30天,其特点是疼痛剧烈,呈局限性,可伴随伤害性刺激的减弱而逐渐减轻。大多数学者认为,持续3个月或半年以上的疼痛即为慢性疼痛。但有的学者认为,在伤害性刺激消失、组织损伤痊愈后持续1个月以上的疼痛也称为慢性疼痛。慢性疼痛不仅是一种症状,还是一种疾病,而急性疼痛更多地是指某种疾病的一个症状。慢性疼痛的形成与持续不仅导致患者自主神经功能紊乱和心理改变,而且给社会造成多方面的危害,因此,慢性疼痛的治疗不仅是医疗问题,同时也是社会问题。以下重点讲述慢性疼痛。

慢性疼痛女性患者居多,一般分为两种:一种为机体有进行性组织破坏,如癌性疼痛。另一种为机体没有进行性组织损害,如幻肢痛。在康复实践应用中以后者多见。

慢性疼痛的患者除疼痛外,常伴有其他异常表现:①中枢神经系统功能不良,如痛阈下降、对疼痛的耐受性降低，同时体内内啡肽和5-羟色胺水平下降；②组织代谢改变，疼痛局部血液循环障碍、组织营养不良、水肿等；③自主神经功能不良，如交感神经活性增高、感觉过敏、食欲不振、消化吸收能力下降、肌张力增高等；④运动控制不良，长期慢性疼痛可导致本体感觉水平下降，运动技巧降低；⑤自我感受差，如内疚感、羞耻感、自我价值感降低；⑥心理障碍，长期慢性疼痛可使人精神抑郁、沮丧、失眠，甚至人格改变和自杀。

第二节 康复评定

慢性疼痛的评定是一个复杂的过程，由于疼痛是一种主观体验，不仅与刺激强度有关，也与当时的生理和心理状态有关，因此我们需要从不同方面综合评定，但目前尚无一种普遍被接受的关于慢性疼痛的评定方法。为了正确认识慢性疼痛和积极采取有效治疗措施，医师应在疼痛评定的基础上，根据慢性疼痛患者的具体情况灵活而又全面地评定。下面介绍临床上常用的疼痛康复评定方法。

一、一般检查

(1) 询问病史　详细询问疼痛的诱因、部位、性质、程度和时间，与体位和相关活动的关系。了解患者的既往史、职业及职业环境、家庭和社交活动等。

(2) 观察　仔细观察患者就诊过程中的疼痛行为，如表情、坐姿、立姿、步态、行为表现和有无某些特定的保护性姿势等。

(3) 体格检查　按常规对患者进行系统检查，重点检查神经、肌肉和关节的功能，必要时针对性地进行特殊的物理检查，如直腿抬高试验等。

(4) 功能评定和心理评定　选择性地对疼痛所致的功能障碍和心理障碍进行量化评定。

(5) 其他检查　根据需要可进行X线、CT、MRI等影像学检查；类风湿因子、结核抗体、血沉、肌电图等检查。

二、评定方法

(一) 疼痛部位的评定

45区体表面积评分法　这是常用的疼痛部位评定方法。该方法将人体表面分为45个区域，每个区域有相应的号码(图2-6-1)。患者将自己的疼痛部位标出，每区1分(即使只涂盖了该区的一小部分也评为1分)，未涂处为0分，总评分反映疼痛区域。涂盖时用不同颜色表示疼痛程度，如无色为无痛、黄色为轻度痛、红色为中度痛、黑色为重度痛。最后根据各疼痛区域占整个体表面积的百分比计算出患者疼痛占体表面积的百分比。

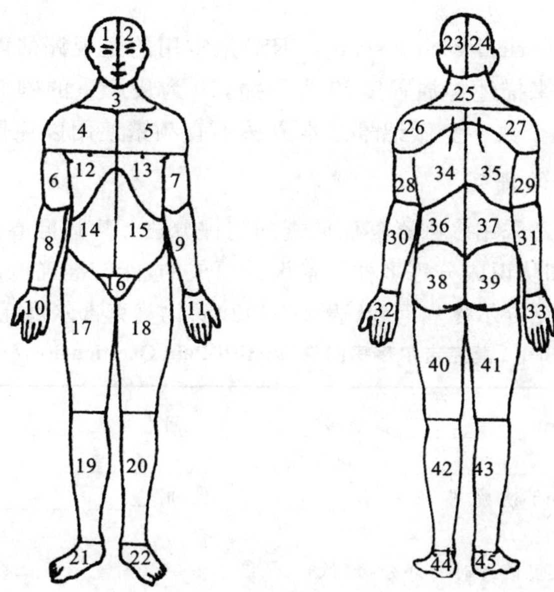

图 2-6-1　45 区体表面积评分法

（二）疼痛强度的评定

疼痛强度评定的方法有视觉模拟评分法、口述描绘评分法和数字评分法。

1. 视觉模拟评分法

视觉模拟评分法（visual analogue scale ，VAS）又称目测类比量表法。该法是在纸上画一条 10 cm 长的直线，一端标为“无痛”，另一端标为“剧痛”（图 2-6-2）。患者根据自己的感受在直线上标出疼痛的强度，一般重复两次，取平均值。目前，常用视觉模拟标尺，其背面有 0 ～10 之间的数字，当患者移动标尺，评估者通过标尺背面相应的数字来评估患者的疼痛程度。标尺可精确到毫米。

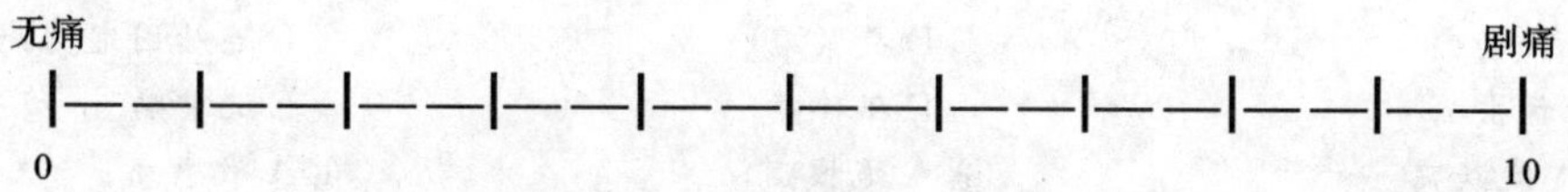

图 2-6-2　视觉模拟评分法

视觉模拟评分法易于理解、可随时重复进行、能准确反映疼痛的变化和治疗效果，适宜于儿童使用。若在直线两端标注“疼痛完全缓解”和“疼痛无缓解”，则可用于评定疼痛的缓解情况。

2. 口述描绘评分法

口述描绘评分法（verbal rating scale，VRS）通过让患者选择无痛、轻度痛、中度痛、重度痛、极重度痛等词语来描述疼痛程度。无痛为 0 分，每增加 1 级就增加 1 分，最高可分为 15 级。

3. 数字评分法

数字评分法(numerical rating scale,NRS)是常用的主观评估疼痛的方法。患者可用0 ～10共11个点来描述疼痛程度,0为无痛,10为最严重的剧痛。患者根据个人的疼痛感受在其中的一个数字上做记号。本方法不宜频繁使用以免评分不准确。

(三) 疼痛特性的评定

疼痛特性的评定常采用多因素疼痛调查问卷评分法。疼痛问卷是根据疼痛的生理感觉、患者的情感因素和认识成分等多种因素设计而成的,能较准确地评价疼痛的性质与强度。常用的问卷有莫克吉尔疼痛问卷(表2-6-1)和简化莫克吉尔疼痛问卷(表2-6-2)。

表2-6-1 莫克吉尔疼痛问卷(McGill Pain Questionaire,MPQ)

患者姓名:__________ 年龄:__________ 病历号:__________ 问卷日期:__________

临床科室:____________________ 临床诊断:____________________

镇痛药物:1. 曾用的镇痛药物种类__________ 2. 剂量__________ 3. 最近一次给药时间__________

患者的智力:圈出表现最好时的评分:1(低) 2 3 4 5(高)

本问卷是为了解您的疼痛情况而设计的,主要问以下四个问题。

请按以下每部分的开始的问题来回答。

第一部分 你的疼痛在哪里?

请在以下人体图旁边标出你感觉疼痛的部位,外表痛请标"E",内部痛请标"I"。外部、内部都痛,请标"EI"。

第二部分 你的疼痛情况怎样?

按照以下20个栏目的词汇描述你现在感到的疼痛。选出最恰当地描述你的疼痛的词所在栏目,跳过不适合栏目。在每一适合的栏目中,只圈出对于描述你的疼痛最准确的一个词:

①A 闪烁痛
B 震颤痛
C 搏动痛
D 拍击痛
E 抽动痛
F 猛击痛

② A 跳跃痛
B 掠过痛
C 枪击样痛

③ A 刺破痛
B 钻孔痛
C 钻通痛
D 戳伤痛
E 戳穿痛

④ A 尖锐痛
B 切割痛
C 割碎痛

⑤ A 捏夹痛
B 按压痛
C 啃咬痛
D 夹紧痛
E 压碎痛

⑥ A 拖拽痛
B 拽伤痛
C 扭伤痛

⑦ A 热痛
B 烧灼痛
C 烫痛
D 烧焦样痛

⑧A 刺痛
B 痒痛
C 针扎痛
D 螫痛

⑨A 钝痛
B 发炎样痛
C 受伤样痛
D 连续固定的痛
E 沉重痛

⑩A 敏感痛
B 绷紧痛
C 挫伤样痛
D 裂开样痛

⑪A 使人疲倦的痛
B 使人筋疲力尽的痛

⑫A 使人恶心的痛
B 使人窒息的痛

⑬A 使人害怕的痛
B 使人惊恐的痛

续表

C 使人极度恐怖的痛
⑭A 惩罚样痛
B 折磨人的痛
C 残酷的痛
D 恶性的痛
E 致死的痛
⑮A 使人泄气的痛
B 把人弄糊涂的痛
⑯A 使人烦恼的痛
B 使人讨厌的痛
C 使人难受的痛
D 剧烈的痛
E 使人无法忍受的痛
⑰A 扩散痛
B 放射痛
C 贯穿痛
D 刺穿痛
⑱A 勒紧痛
B 麻木痛
C 抽吸样痛
D 压榨痛
E 撕裂痛
⑲A 凉痛
B 冷痛
C 冰冻样痛
⑳A 使人不得安宁的痛
B 令人厌恶的痛
C 使人极度痛苦的痛
D 令人畏惧心焦的痛
E 受刑似的痛

第三部分　你的疼痛如何随时间变化？

1. 以下哪个词可描述你的疼痛的模式？

1	2	3
A 持续的	A 有节律的	A 短暂的
B 稳定不变的	B 间歇的	B 瞬间的
C 经常不断的	C 断断续续的	C 倏忽的

2. 在下表中填出什么可以减轻你的疼痛？

3. 什么会加重你的疼痛？

请填出以下各项内容与疼痛的关系，减轻画“—”，加重画“十”。

	饮酒		睡眠、休息
	饮咖啡		躺卧
	进餐		转移注意力
	热		大小便
	冷		紧张
	潮湿		明亮光线
	天气变化		大声噪音
	按摩、振动		工作
	按压		性活动
	制动		适度活动
	活动		疲劳

续表

4. 伴随症状及对日常生活的影响：

① 伴随症状

恶心	头痛	眩晕	排尿	
便秘	腹泻	月经	其他	
② 睡眠	A 良好	B 不规律	C 失眠	
③ 食纳	A 良	B 可	C 差	D 无
④ 活动	A 良	B 可	C 差	D 无

第四部分　你的疼痛的强度如何？

以下五个词表示疼痛强度由弱到强的改变：

①轻痛　②不适的痛　③使人苦恼的痛　④可怕的痛　⑤难以忍受的痛

请回答以下每个问题，填出解答每一问题最适合词的号数。

1. 哪个词描述你现在的疼痛？________
2. 哪个词描述你最厉害的疼痛？________
3. 哪个词描述你最轻的疼痛？________
4. 哪个词描述你曾有过的最厉害的牙痛？________
5. 哪个词描述你曾有过的最厉害的头痛？________
6. 哪个词描述你曾有过的最厉害的胃痛？________

表 2-6-2　简化莫克吉尔疼痛问卷(SF- MPQ)

A. 疼痛分级指数

Ⅰ. 分数________

疼痛描述词	无痛	轻度疼痛	中度疼痛	极度疼痛
1. 跳痛	0 分________	1 分________	2 分________	3 分________
2. 放射痛	0 分________	1 分________	2 分________	3 分________
3. 刺痛	0 分________	1 分________	2 分________	3 分________
4. 锐痛	0 分________	1 分________	2 分________	3 分________
5. 夹痛	0 分________	1 分________	2 分________	3 分________
6. 咬痛	0 分________	1 分________	2 分________	3 分________
7. 烧灼痛	0 分________	1 分________	2 分________	3 分________
8. 创伤痛	0 分________	1 分________	2 分________	3 分________
9. 剧烈痛	0 分________	1 分________	2 分________	3 分________
10. 触痛	0 分________	1 分________	2 分________	3 分________
11. 割裂痛	0 分________	1 分________	2 分________	3 分________

以上 11 项相加，得出疼痛感觉方面总分(S)________分。

续表

12. 疲劳耗竭感	0 分________	1 分________	2 分________	3 分________
13. 不适感	0 分________	1 分________	2 分________	3 分________
14. 恐惧感	0 分________	1 分________	2 分________	3 分________
15. 受折磨感	0 分________	1 分________	2 分________	3 分________
以上 4 项相加，得出疼痛情感方面总分(A)________分				
以上两项相加(S+A)＝疼痛总分(T)________分				
Ⅱ. 选词数：________				
B. 目测类比评分(VAS)：				
C. 现在疼痛状况(PPI)：				
0 分　无痛________　　3 分　痛苦________ 1 分　轻痛________　　4 分　可怕________ 2 分　不适________　　5 分　极痛________				
总结	S=________；A=________；T=________；VAS=________；PPI=________			

莫克吉尔疼痛问卷具有评定全面、灵敏可靠、有量化标准、具有可重复性、便于统计学处理等优点，是目前英语国家最为广泛应用的评定疼痛方法。评定过程中采取一对一方式，最好没有第三者在场，询问时尽量避免主观导向。目前莫克吉尔疼痛问卷已有多种语言版本，因该问卷过于繁琐，故在此基础上衍生出简化莫克吉尔疼痛问卷。简化莫克吉尔疼痛问卷由 11 个感觉类和 4 个情感类对疼痛的描述词以及现在疼痛状况(PPI)和目测类评分(VAS)组成。所有描述词可根据个人感受选择“无痛”、“轻度痛”、“中度痛”、“极度痛”，受测者根据自己的实际情况打分。该表在临床应用上具有简便、快速等特点。

（四）疼痛发展过程评定

疼痛发展过程的评定多用疼痛日记评分法评定，该法由患者或护士记录每天每个时间段内与疼痛有关的活动、用药及剂量、疼痛强度(表 2-6-3)，以了解疼痛与患者行为、用药之间的关系，多用于癌性疼痛患者。其中疼痛强度用 0 ～10 的数字量级表示，睡眠按无痛记分。此方法在了解疼痛严重程度、疼痛发作频率和持续时间的同时，可连续记录疼痛与行为、药物剂量之间的关系，以比较不同康复治疗方法的效果。

表 2-6-3　疼痛日记评分表

时间间隔	坐位活动	行走活动	卧位活动	药物名称和剂量	疼痛强度
6 AM					
10 AM					
2 PM					
6 PM					
10 PM					
2 AM					

注：6AM 表示上午 6 点，2PM 表示下午 2 点，其余类推。

第三节　康复治疗

在慢性疼痛的康复治疗中，我们接触到的慢性疼痛大都是对机体没有进行性组织损害的良性疼痛，如四肢关节痛、颈肩腰腿痛、肌筋膜劳损、偏头痛、截肢后痛等。疼痛直接影响了患者的身体、心理、社会各方面。因此，对于慢性疼痛的康复治疗，应采用科学的、综合的措施，控制或缓解疼痛，减轻功能障碍，提高生活质量。

一、运动疗法

运动疗法是慢性疼痛的主要康复治疗措施之一，一些慢性疼痛主要是由于长期不良姿势或局部慢性劳损，致使骨骼肌肌力不平衡所致。运动疗法（PT）可以纠正这种不平衡而达到止痛目的。

（1）关节松动术　对颈、肩、腰、腿痛的患者，采用关节松动术可恢复骨骼、关节、肌肉正常的生物力学关系，配合特定的体位、姿势进行主动训练可达到止痛目的。

（2）医疗体操　颈椎病多发于伏案工作人员，由于长期低头工作造成颈椎生理屈度变直，颈椎前端长期承受过大压力造成劳损，而后方压力相对较小，椎间盘易于向后方位移、脱出，压迫硬脊膜、肩袖以及颈神经根引起疼痛。颈椎医疗体操可保持颈椎的稳定性，锻炼颈背部肌肉，改善局部血液循环，促进炎症的消退，缓解肌肉痉挛从而减轻疼痛。

（3）治疗性锻炼　治疗性锻炼由被动运动、辅助运动、自主运动、拉伸和放松训练组成。要达到预期的效果，可以单独使用一种方式或综合使用多种方式。如肱骨外上髁炎由于肌腱纤维退变、老化，中老年患者往往恢复较慢，故慢性疼痛者多见。长时间的疼痛可致肘关节伸展挛缩、肱三头肌萎缩，从而无法正常伸肘、前臂无法旋转、腕关节无法背屈、指关节无法伸展。此时被动活动患者的肘关节使其屈、伸，旋转前臂使肌肉、肌腱放松，再辅助患者主动运动、牵伸等，可帮助患者减轻疼痛，恢复前臂和手的功能。

二、物理因子疗法

物理因子疗法种类很多，在疼痛治疗中应用很广。其主要作用是改善局部血液循环、消炎、消肿、解痉、软化瘢痕、镇痛等。

（1）电疗法　经皮神经电刺激疗法（TENS）为一种电疗法。该方法应用低频脉冲电流作用于机体，通过改善局部血液循环和提高痛阈可缓解疼痛，对急、慢性疼痛有很好的止痛效果，应用中频电流也有明显的镇痛效果，应用高频电流通过降低感觉神经的兴奋性、缓解肌肉痉挛、降低局部组织张力、加速致痛物质的排除等，从而可缓解疼痛。

（2）光疗法　红外线和紫外线（中、长波段）：通过促进局部渗出物的吸收，从而可减轻张力性疼痛；通过改善局部血液循环，从而可缓解肌肉痉挛，降低肌张力而止痛；通过降低感觉神经兴奋性，从而可镇痛。

(3) 传导热疗法　传导热疗法通过促进局部血液循环和增强局部代谢、降低感觉神经兴奋性、提高痛阈、减轻关节僵硬、缓解肌肉痉挛而起到止痛效果，如热敷等。

(4) 其他疗法　如：冷敷可使慢性关节炎性疼痛缓解；温水浴和热水浴可减轻疼痛；生物反馈疗法可治疗慢性腰背疼痛。

三、药物

慢性疼痛的治疗药物可分为三类：非甾体类抗炎药、麻醉止痛药和辅助药物。

(1) 非甾体类抗炎药　常用的有阿司匹林、保泰松、布洛芬、双氯芬酸等，它们通过抑制体内前列腺素的生物合成而起到止痛作用，对皮肤、肌肉、关节和骨骼的疼痛以及头痛和牙痛疗效较好。

(2) 麻醉止痛药　常用的有吗啡、哌替啶、芬太尼、美沙酮等，因这类药物有成瘾性，仅用于急性剧痛和晚期癌性疼痛。

(3) 辅助药物　某些抗抑郁药如阿密曲替林、多虑平、丙咪嗪等，可用于改善因慢性疼痛引起的精神忧郁、情绪低落等症状。

慢性疼痛的药物治疗中，口服是最好的给药途径，多选用长效药物。一般慢性疼痛患者需较长时间用药，为了维持最低有效血药浓度，应定时定量用药，具体剂量视患者的实际情况而定。

四、心理疗法

心理因素在慢性疼痛的治疗中起重要作用。如医务人员采用解释、鼓励、安慰和保证等手段(心理疗法中的支持疗法)，可帮助患者消除焦虑、忧郁和恐惧等不良心理，使人平静、放松、愉悦和改善睡眠，从而减轻疼痛。此外，认知技术可改变与疼痛经历相关的认知结构和过程，帮助患者修正认知行为，学会处理和解决问题，对疼痛的虚构改变是有用的。催眠术能够暗示痛觉丧失或麻醉，用另一种感觉替代疼痛，把疼痛转移到其他区域，提高患者对疼痛的忍耐力。

五、针灸推拿

针灸疗法对各种急、慢性疼痛有较好疗效。推拿(按摩)可通过不同强度的手法按压刺激，可抑制痛觉的传入、缓解肌肉痉挛而止痛。

六、外科途径

腱鞘炎、肩周炎、腰肌劳损等慢性疼痛在其他治疗效果不佳时，可采用痛点注射药物缓解疼痛。多采用1%利多卡因或0.25%布比卡因1～4 mL，加泼尼松龙混悬液0.5 mL，每周1次，3～5次为1个疗程，效果良好。蛛网膜下腔注射无水乙醇可治疗晚期癌症疼痛。

由于慢性疼痛的种类繁多和患者本身的特异性，慢性疼痛的康复治疗一般是根据患者的身体状况和心理状态选择治疗方法，设计有针对性的综合治疗方案。一般是将药物治疗、物理治疗和心理治疗结合起来，尽可能同步进行，以发挥其协同作用，争取在最短时间内缓解疼痛。在治疗过程中应随时根据患者的反应及时调整治疗方案和治疗剂量，以取得理想的治疗效果。

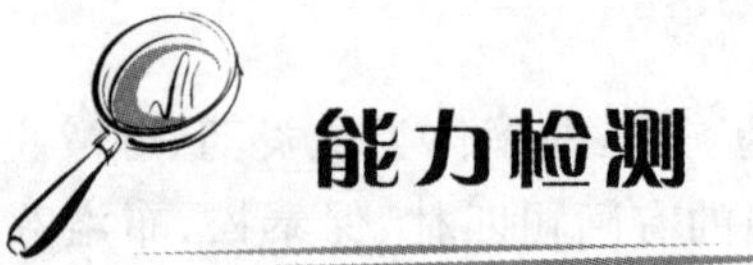

1. 简述疼痛的评定方法。
2. 简述腰椎间盘突出所致的慢性疼痛的止痛措施。

（田迎霞）

任务七　认知障碍

掌握　认知障碍的治疗方法。
熟悉　认知障碍的评定方法。
了解　认知障碍评定的目的。

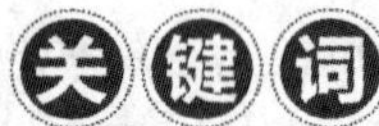

认知障碍；康复评定；康复治疗

典型病例

患者，女，64岁，主因“进行性认知下降半月余”而入院。患者于半月余前出现反应迟钝，认知下降，记不清自己的姓名、年龄、几个子女，认不清方向，分不清现在时间，进行性加重，自己不会吃饭，呆坐。病来无发热和抽搐、无肢体偏瘫、无阵挛、无头痛。体格检查：神清，表情淡漠，扶住能行走，查体不合作，询问姓名、年龄、“100－7”等于多少，无回答。颈软，无抵抗，双眼有活动，双瞳孔正常，口角正，伸舌居中，四肢有活动，双侧巴宾斯基征(－)，感觉检查不合作，腱反射正常。既往史：有高血压史、无糖尿病、无高脂血症。

根据上述病案，请思考下列问题：

1. 患者是否出现认知障碍？什么是认知障碍？

2. 如何对患者做进一步的功能评定？

3. 如何对患者进行康复治疗？

第一节 概 述

认知是大脑皮层的高级活动的范畴，是人类认识外界事物的过程，或是对作用于人的感觉器官的外界事物进行加工、处理和操作的过程，包括知觉、记忆、学习、思维、言语及问题解决等方面。人们通过知觉、记忆、思维、推理、想象等，将从外界获得的信息在大脑中加工储存，并在需要时提取，与当前信息进行比较，以进行判断、推理，得出评价的过程，称为认知过程。它反映了人类对现实认识的心理过程。

认知功能评定常用于了解不同疾病对患者记忆、注意力等认知功能的影响，及时发现认知障碍，了解认知功能障碍对患者日常生活活动能力的影响，为临床诊断、制定康复治疗和护理措施提供依据，并评价康复治疗效果，促进认知功能障碍和肢体功能障碍的康复，提高患者的日常生活活动能力。常见引起认知障碍的疾病有脑血管意外、脑外伤、脑性瘫痪、痴呆、乙醇中毒、药物中毒等。

第二节 认知障碍的康复评定

认知功能包括判断、记忆、注意力、逻辑推理、抽象思维、数字计算、排列顺序等多种能力。认知功能的评定主要是对患者的记忆、注意及综合思维等方面的能力进行测评。认知功能评定分为筛查法、特异性检查法、成套测验法和功能检查法四种。应按先后顺序逐步进行检查。在进行认知功能评估时，首先应从询问病史及临床观察开始，然后再选择评定量表。

一、认知筛查测验

目前多选用简明精神状态检查量表（mini-mental status examination，MMSE）（表2-7-1）和认知能力筛查（cognitive capacity screening examination，CCSE）（表2-7-2），用来检测患者是否存在认知功能障碍。简明精神状态检查量表不仅可用于临床认知障碍检查，而且还可以进行人群中的痴呆筛查。简明精神状态检查量表有 30 个项目，正确回答 1 项记 1 分。评定痴呆的标准依文化程度而不同，文盲不高于 17 分，小学文化程度不高于 20 分，中学文化程度不高于 22 分，大学文化程度不高于 23 分。

表 2-7-1　简明精神状态检查量表(MMSE)

项　　目	正确得分	错误得分
今年是哪个年份?	1	0
现在是什么季节?	1	0
今天是几号?	1	0
今天是星期几?	1	0
现在是几月份?	1	0
你现在在哪一省(市)?	1	0
你现在在哪一县(区)?	1	0
你现在在哪一乡(镇、街道)?	1	0
你现在在哪一层楼上?	1	0
这里是什么地方?	1	0
复述:皮球	1	0
复述:国旗	1	0
复述:树木	1	0
计算:100－7	1	0
辨认:铅笔	1	0
复述:44 只石狮子	1	0
闭眼睛(按卡片上的指令动作)	1	0
用右手拿纸	1	0
将纸对折	1	0
手放在大腿上	1	0
说一句完整句子	1	0
计算:93－7	1	0
计算:86－7	1	0
计算:79－7	1	0
计算:72－7	1	0
回忆:皮球	1	0
回忆:国旗	1	0
回忆:树木	1	0
辨认:手表	1	0
按样做图	1	0

表 2-7-2　认知能力筛查(CCSE)

项　　目	正确得分	错误得分
今天是星期几?	1	0
今天是几号?	1	0
现在为哪一个月?	1	0
今年是哪一年?	1	0
这是什么地方?	1	0
请说出 872 这三个数	1	0
请倒数刚才的数	1	0
请说出 6371 这四个数	1	0
请听清 694 这三个数,然后 从 1 数至 10,再重复说出 694 这三个数	1	0
请听清 8143 这四个数,然后 从 1 数至 10,再重复说出 8143 这四个数	1	0
从星期日倒数到星期一	1	0
计算:9+3	1	0
再加 6=?	1	0
计算:18-5;记住帽、汽车、树、26,等一会再问你	1	0
快的反面是慢,上的反面是什么?	1	0
大的反面是什么? 硬的反面是什么?	1	0
橘子和香蕉属于水果类,红和蓝属于哪类?	1	0
5 分和 2 分都是什么?	1	0
刚才让你记住的第一个字是什么?	1	0
第二个字是什么?	1	0
第三个字是什么?	1	0
第四个字是什么?	1	0
计算:100-7	1	0
再减 7=?	1	0
再减 7=?	1	0
再减 7=?	1	0
再减 7=?	1	0
再减 7=?	1	0
再减 7=?	1	0
再减 7=?	1	0

二、记忆测验

记忆是过去的经验,如对事物的感知、对问题的思考、对事情的情绪体验或进行过的动作操作在头脑中的反映。可分为长时记忆、短时记忆和瞬时记忆三种。记忆是人脑的基本认知功能之一,疾病和伤残常导致患者出现记忆功能障碍。常用的有韦氏记忆量表(WMS)和日常记忆问卷。

（一）韦氏记忆测验

韦氏记忆测验(表2-7-3)是应用较广的成套记忆测验，可用于7岁以上儿童及成人。采用的是韦氏记忆量表(WMS)，该测验共有A至J共10项分测验。A至C测长时记忆；D至I测短时记忆；J测瞬时记忆；记忆商(MQ)表示记忆的总水平。

表2-7-3 韦氏记忆量表(WMS)

项目	内容	得分
A. 经历	5个与个人经历有关的问题	每回答正确一题记1分
B. 定向	5个有关时间和空间定向的问题	同上
C. 数字 顺序 关系	(A)顺数从1到100 (B)倒数从100到1 (C)累加从1起，每次加3至49为止	限时记错、记漏或退数，按次数扣分 同上 分别按记分公式算出原始分
D. 再认	每套识记卡片有8项内容，呈现给受试者30 s后，让受试者再认	根据受试者再认内容与呈现内容的相关性分别记2、1、0或−1分，最高分为16分
E. 图片回忆	每套图片中有20项内容，呈现给受试者1 min 30 s后，让受试者说出呈现内容	正确回忆记1分、错误扣1分，最高分为20分
F. 视觉再生	每套图片中有3张，每张上有1至2个图形，呈现10 s后让受试者画出来	按所画图形的准确度记分，最高分为14分
J. 联想学习	每套卡片上各有10对词，读给受试者听，然后呈现2 s。10对词显示完毕后，停5 s，再读每对词的前一词，要受试者说出后一词	5 s内正确回答1词记1分，三遍测验的容易联想分相加后除以2，与困难联想分之和即为测验总分，最高分为21分
H. 触觉记忆	使用一副槽板，上有9个图形，让受试者蒙眼用利手、非利手和双手分别将3个木块放入相应的槽中。再睁眼，将各木块的图形及其位置默画出来	计时并计算正确回忆各位置的数目，根据公式推算出测验原始分
I. 逻辑记忆	3个故事包含14、20和30个内容。将故事讲给受试者听，同时让其看着卡片上的故事，念完后要求复述	回忆一个内容记0.5分。最高分为25分和17分
J. 背诵数目	要求顺背3～9位数、倒背2～8位数	以能背诵的最高位数为准，最高分分别为9分和8分，共计17分

（二）日常记忆问卷

日常记忆问卷(表 2-7-4)常用于社区记忆的评定。

表 2-7-4　日常记忆问卷

1. 在日常生活中会忘记把一些日常用品放在何处
2. 认不出曾经到过的地方
3. 忘记到商店买什么东西
4. 忘记在近几天别人告诉的事情，或需要别人的提示才能记起
5. 认不出时常接触的好友或亲人
6. 有"提笔忘字"、"话在嘴边说不出"的情况，需要别人提示
7. 忘记了日前发生的重要事情及细节
8. 刚说的话或事情，转身的工夫就忘
9. 忘记了与自己有关的一些重要信息，例如生日、住址等
10. 忘记了在家里或工作单位常做的事情的细节
11. 忘记了在一般情况下可找到某些东西的地方，或在不适当的地方找东西
12. 在所熟识的行程、路线或建筑物内迷失方向或走错路
13. 重复地向某人说刚说过的内容或重复问同一个问题
14. 无法学习新事物、新游戏的规则
15. 对生活中的变化无所适从等

三、注意评定

注意是心理活动指向一个符合当前活动需要的特定刺激，同时忽略或抑制无关刺激的能力。注意是完成各种作业活动的必要条件，注意障碍者不能处理用于顺利进行活动所必要的各种信息。由于注意是所有有意识作业的基础，因此，没有纯粹的检查注意的方法。注意在不同程度上受到运动、知觉、认知行为的影响。临床上多进行视觉注意和听觉注意测试。

（一）视跟踪和辨认测试

(1) 视跟踪　要求受试者目光跟随光源做左、右、上、下移动。每一方向记 1 分，正常为 4 分。

(2) 形态辨认　要求受试者临摹画出垂线、圆形、正方形和 A 字形各一图。每项记 1 分，正常为 4 分。

(3) 删字母测试　要求受试者用铅笔以最快速度划去字母列中的 C 和 E(字母的大小应符合规格)。100 s 内划错多于一个为注意有缺陷。

（二）数或词的辨别注意测试

(1) 听认字母测试　在 60 s 内以每秒 1 个字的速度念无规则排列的字母给受试者

听，其中有10个为指定的同一字母，要求听到此字母时举手，举手10次为正常。

(2) 背诵数字　以每秒1个字的速度念一列数字给受试者听，要求立即背诵。从两位数开始至不能背诵为止。背诵少于5位数为不正常。

(3) 词辨认　向受试者播放一段短文录音，其中有10个为指定的同一词，要求听到此词时举手，举手10次为正常。

(三) 听跟踪

在闭目的受试者的左、右、前、后及头上方摇铃，要求指出摇铃的位置，每个位置记1分，少于5分为不正常。

(四) 声辨认

(1) 声识认　向受试者播放一段有嗡嗡声、电话铃声、钟表声和号角声的录音，要求听到号角声时举手。号角声共出现5次，举手少于5次为不正常。

(2) 在杂音背景中辨认词　测试内容及要求同上述词辨认，但录音中有喧闹集市背景等，举手少于8次为不正常。

四、认知障碍的成套测验

(一) HRB神经心理成套测验法(HRB)

HRB是1947年由美国心理学家Halstead在研究脑行为时制定的一套综合性能力测验方法，后经Reitan(1955)修订。此法是普遍认可的评定认知功能和脑损伤程度(慢性期)的神经心理学测验方法。临床上较常用的有范畴测验、触摸试验、节律测验、语音感知测验和手指敲击试验等。

(二) LOCTA认知功能的成套测验法

LOCTA是以色列希伯来大学和Loewenstein康复医院的专家们提出的，最先用于脑损伤患者认知能力的评定。它基本涵盖了检测认知功能的各个方面，操作简单，实用性强，是临床康复中评定认知功能较为敏感和系统的指标。其信度和效度在发达国家已得到广泛证实和认可。LOCTA是评定脑外伤认知功能障碍的成套测验法，评定内容分为四大类:定向力、知觉、视运动组织及思维运作检查，测验项目共20项。通过测验结果可了解患者在定向、视失认、命名、空间失认、失用、单侧忽略、视空间组织推理能力、颜色失认、失写、思维运作、注意力等方面的能力。

五、认知功能障碍严重程度的分级

认知功能障碍严重程度的分级，可用Rancho Los Amigos(RLA)医院的标准(表2-7-5)。

表 2-7-5 RLA 认知功能评定

分级	特点	表现
Ⅰ级	没有反应	患者处于深昏迷，对任何刺激完全无反应
Ⅱ级	一般反应	患者对无特定方式的刺激呈现不协调和无目的的反应，与出现的刺激无关
Ⅲ级	局部反应	患者对特殊刺激起反应，但与刺激不协调，反应直接与刺激的类型有关，以不协调延迟方式执行简单命令
Ⅳ级	烦躁反应	患者处于躁动状态，行为古怪，毫无目的，不能辨别人与物，不能配合治疗，词语常与环境不相干或不恰当，可以出现虚构症，无选择性注意，缺乏短期和长期的回忆
Ⅴ级	错乱反应	患者能对简单命令取得相当一致的反应，但随着命令复杂性增加或缺乏外在结构，反应呈无目的、随机或零碎性；对环境可表现出总体上的注意，但精力涣散，缺乏特殊注意能力，用词常常不恰当并且是闲谈，记忆严重障碍，常显示出使用对象不当；可以完成以前常有结构性的学习任务，如借助帮助可完成自理活动，在监护下可完成进食，但不能学习新信息
Ⅵ级	适当反应	患者表现出与目的有关的行为，但要依赖外界的传入与指导，遵从简单的指令，过去的记忆比现在的记忆更深更详细
Ⅶ级	自主反应	患者在医院和家中表现恰当，能自主地进行日常生活活动，很少差错，但比较机械，对活动回忆肤浅，能进行新的活动，但速度慢，借助结构能够启动社会或娱乐性活动，判断力仍有障碍
Ⅷ级	有目的反应	患者能够回忆并且整合过去和最近的事件，对环境有认识和反应，能进行新的学习，一旦学习活动展开，不需要监视，但仍未完全恢复到发病前的能力，如抽象思维、对应激的耐受性、对紧急或不寻常情况的判断等

第三节 康复治疗

认知康复是指在脑功能受到损伤后，通过训练和重新学习，使患者重新获得有效的信息加工和执行行动的能力，以改善其日常生活活动能力的康复措施。目前常用的康复方法很多，大体可以分为单维法和多维法两大类。单维法即单独地治疗认知障碍中的某一功能如知记忆等。实践证明这种方法的效果一般都较差。多维法是一种环境治疗，即治疗不仅针对某一种认知缺陷，而且将患者的性格、情绪、生活和社会等多维因素都考虑到康复计划之中。多维法现已成为较公认的方法。

一、单维法

(一) 记忆训练

记忆训练的原则有如下三点。一是每次训练的时间要短,开始要求患者记忆的东西要少,而信息呈现的时间要长。以后逐步增加信息量,反复刺激,提高记忆能力。二是训练应从简单到复杂,可将整个练习分解为若干小节,分节进行训练,最后再逐步联合训练。三是,如每次记忆正确时,应及时地给予鼓励,使其增强信心。

记忆训练一般应根据患者的情况采用相应的训练方法。

1. 内辅助方法训练

(1) 视觉记忆训练　将几张患者熟悉的日常生活用品的图片给患者看 5 s,然后收回,让患者说出看到物品的名称,反复进行,并逐渐增加图片的数量。

(2) 读报训练　让患者说出读过的报纸的栏目名称,成功后再训练说出其感兴趣的内容。

(3) 编故事法　把要记住的内容按自己的习惯和爱好编成一个小故事,有助于记忆。

(4) 首词记忆法　将需要记住的一系列词或短语的第一个字组合编辑成熟悉或易记的句子,将较多的信息简化后进行记忆。通过这种方式既减轻记忆负荷,也易于回忆。

(5) PQRST　会英文字母者很易记住 PQRST 的顺序,其意义如下:P 表示先预习(preview)要记住的内容;Q 表示向自己提问(question)与内容有关的问题; R 表示为了回答问题而仔细阅读(read)资料;S 表示反复陈述(state)阅读过的资料;T 表示用回答问题的方式来测验(test)自己的记忆。

2. 外辅助方法训练

(1) 记事本　记事本是一种最通用有效的方法。在记事本内根据患者的需要分门别类地记载个人情况、要做的事、地址及路线、电话号码、每日活动安排等。在训练过程中,治疗师每天应在不同的时间充分给予患者练习使用记事本的机会,让患者养成用记事本的习惯和熟悉其使用方法。

(2) 计算机　运用计算机根据患者的具体情况设置程序,及时给患者以言语、音乐提示。

(3) 环境调整　具体措施有如下几点。

① 将环境安排好,消除分散注意力的因素。

② 简化环境,如减少房间内的家具等物品,以减轻患者的记忆负荷。

③ 运用醒目的标志,时刻提醒患者。

④ 减少环境的变化,日复一日地保持恒定重复的常规和环境,常使患者易于记忆。

⑤ 组织好环境可以帮助记忆。例如门后挂一把无用的钥匙可以帮助提醒患者出门时别忘记了带钥匙。

(二) 注意力训练

(1) 猜测游戏训练　先用两个透明的杯子和一个弹球,在患者的注视下,把弹球放入其中一个杯子中，让患者指出有弹球的杯子。反复数次，正确后改用不透明的杯子。随着患者的进步不断增加难度，如增加杯子的数量或球的数量。

(2) 听觉注意力训练 让患者听治疗师念一串数字或字母，要求患者在听到某一个或某两个数字或字母时举手示意。

(3) 时间感训练 让患者按照要求启动秒表，并在10 s停止，反复数次。成功后逐渐延长时间，当延长至1 min，误差小于1～2 s时，改为不让患者看表，心算到10 s停止，直到正确。

(4) 删除作业训练 在纸上写出几个大写字母，让患者用铅笔删去指定的字母，成功后改变字母的顺序，再删除指定的字母。逐渐缩小字母完成上述训练。

(5) 注意力转移性训练 为患者准备两种不同的作业，根据治疗师指令停止当前作业而改做另一项作业。

(三) 思维能力训练

思维能力包括推理、分析、综合、比较、抽象、概括等方面，根据患者存在的不同思维障碍进行针对性的训练。

(1) 读报纸 通过阅读报纸，询问患者有关报纸上的信息，如大标题、日期、报纸的名称等。如回答无误，再请他指出报纸中的专栏，如体育、商业分类广告等。如回答又正确，再训练他寻找特殊的消息，如询问两个球队比赛的比分如何，当日的气象预报如何等；如回答又正确，再训练他寻找一些需要作出决定的消息，如患者想购物，则取出购物广告的报纸，从报上找出接近他想购物的广告，再问他是否打算去购买等。

(2) 排列数字 给患者3张数字卡，让他由低到高顺序排列好，然后每次给他1张数字卡，让其根据数字的大小插进已排好的3张卡间，正确无误后，再给他几个数字卡，问他其中有什么共同之处，如哪些是奇数、哪些是偶数、哪些是互为倍数等。

(3) 物品分类 给患者一张列有30项物品名称的清单，并告知这30项物品都分别属几个大类(如食品、字典、衣服)，要求患者对它们进行分类，如患者不能进行，可帮助他。回答正确后，再要求对上述清单中的某类物品进行更细的分类，如食品类再细分为植物类、肉类、奶制品类等。

除此之外，还可将计算机应用于训练患者的注意、集中、手眼协调、分辨等多方面的能力。计算机的优点是可以在高度控制下给患者以刺激：患者易于看到成果，从而增加了他的积极性和信心。但计算机缺乏人的感情和社会性，不能与患者进行人性化的交流，因此不能单靠计算机进行训练。

二、多维法

纽约大学(NYU)的整体模式是目前公认的多维康复成熟模式。纽约大学的整体模式要求在三个方面的功能恢复到可能达到的最佳程度：一是生活自理和日常生活活动的功能；二是人际交往和社会调节功能；三是就业能力。此方法包括两个阶段。

（一）第一阶段(20 周)

1. 初期评定(1～2 周)

初期评定要评定患者哪些功能是损伤的，哪些是完好的；患者反应和预后如何；患者的人际交往能力如何；患者的自知能力如何。

2. 强化训练(3～19 周)

10 名患者为一组，同时开始训练和同时结束训练。每个星期 4 日，每日 5 h 左右。治疗内容如下。

(1) 熟悉情况　以小组形式进行，占半小时左右，内容有鼓励患者熟悉方案的目的和程序以及自己参加的动机，熟悉自己现存的缺陷，熟悉要用的代偿性记忆辅助物，在有工作人员和同类患者的情况下练习确定具体目标和评估每日进程的能力。

(2) 认知训练　以个人或较个别化的形式进行，每日 2 h。内容为依照课程表依次应用五种类型的训练：注意、集中和心理运动反应的速度；眼手协调和精细运动的灵巧度；视结构能力；视信息加工(知觉分析、空间组织等)；逻辑推理。

(3) 人际交往技能训练　以个人形式进行，但有工作人员和其他患者在场，每日 1 h。目的是改善人际交流能力和感情移入的能力。

(4) 社团性聚会　以小组形式进行，每日半小时，参与者包括患者小组成员、工作人员、各患者的家属和其他来访者。其目的为：改善合适的社会行为；促进社会活动能力；提高服从社会规范的自觉性；增强自尊心和现实地接受自己的状态；培养集体感。

以上活动共 4 h，余 1 h 为患者在一起共进午餐。

3. 再评定

最后一周进行再评定，评定患者情况，并向患者和患者家属汇报治疗结果，安排下一阶段的活动。

（二）第二阶段(3～6 个月)

有指导地进行就业尝试，此阶段持续 3～6 个月。内容包括：加强个人就业前试探性训练；现场有指导的工作试验；个人或小组关于试验和时间长短的咨询等。

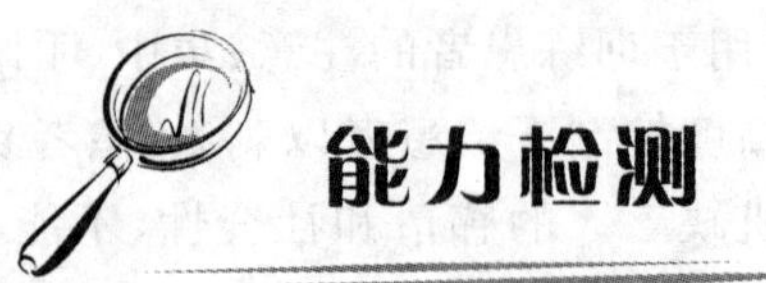

能力检测

1. 什么是认知？什么是认知康复？
2. 认知障碍的评定方法有哪些？哪些可以用于认知的筛查？
3. 认知的康复治疗分为几类？哪一类的效果更好？如何进行训练？

（杨　梅）

任务八 吞咽、摄食障碍

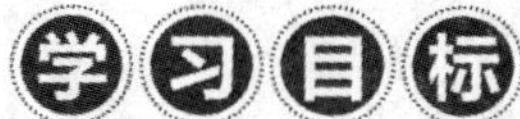

熟练掌握 吞咽障碍的定义、评估方法、训练内容。

掌握 吞咽障碍的分类、临床表现、诊断与鉴别诊断。

了解 吞咽障碍的病因与病理过程。

脑卒中;摄食功能;吞咽障碍;早期训练;康复评估;认知障碍;康复治疗

典型病例

患者,男,81岁。因四肢活动不灵伴进食呛咳3月余。于2010年12月03日收入院。患者入院前因服用降压药无规律,于2010年8月15日突然出现头晕、头痛,遂至珠海市A医院就诊,当时测血压,收缩压高达280 mmHg,予以降压等对症处理,血压下降不理想,当天下午开始出现言语不能,伴有多次呕吐胃内容物,后出现昏迷不省人事,遂转至珠海市B医院神经内科ICU救治,入院后患者意识障碍加重,出现四肢抽搐,予以气管插管、机械通气。急查头颅CT提示:急性梗死性脑卒中。因脱离呼吸机困难、肺部感染,给予气管切开、抗感染治疗。治疗过程中患者出现上消化道出血,给予对症处理,20余天后患者逐渐恢复清醒,但四肢仍活动不灵,生活不能自理;后又转至C医院神经内科进一步治疗,肢体功能恢复不明显。上月至D医院行康复综合训练后患者现可独立向两侧翻身,在别人帮助下可完成卧坐转移和坐站转移。坐位平衡2级,站立平衡不能。可在步行架和家属的共同帮助下缓慢步行。后进入康复医学科,行进一步康复治疗。

根据上述病案,请思考下列问题:

该患者主要存在哪些方面的问题?

第一节 概 述

吞咽是最复杂的躯体反射之一,也是人类赖以生存的最基本功能之一,吞咽有100多块肌肉参与,每天平均进行吞咽2000余次。

吞咽、摄食障碍是脑卒中以及脑外伤患者常见的并发症,50%的脑卒中患者发病后伴有不同程度的吞咽障碍。吞咽障碍是双侧大脑半球以及脑干损害以后引起的,主要

见于延髓麻痹和假性延髓麻痹的患者，表现为两侧面-咽-吞-咀嚼肌瘫痪。单侧皮质脑干束受损者也可出现一过性的吞咽功能障碍。

一、基本概念及分类

（一）定义

吞咽障碍（dysphagia，swallowing disorder）是食物从口腔运送到胃的过程中出现的障碍，是由于下颌、双唇、舌、软腭、咽喉、食管括约肌或食管功能受损，不能安全有效地把食物由口送到胃内以取得足够营养和水分的进食困难。由相关器官解剖结构异常改变的吞咽障碍，为器质性吞咽障碍；而由中枢神经系统或周围神经系统损伤、肌病等引起运动功能异常，无器官解剖结构改变的吞咽障碍，为功能性吞咽障碍。部分功能性吞咽障碍患者的吞咽功能可逐渐恢复，但仍有部分患者不能自行缓解，需要进行专门的康复治疗。

（二）病因

引起吞咽障碍的病因很多，各种影响正常吞咽生理的因素均可导致吞咽障碍。引起吞咽障碍的病因有如下几种。

（1）中枢神经系统疾病：脑卒中、脑外伤、帕金森病、阿尔茨海默病、肌萎缩性侧索硬化症、多发性硬化、脑肿瘤、吉兰-巴雷（Guillain-Barre）综合征、亨廷顿舞蹈病（Huntington disease）、中枢神经系统感染、脊髓灰质炎后综合征/肌萎缩。

（2）神经肌肉接头疾病：重症肌无力（myasthenia gravis）。

（3）肌病：肌萎缩、脊髓性肌肉萎缩症、脊髓灰质炎、多发性肌炎、皮肌炎。

（4）周围神经病变：例如累及喉神经的感觉神经病变。

（5）内分泌系统疾病：由糖尿病皮质醇增多症、甲状腺功能亢进和甲状腺功能减退导致的肌病；维生素 B_{12} 缺乏导致皮质延髓束功能障碍从而引起的假性延髓麻痹。

（6）药物：抗精神病药物、中枢系统抑制剂、皮质类固醇类药物、降脂药、秋水仙碱、氨基糖苷类抗生素、抗胆碱能药物与吞咽障碍相关；H_2 受体拮抗剂与吞咽障碍显著相关；近期注射肉毒素也可导致吞咽障碍。

（7）手术：治疗阻塞性睡眠呼吸暂停的腭咽成形术可能导致软腭功能障碍；颈动脉内膜切除术、颈椎融合术或甲状腺手术有可能损伤咽喉部神经丛。

（8）其他严重疾病：消化道、耳鼻喉以及纵隔部位肿瘤，硬皮病导致的 CREST 综合征（皮下钙质沉着，雷诺现象，食管低张力，肢端硬化，毛细血管扩张）可导致吞咽障碍。

（9）异物等心因性因素：出现吞咽障碍但言语交流能力和支配咽喉部的脑神经功能正常，通常伴有抑郁、焦虑、胃肠道不适、疑病或饮食行为异常，在胃中可能发现吞入的异物。

（三）分类

吞咽障碍可分为如下几种。

(1) 精神性吞咽障碍　这种类型无器质性病变,吞咽机制正常,主要表现为害怕吞咽或拒绝吃东西的临床症状,故又称为功能性吞咽障碍。诊断此类障碍必须首先排除器质性疾病后方能做出诊断。

(2) 病理性吞咽障碍　吞咽通道的结构出现病理性改变,食团由口腔运送到胃的过程受到阻碍。大部分病理性吞咽障碍发生于食管。气管插管也可导致病理性吞咽障碍,因为插管妨碍了喉与气管的向上牵拉运动。

(3) 神经源性吞咽障碍　神经系统疾病引起的与吞咽功能有关的肌肉无力、不协调、瘫痪或运动不精确可造成吞咽困难。中枢神经系统、周围神经系统、肌肉病变均可造成神经源性吞咽障碍。

二、吞咽相关的正常解剖结构

正常生理性吞咽动作是由中枢神经系统和Ⅴ、Ⅶ、Ⅸ、Ⅺ、Ⅻ脑神经及颈丛神经共同参与完成的。熟练掌握吞咽运动相关解剖及生理机制的知识是成功处理吞咽障碍的先决条件,与吞咽有关的正常解剖结构主要包括口腔、咽部、食管。

(一) 口腔

口腔是吞咽器官的起始部分,其上壁为腭,下壁为肌性的口底,前方为唇,侧方以颊为界,并于上、下唇间的口裂与外界相通,向后经咽峡与咽部相通。口腔又被牙槽突和牙分为口腔前庭和固有口腔。口腔前庭是位于唇、颊与牙槽突之间的间隙。固有口腔是位于含有牙弓的内侧。口腔从外向内依次由唇、上颌骨和下颌骨、颊、牙及牙龈、舌和腭等组成。

咽峡由腭垂、腭帆游离缘、两侧的腭舌弓、腭咽弓及舌根共同围成。

(二) 咽部

咽部属于消化道的一部分,位于鼻腔、口及喉部的后方,颈椎的前方,为上宽下窄、前后扁平略呈漏斗形的肌膜性通道,略呈锥形,基部向上,顶端向下,上起颅底,下达第6颈椎平面,在环状软骨下缘续接食管。全长11～14 cm。

咽腔分别以软腭与会厌上缘为界,分为鼻咽、口咽和喉咽三部分。

鼻咽介于颅底与软腭之间,与鼻腔相通,其两侧壁距下鼻甲后端之后约1 cm处,有咽鼓管咽口,通中耳鼓室。口咽介于软腭至会厌上缘平面之间,经咽峡与口腔相通。喉咽位于会厌上缘至环状软骨下缘平面之间,经喉口与喉腔相通。

会厌与舌根间的缝隙称为会厌谷。而喉的两侧、食管通道处的会厌与甲状软骨内面之间的黏膜下陷则形成梨状隐窝。

(三) 食管

食管是与咽部相连的管腔,上端与环状软骨后部持平,由食管入口开始,下端位于食管裂口下部,为贲门,与胃相连。可分为颈部食管、胸部食管、腹部食管三个部分,并有各自的狭窄部分。

三、正常人的吞咽过程

吞咽是一种典型的、复杂的反射动作，它有一连串的按顺序发生的环节，每一环节都是由一系列活动过程组成的，前一环节的活动又可引起后一环节的活动。

最合理的吞咽过程是将正常的吞咽活动分为五个阶段：口腔前期、口腔准备期、口腔期、咽部期和食管期(图 2-8-1)。虽然这是一个非常实用的分级方法，但需要强调的是，所有的时期是功能相连的，其中任一期的功能障碍将对其他各期产生影响。

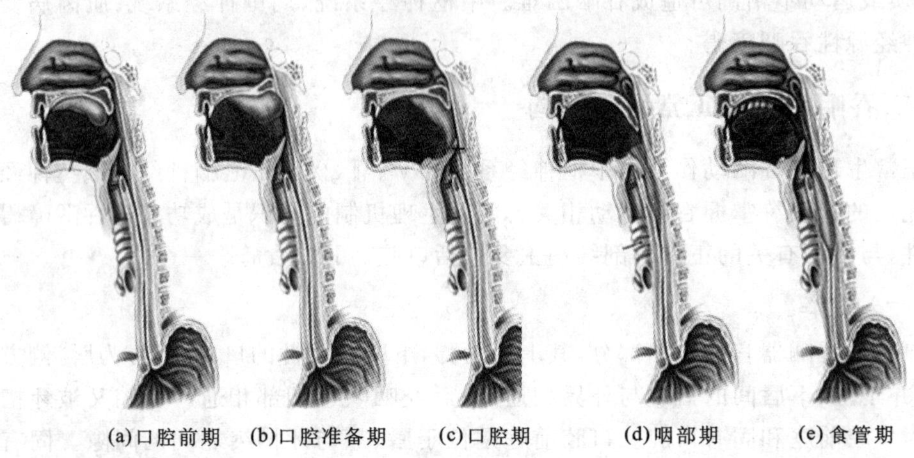

(a)口腔前期　(b)口腔准备期　(c)口腔期　(d)咽部期　(e)食管期

图 2-8-1　正常人的吞咽过程

1. 口腔前期

口腔前期又称为认知期、先行期，是摄取食物的前阶段。

在食物进入口腔前，首先接受视觉和嗅觉刺激，认识到所摄取食物的硬度、一口量、温度、味道等，进而决定进食速度和食量，预测口腔处理方法，进行摄食程序的编制，用餐具、杯子或手指将食物送至口中。

2. 口腔准备期

摄取的食物经唇、齿、颌、舌、颊肌、硬腭、软腭分别嚼碎，与唾液形成食块完成咀嚼。此时，咽峡为软腭与舌后部所封闭以阻止固体或液体流入咽部。

在口腔准备期，患者要充分张口，接受食团并将其保持在口腔内，同时刺激味觉、触觉、温度觉感受器，在口腔感知食物，品评食团的味道与质地。如果是固体食物，需要咀嚼肌、下颌及面颊共同运动来准备食团使其适于吞咽。这些运动受大脑皮层的调控：三叉神经支配咀嚼肌，负责嚼碎食物；舌下神经通过舌肌运动可避免食物咀嚼时落入气管；面神经主司口唇闭合；同时必须有适当的面颊肌、舌肌力量，依据食物的温度、数量、黏稠度等作出适当反应。

3. 口腔期

这是由舌的反复运动使食块随意向咽腔输送的时期。此时软腭伸向后上与咽后壁咽缩肌同步收缩形成隆起。

在口腔期，预备好的食团经口腔向咽部推动。唇及颊肌收缩向后传递食团，同时舌与硬腭接触向后推动食团，驱动食团通过口腔到舌根部。食团在口腔传递的时间为1～1.25 s。

4. 咽部期

食物由咽部运送至食管，标志着吞咽反射的开始，意味着“无折返”，一旦开始，就会继续，直到全部动作完成。

在这个阶段，后续的运动快速、顺序发生，食块向咽内行进，产生吞咽反应，软腭上抬、关闭鼻腔，咽的上抬和会厌的向后运动关闭声门，气道关闭防止误吸、喉穿透。会厌襞在咽部开口之上（喉前庭），也防止食团穿透入喉，直接进入梨状窝。喉向上、向前倾斜运动，咽蠕动挤压食团通过咽下移向环咽肌。软腭上抬一旦中止，咽则进一步上抬使位于食管上部的环形咽肌松弛，食块便进入食管内。

5. 食管期

食管期开始于食团通过环咽肌。食管产生顺序蠕动波推动食团通过食管，同时在重力作用下，使位于食管下端的下食管括约肌放松，食团进入胃。

四、吞咽各期出现的障碍

口腔各期出现的功能障碍见表 2-8-1 至表 2-8-5。表 2-8-4 中，咽部期常出现的吞咽障碍，表现为咽壁食物残留、穿透及吸入、会厌谷食物残留、梨状隐窝食物残留。

舌根向后挤压不足导致会厌谷食物残留：当食团末端在正常吞咽期间到达舌根及（或）会厌谷高度时，舌根会往后移动，以触碰到往前移动的咽壁。舌根后送动作大约挤压了舌根与后咽壁之间距离的 2/3，而后咽壁则向前移动挤压了此距离剩下的 1/3。

梨状隐窝食物残留：单侧梨状隐窝残留即单侧咽壁收缩无力；双侧梨状隐窝残留即喉部向前移动程度不足、环咽肌功能失常、食管开口狭窄、双侧咽壁收缩无力。

表 2-8-1 口腔前期出现的功能障碍

<table>
<tr><th colspan="2">生 理 学</th><th colspan="2">解 剖 学</th><th>发生障碍时的表现</th></tr>
<tr><td rowspan="7">自发进食</td><td rowspan="2">食欲</td><td rowspan="3">组织</td><td>胃</td><td rowspan="2">启动不良</td></tr>
<tr><td>腭、舌、面颊表面</td></tr>
<tr><td rowspan="2">胃排空</td><td>唾液腺</td><td rowspan="2">摄入容积受限</td></tr>
<tr><td rowspan="4">神经</td><td>三叉神经（Ⅴ）</td></tr>
<tr><td rowspan="3">令人欢愉的气味味道、温度
唾液分泌</td><td>面神经（Ⅶ）</td><td rowspan="2">动力受限</td></tr>
<tr><td>舌咽神经（Ⅸ）</td></tr>
<tr><td>嗅神经（Ⅰ）</td><td>—</td></tr>
</table>

表 2-8-2　口腔准备期出现的功能障碍

<table>
<tr><th colspan="2">生理学</th><th colspan="2">解剖学</th><th colspan="2">发生障碍时的表现</th></tr>
<tr><td rowspan="3">闭唇能力</td><td rowspan="3">缩唇肌</td><td rowspan="2">肌肉</td><td rowspan="2">口轮匝肌</td><td rowspan="2">食物成分漏出</td><td>舌推进动作无效</td></tr>
<tr><td>唇闭合功能丧失</td></tr>
<tr><td>神经</td><td>面神经(Ⅶ)</td><td colspan="2">产生无效压力</td></tr>
<tr><td rowspan="5">咀嚼能力</td><td rowspan="2">下颌活动度</td><td>骨/关节</td><td>颞颌关节</td><td colspan="2">疼痛、头痛</td></tr>
<tr><td rowspan="3">肌肉</td><td>咀嚼肌</td><td colspan="2">弹响</td></tr>
<tr><td rowspan="3">颊肌收缩性</td><td>颞肌</td><td colspan="2">颌运动向下</td></tr>
<tr><td>翼状肌</td><td colspan="2">无效咀嚼</td></tr>
<tr><td>神经</td><td>三叉神经(Ⅴ)</td><td colspan="2">口腔期持续时间延长</td></tr>
</table>

表 2-8-3　口腔期出现的功能障碍

<table>
<tr><th colspan="2">生理学</th><th colspan="2">解剖学</th><th>发生障碍时的表现</th></tr>
<tr><td rowspan="5">口中食团定位能力</td><td rowspan="2">舌活动度</td><td rowspan="2">肌肉</td><td>舌内附肌群</td><td>无效咀嚼</td></tr>
<tr><td>舌外附肌群</td><td>口腔期持续时间延长</td></tr>
<tr><td rowspan="3">颊部肌肉收缩性</td><td rowspan="3">神经</td><td>颊肌</td><td>下一期非同步</td></tr>
<tr><td>舌下神经(Ⅻ)</td><td>舌推进动作无效</td></tr>
<tr><td>面神经(Ⅶ)</td><td>—</td></tr>
</table>

表 2-8-4　咽部期出现的功能障碍

<table>
<tr><th colspan="2">生理学</th><th colspan="2">解剖学</th><th>发生障碍时的表现</th></tr>
<tr><td rowspan="6">具有抬高和关闭喉部的功能</td><td rowspan="3">喉部肌肉收缩性</td><td>骨/关节</td><td>甲状软骨、环状软骨、杓状软骨、舌骨</td><td>食物残留</td></tr>
<tr><td rowspan="2">肌肉</td><td>喉外肌</td><td>渗透</td></tr>
<tr><td>喉内肌</td><td>误吸</td></tr>
<tr><td rowspan="3">喉部活动度</td><td rowspan="3">神经</td><td>三叉神经(Ⅴ)</td><td>多次、零碎吞咽</td></tr>
<tr><td>舌咽神经(Ⅸ)</td><td>不能有效地同步松弛</td></tr>
<tr><td>迷走神经(Ⅹ)</td><td>—</td></tr>
</table>

续表

生理学		解剖学		发生障碍时的表现
具有收缩咽部的功能	咽部肌肉收缩性	肌肉	咽缩肌	食物残留
		神经	舌咽神经(Ⅸ)	渗透
				误吸
			迷走神经(Ⅹ)	多次、零碎吞咽
				不能有效地同步松弛

表 2-8-5 食管期出现的功能障碍

生理学		解剖学		发生障碍时的表现
具有松弛和使食管上端括约肌开放的能力	食管上端括约肌收缩性	肌肉	咽缩肌下段	食物残留、积聚
			环咽肌	渗透
	正常食管上端括约肌神经支配		食道肌肉上段	误吸
		神经	舌咽神经(Ⅸ)	零碎吞咽
完整的神经通路以提供食团前进反馈信息	—			反流
			迷走神经(Ⅹ)	不能有效地同步

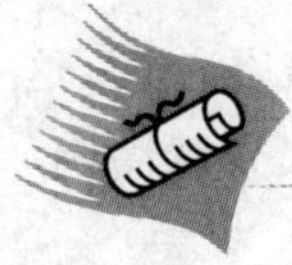

知识链接

误 吸

误吸固体或液体在声带水平以下进入气管，它可发生在吞咽前、吞咽中或吞咽后。沉默性误咽（无症状性吸入，silent aspiration）固体或液体进入声带水平以下的气道而不出现咳嗽等外部体征主要由喉部及声门下的感觉缺失导致。其特点为患者主诉吞咽困难相对少，但有双侧神经病变指征，有咳嗽无力、发音困难症状。临床上，如患者表现为口咽部分泌物增多、咳嗽（或清嗓）增多、喉部发出咕噜声、呼吸短促、发热、反复的支气管炎或肺炎等，应高度怀疑沉默性误咽。但一般只能通过录像荧光检查确诊。

吞咽障碍

真性延髓麻痹和假性延髓麻痹所致的吞咽障碍的鉴别诊断见表 2-8-6。

表 2-8-6 真性延髓麻痹和假性延髓麻痹所致的吞咽障碍的鉴别诊断

鉴别项目	鉴别诊断	
	真性延髓麻痹	假性延髓麻痹
病理	下运动神经元性障碍	上运动神经元性障碍
病因	双侧迷走神经核或核下纤维病损	双侧皮质延髓束病损
吞咽反射	消失或者非常弱	存在,但是迟钝或协调性差
锥体束征	无	双侧
吞咽障碍的运动部位	咽喉期	口腔期
舌肌萎缩	有	无
构音	发声困难、鼻音稍轻	构音障碍、鼻音稍重
咀嚼能力	差	正常或协调性差
感觉障碍	多为重度障碍	轻度障碍或者无障碍
言语	延缓性构音障碍	痉挛、运动低下性或运动过多性构音障碍
智能	正常	可有障碍
情绪	有时不稳定	多不稳定

五、吞咽机制

1. 气道保护三道防线

真声带的内收、假声带的内收、勺会厌襞的内收使会厌落下(反转)覆盖喉前庭,这样可以保护气道,在会厌两侧形成"滑道"使食物向下滑落,使食团绕道进入梨状隐窝,防止误吸。

如果食团为液体,会厌则起到突出物的作用延缓其通过咽部的运动速度,从而给声带内收及喉部抬高争取了时间。

2. 舌喉复合体的运动

舌骨由附着于颅骨后侧(附着于茎突和乳突)及下颌骨前部的肌肉吊带悬挂。喉与舌骨通过韧带连接,甲状舌骨肌的收缩发挥作用。吞咽时,喉和舌骨在牵拉作用下共同向上、向前移动,这样可以扩大咽部,在下咽部产生真空,向下推进食团,松弛环咽肌。

年龄超过 60 岁的人,咽部吞咽的启动较晚,在食团通过咽弓到达舌底部中央时才启动咽部期。

3. 食管上端括约肌开放

吞咽时食管上端括约肌(UES)开放使食团进入食管。括约肌在正常情况下处于收缩张力状态,在吞咽、嗳气和呕吐时则处于松弛状态。即使在松弛时,此括约肌肌肉纤维中仍具有被动弹性闭合力。在食团大小和重量、舌骨上肌肉系统的向上和向前的牵引力量及使咽部缩短肌向上牵拉力的共同作用下，食管上端括约肌处于开放状态。

Jacob 将食管上端括约肌松弛分为如下五期(图 2-8-2)。

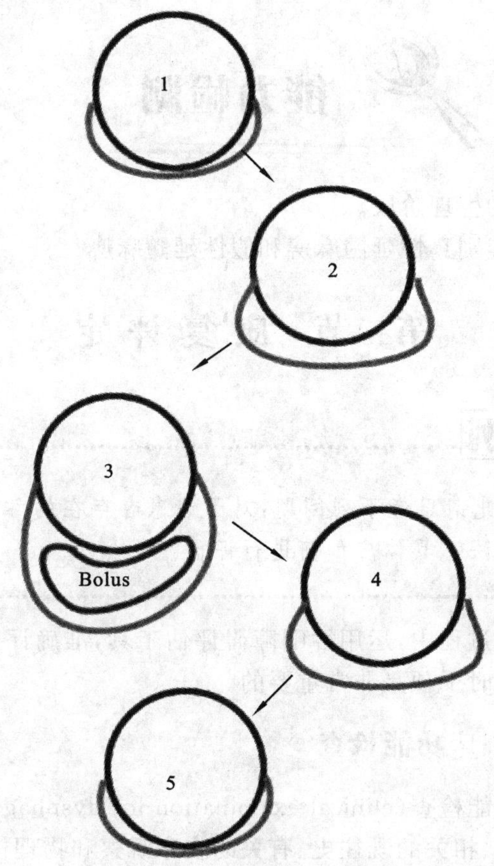

图 2-8-2 食管上端括约肌松弛分期

(1) 起始期 环咽肌具有抑制静力收缩的作用，此抑制作用在食管上端括约肌开放前 0.1 s 时发生，咽下缩肌在环咽肌松弛前发挥作用。

(2) 第二期 通过舌喉移动的生物力学作用使环咽括约肌开放。通过一系列互联肌肉的相互作用(如颏下肌或舌骨上肌的收缩)向前、向上牵拉舌骨。此运动与横纹肌(尤其是甲状舌骨肌)收缩一起向上和向前牵拉喉复合体。由于食管上端括约肌通过附着于环状软骨的环咽肌与喉复合体相连，食管上端括约肌前部在牵拉作用下开放，此开放发生于环咽肌松弛之后。

(3) 第三期 由于食团的压力扩张食管上端括约肌。这样食团的重量和体积继续促使食管上端括约肌开放。

(4) 第四期 食团通过括约肌时出现扩张食管上端括约肌的被动塌陷。

(5) 第五期 环咽肌的主动收缩使食管上端括约肌闭合。

环咽肌开放的影响因素包括：迷走神经（环咽肌受迷走神经支配）；咽部挤压作用活动的启动时间；喉头抬高（喉头抬高可向上牵拉肌肉，通过牵张肌肉使环咽肌开放）。

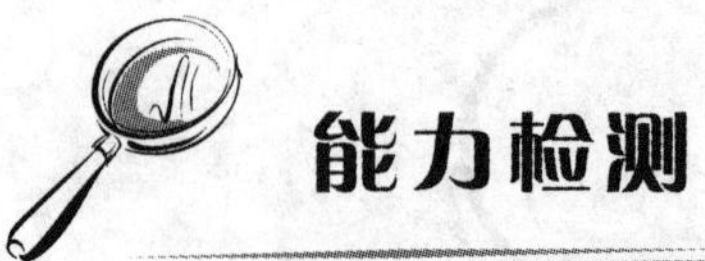

1. 简述摄食吞咽的生理阶段。
2. 如何从症状上鉴别真性延髓麻痹和假性延髓麻痹？

第二节 康复评定

典型病例

接上述病例，据此请思考下列问题：对于该患者存在的吞咽障碍，临床上可以采取哪些康复评估方法？具体应如何进行评估？

在吞咽障碍的管理过程中，运用吞咽障碍评估工具，准确评估患者吞咽功能，及早发现吞咽障碍并给予及时干预是非常重要的。

一、吞咽障碍的临床功能检查

吞咽障碍的临床功能检查（clinical examination for dysphagia，CED）包括患者主观上吞咽异常的详细描述、相关的既往史、有关的临床观察和物理检查。检查目的是确定吞咽障碍是否存在、提供吞咽障碍病因和解剖生理变化的依据、确定患者有无误咽的危险因素、确定是否需要改变提供营养的方式，以改善营养状态，为吞咽障碍的诊断和治疗推荐辅助测试及必要程序。

（一）与吞咽有关的临床表现

（1）病史：

① 详细询问与吞咽有关的病史，如：有无吞咽困难的主诉（呛咳、启动困难、梗阻感、食物残留、流涎、反呕、吞咽痛等）；吞咽障碍发生的时间（病程）和进程；吞咽障碍缓解和加重的因素；是否有气切、插胃管等情况。

② 了解患者认知功能、呼吸功能、言语能力等。

③ 吞咽相关神经肌肉的检查病史：唇、齿、骨、黏膜和肌肉的检查情况；反射和肌张力的检查情况；言语协调能力的检查情况；唾液控制、发声的检查情况；声带的检查情况（有无声带麻痹等）。

④ 吞咽临床评定：给予水或不同食物（不同质和量）的吞咽检查情况。

(2) 服药史　患者目前或近期是否使用了影响吞咽功能的药物，如抗抑郁药、抗心理障碍药、镇静剂、抗组胺药、利尿药、黏膜麻醉药、抗胆碱类药物等。

(3) 既往吞咽功能评估及治疗情况。

(二) 与吞咽有关的口部、颜面的功能评估

仔细观察口部开合、口唇闭锁、舌部运动、有无流涎、软腭上抬、吞咽反射、呕吐反射、牙齿状态、口腔卫生、构音、发声(开鼻声为软腭麻痹；湿性嘶哑声为声带上部有唾液等残留)、口腔内知觉、味觉等。具体检查和评估方法如下。相关检查、评估项目和标准见表 2-8-7 至表 2-8-12。

表 2-8-7　吞咽障碍(X线)严重程度分级

	口腔时间增加/s	吞咽反射延迟/s	误咽量占食团的百分率/(%)
轻度	1～5	＜5	20
中度	5～10	5～10	20～30
重度	＞10	＞10	＞30

表 2-8-8　吞咽功能评分标准

吞咽功能得分	能安全吞咽的液体稠度	临床提示	吞咽障碍分级
0	任何食物都不安全(唾液也会误咽)	没有固体或液体安全	重度
1	唾液	同上(建议用经皮内镜胃穿刺术)	重度
2	布丁，面糊	—	较重
3	甜性质地均一物(浓稠液体或混好的液体营养物)	—	中度
4	甘甜饮料类食品(如纯果汁)	—	中度
5	稀薄液体(奶油、汤、橘汁等)	不要饮用咖啡茶、稀汁或水	轻度
6	水	所有液体	正常

表 2-8-9　吞咽困难的临床评价

病史：	—
药物：	—
症状：	—
频度：　发生时间：　症状加重的原因：	—
伴随症状：　梗阻：	疼痛：
鼻腔反流：	肺炎：

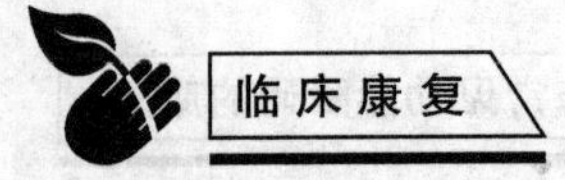

续表

口臭：	言语/噪音改变：
误咽：	体重下降：
烧心(反流)：	饮食改变：
检查：	—
意识状态：	呕吐反射：
体重：	舌：
言语：	间接喉镜：
噪音：	食物残留：
语音：	功能：
面部肌肉：	吞咽测定：
咀嚼肌：	延迟：
病理反射：	咳嗽：
口腔黏膜：	口腔保持：
牙齿：	—

表 2-8-10　口面运动功能的检查

部位	动作	左	右	部位	动作	左	右
	闭唇			舌	伸舌		
	给阻力闭唇				给阻力伸舌		
	唇角上抬				舌尖上抬		
唇	给阻力唇角上抬				给阻力舌尖上抬		
	撅嘴				舌根抬高		
	给阻力撅嘴				给阻力舌根抬高		
	上抬				伸舌双侧运动		
	给阻力上抬				给阻力舌双侧运动		
下颌	张嘴			软腭	发声时抬高		
	给阻力张嘴				—		

评分：0＝正常；1＝轻度；2＝中度；3＝重度。

表 2-8-11　舌感觉功能检查

部位	感觉	左	右	部位	感觉	左	右
	钝				钝		
	锐				锐		
	热				热		
舌前	冷			舌后	冷		
	甜				甜		
	酸				酸		

评分：0＝正常；1＝受损。

表 2-8-12 口腔原始反射的检查

反射名称	刺激	反应	评价(+,-)
口面反射	在口周强烈拍打	撅唇成圆形	
唇反射	拍打口角或轻触口周红唇	双唇撅起或闭唇	
搜寻反射	轻触唇或口角	唇运动,转头试图使刺激物入口	
张嘴反射	将刺激物送向口(勺子、压舌板、手指)	张嘴	
咬合反射	刺激物置于牙齿之间,尤其是磨牙之间	紧咬刺激物	
吸吮反射及咀嚼反射	手指放入口中,再拉出	舌有节律的伸出和缩回,伴有咀嚼运动	
咀嚼反射	拍打牙齿和齿龈;将食物或其他刺激物置于口中	颌上下运动;吸吮、咀嚼或吞咽系列动作	

1. 口腔

面部表情肌:检查和评估安静状态下和运动中的对称性。

咀嚼肌:通过触诊检查和评估其抵抗运动。

黏膜:通过目测进行检查和评估。

牙齿:通过专科检查进行评估。

舌肌:在非运动状态下观察及在前伸状态下检查其抗阻运动进行评估。

口面感觉:给予刺激进行评估。

2. 咽喉

腭咽闭合:在安静及发声状态下观察其对刺激的反射进行评估。

咽部缩窄:给予呕吐刺激进行评估。

喉外肌:给予吞咽时触喉进行评估。

喉内肌:通过间接喉镜检查进行评估。

环咽肌:给予运动中X线透视进行评估。

3. 食管

食管形态学:给予运动中X线透视和内窥镜观察进行评估。

食管运动:测定食管压力和给予运动中X线透视进行评估。

胃食管肌功能:测定食管压力,给予运动中X线透视,给予胃肠闪烁扫描、监测、内窥镜检查进行评估。

食管裂孔疝和反流:给予活体组织检查进行评估。

4. 其他方面

精神状态、判断力:进行定向筛查,进行言语、视-运动知觉和记忆力检查进行评估。

（三）吞咽功能的检查

1. 反复唾液吞咽试验

反复唾液吞液试验（repetitive saliva swallowing test，RSST）由才藤荣一研究提出，是观察引发随意性吞咽反射的一种简易方法。方法如下。

(1) 被检查者取放松坐位或卧位。

(2) 检查者将食指横置于被检查者甲状软骨上缘（喉结及舌骨处），嘱其做吞咽动作，当确认喉头随吞咽动作上举、越过食指后复位，即判定完成一次吞咽反射。当患者诉口干难以吞咽时，可在其舌上滴注少许水，以利吞咽。

(3) 嘱患者尽量快速反复吞咽，观察并记录 30 s 内完成吞咽的次数和动作，少于 3 次确认为吞咽困难，老年患者在 30 s 内能达到 3 次吞咽即可。一般有吞咽困难的患者，即使第 1 次吞咽动作能顺利完成，但接下来的吞咽动作会变得困难，或者喉头尚未充分上举就已下降。

2. 洼田饮水试验

1982 年洼田俊夫提出的饮水试验是经典的临床评估方法。通过观察患者饮水过程中的表现，如水从嘴唇流出、边呛咳边勉强喝、小心翼翼地喝、饮水后嗓音改变等，较为准确地发现口腔期异常。目前临床应用较普及，具体操作如下：

让患者喝下两三口一茶匙水，如无问题，瞩患者取坐位，以水杯盛温水 30 mL，嘱患者如往常一样饮用，注意观察患者饮水过程，并记录饮水所用时间，一般根据所需时间及呛咳等情况将吞咽功能分为如下五级。

Ⅰ级（优）：5 s 内能将 30 mL 温水顺利地一次咽下，无呛咳。

Ⅱ级（良）：5 s 以上分两次将 30 mL 温水咽下，无呛咳。

Ⅲ级（中）：5 s 以上能一次咽下，但有呛咳。

Ⅳ级（可）：5 s 以上分两次以上咽下，有呛咳。

Ⅴ级（差）：频繁呛咳，10 s 内全部咽下困难。

3. 英国学者的饮水试验

让患者饮 5 汤匙清水，每汤匙 5 mL，同时注意观察：①触发的吞咽动作是否延迟；②喉部有无提升动作；③喉部运动是否协调；④试验中有无咳嗽；⑤吞咽后有无声音发湿；⑥误吸的其他表现，如面色、呼吸和瞳孔改变等；⑦有无主诉吞咽不适。如无异常，再用 100 mL 清水检查一次，除上述指标外，不能吞完总量也属异常。

4. 冰水试验

首先检查患者的进食状态、姿势及呼吸和合作程度，然后检查口肌、口反射、咽部吞咽，之后给予 5～10 mL 冰水进行测试。患者端坐，首先给予 3 mL 冰水含在口中，评估口的运动，嘱其吞咽，进行吞咽评估，观察有无吞咽困难。指征：咳嗽或气哽，吞咽延迟（超过 2 s）或缺乏吞咽，喉提升差或缺乏，有痛苦表情或呼吸困难、声音变化、口内残留冰水等。

如无上述表现，看起来正常，再吞咽两次 5 mL 冰水。如果仍然正常，给予 50 mL

冰水进行吞咽。患者对这些测试中任何一种有吞咽困难的表现，就确认存在吞咽困难。

5. 分阶段饮水试验

第一阶段给予患者 5 mL 水，吞咽 3 次共 15 mL，如果 3 次中出现 2 次咳嗽或者噎噻或吞咽后声音嘶哑，则认为是吞咽困难。如没达到上述指标，则进入第二阶段：给予患者 60 mL 水，限定在 2 min 内饮完。如果出现咳嗽或噎噻或吞咽后声音嘶哑，则认为是吞咽困难。

6. 修订饮水试验

取 3 mL 冷水让患者口服咽下，然后嘱其反复吞咽两次。判定标准为五级。1 级：无吞咽，但出现呛咳或噎塞、呼吸急促。2 级：有吞咽，但呼吸急促。3 级：有吞咽，呼吸良好，但有噎塞或呛咳、声音嘶哑。4 级：有吞咽、呼吸良好、没有噎塞呛咳。5 级：4 级表现并且在 30 s 内多次顺利完成。吞咽试验两次以最差评分。

7. 吞咽障碍才藤分级量表

吞咽障碍才藤七级分类法如下。

7 级为正常：摄食咽下没有困难，没有康复医学治疗的必要。

6 级为轻度问题：摄食咽下有轻度问题，摄食时有必要改变食物的形态，如因咀嚼不充分需要吃软食，但是口腔残留的很少，不误咽。

5 级为口腔问题：主要是吞咽口腔期中度或重度障碍，需要改善咀嚼的形态，吃饭的时间延长，口腔内残留食物增多，吞咽时需要他人的提示或者监督，没有误咽。

4 级为机会误咽：用一般的方法摄食吞咽有误咽，但经过调整姿势或一口量的变化和咽下代偿后可以充分地防止误咽。

3 级为水的误咽：有水的误咽，使用误咽防止法也不能控制，改变食物形态有一定的效果，吃饭只能咽下食物，但摄取的能量不充分。多数情况下需要静脉营养，全身长期的管理需要考虑胃造瘘，如果能采取适当的摄食咽下方法同时保证水分和营养的供给，还有可能进行直接咽下训练。

2 级为食物误咽：改变食物的形态没有效果，水和营养基本上由静脉供给。

1 级为唾液误咽：唾液产生误咽，不能进食、饮水，不能进行直接的吞咽训练。

才藤七级分类法以临床实际运用为出发点，对指导患者进食和临床治疗很有意义。

8. 咽反射及敏感度试验

用棉棒擦咽后壁，通过被检者的反应判断咽反射的强弱。

阳性：皱眉、痛苦表情、恶心。

稍减弱：痛苦表情、无恶心。

减弱：只有轻度痛苦表情。

消失：无痛苦表情、无恶心。

或用柔软纤维导管中的空气流刺激喉上神经支配区的黏膜，根据感受到的气流压力来确定感觉障碍的阈值和程度。轻度感觉障碍的标准为 3.5～6.0 mmHg；重度感觉障碍的标准为超过 6.0 mmHg。

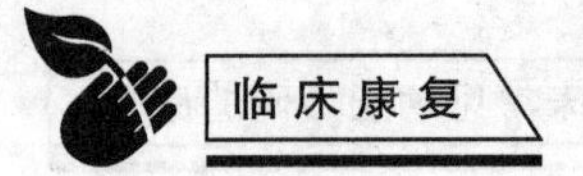

二、吞咽障碍的辅助检查

临床评估属于间接的评估方法，有一定的主观性，不能直观地显示吞咽的解剖生理情况和过程。因此，越来越多的辅助检查被应用于吞咽障碍的评估，包括录像荧光吞钡检查、改良吞钡试验、咽部敏感试验、放射学检查、内窥镜检查、测压检查、咽部放射性核素扫描、超声检查、表面肌电图检查、脉冲血氧定量法等方法。这些检查方法对吞咽障碍的诊断和治疗有重要意义。超声波、肌电图、电声门图、舌咽压力测定和闪烁照相也是很好的方法，但由于具体工作比较繁杂，临床上较难实现。受设备条件的限制，目前多数医院主要开展床旁评估，并进行吞咽障碍的康复医学量化评定和吞咽障碍量表评定，较少开展电视透视或放射学检查。

（一）电视荧光透视检查

吞咽活动是一种极其快速且复杂的运动，因此，应用 X 线透视观察有时较困难，最好采用录像技术，以便反复观察，找出发生障碍的确切部位。电视荧光透视检查（video fluoroscopic swallowing study，VFSS）（图 2-8-3）是目前公认最全面、可靠、有价值的吞咽功能检查方法，被认为是吞咽障碍检查的"理想方法"和诊断的"金标准"。

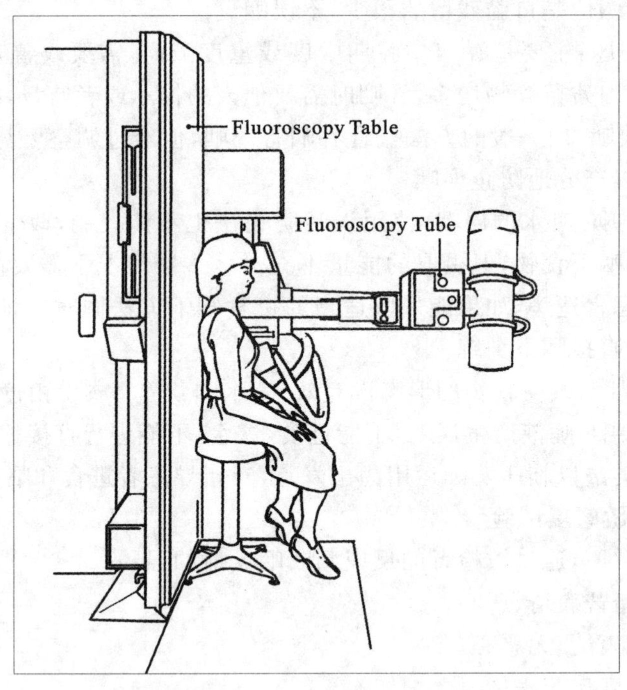

图 2-8-3　电视荧光透视检查

此方法可对整个吞咽过程进行详细的评估和分析，如观察患者吞咽不同黏稠度的由造影剂调制的食物和不同容积食团的情况。通过观察侧位及正位成像对吞咽的不同阶段（包括除了口腔前期外的口腔准备期、口腔期、咽部期、食管期）的情况进行评估，同时对舌、软腭、咽喉的解剖结构和食团的运送过程进行观察。在检查过程中，吞咽治疗师可以指导患者在不同姿势下进食，以观察何种姿势更适合患者。当患者出现吞咽障碍，则随时给予辅助手段或指导患者使用合适的代偿性手段以帮助其完成吞咽。这种检查不仅可以显示咽部快速活动的动态细节，而且对研究吞咽障碍的机制和原因具有重要价值。这种检查可以发现吞咽障碍的结构性或功能性异常的病因及其部位、程度和代偿情况、有无误吸或误咽等，能为选择有效治疗措施和观察治疗效果提供依据，因此临床诊断一般都要做此检查。

1. 检查设备 一般用带有录像功能的 X 光机，它可记录吞咽从口腔准备期到食物进入胃的动态变化情况。

2. 所需材料 录像吞咽造影检查必备的材料包括造影剂（一般为 20%或 76%泛影葡胺溶液或钡剂）、米粉。造影检查时，把造影剂（泛影葡胺）与米粉混合，调制成稀糊状等不同性状的造影食物备用。此外，还要准备好水、杯、匙羹、吸管、量杯、压舌板、吸痰器等物品。

3. 检查程序

（1）准备 ①清洁口腔、排痰、适当的口腔内按摩、颈部旋转运动、发声、空吞咽等吞咽准备运动；特殊情况外，最好把鼻饲管拔去进行检查。因为鼻饲管会影响食物运送速度，沾黏食物，影响观察。②调制造影食物备用。③将患者置于 X 光机床上，摆放适当体位。标准的操作是患者在直立位上进行，不能站立的患者，需要固定带固定。

（2）进食显影食物 每口的食物量一般由 1 mL 起，逐渐加量，原则上先液体，后糊状和固体，从一匙开始，如无问题逐渐加量。

（3）观察并记录 一般选择正位和侧位观察，其中左前或右前 30°直立侧位，颈部较短者此位可更清晰地显示造影剂通过环咽肌时的开放情况。观察不同现状食物是否产生异常症状，发现障碍后，用哪种补偿方法有效。补偿方法包括调节体位、改变食物性态、清除残留物等。

4. 主要观察的信息

（1）正位像 主要观察会厌谷和单侧或双侧梨状隐窝是否有残留，以及辨别咽壁和声带功能是否不对称。

（2）侧位像 主要确定吞咽各期的器官结构与生理异常的变化。包括咀嚼食物、舌头搅拌和运送食物的情况、食物通过口腔的时间、舌骨和甲状软骨上抬的幅度、腭咽和喉部关闭情况、时序性、协调性、肌肉收缩力、会厌放置、环咽肌开放情况、食物通过咽腔的时间和食管蠕动运送食团的情况等。还要观察有无下列异常表现，包括滞留、残留、反流、溢出、渗漏、误吸等。

5. 吞咽障碍 VFSS 表现

（1）滞留（pooling） 吞咽前，内容物积聚在会厌谷或梨状隐窝时的状况。

（2）残留（residuals） 吞咽完成后内容物仍留在会厌谷或梨状隐窝的状况。

（3）溢出（spillage） 在会厌谷或梨状隐窝的内容物积聚超过其容积，溢出来的状况,通常情况下会溢入喉前庭,溢出也称为渗透(penetration)。

(4) 误吸(aspiration) 食物或液体通过喉前庭进入气道、肺的状况以声门为界,若食物或液体停留在喉前庭,则称为渗透。

(5) 时序及协调性(timing & coordination) 吞咽过程中,口、咽、食管三者之间的相互关系及吞咽时间不协调,严重者出现反流。

(6) 环咽肌功能障碍(cricopharyngeus dysfunction,CPD):这是指环咽肌不能及时松弛或发生肌肉痉挛,其临床典型症状是进食后出现食物反流,不能下咽,或咽下后剧烈呛咳(为食物流入气管所致)。环咽肌功能障碍包括三种情况。①松弛/开放缺乏:吞咽造影可见会厌谷和梨状隐窝有食物滞留和残留,咽腔底部有大量食物聚集,食团不能通过食管上段入口进入食管中(未见食物流线)。食物溢入喉前庭,经气管流入肺中。②松弛/开放不完全:吞咽造影除可见会厌谷和梨状隐窝有食物滞留和残留外,患者经反复多次吞咽后,少许食物才能通过食管上段入口进入食管中,食物进入食管入口后的流线变细,并有中断,咽腔底部食物积聚过多。③松弛/开放时间不当:吞咽动作触发后,环咽肌可以开放,但开放时间不协调。

6. 数据记录

将数据记录于表 2-8-13 中。

表 2-8-13 吞咽造影的主要评价项目

部 位	侧 面 像	正 面 像
口腔	吞入 口腔内保持 残留部位 咀嚼 食块形成 往舌后部、咽部吞送 口腔通过时间	左右对称 残留部位
咽部	吞咽反射 软腭运动 舌根运动 舌骨运动 喉部上抬 咽部蠕动 环咽肌开放 残留:梨状隐窝 会厌谷 误吸 咽部通过时间	声门、声门前庭闭锁 食团通过的左右差异 环咽肌开放 残留:梨状隐窝 会厌谷

续表

部　位	侧　面　像	正　面　像
食管	蠕动 食管残留 通过时间	蠕动 食管残留 通过时间

（二）电视内窥镜吞咽功能检查

电视内窥镜吞咽功能检查（videoendoscopy swallowing study，VESS）（图 2-8-4）是通过使用喉镜，经咽腔或鼻腔观察下咽部和喉部，直接在直视下观察会厌、杓状软骨、声带等咽及喉的解剖结构和功能状况的方法，如梨状隐窝的泡沫状唾液潴留、唾液流入喉部的状况、声门闭锁的程度、食管入口处的状态、有无器质性异常等。此外，可以让患者吞咽染成蓝色的牛奶、乳蛋粉、固体食团等不同黏稠度的食物，可更好地观察吞咽启动的速度、吞咽后咽腔（尤其在会厌谷和梨状隐窝）残留情况以及食物是否出现在会厌下气道，由此评估吞咽能力并估计吸入的程度。

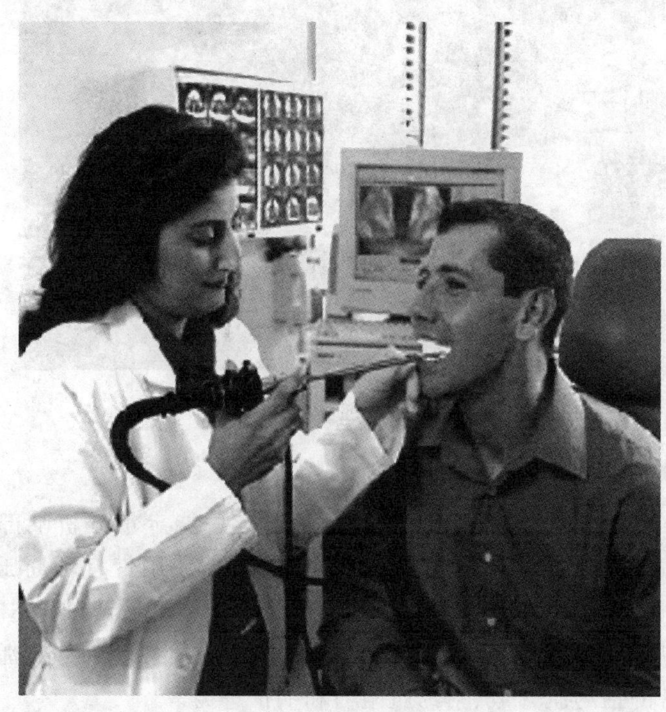

图 2-8-4　电视内窥镜吞咽功能检查

联合应用电视内窥镜对吞咽的解剖结构、运动功能和咽喉感觉功能进行测定，能对咽的运动和感觉功能进行较全面的评估。电视内窥镜吞咽功能检查能提供高效的和可靠的吞咽障碍处理策略，包括对患者最初摄食状态的建议，确定何时恢复经口腔摄食以及使用何种性质的食物以达到最佳的吞咽。电视内窥镜吞咽功能检查能在床边甚至

ICU 中进行，不接触放射线辐射，但对吞咽的全过程、解剖结构和食团的关系以及环咽肌和食管的功能等的观察效果一般。

（三）肌电图检查

咽喉部的肌电图检查（electromyography，EMG）（图 2-8-5）中一般使用表面肌电图（SEMG），即用电极贴于吞咽活动肌群（包括上收缩肌、腭咽肌、腭舌肌、舌后方肌群、舌骨肌、颏舌肌等）表面，检测吞咽时肌群活动的生物电信号。口咽部神经肌肉功能障碍是吞咽障碍的主要病因。表面肌电图为我们提供了一种直接评估口咽部肌肉在放松和收缩时引起的生物电活动的无创性检查方法，并能对肌源性和神经源性损害进行鉴别，判断咀嚼肌和吞咽肌的功能，同时可以利用肌电反馈技术进行吞咽训练。

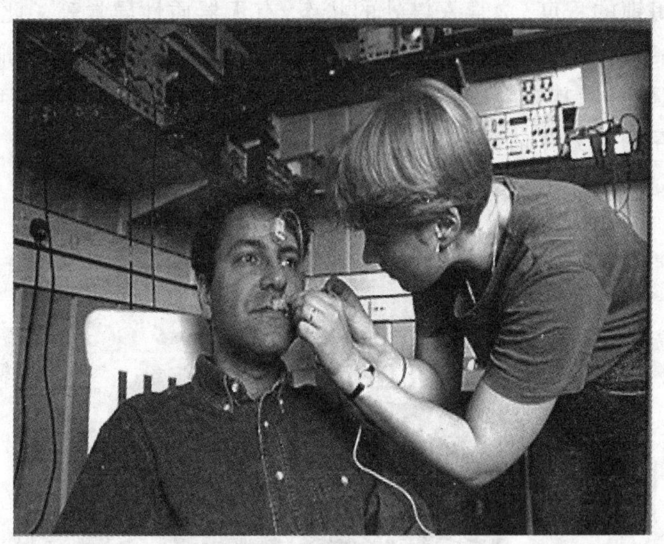

图 2-8-5 肌电图检查

（四）食管测压检查

食管测压（manometry）检查（图 2-8-6）是目前唯一能定量分析咽部和食管力量的检查方法。吞咽过程中咽部期和食管期压力变化迅速，使用带有环周压力感应器的固态测压导管进行检查，压力传感器将感受到的信号传导到电子计算机进行整合及分析，得到咽收缩峰值压及时间、食管上段括约肌（UES）静息压、松弛率及松弛时间。根据数据，分析有无异常的括约肌开放、括约肌阻力和咽推进力。

（五）超声波检查

超声波检查（ultrasonography）是通过放置在颏下的超声波探头（换能器）对口腔期、咽部期吞咽时舌的运动功能及舌骨与喉的提升、口腔软组织结构和动力、食团的转运情况、咽腔的食物残留情况等进行的定性分析。超声波检查是一种无射线辐射的无创性检查，能在床边进行检查，并能为患者提供生物反馈治疗，同时，对发现舌的异常运

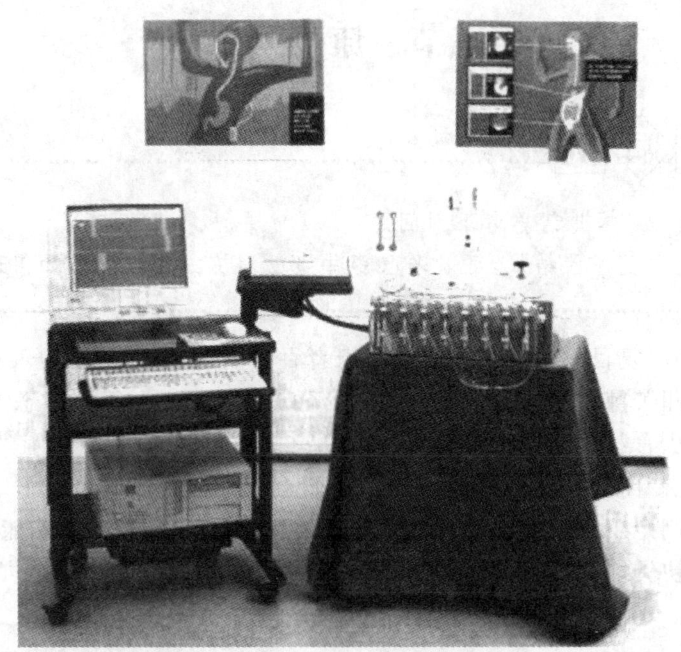

图 2-8-6 食管测压检查

动有明显的优越性。但超声波检查只能观察到吞咽过程的某一阶段，而且由于咽喉中气体的影响，超声波检查对食管上括约肌的观察不理想。

（六）脉冲血氧定量法（pulse oximetry）

吞咽障碍患者大约有 1/3 会将水和食物误吸入呼吸道，其中 40%的患者误吸是无症状的。而大多数吞咽障碍患者出现误吸时，血氧饱和度下降超过 2%，用脉冲血氧定量法能准确检测 81．5%患者的误吸情况。脉冲血氧定量法具有无创、无放射损伤、可重复操作的特点，是一种较可靠的评估吞咽障碍患者吞咽时是否发生误吸的方法。但由于血氧饱和度受多种因素影响，因此当用于检测老年人、吸烟者、慢性肺部疾病患者时需要谨慎、综合地分析其检测结果。

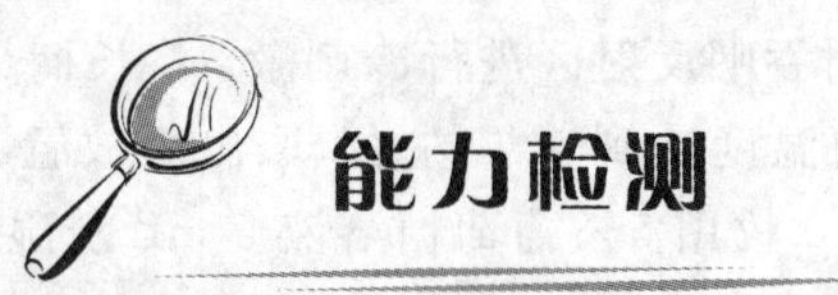

简述洼田饮水试验的评估过程。

第三节 康复治疗

典型病例

接上述病例，据此请思考下列问题：

根据相关康复评估结果，可以采取哪些康复训练方法？具体如何进行训练？

吞咽障碍的康复目的旨在恢复或提高患者吞咽能力，改善身体的营养状况，增加进食乐趣，体验酸甜苦辣不同味道，改善因不能经口进食所产生的心理恐惧与抑郁，增加进食的安全，减少食物误咽误吸入肺的机会，减少吸入性肺炎等并发症发生的机会，由康复医师与其他专门职业者（如其他科医师、护士、营养师、言语治疗师、理疗师及康复作业师等）合作制定出具体的治疗计划。根据吞咽障碍部位对吞咽功能进行全方位的训练，以增强其协调能力，为进食练习打下基础。康复治疗原则为功能训练、功能代偿、选食与进食训练。

一、基础训练

基础训练是针对那些与摄食-吞咽活动有关的器官进行功能训练，也称口、颜面功能训练或称为间接训练，多用于摄食训练之前的准备训练。对与吞咽障碍有关的各个部位进行训练可明显增加协调功能，预防失用性功能低下，改善器官的运动和协调性，为经口摄食做好功能性准备。基础训练不使用食物，误咽、窒息的危险性小。训练时，先清洁口腔，再用蜂蜜按摩口腔黏膜及舌。

（一）感觉刺激

常用的感觉刺激有触觉刺激、冷刺激和味觉刺激。

（1）触觉刺激　用手指、棉签、压舌板、纱布等在面颊部内外、唇周、整个舌部实施按摩、摩擦、振动、拍打等刺激，旨在增加这些器官感受器的敏感度，进而提高中枢神经在吞咽过程中的敏感度及功能性的调节能力。

（2）冷刺激　一般采取对吞咽反射区进行冷刺激，将长柄金属勺子置于冰水 10 s 或放置冰箱中，使金属勺子的温度达到 4 ℃左右，取出后放置在前咽门，刺激患者吞咽反射活动；或取无菌棉签 10 枚用 5%葡萄糖溶液 5 mL 浸湿，平铺在一次性输液器包装袋中，冰冻 2 h 以上备用。常规口腔消毒后，用冰冻棉签蘸少许水，轻轻长时间地触碰、刺激患者前后腭弓、软腭弓、舌根部及咽后壁，然后嘱其做空吞咽动作，再上、下进行 20 次，使触发吞咽反射的区域变得敏感，这样能有效强化吞咽反射，使之易于诱发有力的吞咽，每日 3 次。如出现呕吐反射则应终止，以免呛咳、误吸。进行基础训练有效后，方可进行口摄法。停止刺激后，指导患者舌尖抵上齿龈，同时用鼻深吸气 2 次。操作时，注意棉签在口腔内停留不超过 5 s，冰棉签现取现用，防止棉签解冻或脱入口中。

(3) 味觉刺激　用棉签蘸不同味道果汁或菜汁（酸、甜、苦、辣等），刺激舌面部味觉，增强味觉敏感性及食欲。

（二）口、颜面功能训练

1. 下颌、面部及腮部运动

嘱患者取坐位，以热（不烫伤皮肤为宜）、冷（不冻伤皮肤为宜）毛巾湿敷患者颊部皮肤 10～15 min。然后进行颊部皮肤按摩 10～15 min。随后嘱其轻吸一口气，鼓腮，使双颊布满气体后轻轻吐气，如此反复进行，每日 3 次。也可嘱患者洗净手后作吮手指动作以收缩颊部、口轮匝肌肉运动，每日 2 次，每次反复做 5 次。通过主动或被动地活动患者下颌，嘱患者做空咀嚼动作，以 10 次为一组，每日练习三组以上。

2. 发音练习

由于发音与吞咽有关，因此可用发音练习来治疗吞咽障碍。如嘱患者张口发“ɑ”音，并向两侧运动发“yi”音，然后再发“wu”音，每次每音发 3 次，通过张闭口动作增强人脑对口唇肌肉的控制。也可嘱患者缩唇然后发“f”音，像吹蜡烛、吹哨动作。每次每音发 3 次，连续 5～10 次。或先对患者进行单音单字训练，让患者从“你”、“我”、“他”开始训练发音，每字每次两遍，鼓励患者大声说出来，建立自信心。然后教患者唱简单歌曲，如“东方红”，鼓励他们自然地大声唱，通过张闭口动作、声门开闭促进口唇肌肉运动功能和声门闭锁功能恢复。

3. 舌训练

(1) 在患者未出现吞咽反射的情况下，先进行舌肌和咀嚼肌按摩，再嘱患者张口，将舌尽力向前伸出，然后做左右运动将舌摆向口角，再用舌尖舔下唇后转舔上唇，按压硬腭部，然后将舌缩回，闭口做上下牙齿互叩及咀嚼 10 次，每日 3 次，分别于早晨、中午、下午进行。患者不能自动完成舌运动时，治疗师可用压舌板在舌部按摩，或用纱布轻轻地把持舌，进行上下、左右运动，然后将舌送回原处，轻托下颌嘱患者闭口，以磨牙咬动 10 次，分别于早、中、晚餐前进行，每次 5～20 min。

(2) 如患者舌肌萎缩或伸缩无力，可用消毒舌钳夹住患者的舌，帮助患者做舌的上下、左右、环绕方向的运动。每个运动反复做 10～15 次，舌钳夹舌时松紧要适宜，防止舌体受损。

(3) 嘱患者休息 5 min，然后治疗师双手大拇指放于患者鼻翼两侧，四指弯曲托住下颌，帮助患者做牙齿咬合运动 10～15 次，以锻炼其咀嚼肌，每日 2 次，同时注意观察患者，避免咬伤舌体。

(4) 嘱患者舌体尽力前伸 5 s 后收回，反复 10 次，舌体尽力后卷 5 s 后放松，反复 10 次，舌体在口腔中顺时针、逆时针各环绕 10 次，咬紧上下磨牙 10 次，鼓腮 10 次，吸吮 10 次，闭口深呼吸 10 次，每日训练 2 次。

4. 腭咽闭合训练

(1) 口含住一根吸管(封闭另一端)做吸吮动作,感觉腭弓有上提运动为佳。

(2) 两手在胸前交叉用力推压,同时发"ka"或"a"音;或按住墙壁或桌子同时发声,感觉腭弓有上提运动。

(3) 用冰棉签在软腭上做快速摩擦,刺激软腭,引起咽部出现吞咽动作,接着嘱患者发"a"音或"o"音,软腭会抬高,从而有利于吞咽。

5. 咽和喉部功能的训练

(1) 喉部吞咽练习　治疗师将拇指和食指轻置于患者喉结部位,握住患者喉结做有利于吞咽的上下运动。

(2) 嘱患者发"a"音、"o"音和"e"音以锻炼喉部肌群。其频率和次数依患者情况而定,建议每次 10～20 min,每天 2 次。

(3) 咳嗽训练　进行咳嗽训练可提高人脑对呼吸系统的控制力,建立排除气管异物的防御性反射。

6. 呼吸训练

对患者进行早期呼吸训练是功能恢复的重要环节,其目的是提高咳出异物的能力和防止误咽。

(1) 腹式呼吸　患者卧位屈膝,治疗师两手分别置于患者的上腹部,让患者以鼻吸气、以口呼气,呼气结束时上腹部的手稍加压于上方膈部的方向,患者以此状态吸气。单独练习时,可在腹部放上 1～2 kg 沙袋,体会吸气时腹部膨胀、呼气时腹部凹陷的感觉。卧位腹式呼吸熟练掌握后,可转为坐位练习,逐步增加难度,最后以腹式的呼气步骤转换为咳嗽动作。强化咳嗽力量有助于去除残留在咽部的食物。

(2) 缩口呼吸　以鼻吸气后,缩拢唇呼气,呼气控制越长越好。缩紧唇部时肺内压力增大,有助于增大单次换气量、减少呼吸次数和每分钟呼气量。这种方法能调节呼吸节奏并延长呼吸时间,使呼气平稳。

(3) 强化声门闭锁　患者坐在椅子上,双手支撑椅面做推压运动,屏气。此时胸廓固定,声门紧闭;然后,突然松手,声门大开,呼气发"a"音。此运动不仅可以训练声门的闭锁功能、强化软腭的肌力,而且有助于除去残留在咽部的食物。

二、感觉促进综合训练

患者开始吞咽之前给予各种感觉刺激,使其能够触发吞咽,称感觉促进法。对于吞咽失用、食物感觉失认、口腔期吞咽延迟起始、口腔感觉降低或咽部期吞咽延迟启动的患者,通常采用在进食吞咽前增加口腔感觉训练。其方法包括如下几点。

(1) 把食物送入口中时,增加汤匙下压舌部的力量。

(2) 给予感觉较强的食物,如冰冷的食团、有触感的食团(如果冻)、有强烈酸甜苦辣味道的食团等。

(3) 给予需要咀嚼的食团,借助咀嚼运动提供初步的口腔刺激。

(4) 在吞咽前,在腭舌弓给予温度触觉刺激。进食前以冷却刺激,进行口腔内清洁,或进食时冷热食物交替,冷刺激可增加吞咽反射的敏感性。治疗过程中,将冷刺激器(冰喉镜或冰棉签)放置在咽后壁,反复刺激,可增强和触发更多的快速反射。

(5) 鼓励患者自己动手进食,可使患者得到更多的感觉刺激。对于吞咽失用、食物感觉失认的患者鼓励其自己动手进食。

三、摄食直接训练

对用才藤测试法评定为吞咽障碍 3 级以上的患者,可行摄食直接训练。进食时采取的措施包括进食体位和姿势、食物的形态、食团入口位置、食物性状、一口量、进食速度、吞咽辅助手法及进食时提醒、进食环境等,注意进食前后清洁口腔、排痰。此法的目的是促进患者摄取足够营养物质,使其具备足够的体力,从而逐步恢复自行进食能力。此法适用于轻度吞咽障碍患者以及接受基础训练后有了一定吞咽能力的中、重度吞咽障碍患者。进行进食训练时,首先准备好吸引器、氧气等抢救物品,并向患者解释以取得合作。进食时环境要安静,使患者注意力集中,不要讲话,以免呛咳。进食前后认真清洁患者口腔。

(一) 体位及姿势

培养良好的进食习惯至关重要:要定时、定量在餐桌上进食,不要躺着进食,不要在床边进食。

由于存在功能障碍,因此在实际操作过程中应因人因病情而异。进食时的体位是气道保护最重要的因素之一。开始训练时应选择既有代偿作用又安全的体位。进食前应嘱患者放松精神,保持轻松、愉快的情绪 15～30 min。对卧床患者,一般至少取躯干 30°仰卧位,头部前屈,患侧肩部以枕垫起,喂食者位于患者健侧。此时进行训练,食物不易从口中漏出,利于食团向舌根部运送,减少食物向鼻腔逆流及误咽的危险。颈部前屈也是预防误咽的一种方法,因为仰卧时颈部易呈后屈位,后屈位容易造成与吞咽活动有关的颈椎前部肌肉紧张、喉上抬困难,从而容易发生误咽。对能下床的患者,取坐直头稍前屈位,身体亦可倾向健侧 30°,此体位可使食物由健侧咽部进入食管,如果是偏瘫患者,应将头部转向患侧 80°,此时健侧咽部扩大,便于食物进入,以防止误咽。

对于许多不同类型吞咽障碍患者,使用改变进食的姿势可改善或消除吞咽误吸症状。改变进食的姿势的原理是,在吞咽食团时,患者的头部或身体改变为某种姿态即可解除吞咽障碍的症状。

(1) 头颈部旋转　头颈部向患侧旋转可以关闭该侧梨状窝,食团移向健侧,有利于关闭该侧气道。头部前倾并向患侧旋转,是关闭气道最有效的方法,适用于单侧咽部麻痹(单侧咽部有残留)的患者。

(2) 侧方吞咽　头部向健侧侧倾,可使食团移向健侧,从而使健侧梨状窝变窄,挤出残留物,而对侧梨状窝变浅,咽部产生高效的蠕动式运动,可去除残留物。头部向患侧侧倾,可使患侧梨状窝变窄,挤出残留物,适用于一侧舌肌和咽肌麻痹(同侧口腔和咽

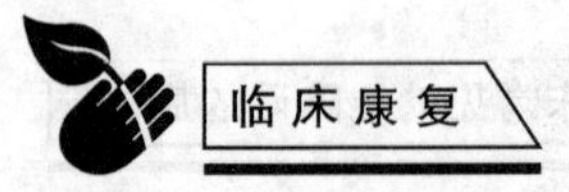

部有残留)的患者。

(3) 低头吞咽　采取颈部尽量前屈姿势吞咽,可将前咽壁向后推挤,对延迟启动咽部期吞咽、舌根部后缩不足、呼吸道入口闭合不足患者是一个较好的选择。在这种姿势下吞咽的作用是:①使会厌谷的空间扩大,并让会厌向后移位,这样避免食物溢漏入喉前庭,更有利于保护气道;②收窄气管入口;③咽后壁后移,使食物尽量离开气管入口处。低头吞咽适用于咽部期吞咽启动迟缓(食团已过下颌而咽部吞咽尚未启动)的患者。

(4) 从仰头到点头吞咽　颈部后屈时会厌谷变得狭小,残留食物可被挤出,接着,颈部尽量前屈,形状似点头,同时做空吞咽动作,可改善舌运动能力不足以及会厌谷残留。适用于舌根部后推运动不足(会厌谷残留)的患者。

(5) 头部后仰　头部后仰时,由于重力的作用,食物易通过口腔至舌根部,适用于食团口内运送慢(舌的后推力差)者。训练时,指导患者将食物咀嚼并混合成食团后,头部即刻后仰并吞咽。头颈部的前倾和后仰能解决食团在口腔内的保留及运转,若食团转运至咽部仍不能触发吞咽时,应教会患者关闭气道的方法。

(6) 空吞咽与交互吞咽　咽部已有食物残留,如继续进食,则残留积累增多,容易引起误咽。因此,每次进食吞咽后,应反复做几次空吞咽,使食团全部咽下,然后再进食。适用于吞咽无力(残留物分布于全咽)患者。亦可每次进食吞咽后饮极少量的水(1～2 mL),这样既有利于刺激诱发吞咽反射,又能达到除去咽部残留食物的目的,称为交互吞咽。

(二) 食物的性状和黏稠度

根据性状,一般将食物分为三类:流质食物,如果汁等;半流质食物,如米汤、羹、米糊、芝麻糊等;半固体食物,如软饭;固体食物,如饼干、坚果等。食物的性状应根据患者饮食特点及吞咽障碍的程度及阶段,本着先易后难、循序渐进的原则,选择易被患者接受的食物,另外,还要注意南方人喜稻米,北方人爱面食的饮食习惯。对准备期差的患者不能食肉或其他固体物,可采用最易吞咽的食物,容易吞咽的食物的特点是密度均匀、黏性适当、不易松散、容易在口腔内移动、通过咽和食管时易变形,很少在黏膜上残留又不易出现误咽。临床实践中,应首选糊状食物,如芝麻糊、稠粥,因为它能较满意地刺激触、压觉和唾液分泌,使吞咽变得容易。此外,还应兼顾食物的色、香、味及温度。一般冷食比热食佳,冷的可促进舌比较快速地向后运动,每餐前可给予 30～50 mL 冰水饮用,然后进食。根据吞咽障碍影响吞咽器官的部位,可因地制宜地选择适当食物并进行合理配制。

(三) 食团在口中的位置

进食时应把食物放在口腔最能感觉食物的位置,即最好把食物放在健侧舌后部或健侧颊部,这样有利于食物的吞咽。这种做法不仅适合部分或全部舌、颊、口、面部有感觉障碍的患者,也适合所有面舌肌肉力量弱的患者。

(四) 一口量及进食速度

一口量即最适于吞咽的每次摄食入口量。一般来说,正常人一口量:流质食物为

1～20 mL，果冻为 5～7 mL，糊状食物为 3～5 mL，肉团平均为 2 mL。对患者进行摄食训练时，如一口量过多则口腔控制困难，食物易从口中漏出或引起咽部残留导致误吸，过少则会因刺激强度不够，难以诱发吞咽反射。一般先以少量试之(流质食物 1～4 mL)，然后酌情增加至 1 汤匙左右。为防止食物滞留，可以在每次吞咽食物后，嘱患者反复吞咽数次，以使食物全部咽下，或者让患者交替吞咽固体食物和流食，或每次吞咽后嘱患者饮一口水(不用吸管)，以防液体误入气管，这样既有利于诱发吞咽反射，又能达到去除咽部残留食物的目的。

根据不同的需要量进行恰当的分配，以早餐吃好、中餐吃饱、晚餐吃少为原则。对昏睡及嗜睡患者，应边进食边鼓励，给予一定的刺激，能保持在清醒状态下进食。对有精神症状的患者，喂食者要掌握其平日进食量。对于常捂嘴不吃的患者，要耐心地进行开导和启发，要想办法使患者把预定量全部摄入。有的患者进食时不张嘴，可从牙缝中倒入一匙水，刺激其张口，一旦开口，就要一口接一口地喂，不要间断，一旦间断患者又不张口。对舌肌运动麻痹致搅拌失灵，不能将食物向咽部推动，但吞咽反射仍保留的患者，可将食团送至患者舌根部，随之用匙轻压舌根部，引起吞咽反射将食物咽下。伴有面瘫的患者，食物易从患侧口角掉出或滞留在患侧的颊部，对此应让患者健侧手持匙，把食团放在口腔健侧舌后部或健侧颊部，喂食者或患者自己用手托下颌，使口唇合拢，向两侧牵拉，舌稍缩回附着于上腭，进行吞咽。为防止吞咽时食物误吸入气管，可结合如下所述的声门上吞咽法进行训练，以使在吞咽时声带闭合更好后再吞咽，吞咽后紧接着咳嗽，可去除残留在咽喉部的食物残渣。

为减少误吸的危险，应调整合适的进食速度，前一口吞咽完成后再进食下一口，避免两次食物重叠入口。另外，还要注意餐具的选择，可采用边缘钝厚、匙柄较长、容量 5～10 mL 的羹匙，便于准确放置食物及控制每匙食物量。

（五）吞咽辅助手法

吞咽辅助手法(swallow maneuver)的目的是增加患者口、舌、咽等解剖结构本身运动范围，增强运动力度，增强患者对感觉和运动协调性的自主控制。此法需要一定的技巧和多次锻炼，应在吞咽治疗师指导和密切观察下进行。此手法不适于有认知障碍或严重的言语障碍者。吞咽辅助手法主要有以下几种。

1. 声门上吞咽法

声门上吞咽法适用于吞咽反射触发迟缓及声门关闭功能下降的患者。此法在吞咽前及吞咽时关闭声带，以避免误吸保护气管。由于患者表现为吞咽前及吞咽中咽喉肌不能充分收缩，故可指导患者练习。

操作方法：深吸一口气后闭住气→保持闭气状态，同时进食一口食物→吞咽→呼出一口气后，立即咳嗽→再空吞咽一次→正常呼吸。

需要注意的是，应先让患者吞口水做练习，如果患者可以在没有食物的情形下正确地遵从上述步骤练习数次，则给予食物练习就比较容易达到目标。若吞口水时不能立即关闭声门，则应反复训练喉肌内收(即闭气)。

2. 超声门上吞咽法

正常吞咽是利用喉部上抬来完成杓状软骨向前倾至会厌软骨底部的。喉部上抬可使杓状软骨接近会厌软骨的后侧表面。杓状软骨向前移动的幅度减少一点则可以关闭呼吸道入口。超声门上吞咽法的目的是让患者在吞咽前或吞咽时,将杓状软骨向前倾至会厌软骨底部,并让假声带紧密闭合,以使呼吸道入口主动关闭。

操作方法:吸气并且紧紧地闭气,用力向下压;吞咽时持续保持闭气,并且向下压,吞咽结束时立即咳嗽。

超声门上吞咽法可在吞咽法开始时,增加喉部上抬的速度,对于颈部做过全程放射治疗的患者特别有帮助。超声门上吞咽法也可当作一种运动,对于解剖结构正常的患者,可以改善舌根后缩的能力。

3. 用力吞咽法

用力吞咽法是为了在咽部期吞咽时,增加舌根向后的运动而制定的。用力使舌根后缩,增加舌根力量,从而使食团内压增加,改善会厌清除食团的能力,此法可帮助患者最大限度地吞咽。

操作方法:当吞咽时,用所有的肌肉用力挤压。这样可以让舌头在口中沿着硬腭向后的每一点以及舌根部都产生压力。

4. 门德尔森吞咽法

门德尔森(Mendelsohn)吞咽法是为了增加喉部上抬的幅度与时长而设计的,并借此可以提升舌肌和喉肌,增加环咽肌开放的时长与宽度,使食管上端开放。此法可以改善整体吞咽的协调性,具体操作方法如下。

(1) 喉部可以上抬者,当吞咽唾液时,让其感觉有喉向上提时,设法保持喉上抬位置数秒;或吞咽时让患者以舌部顶住硬腭、屏住呼吸,以此位置保持数秒,同时让患者食指置于甲状软骨上方,中指置于环状软骨上,感受喉结上抬。

(2) 喉部上抬无力者,治疗师用手上推其喉部来促进吞咽。即只要喉部开始抬高,治疗师就用拇指和食指置于环状软骨下方,轻捏喉部并上推喉部,然后固定。注意要先让患者感到喉部上抬,上抬逐渐诱发出来后,再让患者有意识地保持上抬位置。此法可增加吞咽时喉提升的幅度并延长提升后保持不降的时间,因而也就能增加环咽段开放的宽度和时间,起到治疗作用。每天早、中、晚各一次,每次 5 min。

5. 小结

以上四种吞咽法:①声门上吞咽法,在吞咽前或吞咽时,关闭真声带处的呼吸道;②超声门上吞咽法,在吞咽前或吞咽时,关闭呼吸道入口;③用力吞咽法,在咽部吞咽时增加舌根部后送力量,可以把会厌谷处的食团清干净;④门德尔森吞咽法,增强喉部上抬的幅度与时长,借此增加环咽肌开放的程度与时长,门德尔森吞咽法还能改善整体吞咽的协调性。

(六) 进食时提醒

进食时提醒(sensory cues)可以促进患者吞咽,帮助患者减少误吸的危险。进食时提醒主要有以下五种方法。

(1) 言语示意　例如，照顾者在患者进食时说“吞”以提醒患者。

(2) 手势示意　例如，照顾者指着自己的嘴唇以提醒患者在吞咽期保持嘴唇闭紧。

(3) 身体姿势示意(physical cues)　例如，使用下巴和头的支撑器以提醒患者保持正确的身体姿势。

(4) 文字示意　利用文字给患者和照顾者提供不断的提醒注意以预防并发症。

(5) 食物的温度示意　冷的刺激可触发吞咽反射，而热的刺激可提醒患者慢慢吸吮。

(七) 进食环境

进食和吞咽是一种常规的日常活动，并不需要更多的思考。然而，存在吞咽问题的患者则需要加以注意以便促进吞咽和防止误吸。因此，吞咽困难患者在安静环境下进食，避免分心是非常重要的。在进餐时讲话会使患者忘记吞咽动作，从而影响吞咽。

(八) 进食前后清洁口腔、排痰

正常人每两分钟左右会自然产生吞咽一次，把口腔及咽部分泌物吞入食管，进食后，口腔及咽部如有残留物会有异物感，能反射性咳出及清除，而吞咽障碍患者口腔及咽部感觉、反射差，环咽肌功能障碍患者唾液无法进入食管，通常容易流进呼吸道；进食后残留在口腔及咽部的食物容易随呼吸进入呼吸道，导致进食后存在潜在性的肺部感染。因此，进食前后口腔与咽部的清洁对于吞咽障碍患者预防肺部感染是一项重要措施。

口咽癌患者因放射线治疗破坏了唾液腺，导致唾液分泌不足而出现口干、口腔溃疡、蛀牙等症状。因此，患者要用清水或漱口水漱口，保持口腔湿润和清洁，以改善上述症状。在进食过程中，应用交互吞咽，可清理残留物。

分泌物异常增多的患者，进食前必须清理分泌物才能进食，进食过程中如分泌物影响吞咽，也必须清理，以保持进食过程顺畅。

四、电刺激

(一) 神经肌肉低频电刺激

近年来，应用神经肌肉电刺激疗法治疗吞咽障碍受到越来越多临床医学家的关注。研究表明，电刺激可兴奋咽喉部肌肉，帮助维持或增强吞咽相关肌肉的肌力，防止失用性萎缩，减轻肌肉挛缩，并通过增强肌力而使喉提升功能改善，从而改善吞咽功能。通过反复刺激兴奋大脑的高级运动中枢，实现神经系统的重新组合，促进新的中枢至咽喉运动传导通路形成。吞咽时同步电刺激甲状舌骨肌，通过减少喉上提而改善吞咽困难，同步电刺激具有非侵袭性帮助吞咽困难的优点，有利于恢复正常的吞咽机制和减少鼻饲和胃造瘘术的发生率。但是，电刺激的吞咽康复效果尚有争论，且刺激的参数(如电刺激的幅度与频率)、刺激最适宜位置以及病种的选择需要进一步研究。

(二)肌电生物反馈技术

肌电生物反馈技术是通过粘贴于靶肌肉上的表面电极(图 2-8-7)采集神经肌肉的电活动信号,通过电子仪器(如图 2-8-8 所示的 ME6000 型肌电图仪)以视、听等方式显示并反馈给受试者,受试者根据这种反馈信号控制肌肉活动,从而使肌肉放松或收缩程度增强的方法。图 2-8-9 为利用肌电生物反馈技术的实例。

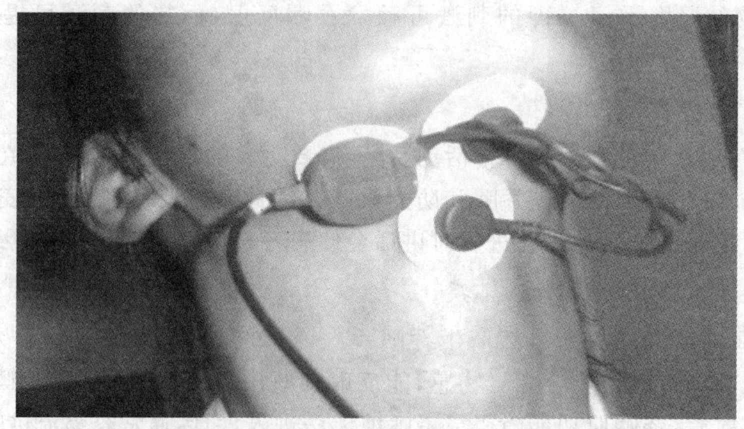

图 2-8-7 表面电极

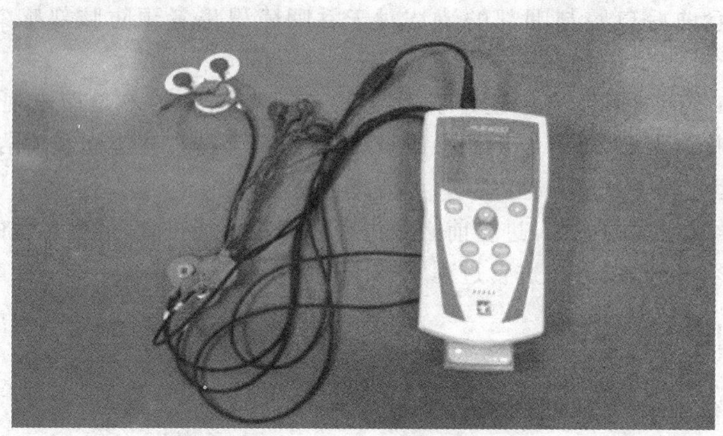

图 2-8-8 ME 6000 型肌电图仪

五、球囊扩张术

球囊扩张术包括一次性球囊导管扩张术和分级多次球囊导管扩张术,临床上多采用后者。

方法:患者取半卧位,选用不同直径的管(通常,管的直径为 8～40 mm,长度为 30～100 mm),自上而下插入,通过食管上括约肌,使环咽肌逐渐扩张。

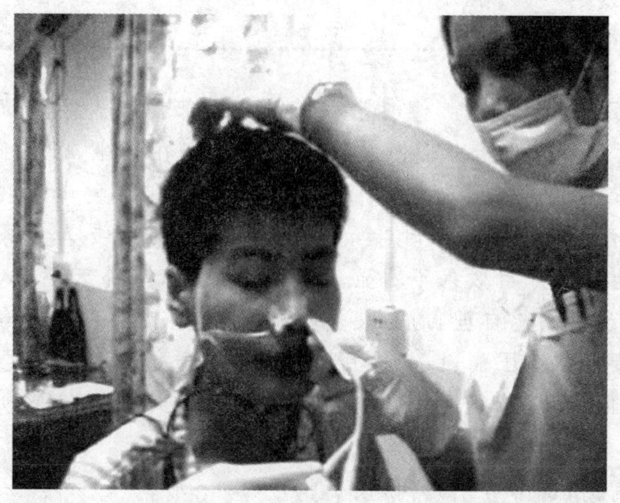

图 2-8-9　肌电生物反馈技术结合环咽肌球囊扩张

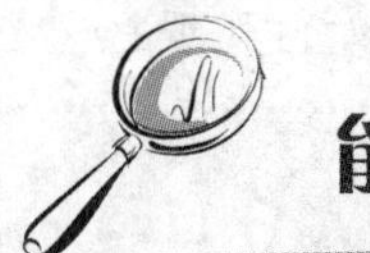

能力检测

1. 简述适于吞咽障碍患者进食的体位、一口量和进食速度与频率。
2. 针对不同阶段的吞咽障碍患者分别有哪些间接吞咽训练方法？

（苏会萍）

任务九　骨质疏松症

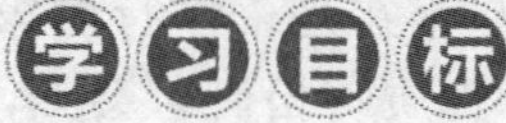

学习目标

熟练掌握　骨质疏松的定义、康复评定的方法、康复治疗程序。
掌握　骨质疏松的预后及康复宣教，饮食疗法和自我训练的内容。
了解　骨质疏松的原理及形成因素。

关键词

骨质疏松；骨密度；饮食疗法；康复宣教

典型病例

患者，女，67岁，患者因“反复四肢关节及颈腰部酸胀痛伴活动困难5年，加重6天”入院，患者5年前开始出现四肢关节及腰背部在久坐、长时间站立以及卧床时间过久后酸胀痛，以腰背部为主，休息后可以缓解，但反复出现，并呈缓慢的进行性加重，日常活动受影响，严重时导致活动困难，生活需要人照顾。曾行X线检查，拟“骨质增生”，治疗后效果不明显。6天前因受凉后卧床不起，上述症状加重，翻身困难，基本生活不能自理，周身酸痛明显，偶有小腿抽筋。体格检查：脊柱轻度后突，多数胸、腰椎棘突压痛，L_3～L_4压痛明显，双膝关节轻度肿胀并伴压痛。X线检查：骨密度降低，L_3压缩性骨折（压缩1/4）；骨矿密度测定（BMD）双能X线评定为32%。

根据上述病例，请思考下列问题：

1. 什么是骨质疏松？
2. 为什么会出现骨质疏松；
3. 该患者存在的主要问题有哪些？应该如何处理？

第一节　概　　述

一、定义

骨质疏松症（osteoporosis，OP）是一种以骨量丢失，骨微结构破坏，导致骨脆性增加、骨强度下降，以骨痛、骨密度降低、易发生骨折为临床特征的代谢性、全身性骨骼疾病。该病可发生于不同性别和任何年龄的人群，但多见于绝经后妇女和老年男性。骨质疏松症是Pornmer在1885年提出来的，但人们对骨质疏松的认识是随着历史的发展和技术的进步逐渐深化的。早年，一般认为全身骨质减少即为骨质疏松，有学者认为老年骨折为骨质疏松。直到1990年在丹麦举行的第三届国际骨质疏松研讨会以及1993年在香港举行的第四届国际骨质疏松研讨会上，骨质疏松才有一个明确的定义，并得到世界的公认。每年的10月20日为“国际骨质疏松日”。

世界卫生组织（WHO）关于骨质疏松症的定义：原发性骨质疏松症是以骨量减少、骨组织显微结构退化为特征的，以骨的脆性增高从而使骨折的危险性增加为特点的一种全身性骨病。

二、机理及临床分型

骨质疏松症主要分为原发性骨质疏松症和继发性骨质疏松症两大类。原发性骨质疏松症是主要的类型，占骨质疏松症总数的85%～90%，又分为绝经后骨质疏松症（Ⅰ

型)、老年性骨质疏松症(Ⅱ型)和特发性骨质疏松症(Ⅲ型)三类。

Ⅰ型骨质疏松症的主要原因是性腺(雌激素和睾酮)功能的缺陷,发生在任何年龄段的雌激素和睾酮缺乏都将加速骨量丢失。绝经后的妇女,第一个5～7年中骨的丢失以每年1%～5%的速度递增,结果导致骨小梁减少,容易出现科勒斯骨折(Colles' fracture)和椎体骨折。雌激素缺乏使骨对甲状旁腺激素(PTH)的作用敏感性增加,从而导致钙从骨中丢失增加、肾脏排泄钙降低、1,25-$(OH)_2$维生素D_3生成增加。1,25-$(OH)_2$维生素D_3的增加促进肠道和肾脏对钙的吸收,并通过增加破骨细胞的活性和数量而促进骨的吸收。

Ⅱ型骨质疏松症见于男性和女性,源于骨形成下降和老年人肾脏形成1,25-$(OH)_2$维生素D_3降低。

Ⅲ型骨质疏松症包括青少年和成年特发性骨质疏松症,可能与基因缺陷和遗传因素有关。

在Ⅰ型和Ⅱ型骨质疏松症中,以妇女为多见,女男比例分别为3∶1(Ⅰ型)和2∶1(Ⅱ型),Ⅲ型骨质疏松症中,男女患病比例为1∶1。Ⅰ型骨质疏松症的发病高峰年龄为50～70岁,Ⅱ型骨质疏松症的高发年龄为70岁以上,Ⅲ型骨质疏松症发病与年龄关系不大,可见于任何年龄。

三、临床表现

1. 骨痛

骨痛是原发性骨质疏松症最常见的症状,约60%的患者存在不同程度的骨痛。

(1) 骨痛的部位　以腰背痛多见,疼痛沿脊柱向两侧扩散,占疼痛患者中的70%～80%,伴四肢酸痛占9%,伴双下肢麻木占4%。

(2) 疼痛的性质　多呈胀痛、酸痛、持续性疼痛,时有突发性加剧。

(3) 影响因素　仰卧或坐位时疼痛减轻,直立时后伸或久立、久坐时疼痛加剧,日间疼痛轻,夜间和清晨醒来时加重,弯腰、肌肉运动、咳嗽、大便用力时加重。新近胸腰椎压缩性骨折,亦可产生急性疼痛,相应部位的脊柱棘突可有强烈压痛及叩击痛,一般2～3周后可逐渐减轻,部分患者可呈慢性腰痛。若压迫相应的脊神经可产生四肢放射痛、双下肢感觉运动障碍、肋间神经痛、胸骨后疼痛类似心绞痛等症状,也可出现上腹痛等类似急腹症的症状。若压迫脊髓、马尾,则会影响膀胱、直肠功能。

2. 驼背

表现为身高缩短,背曲加重。多在疼痛后出现。脊椎椎体95%为松质骨组成,而且此部位是身体的支柱,负重量大,尤其T_{11}、T_{12}和L_3,负荷量更大,容易压缩变形,使脊椎前倾,背曲加剧,形成驼背。

3. 骨折

多数骨质疏松症患者无明显特征或无自觉症状和体征,而骨折往往是首发症状或就诊的原因。这是退行性骨质疏松症最常见和最严重的并发症,发生率约为20%。最常见的是椎体压缩性骨折（$T_1 \sim L_1$）、髋部骨折、桡骨远端及少数肱骨近端骨折。常在扭转身体、肢体活动时发生，表现为突然的腰背锐痛、脊柱后凸、不能翻身侧转、局部压痛和叩击痛。部分脊椎压缩性骨折患者无明显症状。

4. 功能障碍

骨质疏松导致的功能障碍包括负重能力下降、躯干活动受限、转移受限、站立与行走受限、日常生活活动能力下降、心理障碍等。

四、诊断

（一）临床诊断

骨质疏松症的临床诊断主要根据有无骨痛、身高变矮、骨折等临床表现并结合年龄、绝经与否、病史、家庭史等进行初步诊断。

（二）骨X线摄片法

对怀疑有骨质疏松症的患者至少应进行骨X线摄片以观察组织的形态结构进行定性诊断。在X线片（图2-9-1）中，观察的指标包括骨皮质厚度、骨小梁粗细数量、骨髓腔横径与骨皮质厚度以及骨髓腔与周围软组织之间的密度差。一般认为，骨量丢失达30%，X线检查才能反映，其误差可达30%～50%，现已经较少应用。

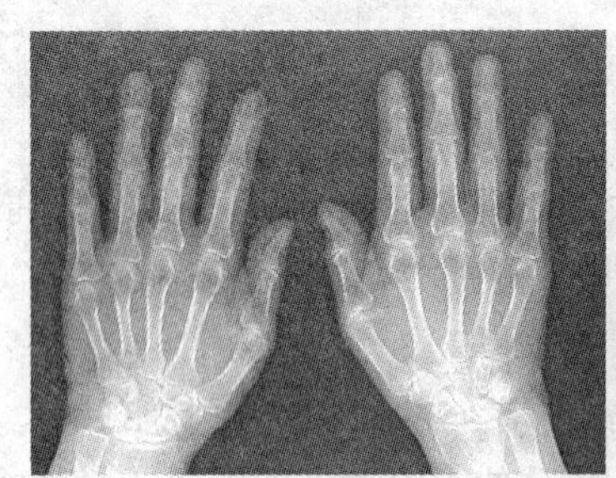
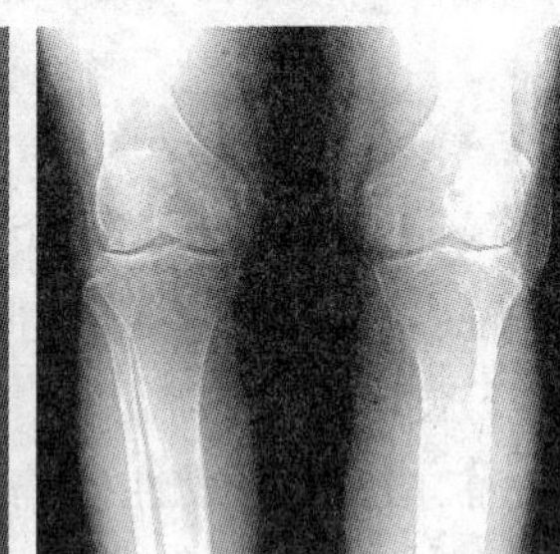
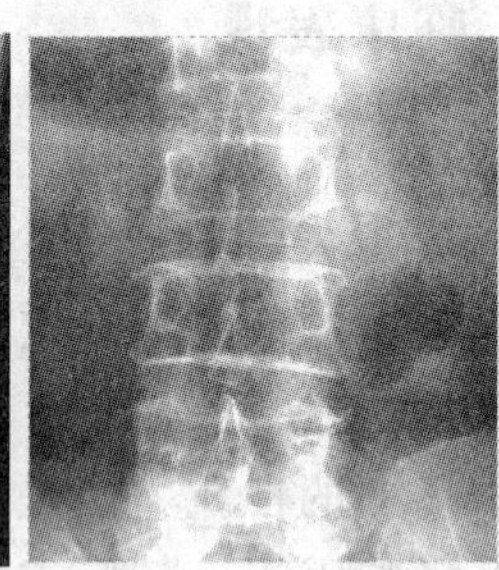

图2-9-1　骨质疏松的X线表现

（三）骨矿密度测定（BMD）

骨矿密度测定是目前诊断骨质疏松症、预测骨质疏松骨折、监测自然病程或药物疗效的最佳定量指标。骨矿密度测定包括单光子（SPA）、单能X线（SXA）、双能X线吸收法（DXA）、定量计算机断层照相术（QCT）和定量超声测定法（QUC）等多种方法。

其中，双能X线吸收法测定被认为是目前骨质疏松症诊断的金标准。

（四）实验室检查

实验室检查主要检测骨代谢相关指标，包括骨形成（Ⅰ型前胶原羧基前肽、骨源性碱性磷酸酶、血清骨钙素等）与骨吸收（抗酒石酸酸性磷酸酶、尿羟脯氨酸、空腹尿钙/肌酐比值等）相关指标。所有骨代谢生化指标因缺乏特异性的确定性诊断价值，只能作为参考性诊断依据，不能作为独立诊断骨质疏松症的依据。

（五）诊断标准

1998年世界卫生组织（WHO）推荐的骨质疏松症的诊断标准为骨密度（bone mineral density，BMD）值（基于双能X线吸收法）低于同性别、同种族健康成人的骨峰值不足1个标准差属正常；降低1～2.5个标准差之间为骨量低下（骨量减少）；降低程度等于和大于2.5个标准差为骨质疏松；骨密度降低程度符合骨质疏松症诊断标准同时伴有一处或多处骨折时为严重骨质疏松。

现在也通常用T-Score（T值）表示，即T值不小于－1.0为正常，T值不小于－2.5小于－1.0为骨量减少，T值不足－2.5为骨质疏松。

1999年中国老年学学会骨质疏松委员会骨质疏松症诊断标准学科组根据WHO的诊断标准，提出了“中国人原发性骨质疏松症诊断标准（试行）”（表2-9-1）。

表2-9-1 中国人原发性骨质疏松症诊断标准（试行）

BMD（标准差）/SD	BMD/（%）	伴发骨折	诊断
≤1	≤12	无	正常
>1，<2	>12，<25	无	骨量减少
≥2	≥25	无	骨质疏松
≥2	≥25	有	严重骨质疏松

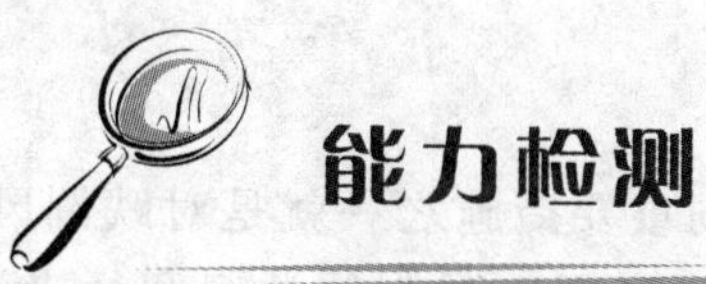

1. 简述骨质疏松症的定义以及发生机制。
2. 骨质疏松症的影响因素有哪些？
3. 骨质疏松症的主要临床表现有哪些？
4. 本节病例中的患者是否符合骨质疏松症的诊断？

第二节 康复评定

骨质疏松症患者常存在腰背痛或比较广泛的骨关节疼痛、骨折以及驼背、功能障碍等，严重影响其日常生活，导致生活质量下降。因此，对骨质疏松症患者的康复评定是一个全面而系统的工作，涉及患者的症状、躯体功能、心理状态、社会功能、生活质量等多方面。

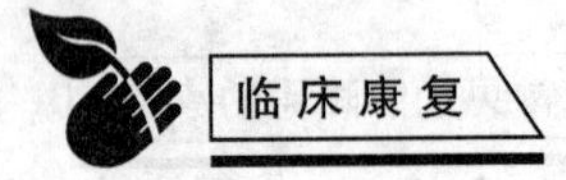

一、一般项目的康复评定

骨质疏松症的康复评定包括疼痛评定、肌力检查、关节活动度测量、平衡功能评定和日常生活活动能力评定。

(1) 疼痛评定常采用视觉模拟评分法(VAS)。

(2) 肌力检查可分为徒手肌力检查法(MMT)和器械检查法。肌力下降不仅是老年人出现骨质疏松的原因之一,也是造成功能下降的重要因素。在对骨质疏松症患者进行肌力检查时,阻力的施加一定要柔和,不要粗暴,以免造成损伤。

(3) 关节活动度(ROM)测量采用关节量角器测量关节活动度,包括主动活动度和被动活动度。骨质疏松症患者主要对腰、膝关节进行评定。

(4) 平衡功能评定　平衡功能下降是骨质疏松症患者易跌倒并由此而发生骨折的重要原因之一。因此,维持正常的平衡功能是骨质疏松症患者提高抗跌倒和抗骨折能力的重要组成部分。骨质疏松症患者常规进行平衡功能评定和监测,对于预防跌倒、降低骨折发生率有重要的临床价值。Berg 平衡量表(Berg balance scale,BBS)为综合性功能检查量表,它通过观察多种功能活动来评价患者重心主动转移的能力,能对患者坐、站位下的动、静态平衡进行全面检查。

(5) 日常生活活动(ADL)能力评定　骨质疏松给患者的日常生活带来了严重的影响,所以评定患者日常生活活动能力具有十分重要的意义。常用的方法有 Barthel 指数法。

二、跌倒风险评定

预防骨质疏松症引起的骨折的重要措施之一就是对跌倒风险进行预测,从而有效地预防骨折的发生。Berg 平衡量表和时间限制的站起和行走测验在此方面有良好的效果,成为骨质疏松症患者必查的项目。

1. 时间限制的站起和行走测验

时间限制的站起和行走测验(The Timed Up&GO Test,TUG)是基本的功能性移动测量方法。测试内容包括被试者从坐位站起,行走 3 m,转身回来再走到椅子前方,然后坐下。记录全程所用时间,计时单位为秒。测验时被试者可穿平常所用的鞋子,可以使用日常生活所用的助行器。

正常人 7～10 s 可以完成测验,不能在此时间范围内完成的,尤其是大于 20 s 完成的提示存在移动障碍。14 s 为预测生活在社区的老年人跌倒风险的临界值,大于14 s,提示有跌倒风险存在。

2. 活动相关的平衡信心量表测量

活动相关的平衡信心量表(The Activity-specific Balance Confidence Scale,ABC)(表 2-9-2)要求被调查者对自己在进行特定活动时的信心打分。每一项得分为 0～100%,0 为没有任何信心,100%则是完全有信心。ABC 总分为各单项得分的代数和的平均值。

表 2-9-2 活动相关的平衡信心量表(ABC)

项目编号	你对自己在＿＿＿＿时，能够保持平衡和稳定有多少信心？	得分
1	在住宅内走动	%
2	上、下楼梯	%
3	弯腰从鞋柜最底层取出拖鞋	%
4	从与眼高的架子上取一瓶罐头	%
5	踮起脚尖伸手够取位于头上方的物品	%
6	站在椅子上伸手够取位于高处的物品	%
7	扫地	%
8	自己走出住宅到停车场	%
9	进出小汽车	%
10	步行穿过停车场到商店去	%
11	上、下坡道	%
12	走进拥挤、顾客行色匆匆的购物中心	%
13	在商场里被他人碰撞	%
14	借助扶手能够上、下自动扶梯	%
15	在手提包裹而不能扶扶手时能够上、下自动扶梯	%
16	行走在光滑的人行道上	%

三、骨折及骨折风险评定

骨折是骨质疏松症患者最常见的临床表现或并发症之一。骨折的评定主要包括骨折的部位、程度及骨折的影响。常用的有 VDS 指数评定法、Meaner 方法、Genant 方法。在此介绍 VDS 指数评定法。

VDS(Vertebral deformity score)指数评定法　Kleerekoper 等在 Meaner 方法基础上进行修改提出了 VDS 指数评定法，即对每一椎体($T_4 \sim L_5$)的变形进行评估，根据变形的程度分为 0～3 级(用每一椎体前、中、后高度的改变进行测量)。正常椎体为 0 级，终板变形为 1 级(高度减少 15％以上)，楔形骨折为 2 级(高度减少 15％以上)，平行压缩骨折为 3 级。

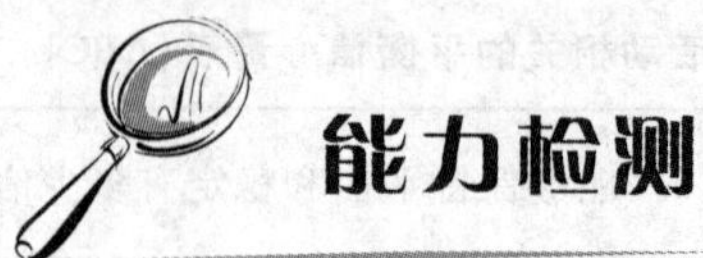

能力检测

1. 骨质疏松症的评定包括哪些方面的内容？

2. 跌倒风险评定对骨质疏松症患者的重要性有哪些？

第三节　康复治疗

一、治疗目标

（一）单纯性骨质疏松症

单纯性骨质疏松症的治疗目标主要是：缓解或控制疼痛；防止跌倒，防止继发性骨折，降低骨折发生率；减缓骨量丢失；改善和恢复肢体运动功能，改善日常生活活动能力和心理障碍，提高生活质量。

（二）骨质疏松性骨折

骨质疏松性骨折的治疗目标主要是：消炎止痛、促进骨折愈合；防止骨折导致的退行性病变；控制病情发展，促进骨形成、抑制骨吸收、减缓骨量丢失；防止跌倒出现再次骨折；改善和恢复肢体功能，改善日常生活活动能力，提高生活质量。

二、治疗原则

（1）早期诊断、早期治疗；强化康复治疗中的运动疗法、营养防治，反对单纯强调药物治疗。

（2）对轻度骨质疏松症，主要进行基础治疗、康复治疗、防跌倒宣教，并与训练结合。

（3）对中度骨质疏松症，主要进行基础治疗、康复治疗、防跌倒宣教，以训练为主，药物治疗为辅。

（4）对重度骨质疏松症，主要进行基础治疗、药物治疗、防跌倒宣教，与训练相结合。

（5）长期治疗，至少3年以上。

三、治疗方法

（一）基础治疗

（1）饮食营养防治　进食富含钙、适量蛋白质和低盐的均衡饮食。

(2) 钙剂　中国营养学会推荐成人每日钙摄入量为 800 mg，绝经后女性和老年人可增至 1 000 mg。饮食摄入量不足时，可选用钙剂进行补充。

(3) 维生素 D 及其衍生物　我国人群普遍维生素 D 摄入不足。成人推荐剂量为 200 U/d，老年人为 400～800 U/d，应注意个体差异和安全性检测(血钙、尿钙)，避免蓄积中毒，特别是肝肾功能较差者。

(二) 药物治疗

骨的重构为三个阶段，即骨的重吸收、骨的形成和骨基质的矿化。药物治疗以促进骨形成、抑制骨吸收为基本原则。

(1) 抑制骨吸收药物　主要有雌激素、降钙素、钙剂、二磷酸盐、活性维生素 D 衍生物等。

(2) 促进骨形成药物　主要有氟化物、活性维生素 D 衍生物、同化性皮质类固醇(雄性激素及其衍生物)、孕激素、生长激素、骨生长因子等。

(三) 康复治疗

1. 运动疗法

运动疗法是防治骨质疏松症的重要方法，1989 年 WHO 明确提出运动疗法是防治骨质疏松症的三大原则之一。研究表明：运动疗法能促进性激素分泌、促进骨皮质血流量、促进骨形成；运动应力负荷在骨内产生微电位，促进骨形成；运动还能通过提高肌力来改善骨密度；通过提高肌耐力、关节活动度和平衡功能来改善患者的日常生活活动，防止跌倒。

美国运动医学会推荐的运动方案是力量训练、健身跑和行走。根据患者的健康状况，在进行了详细的体格检查之后，在康复医生的指导下选择运动方式。主要运动方式包括：被动运动、助动运动、主动运动和抗阻运动。

运动疗法的禁忌证：严重的心功能不全及严重心律失常、近期的心肌梗死、主动脉瘤、严重的肝肾功能不全和严重的骨关节病。

运动疗法具体治疗方案如下：

(1) 预备运动　预备运动包括全身柔软体操，以躯干伸展运动为主、屈曲运动为辅。牵伸肌群练习、呼吸练习和(或)慢跑等。时间 10 min 左右。目的是使心肺功能、肌肉韧带、血压逐渐适应运动量的增加，防止运动性不适和损伤。

(2) 正式运动　正式运动包括主动运动、抗阻运动和耐力运动等。主动运动如健步走，健步走要将心率控制在最大心率的 60%～80%(最大心率＝220－年龄)，时间在 15～20 min，每周 3～4 次。抗阻运动要采取渐进性抗阻练习。自由活动可以选择平常喜爱的运动方式，以感觉累为度。另外，还可以针对骨质疏松好发部位的相关肌群进行运动训练，以增加该部位的骨量，如上楼梯、踩自行车可预防股骨和髋部骨质疏松。

(3) 放松运动　放松运动的时间一般为 5～10 min，其作用是防止运动治疗结束后，血液聚集于肢体，回心血量减少而出现的一系列心血管症状。

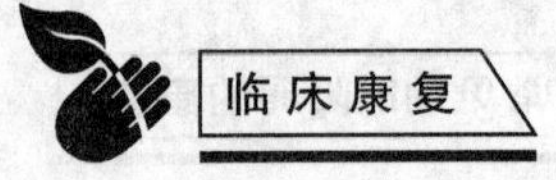

2. 作业疗法

在对骨质疏松症患者进行全面评估后，有目的有针对性地从日常生活活动、职业活动、认知活动、社会活动中选择一些作业，并对患者进行指导，以完成任务的方式来对患者进行训练，既可以对骨质疏松症患者的躯体功能进行训练，又能提高其日常生活活动能力，改善其心理和社会功能，达到全面康复的目的。

3. 物理因子治疗

骨质疏松症患者最常见的症状是疼痛，而多种物理因子疗法对疼痛有较好的作用，同时还能减少组织粘连、改善肢体功能活动、改善局部血液循环、促进骨折愈合、预防深静脉血栓形成、增加局部应力负荷、促进钙磷沉积、增强肌力、防止肌肉萎缩、促进神经功能修复、防止继发性骨质疏松症等。

物理因子治疗骨质疏松症的常用方法如下。

1. 止痛

给骨质疏松症患者止痛的物理因子治疗方法有无热量超短波疗法、无热剂量微波疗法、冷疗法、间动电流疗法、磁疗法、低频及中频电疗法、激光疗法等。

2. 增加骨量

能为骨质疏松症患者增加骨量的物理因子治疗方法有低频脉冲电磁疗法、磁疗法、紫外线疗法、直流电或超声氟钙离子导入疗法、温热疗法、中药热敷、按摩疗法、高频或中频电疗等。

3. 促进骨折愈合

能促进骨质疏松症患者骨折愈合的物理因子疗法有超声波疗法、光疗法、温热疗法、直流电离子导入疗法、磁疗法。

(1) 光疗法(日光浴)　太阳光照射人体后，皮肤中7-脱氢胆固醇可转化成维生素D。而维生素D具有促进钙磷吸收的作用。日光浴的较好时间段为每日8～10时、15～17时。

(2) 温热疗法　红外线、蜡疗、沙疗、泥疗、中药热敷等温热疗法，对消肿止痛有很好的效果，可适当选用或交替使用，每日1次，每次20～30 min。

(3) 磁疗法　磁疗法是近年来用于骨质疏松症治疗的较好的一种物理因子治疗方法，可作用于穴位或局部，对骨质疏松症患者因负重能力下降导致的肌紧张引起的疼痛效果明显。

① 脉冲电磁场(pulse electromagnetic fields，PEMF)可促进骨折血肿的吸收、促进成骨、加速骨折死骨的吸收，使纤维性骨痂转变为骨性骨痂的过程加快，从而使骨折的愈合率大大提高。应用PEMF治疗后一年，骨密度回升7.5%，对绝经后骨质疏松症患者骨密度增加有效率达76%，对老年性骨质疏松症患者骨密度提高值达3%～10%，对骨质疏松症患者骨痛治疗有效率达69%～100%。同时，PEMF还能提高单纯药物治疗的效果，减少药物用量。因此，PEMF不失为一种治疗骨质疏松症的有效方法。

② PEMF的治疗强度为3～4 mT，频率20～27 Hz，时间为每次30 min，每周5

次，休息 2 天，共治疗 30 次。

(4) 低频及中频电疗法　间动电流疗法、干扰电疗法、音频电疗法等低频及中频电疗法有促进血液循环、止痛等作用。一般每日 1 次，每次 20～30 min，1 个疗程 10～15 次。

(5) 超声波疗法　此法小剂量对骨折延迟愈合、骨折术后关节粘连、松解瘢痕以及骨质疏松症性骨痛有较好的治疗效果。一般每次治疗 5～10 min，每日或隔日 1 次，1 个疗程 15 次。

(6) 直流电疗法　适量的直流电阴极刺激可促进骨再生和修复，阳级可减轻组织水肿和渗出。药物离子导入直流电疗法还可将 10% 钙离子阳极导入局部、5% 磷离子导入阴极。一般每次治疗 20 min，每日 1 次，1 个疗程 10～15 次。

(7) 紫外线疗法　用亚红斑量或红斑量紫外线照射骨折局部，每日或隔日 1 次，1 个疗程 3～5 次。

(8) 体外冲击波(ESW)疗法　这是利用液电或电磁效应产生的一种能渗透入人体组织的机械冲击波，在人体特定部位聚焦，通过聚焦的冲击波能对人体内部组织、细胞产生一系列治疗作用的治疗方法。1980 年，德国学者成功地将此技术应用于肾结石患者的体外碎石。据研究表明，冲击波可使骨中矿物质含量增加，使不成熟骨过量增长，适用于骨质疏松性骨痛、促进骨折愈合。1988 年 Haupt 率先将体外冲击波应用于骨折不愈合取得了一定的效果。冲击波对骨质疏松症的治疗应用还在进一步的研究开发中。

(四) 社区康复

1. 饮食和营养防治

饮食和营养防治骨质疏松主要是坚持食用富含钙、低盐和适量蛋白质的均衡饮食。对于钙的摄入量，各国标准不一，各年龄段要求也不一样。目前中国营养学会推荐的成年人钙的摄入量为 800 mg/d，老年人为 1000 mg/d，女性妊娠期(中后期)及哺乳期为 1200 mg/d，2000 mg/d 以下对于大多数个体来说都是安全的。

钙与磷的比例在钙的吸收和利用中占有较重要的地位。磷是人体必需的常量元素，具有多种重要的生理功能。磷与钙结合形成骨矿物质，骨矿中钙、磷含量比约为 2∶1。磷元素的多与少会影响钙的吸收。钙、磷含量比失调是导致缺钙的因素之一。在天然食物中，磷的分布广且含量高，因此人类的膳食不存在磷供给不足的问题，人类也不存在低磷摄入导致的磷缺乏。但是，某些因素可通过减少肠磷吸收而导致机体磷缺乏。对人类而言，磷吸收不良引起的磷缺乏可导致骨量减少。一些学者认为，高磷摄入是骨质疏松的膳食危险因素，我国营养调查显示，居民每日膳食中钙含量为 405.6 mg，磷为 1047.6 mg，钙、磷含量比为 1∶2.6，磷的含量偏高，这也可能是我国骨质疏松症发生率较高的原因之一。高磷摄入通常是相对于钙摄入而言的，下面两种膳食均可导致高磷摄入：一是钙供给不足，磷供给过量；二是钙供给适宜，磷供给过量。前者被称为低钙高磷膳食，其影响比后者严重，这是因为低钙摄入已是一个重要的膳食危险因

素，而高磷摄入又可加重低钙摄入的不良影响。补钙是预防低钙高磷摄入对骨质不良影响的较好方法。减少加工食品的摄入，尤其是改变长期大量饮用碳酸饮料的嗜好，对骨的健康是有益的。

富含钙的食品包括乳制品、虾皮、海带、大豆粉、干酪、杏仁、鱼、肉类、蛋类、绿叶蔬菜、柠檬、枇杷、苹果、山楂、花生、葡萄干等。植物油、动物脂肪、鲜果、西红柿、玉米、马铃薯、糖等含钙量较少。

肉、鱼中磷含量较高，大米中磷的含量比钙多 6～18 倍，面包、蛋类、蔬菜含磷量比较少。

2. 康复宣教

对骨质疏松症患者，主要应进行防跌倒宣教与训练，要求患者戒除不良嗜好、坚持平衡饮食、多参加户外活动、加强家庭自我运动，特别是静力性体位训练和步行训练。

(1) 多做户外活动、适当多晒太阳。

(2) 步行训练　老年骨质疏松症患者每日步行量在 5 千步至 1 万步(2～3 km)为宜。有研究表明，每天步行 5 千步以下，则骨量下降；每天步行超过 1 万步则骨量增加不明显，而每天步行 5 千步至 1 万步，则骨量增加明显。

(3) 家庭自我运动训练　在医生指导下，在家中长期坚持进行肌力、肌耐力、关节活动度和平衡功能训练，以提高运动的反应能力和对周边环境的适应能力、防止跌倒。

(4) 体位训练　在生活中保持正确的体位和姿势，在转体、持物、弯腰、下楼、乘坐交通车等活动时要特别注意避免不正确的姿势，防止不正常受力。必要时应该使用助行器(如手杖、四脚拐等)。

(5) 环境的改造　对居住地和经常活动的社区场所进行无障碍化改造。

(6) 戒除不良嗜好　酗酒、吸烟、偏食、盲目使用保健品不正确补钙、长期饮用碳酸饮料和咖啡饮料等均为不良嗜好，应戒除。提倡健康生活模式、科学补钙，食用新鲜蔬菜、水果。

3. 中医康复

(1) 太极拳　太极拳是一种将意识、呼吸、动作三者密切结合的体育运动，也是融武术、气功于一体的传统健身项目，具有养神、固肾、健脾、养筋骨、利关节的功效，可以健身、防病。而且其运动量适宜，所需场地无严格要求，是防治骨质疏松症的良好运动方式，对年老体弱者尤为合适。

(2) 针灸疗法　针灸疗法可调补肝肾、健脾益气、活血化淤、通经止痛。选穴以膀胱经、肾经、肝经、脾经及督脉经穴为主。常用穴包括大杼、肾俞、肝俞、脾俞、气海俞、足三里、命门、关元、阳陵泉、外关、阿是穴等。

(3) 推拿　以益肾健脾、行气活血为主，手法宜动静结合。先轻揉肾俞穴，然后循膀胱经轻轻按揉两侧背腰部，配合点按督脉诸穴，摩腹，拿上、下肢，推下三阳。手法可持续 15～30 min，还可配合火罐、艾灸，效果更佳。

（五）预防

骨质疏松症强调落实三级预防。

(1) 一级预防　应从儿童、青少年做起，注意均衡膳食，避免偏食，多食用钙、磷含量高的食品，如鱼、虾、虾皮、海带、牛奶、乳制品、鸡蛋、豆类、杂粮、芝麻、瓜子、绿叶蔬菜等。提倡健康生活模式，如坚持户外体育锻炼，多接受日光浴，不吸烟、不饮酒、少喝咖啡、浓茶及含碳酸饮料，少吃糖及食盐，动物蛋白也不宜食用过多，哺乳期不宜过长，尽可能保存体内钙质，丰富钙库，将骨峰值提高到最大值是预防生命后期骨质疏松症的最佳措施。

(2) 二级预防　人到中年，尤其妇女绝经后，骨量丢失加速。此时期应每年进行一次骨密度检查，对快速骨量减少的人群，应及早采取防治对策。近年来欧美各国多数学者主张妇女在绝经后 3 年内即开始长期雌激素替代治疗，同时坚持长期预防性补钙或用骨肽口服制剂进行预防治疗，以安全、有效地预防骨质疏松。

(3) 三级预防　对骨质疏松症患者应积极进行抑制骨吸收治疗(如服用雌激素)、促进骨形成治疗(如服用活性维生素 D)，长期补钙(如服用骨肽制剂)，还应采取防摔、防碰、防绊、防颠措施，加强运动。中老年骨折患者应积极手术，早期活动，采取多种综合治疗措施抑制骨丢失，提高免疫功能。

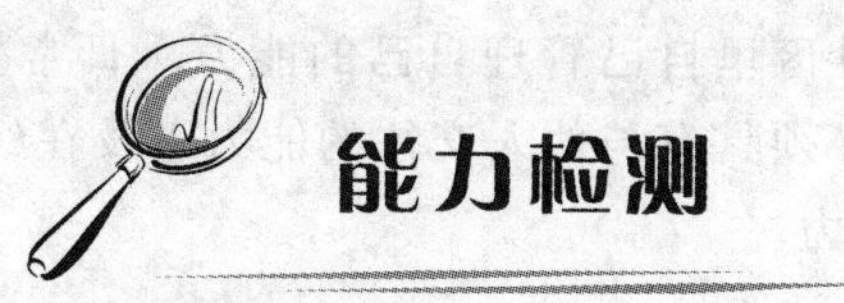

1. 骨质疏松症的治疗包括哪些方面?
2. 运动疗法为什么可以治疗骨质疏松症?
3. 如何预防骨质疏松症? 如何科学补钙?

(贾柯其)

任务十　日常生活活动能力障碍

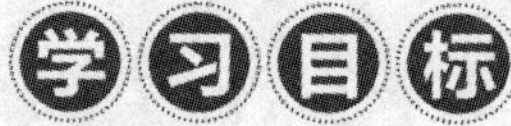

熟练掌握　日常生活活动能力的康复方法。

掌握　日常生活活动能力的基本评定方法。

了解　日常生活活动能力的概念、内容、分类及表现。

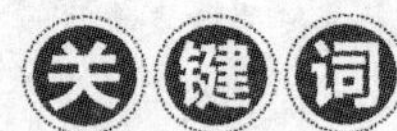

日常生活活动能力;Barthel 指数;工具性日常生活活动能力

典型病例

如患者不能独立穿衣,即要分析患者不能独立穿衣的原因。是认知障碍还是意识障碍?是肌肉痉挛还是肌肉无力?是坐位平衡能力受限还是关节活动范围受限?以明确问题所在和患者的康复需求。

第一节 概 述

一、定义

日常生活活动(activities of daily living, ADL)是指人们为了维持生存以及适应生存环境而每天必须反复进行的最基本的最具有共同性的活动。广义的日常生活活动是指个体在家庭、工作机构及社区里自己管理自己的能力。日常生活活动除了必须具有最基本的生活能力之外,还必须具有与他人交往的能力以及在经济上、社会上和职业上合理安排自己生活方式的能力。

二、内容

日常生活活动的内容大致包括运动、自理、交流、家务活动和娱乐活动五个方面。

(1) 运动是指床上运动(身体移动、体位变化)、轮椅上的运动和转移、室内或室外行走、与劳动有关的运动(如弯腰、跪、蹲、推拉等)、公共或私人交通工具的使用。

(2) 自理是指更衣、进食、用厕、洗漱、修饰(如梳头、刮胡子、化妆等)等。

(3) 交流是指打电话、阅读、书写、使用电脑、识别环境标志等。

(4) 家务劳动有购物、备餐、洗衣、使用家具和环境控制器(如电源开关、水龙头、钥匙等)。

(5) 娱乐活动有交际活动、休闲活动、媒体娱乐活动等。

三、分类

(1) 基本的或躯体的日常生活活动能力　基本的或躯体的日常生活活动(basic or physical ADL,BADL or PADL)是指每日生活中与穿衣、进食、保持个人卫生等自理活动和坐、站、行走等身体活动有关的基本活动。

(2) 工具性日常生活活动能力　工具性日常生活活动(instrumental ADL,IADL)

是指人们在社区中独立生活所需的关键性的较高级的技能，如家务杂事、炊事、采购、骑车或驾车、处理个人事务等，大多需借助工具进行。

四、日常生活活动障碍的表现

(1) 基本的活动和起居动作：步行障碍、挥手减少、站起和翻身困难。

(2) 日常动作：入浴、更衣、进餐、排泄、整理周围物品等困难。

(3) 应用动作：家务、购物、交通工具、书写等障碍。

(4) 交流：会话障碍、书写和打电话困难引起会话量减少和表达意志下降。

(5) 其他：社会生活缩小，服务社会能力下降，工作能力下降。

第二节 康复评定

一、评定目的

对日常生活活动能力进行评定的意义如下。

(1) 了解个体日常生活活动独立的程度，分析其不能独立的原因。

(2) 根据评定结果，结合患者及其家属的康复需求，拟定合适的治疗目标和治疗方案。

(3) 间隔适当的时间进行再评定，以评价治疗效果，确定是继续维持初始治疗方案，还是对初始治疗方案进行修订。

(4) 比较各种治疗方案的优劣。

(5) 判断功能、预后。

(6) 增强患者和治疗师的信心。

二、评定步骤

(1) 收集资料。

(2) 首次交谈。

(3) 日常生活能力的观察与操作。

(4) 开始评定。

三、评定的场所

(1) 应选择患者认为最好的最熟悉的场所来进行评定。

(2) 日常生活活动能力的评定和训练室的设置，必须尽量接近实际生活环境。

四、评定方法

(1) 直接观察法 通过直接观察患者的实际操作能力进行评定，而不只是通过询问。此法费时较多，有时由于患者体弱易倦，需要分次检查。

(2) 间接评定法　主要通过询问的方式进行评定，包括口头提问和问卷提问。此法可以在电话中进行，或邮寄问卷，尽量让患者本人回答问题。此法虽较简单，但准确性不如直接观察法。有些项目不便直接观察，只能通过口头了解。

在对患者日常生活活动能力进行评定时，通常是两种方法结合起来应用。

五、常用的评定量表

1. PADL 标准化量表

(1) PULSES 评定量表。

(2) Barthel 指数评定。

(3) Katz 指数评定。

(4) 修订的 Kenny 自理评定。

(5) 功能独立性评定。

(6) 功能综合评定量表。

2. IADL 标准化量表

(1) 快速残疾评定量表。

(2) Frenchy 活动指数。

(3) 功能活动问卷。

六、评定的注意事项

(1) 注意观察实际操作能力。

(2) 应在适当的时间和地点进行。

(3) 为避免疲劳可以分几次进行。

第三节　康复治疗

提高日常生活活动能力是作业疗法中的一个主要工作内容。治疗师的责任是训练和教给患者如何在现有的身体条件下完成各种日常生活活动。患者不仅需要学习和掌握各种日常生活活动的方法，而且必须学会如何发现阻碍完成某一作业活动的问题所在以及寻找解决问题的方法。

一、移动障碍的康复训练

移动包括床上移动(翻身、坐起)、轮椅移动及转移。移动障碍的常见原因包括上肢或下肢关节活动受限、四肢肌力低下、上肢或下肢协调性障碍、一侧肢体偏瘫等。

1. 肌力低下者的训练

(1) 抓住床栏或床旁的轮椅扶手翻身。

（2）在床尾系一根绳梯，患者抓住绳梯坐起。

（3）双上肢无力者可带防滑手套以增加摩擦力，这样有助于驱动轮椅前进。

（4）根据不同部位的肌力状况，转移可采用支撑转移、滑动转移、秋千式转移或升降机转移。

2. 协调障碍者的训练

（1）上肢协调障碍者可用脚驱动轮椅，因此驱动轮椅向后最为容易。但要安装后视镜以防发生事故。

（2）下肢协调障碍者需要使用电动轮椅。

3. 偏瘫患者的训练

（1）偏瘫患者先要训练翻身和坐起。

（2）偏瘫患者还要进行健侧上肢与下肢相互配合驱动轮椅前进并保持方向的训练。

（3）转移的方法可采用辅助下支点转移和独立支点转移。

二、进食障碍的康复训练

进食包括如下步骤：吞咽；拿起并把握住餐具（如碗、筷子、勺等）、食品及各种饮料杯、罐；将食物送到口中。进食障碍的原因包括：上肢或口腔颌面部关节活动受限；上肢或口周围肌群肌力低下；上肢、颈部及口周围肌群协调性障碍；上肢偏瘫；认知、知觉及感觉障碍。

1. 口腔、颌面部关节活动受限、肌力低下及协调性障碍者的训练

（1）端正头、颈及身体的位置以利于吞咽动作进行。

（2）改变食品的硬度或黏稠度。

（3）借助设备来帮助维持进食的正确体位（头中立位稍前屈、躯干直立、髋关节屈曲 90°、双脚着地）。

2. 上肢关节活动受限和肌力低下者的训练

（1）适应或代偿方法　①健侧上肢辅助患侧上肢送食品入口；②将肘关节放置于较高的台面上以利于手到达嘴边，将食物送至口中；③用叉、勺代替筷子；④将餐具（勺）绑或夹在手指间；⑤用双手拿杯子；⑥利用肌腱固定式抓握（腕关节伸展时手指屈肌紧张）拿起玻璃杯或指样食物。

（2）使用适应性辅助用具或设备　①使用抗重力的上肢支持设备（如活动性前臂支持板、悬吊带）辅助患者移动上肢将食物送到口中；②假肢；③腕关节伸展及手指屈曲受限者可使用腕关节背伸固定夹板；④手握力减弱或丧失者可使用多功能固定带（万能袖带）；⑤握力减弱者可使用手柄加粗的勺、刀、叉；⑥肩、肘关节活动受限者可使用手柄加长或成角的勺、刀、叉；⑦手指伸肌肌力低下者可使用加弹簧的筷子；⑧取食过程中食物易滑落者可使用手柄呈转动式的勺、刀、叉；⑨不能单手固定餐具或食物者可使用防滑垫；⑩不能单手固定餐具或食物者还可使用盘挡，防止食物被推出盘子外。

3. 上肢协调障碍者的训练

(1) 适应或代偿方法 ①增加肢体重量;②一侧上肢固定另一侧上肢,躯干、肘、腕部靠在桌子上以保持上肢稳定。

(2) 使用适应性辅助用具 ①使用增加阻力的设备;②使用增加重量的餐具;③使用防滑垫;④使用加盖及有饮水孔的杯子或用吸管喝水;⑤饮水设备安装在轮椅上或床旁;⑥双手使用前后滚动式刀具切食物。

4. 一侧上肢或身体障碍者的训练

(1) 使用防滑垫、吸盘等辅助用品固定碗或盘子。

(2) 使用盘挡防止饭菜被推出盘外。

三、修饰障碍的康复训练

修饰活动包括洗手和脸、拧毛巾、刷牙、梳头和做发型、化妆、刮胡子、修剪指甲等。修饰障碍的原因包括:上肢和颈部关节活动受限;上肢和颈部肌群肌力低下;上肢和颈部肌群协调性障碍;上肢偏瘫;认知、知觉及感觉障碍。

1. 上肢和颈部关节活动受限、肌力低下者的训练

(1) 适应或代偿方法 ①健手辅助患手进行梳洗;②将前臂置于较高的平面上以缩短上肢移动的距离;③用嘴打开盖子;④用双手握住杯子、牙刷、剃须刀、梳子等;⑤使用按压式肥皂液。

(2) 使用适应性辅助用具或设备 ①抗重力辅助上肢支持设备(如活动性前臂支持板、悬吊带等)辅助患者移动上肢至头面部;②假肢;③机械式抓握-释放矫形器;④多功能固定带(又称万能袖带);⑤手柄加粗的牙刷、梳子;⑥手柄加长或成角的牙刷、梳子;⑦带有吸盘的刷子或牙刷(固定在水池边刷手或刷假牙);⑧安装有“D”型环的头刷;⑨安装在剃须刀上便于持握的工具;⑩带有固定板的指甲刀。

2. 上肢和颈部协调障碍者的训练

(1) 适应或代偿方法 ①增加肢体重量;②一侧上肢固定另一侧上肢或同时使用双上肢;③在洗脸、刷牙以及梳头时,将躯干、肘、腕部靠在水池边以保持上肢稳定;④使用按压式肥皂液。

(2) 使用适应性辅助用具 ①增加阻力的设备;②电动牙刷、电动剃须刀;③刷子固定安装在水池边,用于洗手和洗指甲;④饮水设备安装在轮椅上或床旁。

3. 一侧上肢或身体障碍者的训练

(1) 适应或代偿方法 ①开瓶盖时,将容器夹在两腿之间;②可将毛巾绕在水龙头上,用健手拧干。

(2) 使用适应性辅助用具 ①刷子和牙刷固定安装在水池边,用于洗手、洗指甲和刷假牙;②将大号指甲刀固定在木板上修剪健侧手指的指甲。

四、穿上衣障碍的训练

穿上衣动作包括如下步骤:将上肢放进袖口中,脱、穿套头衫;用手将衣服的后背部向下拉；解开或系上纽扣、开关拉链和按钮；分清上衣的上、下、前、后及左、右以及它们与身体各部位的关系。

穿上衣障碍的原因：上肢和躯干关节活动受限；上肢和躯干肌群肌力低下；上肢肌群协调性障碍；上肢偏瘫；认知、知觉及感觉障碍。

1. 躯干关节活动受限、肌力低下者的训练

（1）适应或代偿方法 ①穿轻便、宽松的上衣；②穿前开襟的衣服；③穿前开襟上衣时不解开衣服下部的扣子，按套头衫的方式穿、脱；④躯干肌力弱，坐位平衡不稳定时给予支持。

（2）使用适应性辅助用具或设备 ①在接近衣领处安一个环或襻，用于挂住手指或衣钩，脱衣时，将环拉起协助将衣服上提过头；②用衣钩将衣袖上提至肩部或在腋窝水平协助将袖子脱下；③用尼龙搭扣替代扣子、拉链等；④在拉链上加上拉环，使手指对捏无力或不能者能够开关拉链；⑤纽扣牵引器；⑥机械性抓握-释放矫形器；⑦乳罩在前面开口，开口处用尼龙搭扣；⑧套头式领带。

2. 上肢和躯干协调障碍者的训练

（1）适应或代偿方法 ①穿着宽松的服装；②提倡穿套头式上衣或前开襟上衣按套头式服装穿脱；③必要时选用大的扣子或按扣；④手工操作时，上肢应尽量靠近身体。

（2）使用适应性辅助用具 ①尼龙搭扣；②手柄加粗、增加重量的纽扣牵引器；③拉链拉环。

3. 一侧上肢或身体障碍者的训练

（1）适应或代偿方法 ①穿着轻便、宽松的上衣；②坐位平衡较差时予以支持；③穿前开襟的衣服时，先穿患侧，后穿健侧；脱衣时，先脱患侧一半，再将健侧衣袖全部脱下，最后退出患侧衣袖；④穿套头式上衣时，先将上衣背朝上放在膝上，将患手插入衣袖，并将手伸出袖口，再将健手插入衣袖并伸出，用健手将衣服尽量往患肩上拉，然后将衣服后身部分收起并抓住，头从领口钻出，最后整理衣服，脱衣时，将衣服后身部分向上拉起，先退出头部，再退出双肩与双手。

（2）使用适应性辅助用具 ①纽扣牵引器；②用尼龙搭扣替代扣子、挂钩、拉链等。

五、穿裤子、鞋、袜障碍的训练

此类训练主要动作包括：站着提裤子；抓住裤腰并系皮带；解开或系上扣子、开关拉链，系鞋带；分清裤子的上、下、前、后及左、右以及它们与身体各部位的关系。穿裤子、鞋、袜障碍的原因有：上肢、下肢和躯干关节活动受限；上肢、下肢和躯干肌群肌力低下；上肢偏瘫；移动障碍（无上肢损伤）；认知、知觉及感觉障碍。

1. 下肢关节活动受限、肌力低下者的训练

（1）适应或代偿方法 ①穿轻便、宽松的裤子；②运用穿、脱裤子的方法；③穿松紧口鞋或有尼龙搭扣的鞋；④避免穿高帮鞋或靴子。

（2）使用适应性辅助用具或设备 ①在开始穿裤子时，用拴在裤子上的拉襻、杆状衣钩或拾物器将裤子拉到手可以抓住裤腰的地方；②用吊裤带、吊袜带替代穿裤、穿袜用的拉襻；③用长柄鞋拔；④穿袜辅助具；⑤纽扣牵引器的手柄加粗或用绷带绑在手上；⑥拉链环；⑦用尼龙搭扣替代扣子、拉链、鞋带等。

2. 上肢、下肢和躯干协调障碍者的训练

(1) 适应或代偿方法　①穿着宽松的服装，裤腰用松紧带；②在稳定的床上、轮椅上、扶手椅上穿衣；③在用手触摸脚面时，用上肢顶住腿部以保持稳定；④肢体远端负重。

(2) 使用适应性辅助用具　①尼龙搭扣；②手柄加粗、增加重量的纽扣牵引器；③拉链拉环；④弹力鞋带或尼龙搭扣。

3. 一侧下肢或身体障碍者的训练

(1) 在床上穿裤子时，先穿患腿，后穿健腿；用健腿撑起臀部，上提裤子；用健手系皮带。

(2) 在椅子上穿裤子时，先穿患腿，再穿健腿；然后用健手抓住裤腰站起，将裤子上提；最后坐下用健手系皮带。

(3) 在椅子上脱裤子时，先在坐位上松解皮带或腰带；站起时裤子自然落下；先脱健腿一侧，再脱患腿一侧。

六、洗澡障碍的康复训练

洗澡动作包括：进出浴盆或淋浴室；使用水龙头、肥皂、海绵、浴巾；手能够到身体的每一个部位和水龙头。洗澡障碍的原因包括：上肢、下肢和躯干的主动及被动关节活动受限；上肢、下肢和躯干协调性障碍；一侧上肢或身体偏瘫；下肢被动和主动关节活动障碍（无上肢损伤）；认知、知觉及感觉障碍。

1. 适应或代偿方法

(1) 浴盆底部及淋浴的地面铺上防滑垫。

(2) 湿毛巾搭在椅背上，患者坐在椅上，通过背部摩擦毛巾擦洗背部；擦干背部也用同样的方法。

(3) 如果手不能摸到脚，就在脚底部放一块有皂液的毛巾洗脚。

(4) 将有皂液的毛巾放在膝上，将上肢放在毛巾上擦洗（用于一侧上肢损伤者）。

(5) 使用按压式皂液。

2. 使用适应性辅助用具或设备

(1) 座便椅可使患者在坐位上淋浴。

(2) 用长柄的海绵刷擦背。

(3) 用扶手协助患者站起。

(4) 长把开关的水龙头有助于患者拧开水龙头。

七、如厕障碍的康复训练

如厕动作包括：上、下坐便器；手能接触到会阴部，拿住和使用卫生纸；能穿、脱裤子；必要时能使用尿壶或便器、自己使用栓剂、能排空和护理结肠造瘘等。如厕障碍的原因包括：上肢、下肢和躯干的被动与主动关节活动受限；上肢、下肢和躯干协调性障碍；一侧身体障碍；认知、知觉及感觉障碍。

1. 适应或代偿方法

(1) 上厕所前后穿、脱裤子的方法与前述相同。

(2) 抓握功能差者，可将卫生纸缠绕在手上使用。

2. 使用适应性辅助用具或设备

(1) 上肢关节活动受限、截肢或手指感觉缺失者可使用安装在坐便器上的自动冲洗器及烘干器清洁。

(2) 肌力弱或协调性差者在如厕和清洁时可采用扶手保持稳定。

(3) 采用可调节的坐便器，升高坐便器的高度有助于下肢关节活动受限者。

(4) 夜间在床旁放置便器以免去厕所的不便。

(5) 尿裤或床垫用于二便失禁者。

(6) 插导尿管。

八、家务活动障碍的康复训练

家务活动包括做饭及清洗餐具，洗衣物，照顾婴儿，打扫卫生。

(一) 一侧上肢或身体障碍的训练

临床上常见的疾病包括脑血管疾病引起的偏瘫、脑外伤、截肢、一侧身体外伤或暂时性的损伤如烧伤、外周神经损伤等。采用辅助性用具和代偿性对策的目的是：保证单手操作的安全性；固定；代偿丧失的平衡功能及活动功能。

1. 做饭及清洗餐具

(1) 适应或代偿方法　平衡功能受影响时，应坐着进行厨房里的各种工作。例如，用膝关节固定物品；挪动锅、壶等厨具时不要采用端、提等动作，可通过滑动达到挪动的目的。

(2) 使用辅助用具：

① 辅助固定物品的辅助具：经改造的切菜板(可以在切菜板上安装各种类型的刀片或钉子，患者可以用一只手完成土豆、萝卜、苹果等蔬菜和水果的剥皮、切片和切丝等加工)；海绵、湿毛巾或吸盘(用于固定碗、盘子、盆、锅、壶等)。

② 辅助单手操作的辅助具：开瓶器(可使用电动的罐头开启器或将开瓶器、开罐器安装在厨房桌边，患者一只手就可以开瓶、开罐)；电器(如搅拌器、食品加工器)；前后滚动式刀具。

③ 代偿耐力及活动能力下降时，可用手推车运送物品；坐在轮椅或椅子上做饭时，可在灶的上方安装一个有角度的镜子以使患者能够通过镜子的反射观察到灶上烹制情况。清洗餐具时，可用喷雾器辅助冲洗餐具；在水池底部垫上橡胶垫以减少餐具破损；

将有吸盘的刷子固定在池边用来洗玻璃器皿。

2. 洗衣物

可用洗衣机代替手洗;用手推车运送洗涤物品(如衣服、床单、床罩等)。

3. 照顾婴幼儿

给孩子喂饭时,将孩子放在与患者同高的位置上,用保温器保温饭菜;用钳或夹子转移加热的餐具。给孩子洗澡时,将孩子安置在一个有负压吸引装置的坐椅上。给孩子穿衣时,用尼龙搭扣将孩子固定在桌面上以减少身体活动;将孩子放在地板上穿衣服最安全。带孩子外出时,如果平衡功能正常,可用婴儿背架;亦可用健手将孩子跨靠在腰间。

4. 打扫卫生

使用可调节式吸尘器,其把手的长度及其角度均可以调节以便患者坐着就能清扫较大的范围;使用长柄的掸子;使用长把簸箕;使用不用手拧的拖把;在整理和打扫房间的过程中要灵活运用省力的方法。

(二) 双上肢关节活动受限或肌力低下者的训练

双上肢关节活动受限或肌力低下常由于四肢瘫痪、烧伤、关节炎、截肢、多发性硬化以及其他骨科创伤等引起。使用辅助用具及代偿对策的目的是代偿已丧失的伸手和抓握功能,借助于重力完成各种活动。

1. 做饭及清洗餐具

(1) 适应或代偿方法　类风湿性关节炎患者要采取关节保护措施;遵循省力原则,将使用物放在容易获得的地方;采取坐位工作等;用牙打开瓶盖;购买方便食品;采用肌腱固定式的动作(即腕关节背伸时手指屈曲;腕关节屈曲时手指伸展)拾起较轻的物体;使用重量较轻的锅、壶及餐具。

(2) 使用辅助用具　采用改良的瓶罐开启器;手柄加粗的厨具、餐具(菜刀、炒菜锅、勺、各种锅的把手);多功能固定带;用于取重量较轻的物体的长把拾物器;用手推车或步行器输送物体;改制的切菜板。

2. 打扫卫生

打扫卫生包括:用长柄拾物器从地面上捡起东西;用长把海绵刷清洗澡盆;用非手拧的拖把;用重量轻的工具如海绵拖把和扫帚清洁地面;在打扫地面前,先用清洁剂溶解污垢。

3. 衣物

若患者能够走动,宜使用从上方投放衣物的洗衣机,以免俯身弯腰;按键式的洗衣机优于旋钮式洗衣机,必要时可进行旋钮改装;熨烫衣服时,应将一块石棉放在熨衣架上,患者能够直接将熨斗放在上面;遵循和运用能量节约的原则。洗衣时,用分装好的洗衣粉或用按压式洗衣液;患者应在坐位上熨烫衣服等。

4. 照顾婴幼儿

对于坐在轮椅中的母亲，可使用一侧床栏可打开的婴儿床便于接近孩子；喂饭时，可将孩子放在婴儿椅中或斜靠在枕头上，用电保温器保持饭菜温度；孩子的衣服应宽松、易穿着；使用一次性尿布；遵循和运用能量节省原则，如果母亲能够从地板上站起或坐下，应选择在地板上处理孩子的方法，如穿脱衣、换尿布、喂饭、游戏等。

（三）上肢协调性障碍的训练

上肢协调性功能障碍常由于脑外伤、脑瘫、脑血管意外以及其他神经系统疾病造成。使用辅助用具及代偿对策的目的在于：固定肢体的近端；减少震颤；固定所用物品；使作业活动安全、高效。

1. 做饭及清洗餐具

(1) 适应或代偿方法　在切菜或削皮时，稳定双上肢近端以减少震颤；将食品或餐具放在光滑的桌面上滑至目的地代之以手端或手提；为避免餐具破损，应尽量少用手端盘子或碗等。清洗餐具时，可采取浸泡，然后用喷淋器冲洗餐具的方法。

(2) 使用辅助用具　使用较重的厨具以助肢体远端稳定；使用双耳壶、炒菜锅等；腕部绑上沙袋以减少震颤；切菜时用有钉子的切菜板来固定食品；使用较重的手推车运送食品；洗餐具时，在水池底部铺一块橡胶垫。

2. 打扫卫生

使用较重的工具；打扫灰尘时不需要手握掸子，而是用手套来代替掸子；除去室内过多的装饰品或储藏品以减少打扫卫生的工作量。

3. 洗衣物

采用已分装好的洗衣粉或按压式洗涤剂以免在舀取时因震颤而致洗衣粉洒落、浪费；避免熨烫衣服，买衣服时挑选不需要熨烫的衣服或布料。

4. 照顾婴幼儿

使用尼龙搭扣替代婴儿衣服上的扣子；协调障碍较轻者可用勺子给孩子喂饭；协调障碍较轻者可将孩子放在地板上进行照顾。

九、注意事项

(1) 日常生活活动训练的效果与记忆障碍、感觉性失语、定向障碍、意念性失用以及焦虑等症状的严重程度有关。因此，有上述问题的患者一般暂时不适合接受日常生活活动训练。

(2) 患者接受日常生活活动康复训练的需求程度取决于患者的动机和对于不同独立水平的需要。因此，训练内容应与患者的需要相结合，增加患者主动参与的积极性，提高疗效。

(3) 为了提高患者的独立性，治疗师还需要对环境的适应和改造提出建议。

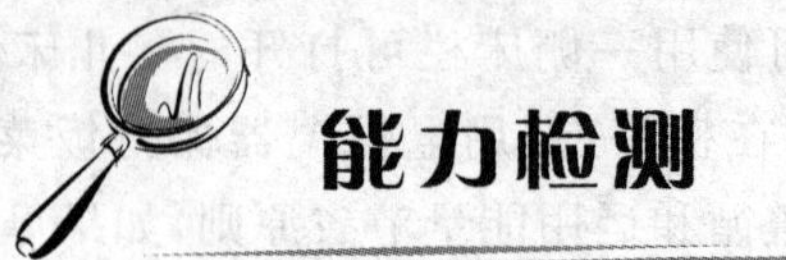

能力检测

1. 日常生活活动包括哪些内容？
2. 移动障碍者如何进行康复训练？

（杨　敏）

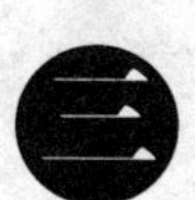

项目三 神经系统疾病的临床康复

任务一　脑卒中的康复

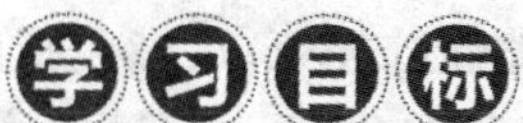

熟练掌握　脑卒中的常用康复治疗技术。

掌握　脑卒中功能障碍的康复评定；康复治疗分期及各期康复治疗的目标。

了解　脑卒中的预后。

脑卒中；功能障碍；康复评定；康复治疗

典型病例

患者，女，58岁。患者因出现短暂意识障碍，伴恶心、呕吐，后出现右侧肢体无力，急送当地医院。当时头颅CT提示左侧基底节区脑出血，无发热，无抽搐，无意识丧失，给予补液、营养脑细胞等保守治疗2天后患者转入本院卒中单元。给予脱水降颅压、控制血压等治疗，病情稳定后，开始床边早期康复治疗，患者病情逐渐好转，右侧肢体逐渐恢复，后转入康复治疗室治疗。患者目前神情、呼吸、血压、脉搏正常。右侧瘫痪肢体不能运动。左手能置于腰后部，上肢能前屈90°（肘可伸展），前臂能旋前旋后；左手全指屈曲，钩状抓握，但不能伸展；左下肢在座位下足跟触地时踝能背曲，足可向后滑动，屈膝大于90°，左上、下肢张力轻度增高。有言语命名障碍，基本上可正常饮食。既往史：7年前脑出血（出血部位也是左侧内囊），保守治疗后患者恢复日常生活；高血压15年。

根据上述病案，请思考下列问题：

1. 脑卒中的功能障碍特点是什么？
2. 如何评定？
3. 康复治疗方案如何制定？
4. 治疗过程中如何预防其发生并发症？

第一节 概　述

一、概念

脑卒中(stroke) 又称脑血管意外(cerebrovascular accident),是由多种脑血管病变引起的脑部神经组织病变。脑卒中以起病急骤,迅速出现局限性或弥漫性脑功能缺失为特征,其临床表现为头痛、头晕、意识障碍等脑部症状和偏瘫、失语、认知障碍等局灶性神经功能异常症状,持续时间超过 24 h,也可表现为死亡前的一系列症状。

脑卒中包括缺血性卒中(ischemic stroke)和出血性卒中(hemorrhagic stroke)。前者包括脑血栓形成、脑栓塞和腔隙性脑梗死;后者包括脑出血和蛛网膜下腔出血。

脑卒中是神经系统的常见病和多发病,在我国,多年来其发病率、死亡率、致残率在疾病谱中一直处于前三位。我国流行病学调查结果显示,脑血管疾病年发病率为(109.7～217)/10 万,患病率为(719～745.6)/10 万,死亡率为(116～141.8)/10 万;存活者致残率约为 80%,复发率约为 41%。脑卒中发病率、患病率、死亡率有随年龄增长而增加的特点,随着社会人口老龄化,发病率将会继续上升。

脑卒中的康复是指应用康复医学的基本理论,全面阐述脑卒中后功能障碍现象、发生的机理,对其各方面障碍进行康复功能评定,并依据评定制定康复方案,进行全面康复治疗的过程。

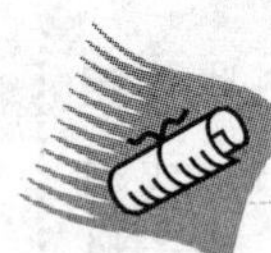

知识链接

(一) 缺血性脑卒中

缺血性脑卒中又称脑梗死,是指脑部血液供应障碍,缺血缺氧引起的局限性脑组织的缺血性坏死或脑软化,包括脑血栓形成、脑栓塞和腔隙性脑梗死。脑血栓形成可分完全性卒中、进展性卒中、可逆性缺血性神经功能缺失(reversible ischemic neurological deficit,RIND)。完全性卒中常于数小时内达到高峰,进展性卒中在数天内逐渐加重,可逆性缺血性神经功能缺失,可在 3 周内恢复。脑栓塞发病最急骤,常在数分钟甚至几秒内发生 。临床上以 60 岁以上曾患有高血压或糖尿病的人群中发生率高,多在睡眠过程中或安静状态下发病。起病较为缓慢,初起多以肢体麻木无力、言语不利、偏瘫、面瘫为主要表现,多无明显头痛、呕吐、意识障碍,随着病情发展加重而出现头晕、昏迷。

(二) 出血性脑卒中

出血性脑卒中属原发性非外伤性脑血管出血。包括脑出血、蛛网膜下腔出血等。出血性脑卒中多发生于 50～70 岁人群,冬春季发病较多,多有高血压病史。常在用力活动或情绪激动时突然发生。脑出血发病急，出血量多者常在数分钟至数小时内达高峰。多数病例病前无预兆，部分病例有头痛，头晕，肢体麻木等症状。重症患者发病时出现剧烈头痛，反复呕吐，血压增高，短时间内转入意识障碍。随着中枢神经的继发损伤可表现为偏瘫、感觉障碍、言语障碍、偏盲等症状。

脑卒中的特点是高发病率，高致残率。中国每年新发脑卒中患者约150万人，其中的70%～80%因残疾不能独立生活。脑卒中康复是经循证医学证实的对降低致残率最有效的方法，是脑卒中组织化管理中不可缺失的关键环节。现代康复理论和实践证明，脑卒中后进行有效的康复能够加速康复进程，减轻功能上的残疾。患者功能的改善又可提高患者的满意度，降低潜在的长期治疗所需的高额费用，节约社会资源。

二、病因

造成脑卒中的主要原因有以下几种。

（1）血栓（thrombosis）　动脉内血栓形成是脑卒中最常见的原因。血栓引起动脉血流减慢或使血流中断，导致该动脉所供应的脑组织缺血、缺氧及缺少营养成分而坏死。脑血栓形成导致的脑卒中一般发病较缓慢，但逐渐加重，常于安静或休息状态下发病。相同部位的血栓，年龄较大患者的脑组织坏死面积大于年龄较轻患者的，因为年龄越大，侧支循环越差。

（2）栓塞（embolism）　身体其他部位血管内的栓子经血液循环到达脑部血管，引起血管阻塞，使脑组织缺血、缺氧及缺少营养而坏死。

（3）出血（hemorrhage）　脑实质内血管破裂，血液流入周围脑组织，造成脑组织受压，大量出血可引起脑疝，导致患者死亡。出血性脑卒中患者多伴有高血压病史和动脉粥样硬化。

三、主要危险因素

引起脑血管疾病的原因是多方面的，可以是某一种原因，也可以是几种原因同时存在。流行病学调查发现，许多全身性血管病变、心脏病、局部脑血管病变和血液系统病变均可导致脑血管疾病。因此，称这些因素为脑血管疾病的高危因素。高危因素主要有以下几种。

（1）高血压　高血压是最重要的和独立的脑血管疾病的危险因素。无论收缩压和（或）舒张压增高都会增加脑血管疾病的发生率，且呈线性关系。并且，血压与脑出血或脑梗死的发病危险性均呈正相关。

（2）心脏病　心脏病如心脏瓣膜疾病、冠状动脉粥样硬化性心脏病、心肌梗死、非风湿性心房纤颤、二尖瓣脱垂、心脏黏膜瘤和各种原因所致的心力衰竭均会增加脑血管疾病的发病率，是肯定的脑卒中危险因素。有效防治这些疾病可降低脑血管疾病的发生率。

(3) 糖尿病　糖尿病是脑血管疾病重要的危险因素，糖尿病与微血管和大血管病变、高脂血症有密切关系，其发生脑血管疾病的可能性要比一般人群的大数倍。高血糖可进一步加重脑血管疾病患者的脑组织损伤。

(4) 短暂性脑缺血与脑血管疾病病史　短暂性脑缺血愈频繁，脑血管疾病风险愈高；有脑血管疾病史者脑血管疾病的复发率较一般人群高 4 倍。

(5) 吸烟和酗酒　吸烟可提高血浆纤维蛋白原的含量，增加血液的黏稠度和血管壁损害；尼古丁刺激交感神经导致血管收缩、血压升高。酗酒者脑血管疾病的发生率是一般人群的 4～5 倍，特别值得说明的是，酗酒较大程度地增加了出血性脑卒中的危险。

(6) 高脂血症　高脂血症易引发血液的黏稠度增加，使脑动脉硬化速度加快。高胆固醇血症与缺血性脑血管疾病的发生关系密切。血液中胆固醇水平降低会增加脑出血的危险性。

除以上高危因素外，饮食不当(如盐量、肉类、动物脂肪等摄入量过高)、体力活动减少、体重超重、滥用药物、口服避孕药等也可导致脑血管疾病。此外，高龄、性别、种族、气候、脑卒中家族史等也与脑血管疾病相关。以上许多危险因素都是可以预防的，在康复工作中及时进行康复知识的宣教，对一些可以改变的危险因素早期加以干预，可降低脑血管疾病的发生率、致残率及死亡率。

四、主要功能障碍

脑卒中发生后，引起的功能障碍是多方面的，常因脑损害的部位、程度和性质等的不同，而出现各种不同程度的运动功能、感觉功能、认知心理功能、言语功能、吞咽功能等功能障碍。现代康复医学的研究发现，中枢神经在损伤后具有在结构上和(或)功能上重新再建的可塑性，并且这种可塑性可以通过反复的学习和训练得到提高及加强。这些研究发现为脑血管疾病后患者的全面功能康复提供了科学依据。脑卒中患者的主要功能障碍如图 3-1-1 所示。

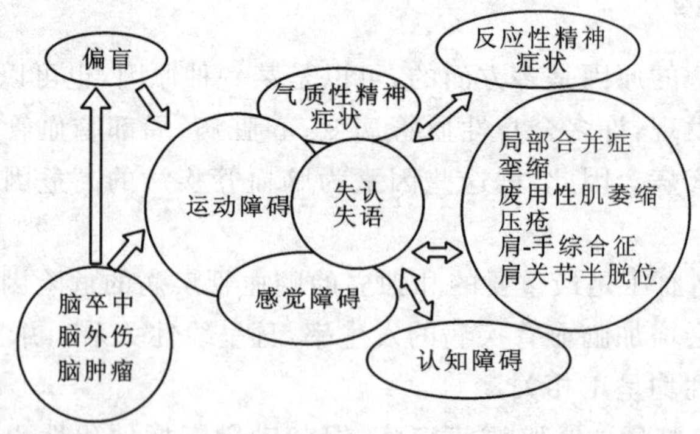

图 3-1-1　脑卒中患者的主要功能障碍

脑卒中患者多出现不同程度的肢体无力、活动受限，典型表现为偏瘫(图 3-1-2)、患侧肌张力异常、早期肌张力降低，随后会出现患侧肌张力增高(严重者出现痉挛)、关节

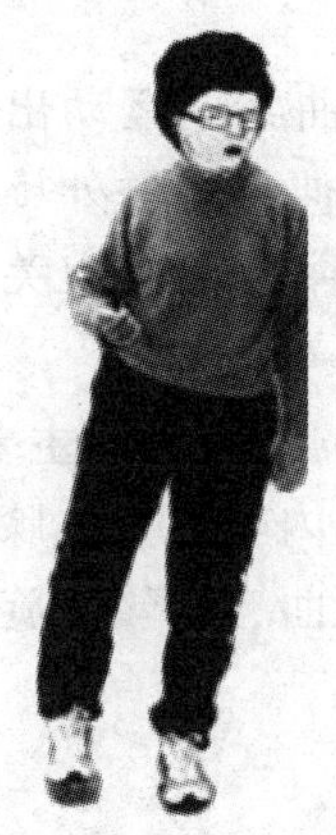
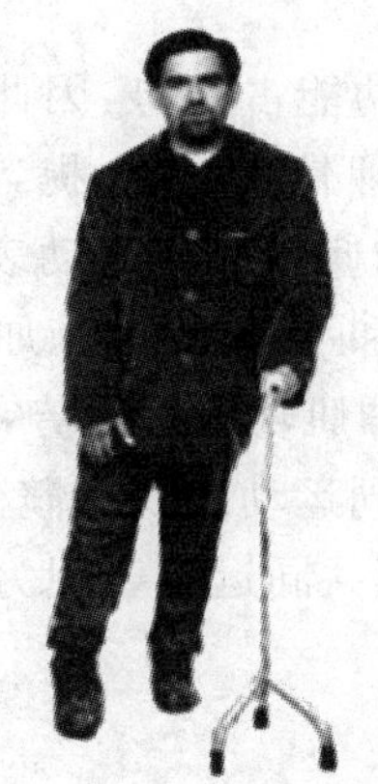
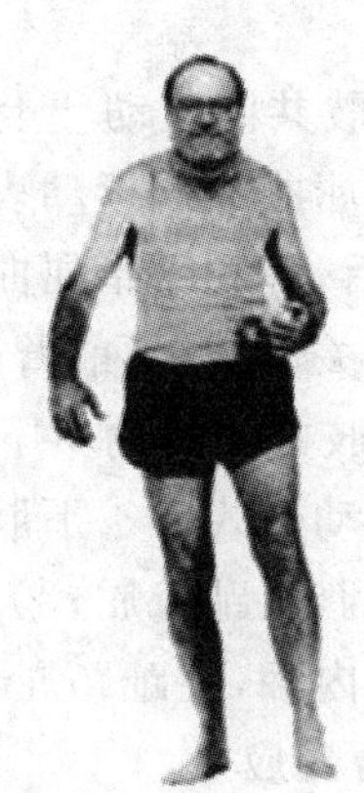

图 3-1-2　脑卒中患者典型偏瘫运动模式

运动的控制能力下降、协调运动能力及平衡能力出现障碍。

（一）运动功能障碍

运动功能障碍是脑血管意外后最突出的问题，因病灶部位的不同可引起各种不同的障碍现象。从躯体瘫痪的部位和数量上看，分别有偏瘫、单瘫、交叉瘫、四肢瘫和颅神经麻痹。从瘫痪的性质上看，分别有弛缓性瘫痪和痉挛性瘫痪。一般多表现为早期的弛缓性瘫痪，在恢复过程中逐渐出现痉挛性瘫痪。因神经传导系统不同部位的损害，可分上运动神经元瘫痪和下运动神经元瘫痪。

偏瘫是最典型的障碍。其特点是随着脑功能的改变和病情发展，偏瘫部位出现肌张力和运动模式的不断改变，表现为曲线性转化，肌张力由弛缓逐渐增强而后很快进入痉挛，随后再逐渐减弱向正常肌张力状态恢复。在进入痉挛后，同时伴随着共同运动、联合反应等异常运动模式的出现和反射活动的异常，如屈肌屈曲反射、非对称性紧张性颈反射、对称性紧张性颈反射、对称性紧张性迷路反射等。此转化过程会因各种病理因素而长期停滞在某一阶段。

1. 典型的痉挛模式

(1) 头部：颈部向患侧屈曲并旋转，面朝向健侧。

(2) 患侧上肢：肩胛骨回缩，肩带下降，肩关节内收、内旋；肘关节屈曲伴前臂旋后或旋前；腕关节屈曲并向尺侧偏斜；拇指对掌、内收、屈曲；其余四指手指屈曲内收。

(3) 患侧下肢：骨盆旋后上提；髋关节后伸、内收、内旋；膝关节伸展；踝跖屈、足内翻。

(4) 躯干：向患侧侧屈并后旋。

2. 共同运动

共同运动是在脑组织损伤后出现的一种肢体异常活动，表现为患侧肢体某一关节进行主动运动时，会引发相邻的关节甚至同一肢体的所有关节出现不可控制的运动，并形成特有的活动模式，这种运动称为共同运动。在主动的用力运动时共同运动表现典型。

(1) 上肢共同运动　上肢屈肌功能占优势，因此，上肢屈曲共同运动出现早，也明显。①上肢屈曲共同运动表现为肩胛骨回缩、上提，肩关节后伸、外展、外旋，肘关节屈曲，前臂旋后，腕和手指屈曲；②上肢伸展共同运动表现为肩胛骨前伸，肩关节前屈、内收、内旋，肘关节伸展，前臂旋前，腕和手常为伸腕、屈指。

(2) 下肢共同运动　下肢由于伸肌功能占优势，因此，下肢共同运动主要表现为伸展的共同运动模式。①下肢伸展共同运动表现为髋关节后伸、内收、内旋，膝关节伸直，踝跖屈、内翻，足趾背屈；②下肢屈曲共同运动表现为髋关节屈曲、外展、外旋，膝关节屈曲，踝跖屈、内翻，足趾跖屈。

3. 联合反应

偏瘫患者在进行健侧肢体的肌肉抗阻力收缩运动时，其兴奋可以波及患侧而引起瘫痪肢体肌肉的收缩，这种反应称为联合反应。其表现有对称性和不对称性两种反应状态。

(1) 上肢联合反应　①健侧上肢进行外展抗阻力运动，当阻力达到一定强度后，患侧肩可以出现外展动作；②健侧肘关节抗阻力屈曲或伸展时，患侧肘关节可出现相同的屈曲或伸展动作；③健侧腕关节抗阻力屈曲或伸展时，患侧腕关节可出现相同的屈曲或伸展动作。

(2) 下肢联合反应　①非对称性联合反应是：健侧下肢抗阻力屈曲时，患侧下肢出现相反的伸展；健侧下肢抗阻力伸展时，患侧下肢出现相反的屈曲。②对称性联合反应是：健侧下肢抗阻力外展或内收时，患侧下肢可出现相同的外展或内收运动。

(3) 同侧联合反应　①患侧上肢抗阻力屈曲，引发患侧下肢伸肌张力增高或伸展；②患侧上肢抗阻力伸展，引发患侧下肢屈肌张力增高或屈曲。

4. 步态异常

脑血管疾病后期，由于患者在肌力不够、肌张力异常、协调和平衡功能障碍的情况下，过早地强行站立及步行，导致出现异常步态。常见的步态有划圈步态、长短步态和膝过伸步态。

(二) 感觉功能障碍

脑卒中患者多表现为患侧肢体深、浅感觉迟钝或丧失，少数患者可表现为浅感觉过敏。

脑卒中患者以偏身的感觉障碍为常见。其中包括：一般感觉障碍，如浅感觉的痛、温、触觉；深感觉的关节位置觉、振动觉、运动觉等；复合感觉障碍，如皮肤定位感觉、两点间辨别觉、体表图形觉、实体觉和重量觉障碍；特殊感觉障碍，最常见的如偏盲，偏盲是因患者半侧视野缺陷导致，表现为看不到盲侧空间的物体。

(三) 认知功能障碍

认知功能障碍是脑卒中患者中发生率较高的症状，也是引发该类疾病患者的日常生活活动能力下降、工作和休闲活动严重受限的主要因素之一。

1. 知觉障碍

脑卒中因脑损伤部位不同，常见的知觉障碍有：躯体构图障碍、视空间关系障碍、失认症和失用症等。在各种障碍方面常以失认症、失用症和单侧忽略现象最为典型。

(1) 失认症　脑损害后的患者因视觉、听觉、触觉、智力、意识等障碍而不能通过感觉器官认识身体部位和熟悉物体的临床症状称为失认症。失认症常见的表现有视觉失认、听觉失认和触觉失认。

(2) 失用症　部分脑血管疾病患者在恢复过程中常表现有意念性失用或意念运动性失用等现象。

(3) 单侧忽略　这是脑血管疾病患者在疾病早期就出现的障碍，其表现为对大脑损伤灶对侧身体或空间呈现的刺激不能作出反应。

2. 认知障碍

认知是大脑对感知信息进行处理、储存、记忆和应用的过程。认知是脑的高级功能活动，包括注意力、记忆力、思维能力和应用能力等。脑卒中发生后出现的认知障碍常见有记忆障碍、注意力降低、思维和处理复杂事物困难。

运动障碍合并感觉、知觉和视觉障碍的患者会出现明显的智力降低，甚至成为痴呆。

(四) 言语功能障碍

言语功能障碍主要表现有失语症和构音障碍等。

1. 失语症

脑卒中病变若影响大脑言语区，可引起患者听、说、读、写障碍，表现为答非所问或者虽能听懂但口述和书写困难，严重者既无法听懂，也无法表达，交流十分困难，称为失语症(aphasia)。脑卒中患者约有1/3伴失语症。失语症多发生在优势半球，表现为对后天所获得的言语符号(听、说、读、写等)的表达及认识能力的受损或丧失。单纯的失语患者表现为在意识清醒，无精神障碍，无严重智力障碍，无视觉和听觉缺损，无口、咽、喉等发音器官肌肉瘫痪，无共济失调情况下，听不懂别人和自己的讲话，说不出自己要表达的意思，不理解也写不出病前会读、会写的字句等。脑卒中患者在失语症发生的同时常合并有认知障碍、构音障碍及其他高级神经功能障碍，使得失语症更难确定。单纯的失语症主要有运动性失语、感觉性失语、传导性失语、命名性失语、经皮质失语、完全性失语等。

(1) 运动性失语　以口语表达障碍最为突出，为典型的非流利型口语。说话语量少，每分钟讲话字数少于50字，表现为发音、找词困难、费力，音调不准，呈"电报式言语"。

(2) 感觉性失语　以口语理解严重障碍为特点，为流利型口语。患者对别人和自己讲的话均不理解，或仅理解个别词或短语；口语表达缺乏实质词，讲话时语量多，讲话不费力，发音清晰，语调正常，常常滔滔不绝，但错语、"新词"、离题词泛滥而空话连篇、难以理解、答非所问。患者同时还存在复述和听写障碍，以及命名、朗读、文字理解

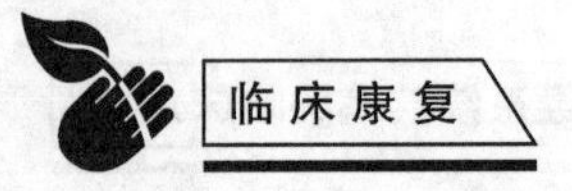

障碍。

（3）传导性失语　其主要特征是复述不呈比例。患者口语清晰，自发讲话语义完整、语法结构正常，听理解正常，但不能复述出在自发谈话时较容易说出的词或句子，或以错语复述，多为语音错误，自发谈话常因找词困难和语音错误而出现犹豫、中断。命名及朗读中出现明显的语音错误，伴不同程度的书写障碍。

（4）命名性失语　其主要特征是命名不能，表现为选择性命名障碍。在所给的供选择的名称中能选出正确的名词。在进行口语表达时找词困难、缺实质词，常以描述物品功能代替说不出的词，赘语、空话过多。而患者言语理解及复述近于正常或正常。

（5）完全性失语　所有言语功能均有明显障碍，又称为混合性失语。口语表达障碍明显，常为刻板性言语。听理解、复述、命名、阅读和书写均严重障碍，预后差。患者可逐渐学会通过非言语形式进行交流。

（6）经皮质性失语　经皮质性失语包括经皮质运动性失语、经皮质感觉性失语、经皮质混合性失语。

2. 构音障碍

脑卒中后因颅神经受累导致舌、喉、唇、颊部等构音器官运动障碍或协调能力下降，出现发音困难、音量小、发音不清等，这称为构音障碍。其表现为患者听理解正常，能够正确地选择词汇，能按语法排列词汇，但在说话时出现发音困难，说话费力，音调、音量急剧变化，吐字不清，严重者完全不能讲话或丧失发声能力。

（五）心理障碍

抑郁症是脑卒中患者中最多见的心理障碍，表现为情绪低落、对事物缺乏基本的兴趣、做事动作迟缓、长期失眠、体重下降、常伴有焦虑等，这些症状常有夜晚较轻白天严重的特点。

（六）其他障碍

脑卒中患者还可能出现智力障碍、精神障碍、大小便控制障碍，甚至出现吞咽障碍、肩关节半脱位、肩手综合征、废用综合征、误用综合征等。

急性期的吞咽障碍发生率为30%～50%。正常的吞咽运动过程可分为三阶段，即口腔期、咽喉期、食管期。当发生脑血管意外时，主要影响前两期。出现流口水、进食呛咳、误咽、口腔失用等障碍。

在弛缓性瘫痪期，如果忽略了对肩关节的保护，很容易引发肩关节半脱位。肩手综合征的特征是，患侧上肢肩手疼痛，皮肤潮红、皮温升高，手指屈曲受限。

失用综合征是因长期卧床或长期肢体制动引起的失用性肌无力、肌萎缩、关节挛缩、骨质疏松等。

误用综合征是因为在治疗和护理过程中所造成的人为性损伤，主要有肌腱、韧带和肌肉的损伤，关节的变形，痉挛的加重等。

第二节 康复评定

康复评定是康复治疗的前提，贯穿于康复过程的始终。脑卒中因脑组织损伤部位、性质和程度不同，引发各种不同的功能障碍。康复评定对于脑卒中患者来说尤为重要，必须对患者进行仔细、全面的康复评定，以便制定出符合客观的康复治疗方案。在评定过程中，不仅要发现患者存在的问题及可能恢复的潜力，而且还要知道“为什么”。例如，针对脑卒中患者不能独立地从床移动到轮椅的现象，应该搞清楚患者是下肢肌张力异常，还是下肢无力，或者是平衡能力太差。

脑卒中患者的康复评定越早越好，要注意观察患者的体位、运动方式、面部表情，以及患者对周围事物的反应等。除了观察以外，还要与患者及家属(或陪护人员)进行充分的交谈，了解患者发病情况及功能障碍对日常生活的影响，了解患者的生活习惯、业余爱好，以及患者最想尽快解决的问题等。通过交谈和观察，对患者有了初步了解后，再通过用评定量表对患者进行功能评定，以作为制定康复治疗计划的依据。

一、运动功能评定

脑卒中运动功能障碍复杂，涉及面广，评价内容较多。评价时应重点考虑患者存在的问题和治疗的需要。目前有许多有关偏瘫运动功能的评价方法，常用的有 Bobath 法、Brunnstrom 法、Fugl-Meyer 法、上田敏法等。

Fugl-Meyer 法、上田敏法是由 Brunnstrom 法演变而来。Fugl-Meyer 等人在 Brunnstrom 法的基础上设计了更细致的和全面的运动分级，测试运动和能力的 50 个不同方面，评分 0～100 分。这就是 Fugl-Meyer 法，该方法可靠、有效，重复测试可反映运动功能恢复情况，但较费时，临床中多使用简化的 Fugl-Meryer 法。

其他常用的有关运动功能的评定项目有肌力及肌张力评定、关节活动度测量、步态分析和平衡功能评定等。

Brunnstrom 法是评定脑卒中患者运动模式和功能的最常用方法，此方法分级虽粗糙，但省时，且分级与功能恢复的进展有关。只要掌握了 Brunnstrom 法，其他的方法就较易完成。

(一) Brunnstrom 法运动功能恢复评定

瑞典学者 Brunnstrom 在观察大量脑卒中患者的基础上提出了著名的偏瘫肢体运动功能恢复六阶段理论，综合阐述了脑卒中患者从发病早期出现异常运动模式到中、晚期逐渐恢复正常运动模式，是脑卒中患者康复治疗的理论基础。脑卒中患者的治疗、康复过程会因患者的病理变化、医疗干预程度、治疗方式和方法以及环境因素等的不同而使康复过程停留在某个阶段。在躯体运动恢复程序上也会表现出一定的自然规律，其特点是：先躯干后四肢；先下肢后上肢；先四肢近端后四肢远端；上肢先呈屈曲模式后呈伸展模式，下肢先呈伸展模式后呈屈曲模式；先出现反射活动后转为随意运动；先出现粗大的运动后出现分离的有选择的精细运动。这些特点有助于指导患者进行治疗训练。

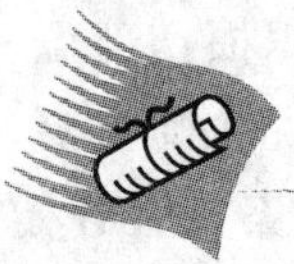

知识链接

虽然脑卒中患者的临床表现各不相同，其功能障碍亦存在较大差异，但多数患者运动功能的恢复是遵循 Brunnstrom 提出的偏瘫恢复六阶段的规律的(图 3-1-3)。

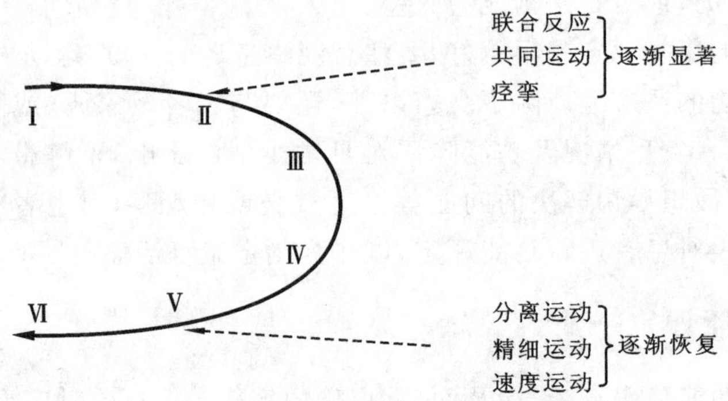

图 3-1-3　Brunnstrom 提出的偏瘫恢复六阶段理论

在图 3-1-3 中，阶段Ⅰ为脑卒中发病后数日至 2 周，患侧上、下肢呈弛缓性瘫痪(软瘫)。阶段Ⅱ为脑卒中发病约 2 周后，肢体出现共同运动或部分共同运动。阶段Ⅲ共同运动可随意引起并达高峰，痉挛加重。Ⅱ、Ⅲ阶段大约持续 2 周。阶段Ⅳ患侧出现部分分离运动，患侧肢体能够部分打破共同运动模式，痉挛开始减弱。阶段Ⅴ共同运动进一步减弱，代之以分离运动为主，痉挛进一步减弱。阶段Ⅵ共同运动及痉挛消失，协调运动正常。

依据 Brunnstrom 偏瘫肢体运动功能恢复理论，Brunnstrom 设计了偏瘫运动功能评定法。Brunnstrom 法运动功能六阶段评定见表 3-1-1。

表 3-1-1　Brunnstrom 法运动功能六阶段评定

分期	运动特点	上　肢	手	下　肢
Ⅰ	无随意运动	不能进行任何运动	无功能	不能进行任何运动
Ⅱ	引出联合反应，共同运动	仅出现协同运动模式	仅有极细微的屈曲	仅有极少的随意运动

续表

分期	运动特点	上　肢	手	下　肢
Ⅲ	随意出现的共同运动	可随意发起协同运动	可有钩状抓握,但不能伸指	在坐和站立位上,有髋、膝、踝的协同性屈曲
Ⅳ	共同运动模式打破,开始出现分离运动	出现脱离协同运动的活动:在肩平、肘屈90°的条件下,前臂可旋前、旋后;在肘伸直的情况下,肩可前屈90°,手臂可触及腰骶部	能侧捏及松开拇指,手指有半随意的小范围伸展活动	坐位屈膝90°以上,可使足向后滑动。在足跟不离地的情况下能使踝背屈
Ⅴ	肌张力逐渐恢复,有分离精细运动	出现相对独立于协同运动的活动:肘伸直时肩可外展90°;肘伸直、肩前屈30°～90°时,前臂可旋前和旋后;肘伸直、前臂中立位时,上肢可举过头	可做球状和圆柱状抓握,手指同时伸展,但不能单独伸展	健腿站,病腿可先屈膝后伸髋;在伸膝下可做踝背屈
Ⅵ	运动接近正常水平	运动协调近于正常,手指指鼻无明显辨距不良,但速度比健侧慢(不超过5 s)	所有抓握均能完成,但速度和准确性比健侧差	在站立位可使髋外展到抬起该侧骨盆所能达到的范围;坐位下伸直膝可内外旋下肢,合并足内外翻

(二)改良 Ashworth 法

脑卒中所致的中枢神经损害为上运动神经元损伤,其运动功能障碍的发生主要是肌张力异常所致,并以痉挛性症状为主要特征。对严重痉挛者需进行痉挛程度的评定。目前广泛使用的评定方法是改良 Ashworth 法(表 3-1-2)。

表 3-1-2　改良 Ashworth 法评定标准

级别	评定标准
0 级	肌张力不增加
1 级	肌张力略增加:被动屈伸时在到达关节活动度末端时呈现最小阻力或出现突然卡住和释放

续表

级别	评定标准
1^+级	肌张力轻度增加:在到达关节活动度一半的范围内出现突然卡住,继续活动呈现最小阻力
2级	肌张力较明显增加:在到达关节活动度范围内的某一位置时出现活动困难,但仍能较容易地被移动
3级	肌张力严重增高:被动活动困难
4级	僵直:受累部分被动屈伸时呈现僵直状态,不能活动

二、感觉功能评定

感觉功能评定的目的在于了解感觉障碍的程度及部位,通过对患者感觉检查结果的分析来判断感觉障碍对运动功能活动的影响,指导患者正确选用辅助用具,并为制定康复治疗方案提供依据。

一般感觉通常分为浅感觉(痛觉、触觉和温度觉)、深感觉(位置觉、运动觉和振动觉)和复合感觉(定位觉、两点辨别觉、图形觉、重量觉等)。浅感觉即皮肤感觉和黏膜感觉;深感觉又称为本体感觉,即肌肉、肌腱、骨膜和关节的感觉;复合感觉是皮质感觉。

(1) 浅感觉功能评定　浅感觉功能评定主要对患侧的触觉、痛觉、温度觉、压觉分别进行评定。

(2) 深感觉功能评定　深感觉功能评定重点对患侧肢体的关节位置觉、振动觉、运动觉等进行评定。

(3) 复合感觉障碍评定　复合感觉障碍评定是对皮肤定位感觉、两点间辨别觉、体表图形觉、实体觉和重量觉分别进行评定。

(4) 特殊感觉障碍评定　脑血管疾病患者因病灶部位特点,最易导致偏盲,需对是否存在偏盲障碍进行评定。

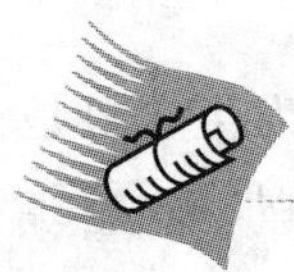

知识链接

感觉功能检查方法

1. 浅感觉

(1) 轻度触觉检查　让患者闭眼,然后用棉签轻刷皮肤,顺序为面部、颈部、上肢、躯干、下肢。

(2) 痛觉检查　对痛觉减退的患者,从障碍部位到正常部位进行检查,对痛觉过敏的患者,从正常部位到障碍部位进行检查。如此顺序有利于确定病变范围。

(3) 温度觉检查　让患者闭眼，然后用两支试管(5～10 ℃的和 40～45 ℃的各一支)交替随意地刺激皮肤，指出“冷”“热”，接触时间 2～3 s。

2. 深感觉(本体感觉)

(1) 位置觉检查　让患者闭眼，然后将某部位肢体移到一个固定位置，让患者说出这个位置或用另一部位模仿。

(2) 运动觉检查　让患者闭眼，然后将某部位肢体移到一个固定位置，让患者说出肢体运动方向。

(3) 振动觉检查　让患者闭眼，然后将振动音叉放置在患者身体骨骼突出部位。

3. 复合觉

复合觉包括实体觉、两点分辨觉和大脑皮质觉(如重量觉、识别觉、皮肤书写觉及对某些质地的感觉)等。两点分辨觉：人体不同部位有不同的分辨力，舌部 1 mm，指端部位 2～3 mm，手掌 1.5～3 mm，背中心部位 6～7 mm。

三、认知功能评定

1. 感知功能评定

(1) 躯体构图障碍的评定：包括躯体失认、单侧忽略、左右分辨障碍、手指失认、疾病失认等的评定。

(2) 视空间关系障碍的评定：包括图形-背景分辨困难、形态恒常性识别障碍、地形定向障碍、空间关系障碍、空间定位障碍、结构性失用和穿衣失用等的评定。

(3) 失认症的评定：包括视觉失认、听觉失认、触觉失认等的评定。

(4) 失用症的评定：包括意念失用和意念运动性失用等的评定。

2. 认知功能评定

(1) 记忆障碍的评定：可分别应用韦氏记忆测验和临床记忆测验进行评定。

(2) 注意障碍的评定：采用视跟踪和辨认测试、数和词的辨别注意测试、听跟踪、声辨认等评定方法。

(3) 执行功能障碍的评定：主要进行言语流畅性、反应-抑制和变换能力、问题解决能力等项目的检查评定。

(4) 认知障碍的成套测试：可分别采用神经行为认知状况测试、洛文斯顿认知功能评定等方法进行测评。

四、言语功能评定

1. 失语症的评定

(1) 失语症筛查　通过失语症的筛查首先对患者是否存在失语症做出初步的筛选。通过重点观察患者言语表达、听觉理解、阅读理解及高级的脑功能检查等进行评定。

(2) 失语症综合评定　实施综合评定可发现患者是否存在失语症以及其程度、类别。国际上常用的失语症检查法:波士顿诊断性失语症检查法、西方失语症成套测验法、日本标准失语症检查法。我国常用的失语症检查方法:汉语标准失语症检查法(中国康复研究中心失语症检查法)(CRRCAE)、汉语失语成套测验法(aphasia battery of Chinese,ABC)和汉语波士顿失语症检查法。

2. 构音障碍的评定

目前临床上采用的检查方法较多,主要有频谱分析法、光纤维腭咽喉内窥镜检查方法、电视荧光放射照相技术、气体动力学检查方法和构音器官功能性检查方法等。而最常用的方法是构音器官功能性检查法,此法通过对反射、呼吸、口唇运动、下颌状态、软腭运动、喉的运动、舌体运动和言语等八项内容的功能分级进行评定。具体评定方法可参阅有关书籍。

五、日常生活活动能力评定

1. 日常生活活动能力评定

发生脑血管疾病后,常根据患者生活功能程度和康复的阶段有针对性地采用 Barthel 指数法、Katz 指数法、Kenny 自理评定法和功能独立性评定法(functional independence measure,FIM)进行评定。

2. 生活质量评定

生活质量(quality of life,QOL)是在世界卫生组织(WHO)推荐的健康新概念的基础上创立的评价指标。可分别进行主观的生活质量评定和相对客观的生活质量评定。具体评定方法可参考"生活满意指数"和"生活质量指数"量表进行评定。

六、心理与精神功能评定

(1) 抑郁的评定　优势半球前部的梗死常引发精神抑郁。可依据患者的情绪表现进行分析,客观的评定可使用汉密尔顿抑郁评定量表。

(2) 痴呆筛查　是否存在痴呆会直接影响临床康复进展和康复效果。常先采用简明精神状态检查法(痴呆筛查)进行筛查。

七、其他功能障碍评定

脑血管疾病患者在康复治疗过程中需进行综合性评定和个体性评定。除上述各种评定方法外,综合性评定常对神经功能缺损程度和病情程度进行评定,其次还可做吞咽功能评定、肩关节半脱位等并发障碍评定、肩手综合征评定、废用综合征评定和误用综合征评定。其中神经功能缺损程度和病情程度的评定主要采用 1995 年全国第四次脑血管疾病学术会议制定的评定标准(表 3-1-3)。

表 3-1-3 脑血管意外患者临床神经功能缺陷程度评定内容和标准(1995)

评价内容	得分	评价内容	得分
Ⅰ.意识(最大刺激,最佳反应)		可简单交流,但复述困难,言语多迂回,有命名障碍	5
1.两项提问: (1)年龄;(相差两岁或一个月都算正确) (2)现在是几月份		不能用言语达意	6
		Ⅴ.肩、臂运动	
		正常	0
均正确	0	不能抵抗外力	1
一项正确	1	抵抗自身重力抬臂高于肩	2
都不正确者,再做以下检查		抵抗自身重力抬臂平肩或低于肩	3
2.两项指令(可以示范): (1)握拳、伸指;(2)睁眼、闭眼		抵抗自身重力抬臂大于45°	4
		抵抗自身重力抬臂等于或小于45°	5
均完成	3	无运动	6
完成一项	4	Ⅵ.手运动	
都不能完成者,再作以下检查		正常	0
3.强烈局部刺激健侧肢体		所有抓握均能完成,但速度和准确性比健侧差	1
定向退让	6		
定向肢体回缩	7	可做球状或圆柱状抓握,手指可做共同伸屈,但不能单独伸屈	2
肢体伸直	8		
无反应	9	能侧捏及松开拇指,手指有半随意的小范围的伸展	3
Ⅱ.水平凝视功能			
正常	0	可作钩状抓握,但不能释放,指不能伸	4
侧凝视动作受限	2		
眼球侧凝视	4	仅有极细微的屈曲	5
Ⅲ.面瘫		无任何运动	6
正常	0	Ⅶ.下肢运动	
轻瘫、可动	1	正常	0
全瘫	2	不能充分抵抗外力	1
Ⅳ.言语		抬腿45°以上,踝或趾可动	2
正常	0	抬腿45°左右,踝或趾不能动	3
交谈有一定困难,需借助表情动作表达,或言语流利,但不易听懂,错语较多	2	抬腿离床不足45°	4
		能水平移动,不能抬离床面	5

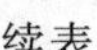

续表

评价内容	得分	评价内容	得分
无任何运动	6	有人扶持下可以行走	3
Ⅷ.步行能力		自己站立,不能走	4
正常行走	0	坐不需支持,但不能站立	5
独立行走5 m以上,跛行	1	卧床	6
独立行走,需扶杖	2		

病情严重程度与总分的关系为:最高分45分,最低分0分。轻度障碍:0～15分。中度障碍:16～30分。重度障碍:31～45分。

第三节 康复治疗

一、康复目标

脑血管疾病发生后会引发多方面的功能障碍。临床治疗在急性期重在挽救患者生命,逆转疾病的病理过程,阻止病情的进一步发展,减轻各种症状发展的程度。在疾病的发生、发展过程中已经造成的功能障碍和以后将会发生的继发障碍一般只能通过康复治疗进行防治。康复治疗的目的是通过从生理上、功能上、精神上和日常生活活动能力上全面提高病后的生活质量。康复目标包括如下几点。

(1) 预防并发症和继发障碍,如防治压疮、肩-手综合征、肩关节半脱位、坠积性肺炎、泌尿系感染、肌肉萎缩、骨质疏松、关节挛缩等。

(2) 改善躯体的运动能力,针对患侧的运动障碍,通过康复治疗使其恢复正常的运动模式,最大限度地促进功能恢复、充分发挥残余功能。

(3) 恢复言语能力,增强言语交流能力。

(4) 提高患者日常生活的活动能力,恢复患者的饮食、穿衣、个人卫生的自理、步行能力以及从事家务劳动的能力。

(5) 最大程度地改善患者的精神、心理障碍程度,如改善患者的注意力、记忆力、思维能力和情绪等。

(6) 使患者不仅能回归家庭,还尽可能地能回归社会,提高患者的生活质量。

二、康复治疗原则

(一) 早期康复介入

选择康复时机一直是脑卒中康复的重要因素。临床实践已证实在脑神经受损的早期康复,能最大程度地减轻残疾的程度,全面改善大脑功能。目前“早期”的概念是指:脑血管疾病发生后生命体征稳定、神经学缺陷不再发展后48 h,在患者有一定的警觉性，对疼痛等不适有反应，不需要求患者完全清醒和有清楚的交流能力。对缺血性脑血管疾病患者开始康复治疗相对较早(病后 3～5 天)，出血性脑血管疾病患者开始康复治疗相对较晚(病后 2 周左右)。也就是说，康复治疗应该与临床治疗同时介入，以预防并发症，抑制异常运动模式，促使恢复正常运动模式。

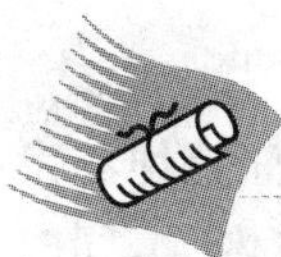

知识链接

相关研究表明，早期进行康复，能提高脑卒中患者运动功能和日常生活能力，减少并发症，7 天内开始进行的康复治疗疗效优于脑卒中发生 1 个月或 15～30 天后开始进行的康复治疗。

(二) 个体化原则

脑卒中患者病变部位以及程度不同，不同分期的功能障碍各不相同，因此必须针对每一患者的具体情况，根据康复评定结果制定相应的个体化康复方案。

(三) 注重全面康复

脑卒中患者病后的功能障碍是多方面的，并且相互影响和相互制约，如运动障碍、言语障碍、认知障碍并存时，需分工合作，综合治疗，不可偏重。循证医学的研究结果认为，卒中单元是有效的治疗。常通过治疗小组采用综合的治疗方案，给予全面的康复治疗。

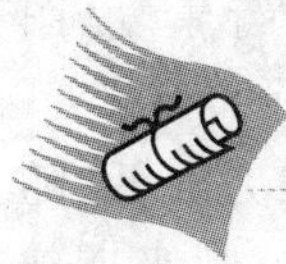

知识链接

卒 中 单 元

卒中单元(stroke unit)是加强住院脑卒中患者医疗管理的模式，是提高疗效的系统，是为脑卒中患者提供药物治疗、肢体功能训练、言语训练、生活活动训练、认知训练、心理康复和健康教育等而组合成的一种综合治疗系统。

(四) 主动参与、循序渐进

在康复治疗过程中必须鼓励患者积极主动地参与康复训练。脑卒中后神经功能的恢复是渐进性的，病情遵循一定的发展规律，所以治疗不可急于求成，而应循序渐进。

(五) 康复与临床治疗同步

脑卒中患者功能恢复一般是通过以下两种途径：一种是发病后经过临床抢救、药物治疗脑水肿消退、脑病变部位血液循环改善而出现自然恢复；另一种是发病后经过系统、正确的康复治疗而恢复。康复治疗应该与临床治疗同时介入，以预防并发症，抑制异常运动模式，促使患者恢复正常运动模式。

三、康复治疗方法

(一) 运动障碍康复

关于脑卒中的康复治疗，目前有许多专门的治疗技术，如Bobath法(又称为神经发育疗法)、Brunnstrom法(强调应用共同运动、联合反应和反射活动促进功能恢复，同时不断纠正异常运动模式，使其恢复正常运动模式)、PNF法(即本体感觉神经肌肉促通法，该法主要是通过刺激本体感受器并利用肢体的对角线运动，促进患者的功能恢复)、Rood法等。

1. 急性期(早期卧床期)康复治疗

脑卒中患者发病后，急性期治疗规范按照中华医学会神经病学分会提出的治疗指南进行。根据WHO提出的标准，当患者生命体征平稳，神经系统症状不再进展以后48 h开始介入康复治疗。在急性期最重要的是预防脑卒中再发和预防并发症，保证对一般健康功能进行适当的治疗，动员患者，鼓励重新开始自理活动，并对患者及其家属给予精神支持。初期康复评定包括患者的病情、营养状况、意识和认知状态、吞咽功能、膀胱直肠功能、皮肤情况、可能出现的并发症等。这一级康复大多于发病后14天内开始。通常在发病后28天时，给予阶段性的康复评定。评价患者日常生活能力和工作能力。如果患者能够达到回归家庭，或者出院后仍然可以定期获得康复指导，建议患者在家庭或社区进行康复训练。如果患者日常生活大部分需要他人帮助，或者患者出院后不能获得康复指导或社区康复训练，建议患者转移至专门康复机构继续进行康复(图3-1-4)。

脑卒中急性期亦称早期卧床期，其临床特点为腱反射减弱或消失、肌张力降低、随意运动丧失。此期主要目标是预防脑卒中并发症，如关节挛缩和变形、压疮、呼吸道感染和泌尿系感染以及深部静脉炎等，还要注意防止或减轻患者异常运动模式。此期主要采取下列措施：采用良好姿势和体位(简称良姿位)、关节被动活动、床上运动、早期床边坐位保持和坐位平衡训练。

1) 采用良姿位

脑卒中患者发病早期因病情需要及睡眠等因素，每天卧床时间较长，医护人员及患者家属应该掌握如何正确摆放患侧肢体，以防止并发症及抑制异常运动模式。

(1) 健侧卧位(图3-1-5) 健侧卧位时头颈部支撑舒适，避免头屈向患侧。偏瘫上肢用枕头支撑，上臂与躯干呈直角或大于直角，肩胛骨上提及前伸，肘关节伸直，腕关节背屈，手指伸开。患侧下肢屈髋、屈膝尽量向前呈迈步状态，膝关节以下用枕头支撑，踝关节背屈。健侧下肢伸髋、轻微屈膝5°～10°手放在床上。

(2) 患侧卧位(图3-1-6) 用枕头将头颈部支撑在舒适位置，防止头屈向患侧，躯

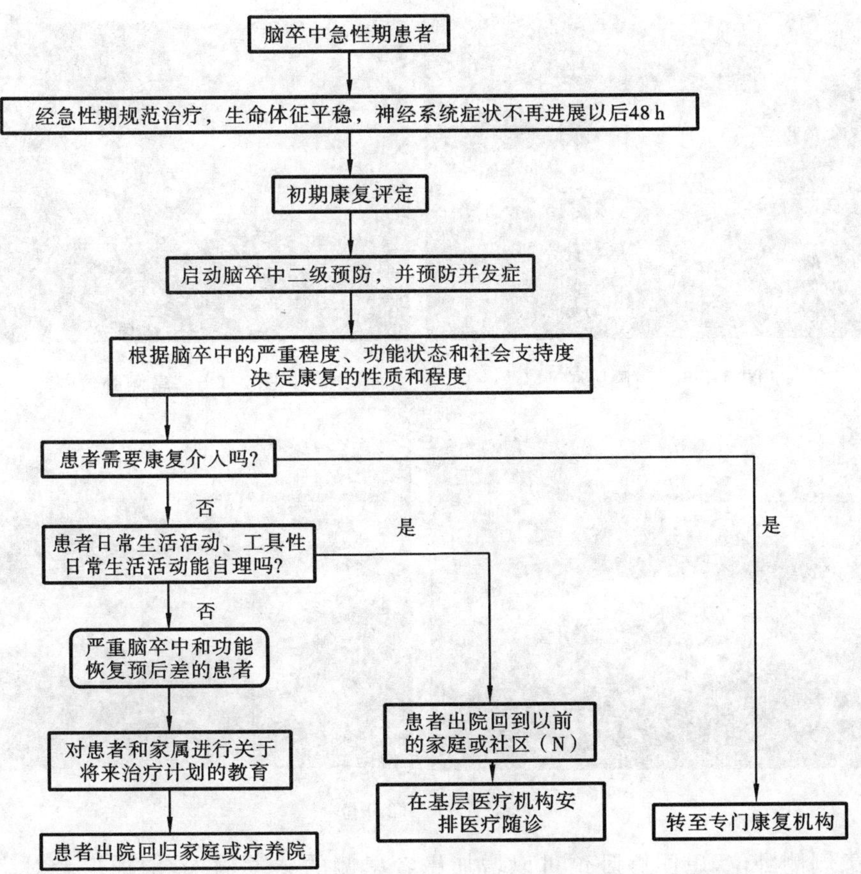

图 3-1-4　脑卒中一级康复流程图

干健侧稍旋向后，背部可放置枕头支撑。患侧上肢前伸与躯干呈直角或大于直角，肘关节伸直，腕关节背屈。手指伸开。患臂前伸，前臂外旋，将患肩拉出，避免受压和后缩，治疗师可将一只手伸到患侧肩胛骨内缘，将肩胛侧向上拉，使肩胛骨紧贴胸壁，防止肩胛骨回缩及下降。患侧下肢患腿放于舒适位置，呈髋关节伸展、膝关节微屈 5°～10°、踝关节尽量保持背屈位。健侧腿屈曲向前置于体前支撑枕上。患侧卧位有利于患侧肢体整体伸展，有利于控制痉挛，并且不影响健侧手的正常使用。

（3）仰卧位（图 3-1-7）　仰卧位适用于下肢屈肌张力高而缺乏伸肌张力的患者。仰卧时枕头不要过高，头呈中立位。避免颈椎、胸椎前屈，患者面部应转向患侧。患侧肩胛骨内下方垫一枕头，有利于肩胛骨上提、前伸。上肢可放于体侧或上举，肘关节、腕关节及手指姿势同侧卧。患侧髋关节及大腿外侧放置一枕头，促使患侧骨盆向前旋转并防止髋关节外旋。用一小泡沫橡胶垫子置于膝下，使膝关节稍弯曲，患侧踝关节尽量背屈使足与小腿呈直角，防止足下垂。如果患者所盖棉被较重，最好在床尾用支架将棉被撑起，避免棉被压迫造成足下垂。

掌握了床上良姿位的方法，同时仍应记住每隔 2 h 帮助患者变换一次体位。建议

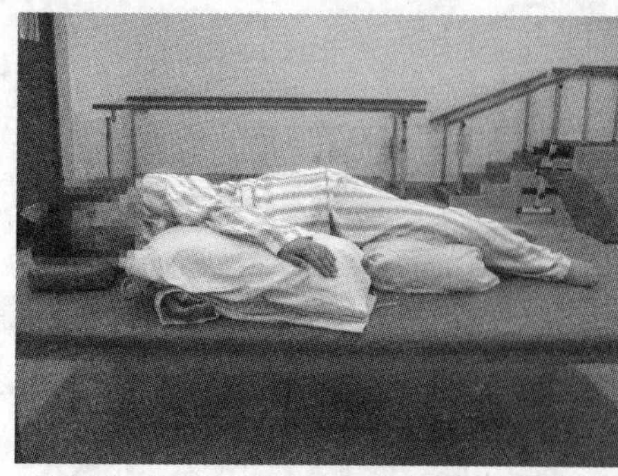

图 3-1-5　健侧卧位

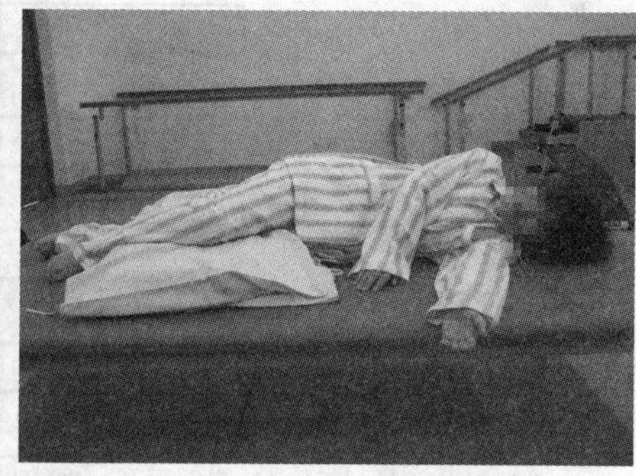

图 3-1-6　患侧卧位

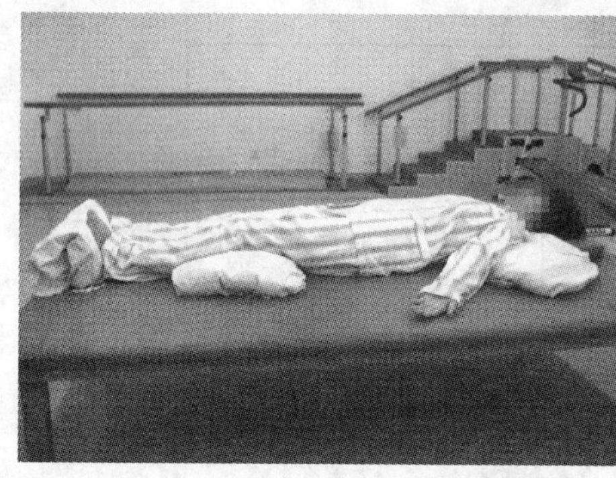

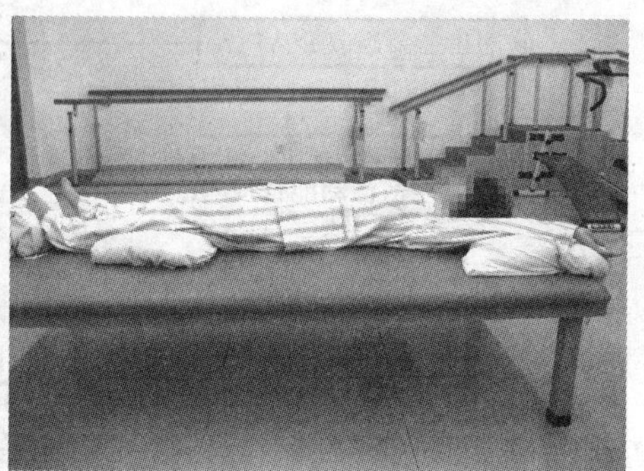

图 3-1-7　仰卧位

多采用患侧侧卧位，患侧侧卧位可以增加患者患侧的感觉输入，增加患者对患侧的认识，同时健侧上肢可以自由活动，有利于患者独立完成部分日常生活活动。要尽可能少用仰卧位，避免半躺半坐位。仰卧位容易诱发异常的反射活动，形成压疮的危险性也大。一般来说，仰卧位只作为体位更换时的一个过渡性体位而被采用。下肢伸肌肌张力高的患者尤其不宜采取仰卧位。原因是仰卧位容易诱发异常反射活动，加重日后的痉挛异常运动模式，同时容易引起骶尾部及双足跟压疮。值得注意的是，对于下肢有屈曲倾向的患者，必须早期纠正以限制其发展。仰卧位时要避免在膝下垫小枕，以防膝关节屈曲的加剧。仰卧位还会导致关节挛缩，将影响患者起坐、起立以及步行能力的恢复，对康复十分不利。踝关节有明显跖屈或内翻的患者，应在足底部放置保持踝关节中立位的足托板。

2)关节被动运动

脑卒中患者发病后应尽早开始患侧肢体各关节的被动运动，尤其是患侧肩胛骨前伸运动、上提运动、肘关节伸直、腕关节及手关节的全范围被动运动。下肢的髋关节及踝关节的被动运动尤为重要。

关节活动度的训练从早期开始进行，可以维持关节正常的活动范围，有效防止关节挛缩、肢体肿胀和僵硬、肌肉废用性萎缩，促进患侧肢体早日出现主动活动，维持患肢关节活动度的治疗成为急性期治疗常规。患者在发病急性期不能到训练室，应该在病房中实施关节活动度训练。

脑梗死患者自发病后第 2 天开始就要做关节被动运动，脑出血患者可等到病情稳定后做关节被动运动。此期部分患者存在有感觉障碍，所以治疗手法要适度，关节活动范围应由小逐渐增至全范围，活动顺序从近端关节到远端关节，一般每日 2～3 次，每次治疗 5～10 min，直至患肢主动活动恢复。被动活动宜在无痛或少痛的范围内进行，以避免造成软组织损伤，以避免出现误用综合征。关节被动运动的方法如下。

(1) 肩胛骨的活动　防止肩胛骨后缩畸形，可在俯卧位、健侧卧位、坐位进行。治疗师一手托起患侧上肢，保持肩关节外旋位，另一手分别做沿肩胛骨内下缘向前上方推使其向上滑动，或自肩胛骨的后缘向躯干外侧推使其向前向外侧滑动。

(2) 上肢各关节活动

① 肩关节　脑血管疾病后在软瘫期因防护不当容易并发肩关节的半脱位，但制动过久又易引发挛缩，因此，在必须维护肩关节活动范围的治疗中要双向防范，治疗的同时要注意保护关节，一般各方位的训练范围达到正常关节活动范围的 1/2 即可，以避免不必要的损伤。方法是治疗师一手握住患者上肢做运动，另一手固定于患者肩关节予以保护，分别进行屈曲和外展、外旋和内旋的被动活动。

② 前臂旋转　前臂易出现旋前挛缩。训练时治疗师一手固定患者上臂下部，另一手握紧腕部，缓慢地充分旋转前臂。

(3) 手指关节　在肌张力增高阶段，手部屈肌的张力明显高于伸肌的张力，若出现掌指关节和指间关节屈曲挛缩，拇指屈曲、内收、对掌，需特别注意。训练时应充分对腕关节、掌指关节和指间关节进行屈和伸的训练，并注重拇指外展方向的运动。

(4) 下肢各关节　维持下肢各关节功能是站立和步行的基础。做患侧下肢髋、膝、踝三个关节的全范围被动活动训练，防止因痉挛而继发关节的挛缩僵直。

① 髋关节　被动伸展：保持髋关节的伸展是恢复期站立和行走的必须条件。方法是，患者仰卧，治疗师用一侧手臂对患者的健侧下肢做充分的屈髋和屈膝，同时用另一侧手臂向下方按压患者的患侧膝关节，达到伸展患侧髋关节的作用。外展内收：使患者保持和维持健侧下肢伸展并轻度外展位，治疗师用双手托起患侧下肢，做外展内收运动。旋转：患侧容易发生髋关节的外旋挛缩，因此除了在仰卧位垫靠大枕预防之外，还要定时做充分的髋关节旋转被动运动。具体方法是，在仰卧位下将患侧髋关节屈曲，治疗师用手托起小腿分别做髋关节的内旋和外旋运动。

② 膝关节　腘绳肌的挛缩会导致伸膝障碍，所以膝关节活动主要做牵张腘绳肌的治疗。在膝关节伸展的状态下，将健侧下肢充分固定后，治疗师用一手固定患侧膝部，保持其伸展，另一手托住患足跟部向上抬起下肢；或治疗师将患侧下肢小腿放于自身肩部，一手置于健侧下肢膝部向下按压予以固定，另一手固定患侧膝部保持其伸展，治疗师靠躯干前倾和上提给以牵伸。

③ 踝关节　小腿三头肌痉挛导致踝关节跖屈是足下垂发生的主要因素。牵张小

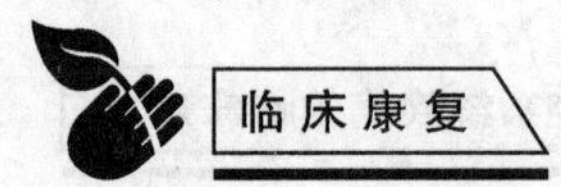

腿三头肌治疗能预防其发生。方法如下：治疗师用左手固定踝部，右手指握住足跟向后下方牵拉，同时用右侧前臂将足底向背屈方向运动，以达到牵张跟腱的作用，并应对足趾关节给予牵伸。

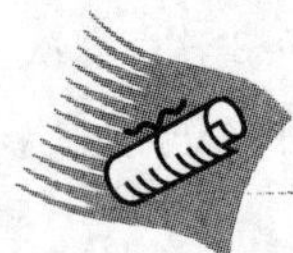

知识链接

对角线螺旋式运动

治疗师也可以按照PNF法的对角线螺旋式运动对患者肢体进行被动运动。

1. 上肢对角线运动

常用的上肢对角线运动模式(图 3-1-8)有两种，分别用 D1、D2 表示。

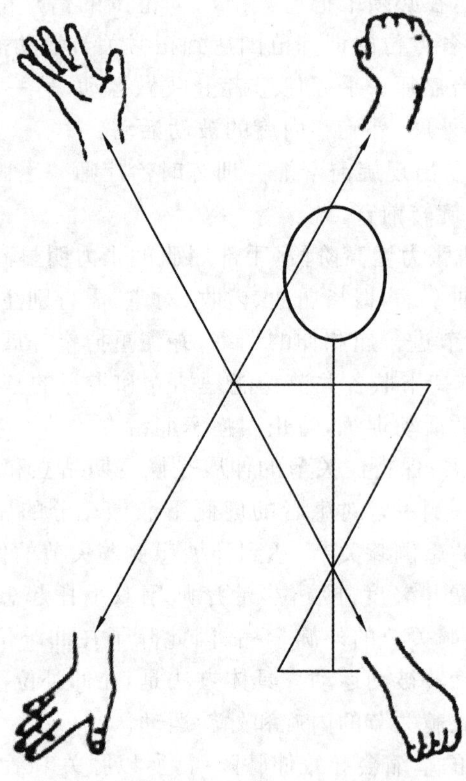

图 3-1-8　PNF 法的上肢对角线运动模式

D1 表示：肩关节屈曲、内收、外旋，肩胛骨上抬、前伸，肘关节伸直，前臂旋后，腕关节桡侧屈，指间关节屈曲，拇指屈曲、内收。然后做对角线运动：肩关节后伸、外展、内旋，肩肋骨下降、回缩，肘关节伸直，前臂旋前，腕关节尺侧屈，指间关节伸直，拇指伸直并外展(图 3-1-9)。

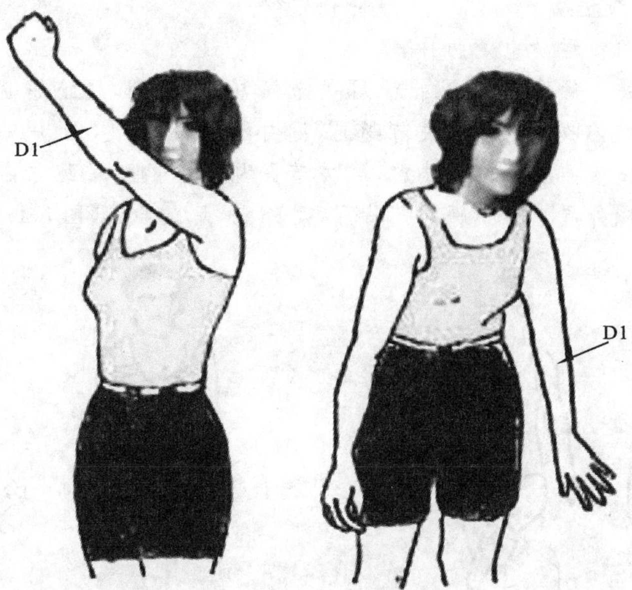

图 3-1-9　PNF 上肢对角线 D1 模式

D2 表示:肩关节屈曲、外展、内旋,肩胛骨回缩、上抬,肘关节伸直,前臂旋后,腕关节桡侧屈,指间关节伸直,拇指伸直并外展。然后做对角线运动:肩关节伸展、内收、内旋,肩胛骨下降、前伸,肘关节伸直,前臂旋前,腕关节侧屈,手指屈曲,拇指屈曲、对掌(图 3-1-10)。

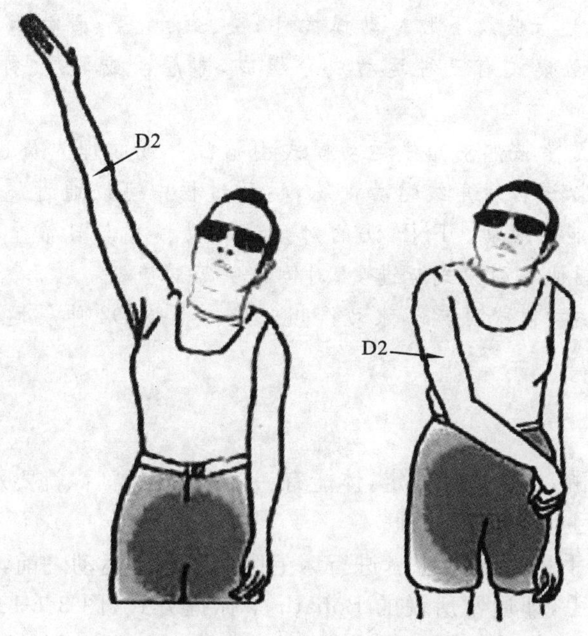

图 3-1-10　PNF 上肢对角线 D2 模式

2. 下肢对角线运动

常用下肢对角线运动也是两种。

D1 表示：髋关节后伸、外展、内旋，踝关节跖屈，足外翻，足趾屈曲。然后做对角线运动：髋关节屈曲、内收、外旋，踝关节背屈，足内翻，足趾伸展(图 3-1-11)。

D2 表示：髋关节伸展、内收、外旋，踝关节跖屈，足内翻，足趾屈曲。然后做对角线运动：髋关节屈曲、外展、内旋，踝关节背屈，足外翻，足趾伸展(图 3-1-12)。

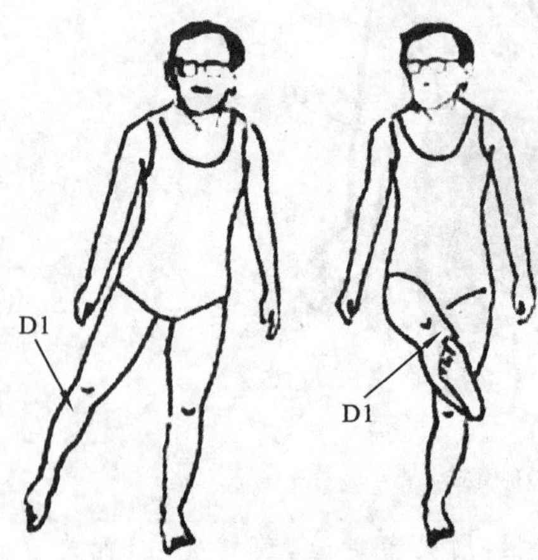

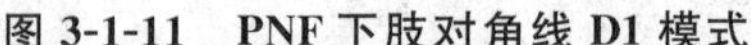
图 3-1-11　PNF 下肢对角线 D1 模式

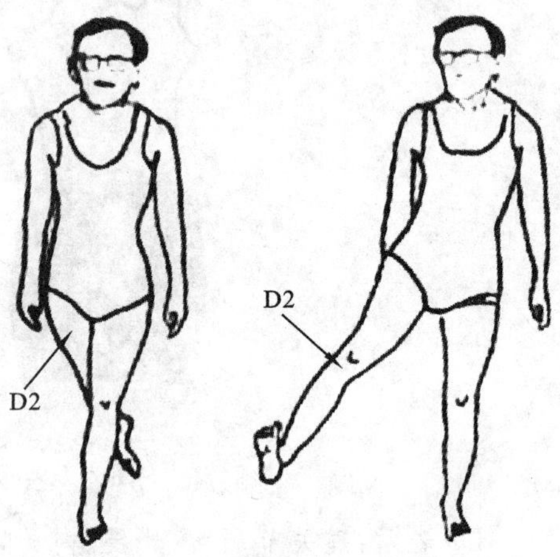

图 3-1-12　PNF 下肢对角线 D2 模式

3. 小结

PNF 法除了上述上肢及下肢运动模式外，头、颈、躯干、骨盆也可以进行对角线运动。每个对角线运动模式有三种运动成分组成，即屈曲或伸展、外展或内收、内旋或外旋。

急性期脑卒中患者按照对角线运动模式由治疗师或护理人员进行患肢被动运动，恢复期患者仍然可以进行对角线运动训练，运动过程中可以通过施加阻力、牵伸、加压等方法促进患肢功能性活动。PNF 法的对角线运动模式与日常生活活动是相互关联的，例如，上肢 D1 屈曲运动模式与进食、对侧梳头等对应。

下肢 D1 屈曲运动模式可与踢球动作相对应。下肢 D2 伸展运动模式可与行走时摆动下肢动作相对应。

3) 床上运动

当患者神志清醒，生命体征稳定，体能有一定程度恢复后，就要及早进行床上运动。床上运动治疗方法主要有如下几种。

(1) Bobath 握手　在指导患者进行床上卧位或坐位运动之前，必须教会患者如何用健侧手抓握患侧手，即通常所说的 Bobath 手抓握方式(图 3-1-13)。Bobath 手抓握方式强调将患侧拇指放在最上方，双手十指交叉抓握，防止患手拇指内收、屈曲畸形，同时有利于患者进行自我助力运动。

（2）肩胛带的活动　最好在仰卧位进行。治疗师用双手托住患者上肢，保持伸展外旋位，然后推患者的肩胛带向上、向前，患者的头应向健侧屈。当肩胛带的活动不再有阻力时，可逐渐加大肩关节屈曲的角度，直到刚好不出现疼痛为止。在上肢能完全伸展，被动活动不感到疼痛后，应鼓励患者做上肢的分离性主动运动（如屈肘时要求腕关节及手部关节伸展）。完成这一运动后，治疗师放开患者的手，要求患者上举整个上肢。

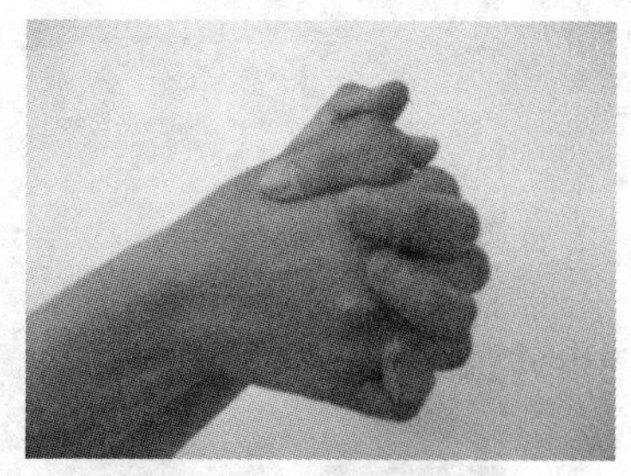
图 3-1-13　Bobath 手抓握

（3）上肢上举即肩关节的控制能力训练（图 3-1-14）　双手以 Bobath 手抓握方式相握，健侧上肢用力带动患侧上肢前伸，肘关节尽量伸直，将双手举过头，然后返回。如果由于肩痛难以完成这一动作，可将患侧上肢以伸展位置于体侧。其目的是抑制上肢的屈曲痉挛，促进肩胛骨的前伸及上提。

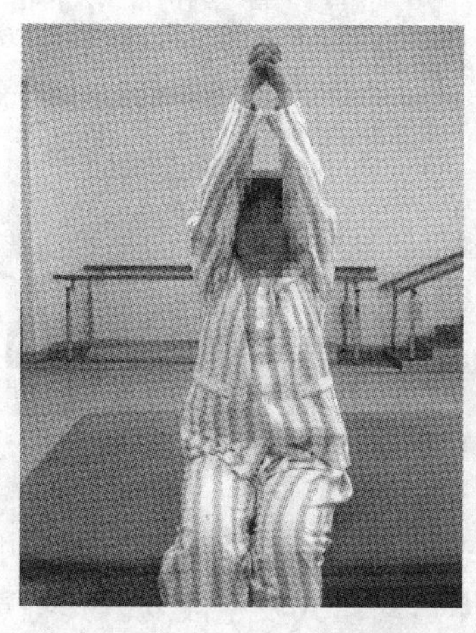
图 3-1-14　肩关节的控制能力训练

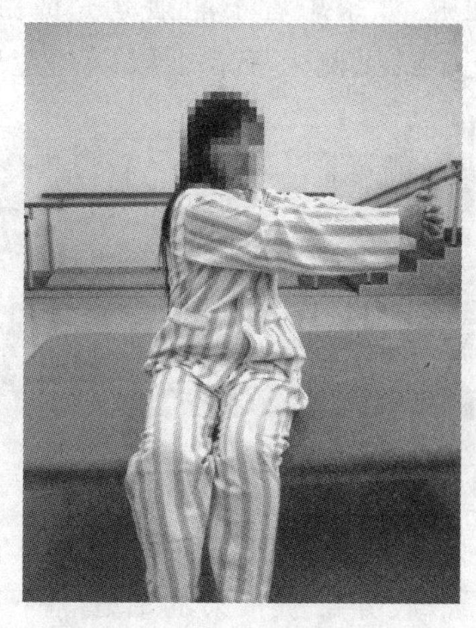
图 3-1-15　上肢侧方摆动

（4）上肢侧方摆动（图 3-1-15）　健侧上肢以 Bobath 手抓握方式抓握患手并将肘关节伸直，将双侧上肢向两侧摆动并逐渐增加摆动幅度，尽可能带动躯干向侧方转动。其目的是抑制上肢屈曲痉挛及躯干痉挛，防止肩关节内收、内旋畸形，为日后独立翻身打下基础。

（5）翻身训练　翻身是预防压疮的重要措施，并可通过躯干的旋转和肢体的摆动促进全身反应和肢体活动，这十分重要。开始应以被动为主，待患者掌握翻身动作要领后，在治疗师帮助下由辅助翻身过渡到主动翻身。

① 向健侧翻身（图 3-1-16）　患者仰卧，治疗师站在患者患侧，患者取 Bobath 握手，肩关节屈曲 90°，肘关节伸展，双上肢上举。指导患者用健侧下肢将患侧下肢从腘窝下勾起呈屈膝位，健侧脚掌平放并支撑于床面，双腿屈曲并拢。上下肢同步进行左右摆动，由健侧带动患侧依靠惯性翻向健侧。辅助翻身是治疗师双手分别放在患侧肩胛下

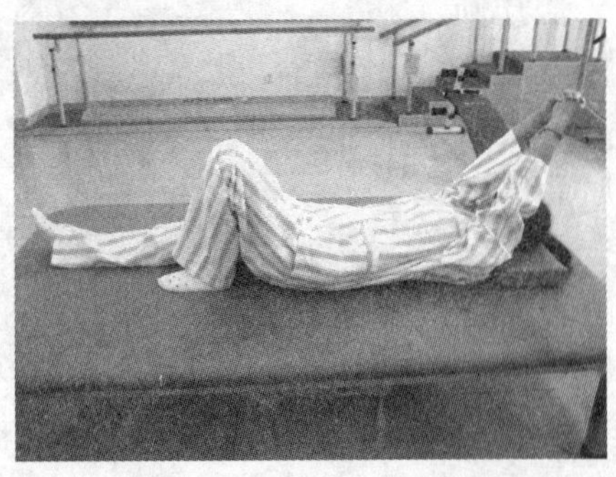
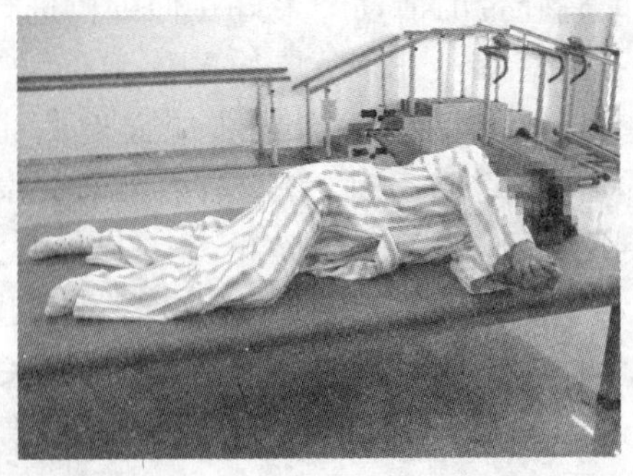

图 3-1-16　向健侧翻身

方和髂嵴部位，帮助患者转动肩胛和骨盆。翻身完成后取健侧卧姿。

② 向患侧翻身(图 3-1-17)　患者卧位及上下肢开始姿势与向健侧翻身方式相同，摆动翻转姿势与向健侧翻身相反，左右摆动借助惯性健侧推动患侧翻向患侧。在翻身过程中，如果患者不能独立完成翻身动作，治疗师可以在肩胛骨及骨盆位置给予帮助，禁止牵拉患侧上肢或下肢以免造成关节脱位。嘱患者反复练习直至掌握。

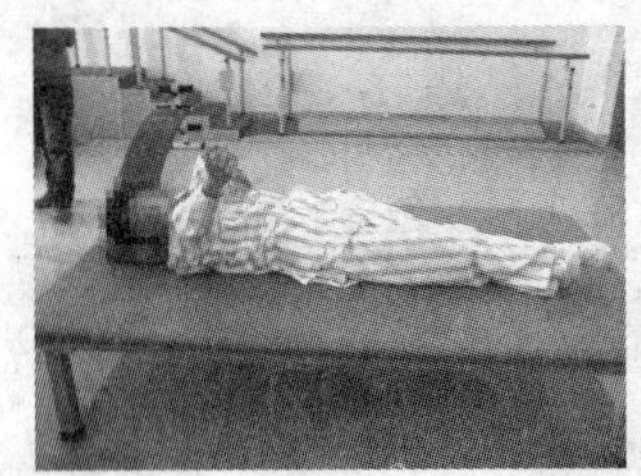
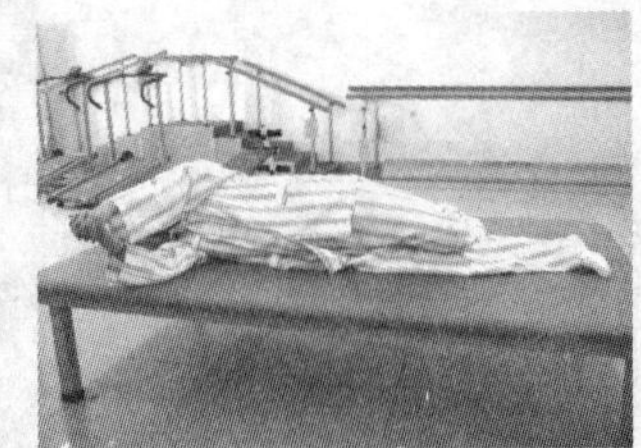
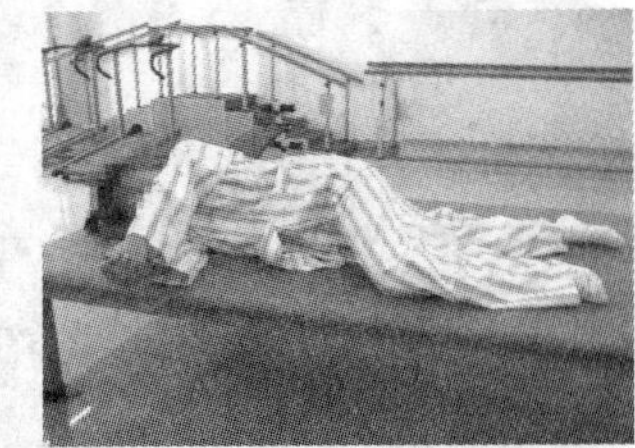

图 3-1-17　向患侧翻身

(6) 患侧下肢的训练　脑血管疾病后遗症患者步态异常，主要是在早期治疗中忽略了下肢异常肌张力的治疗。下肢异常肌张力引发肢体运动模式发生改变。其特点如下：下肢呈伸肌痉挛模式，表现为骨盆上抬，髋关节伸展、外旋，膝关节伸展，踝关节跖屈，造成步行时患侧不能主动屈髋、屈膝，踝背屈困难，迈步时患肢通过划圈方可向前方摆动(称为"划圈步态")；或因腘绳肌挛缩和(或)挛缩，膝关节伸展受限导致长短步态；或股四头肌痉挛和(或)挛缩致膝过伸步态。为防止发生以上畸形可以做以下训练。

① 屈髋屈膝训练　患者仰卧，治疗师站于患者的患侧，一手自腘窝下扶持患肢膝部，另一手握持患足跟部用前臂托住患足底，同步屈曲患侧髋关节和膝关节，同时保持其足背屈外展(不能使下肢外旋外展)。完成后嘱患者主动控制此姿势 10 s 左右，再转为有控制地主动垂直伸展患腿。

② 在不屈髋的条件下屈膝训练　患者俯卧，治疗师站于患者的患侧，患侧下肢伸展；治疗师一手稳定大腿远端腘窝部，另一手托起患侧足部向患者的头部方向推进，以达到患者在不屈曲髋关节的情况下屈曲膝关节和踝关节。

③ 踝背屈训练　患者仰卧，患肢屈膝，治疗师一手在踝关节前方向下向后用力推

压，另一手将足前部提起，使足处于背屈位，防止足跖曲。

④ 患侧下肢控制能力的训练　患者仰卧，患腿屈曲时，为不产生髋关节外展，治疗师握住患足于背屈外翻位。待患者对此动作的阻力消失后，再缓慢地使患者下肢伸展。训练时注意稳定患腿，不可外展、外旋。经过训练后可以将其固定在运动中的任一位置。

⑤ 为负重做准备的下肢做伸展练习时不伴有伸肌痉挛的下肢伸展。治疗师用一只手于背屈外翻位抵住患者的脚，然后要求患者完成独立的活动范围较小的膝关节屈伸运动，治疗师的另一只手可以放在患者膝关节下。

⑥ 将患者患腿放至床边，髋关节伸展。治疗师握住患者的脚于背屈位，帮助患者最大程度地屈膝而不伴有屈髋，并和伸膝交替进行，要注意以不伴有伸肌痉挛为限。

⑦ 患者屈患膝，脚踏住床面，健腿伸展，治疗师要求患者并帮助其患腿内收，使其患侧骨盆向上转动。治疗师必须拉长患者整个患侧，即躯干侧屈肌和下肢外展肌。

⑧ 仰卧位控制下肢的内收和外展　患者仰卧屈膝位，双足踏住床面，双膝平行并拢，保持健膝稳定于中间位，即当患腿做交替的、幅度较小的内收和外展动作时，健腿应保持不动。当患者获得了这种控制能力后，要求患腿稳定于中间位，健腿做内收外展运动。

(7) 桥式运动(图 3-1-18)　患者仰卧，双上肢放松置于身体两侧，双膝屈曲，双足踩在床面上。患者双足用力踩床，使双臀部抬离床面，尽量使骨盆两侧保持同一水平(通常患侧骨盆易低于健侧，应及时纠正)。患者独立完成有困难时，治疗师可以将手放于患侧膝关节上或踝关节前上方协助患者将双足平放床面，另一只手拍打患侧臀部促使患者更好完成抬臀动作。整个动作完成时，患者双足、双肩及头部支撑，骨盆、臀部及大腿抬离床面，形似桥洞，故称为“桥式运动”。在患者能主动完成桥式运动后，让患者抬起健腿，患侧下肢支撑负重将臀部抬离床面做以上的活动，即单桥运动。

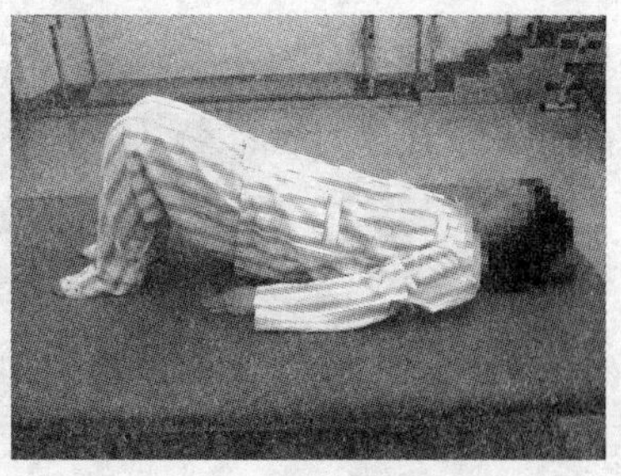

图 3-1-18　桥式运动

桥式运动强调要充分地伸髋、屈膝、挺腹，目的在于抑制躯干及下肢痉挛，促进患侧髋关节的选择性伸展运动，以有利于床上使用便盆，同时为患者日后独立地在床上移动及翻身打下基础。需要注意在桥式运动过程中应避免全身用力及屏气，臀部抬离床面后不要停留，应反复进行等张运动。

4) 从仰卧位到翻身起坐练习

(1) 从健侧坐起(图 3-1-19)　患者先把交叉的双手倒向健侧，并用健侧前臂支撑自己的身体，同时双腿移至床下。治疗师的一只手向下压患者的下肢，另一只手向上推患者的健侧肩部，并同时鼓励患者用健手支撑。

(2) 从患侧坐起(图 3-1-20)　按前述方法翻身至患侧卧位，鼓励患者用患侧前臂支撑自己。治疗师的一只手支撑头的患侧，另一只手放在患者腋窝处支撑患者，患者可用健侧上肢进行辅助支撑。治疗师可帮助患者把患腿推下床边。

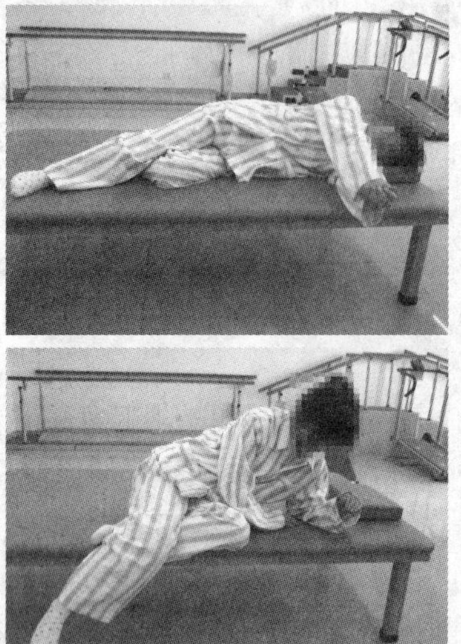
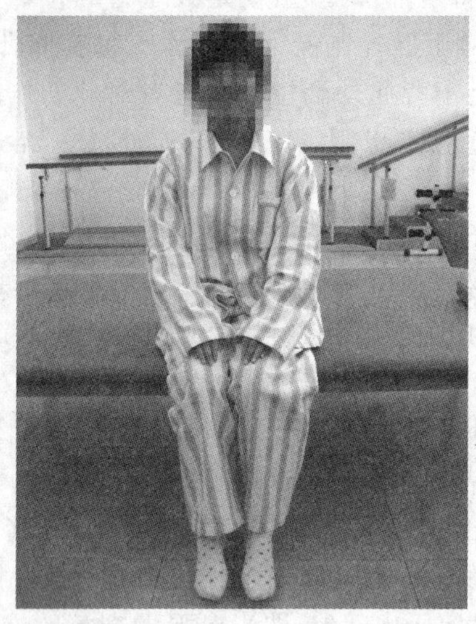

图 3-1-19　从健侧坐起

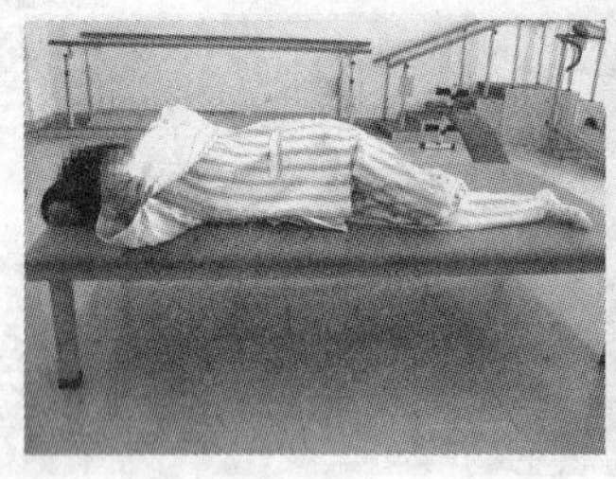
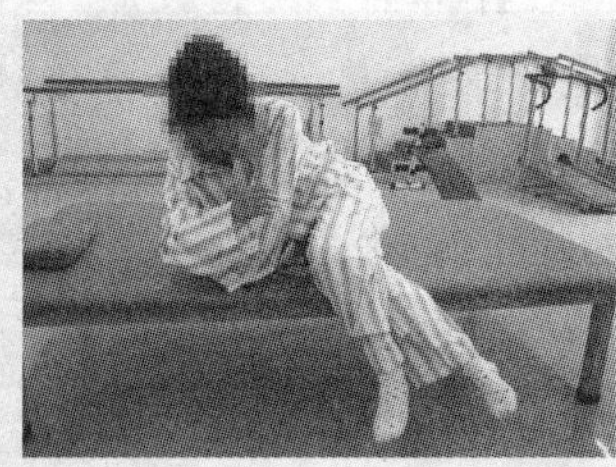
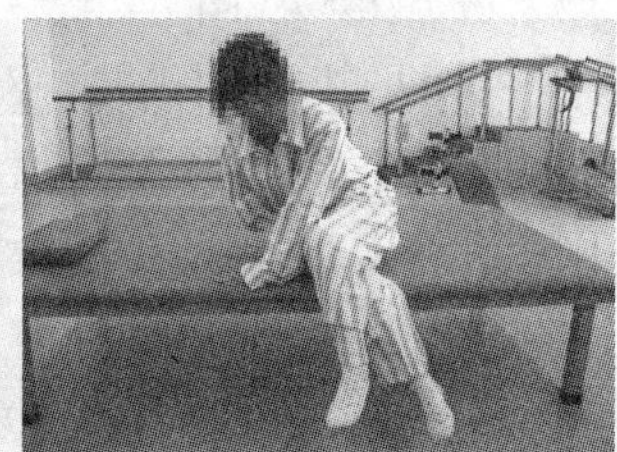

图 3-1-20　从患侧坐起

（3）由坐位到卧位　治疗师握住患者患手并使上肢外旋斜向前，患者从颈至躯干依次侧屈，同时健侧上肢做支撑，缓慢躺下。然后把健腿移到床上，患侧膝关节屈曲，把患腿移到床上。

患者仰卧，身体尽量靠近患侧床边。先将患侧下肢移至床边，膝关节屈曲，小腿垂下床缘，将健侧上肢伸到患侧床边，躯干转向患侧，用健侧手用力推床面使躯干抬离床面，同时将健侧下肢垂下床缘，健侧上肢继续推床面使躯干垂直于床面而坐起。治疗师可以一只手放在患侧肩胛骨，另一只手放在健侧骨盆上，在患者坐起过程中帮助患者抬起肩部同时下压健侧骨盆完成从卧位到坐位转换。患者从床旁坐位返回到卧位的动作顺序正好相反。由坐位到卧位的方法如下：治疗师握住患者患手并使上肢外旋斜向前，患者从颈至躯干依次侧屈，同时健侧上肢做支撑，缓慢躺下。然后把健腿移到床上，患侧膝关节屈曲，把患腿移到床上。对于急性期脑卒中患者，在病情允许的前提下，按照上述动作顺序训练起床既省力又安全。从患侧坐起的过程中，由于患侧负重可以抑制痉挛，同时躯干的患侧在此过程中可以被拉长。训练初期，无论患者是否需要帮助，治疗师均应站在患侧床旁，以防患者不慎摔到床下。另外，在运动过程中应避免患者全身肌肉过度用力收缩。

5）床-椅转移及正常坐姿

（1）床-椅转移（图 3-1-21） 首先将靠背椅或轮椅放在床旁适当位置，轮椅用手闸固定好，椅坐前缘与床边成 45°角。床-椅转移训练初期，治疗师应站在患者面前，用双膝顶住患者的双膝关节，防止患者的膝关节向两侧分开。患者的双上肢轻搭在帮助者肩上，治疗师的双手抓握患者的肩胛骨内缘用力将患者躯干前倾，使患者臀部抬离床面，同时让患者抬头。在患者臀部离开床面的同时，治疗师带动患者向坐椅方向转身将患者转移到坐椅上。患者坐在轮椅上应保持躯干直立，髋关节及膝关节屈曲 90°左右，双足平放在地板上。如果患者不能保持正确坐姿，可以在轮椅扶手上安装支撑板或者在患者面前放置可调节高度的床旁桌，让患者将双上肢前伸，手放在桌面上，协助患者保持正确坐姿。床-椅转移过程中，如果能够将床的高度与椅面高度调节一致，转移将更容易、更安全。转移过程中，禁止患者用双手及双上肢环绕治疗师颈部。

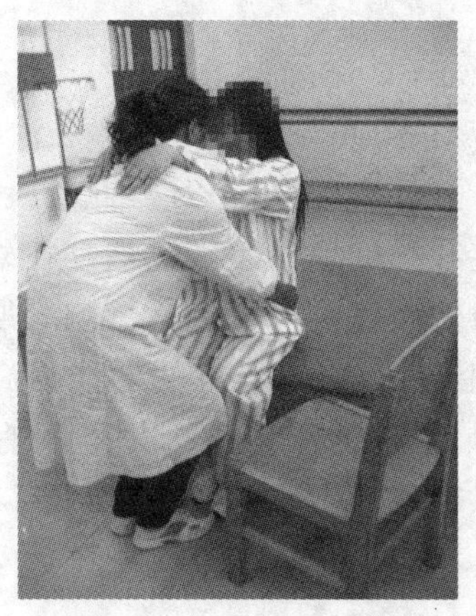
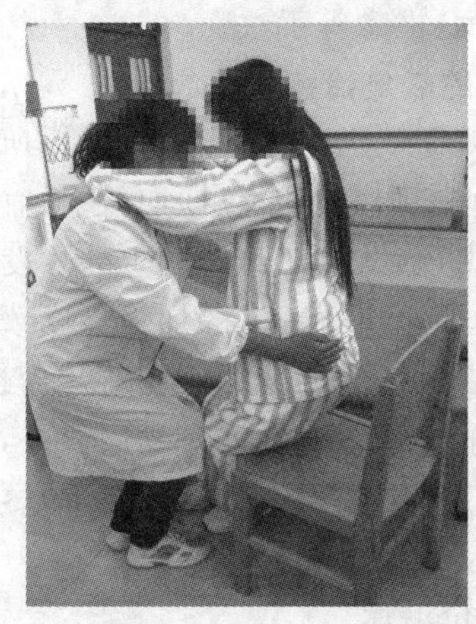

图 3-1-21 床-椅转移

（2）正确坐姿（图 3-1-22） 头、颈、躯干保持左右对称，躯干无扭转，患肩不能偏向后方。具体如下：躯干伸直；髋关节、膝关节、踝关节均保持 90°屈曲位；臀部尽可能坐在椅子的偏后侧，以防躯干后倾，双侧臀部同等负重；膝关节屈曲 90°与地面保持垂直，避免患侧出现髋关节外展、外旋和踝关节内翻、跖屈。

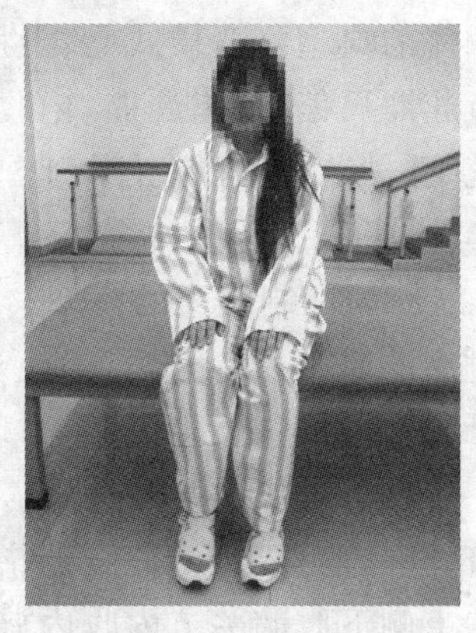

图 3-1-22 正确坐姿

（3）不良坐姿 头、颈、躯干不对称，患侧下肢外展、外旋，足内翻、下垂，两侧臀部负重不均等。

（4）椅子和轮椅的调整 为尽可能保证患者取得良好的坐姿，有时需要对椅子或者轮椅进行调整，椅面高度应适合患者的身高及肢体长度。如患者身高较矮，可以用较硬的海绵垫垫于椅背前方，以弥补大腿的长度。另外，可以选择适合高度的木板垫于足下，以保持患者膝关节和踝关节的屈曲。

如果患者不能保持正确坐姿，可以在轮椅扶手上安装支撑板或者在患者面前放置可调节高度的床旁桌，让患者将双上肢前伸，手放在桌面上，协助患者保持正确坐姿。

6）坐位的躯干平衡

一旦患者能够在床上坐或床旁轮椅（靠背椅）上坐稳，可进行坐位平衡训练，如双上肢上举、转体运动、双下肢交叉坐、躯干前倾、手侧方支撑、肘关节侧方支撑、伸手取物、双手托球等。具体训练方法祥见运动疗法相关内容。

7）肌肉按摩　急性期脑卒中患者由于病情轻重不同，在弛缓性瘫痪阶段，肢体血液循环和淋巴循环减慢，易引发肢体水肿，深静脉血栓形成和废用性肌肉萎缩。肌肉按摩可以增加感觉输入，改善肢体血液循环，促进患者功能恢复，有效地预防和减轻并发症。方法是从肢体近端开始向躯干部位（向心性）按摩，并逐渐移向肢体远端做向心性按摩，动作要柔和、缓慢而有节律，略加大按摩的强度有助于肌力的提高。通常可采用擦刷、叩打、按揉、推拿等手法。

2. 痉挛期的康复治疗

痉挛在软瘫期就已出现和逐渐形成，所以痉挛期与软瘫期的部分治疗会有一些重叠。痉挛期相当于临床的亚急性期，在脑血管意外后1～3个月。此阶段患侧逐渐进入典型的痉挛状态，除急性期可能发生的并发症和继发病等因素仍然存在外，更因为上肢屈肌痉挛、下肢伸肌痉挛程度的加强易导致患侧肢体畸形形成而影响后期的康复效果。临床上常因患者失于本期及时康复治疗而遗留下后期较严重的功能障碍。因此，痉挛期治疗目标除前述的预防常见并发症以外，重点在于减轻患侧肢体肌肉痉挛的程度和避免异常运动模式的加强，促进分离运动尽早出现，指导患者用患侧肢体做主动活动并与日常生活活动相结合。

1）床上卧位治疗

此期除了继续进行急性期床上的各项治疗内容外，重要的治疗内容是抑制痉挛。偏瘫的典型痉挛模式是：上肢是肩后缩、下降、内收、内旋，肘关节屈曲，前臂旋前，腕关节屈曲尺偏，拇指屈曲、内收、对掌，其余四指屈曲握拳；下肢是骨盆上提，髋关节外旋，髋、膝关节伸展，踝关节趾屈、内翻。此阶段需采用对抗这种痉挛的姿势和体位的方法，具体如下。

（1）抑制躯干的痉挛　通过腰部的旋转抑制躯干肌肉的痉挛，并缓解患侧上、下肢过高的肌张力。方法：①使双肩与髋部相对旋转；②患者主动向上抬起患侧骨盆，保持骨盆前倾以牵拉患侧躯干；③分别从健侧或患侧进行自仰卧位向俯卧位主动翻身。

（2）抑制上肢屈肌痉挛和下肢伸肌痉挛　①保持肩胛前伸，肩关节外展外旋，肘关节伸展，前臂后旋，伸腕伸指，拇指外展；手部可自制分指板支具以维持抗痉挛位。②保持患侧下肢髋关节内收内旋屈曲，膝关节屈曲，踝关节90°背屈，趾伸展。可用软枕、砂袋或足踝支具维持以上姿势。③应用神经促进技术，如：Rood法的挤压、牵拉手法；

Bobath 法的控制关键点、反射性抑制及调正反应等方法；Brunnstrom 法的共同运动和联合反应方法（共同运动的上肢伸肌共同收缩抑制屈曲痉挛，下肢屈肌共同收缩抑制伸肌痉挛，联合反应的健侧上肢伸肌用力伸展抑制患侧上肢屈曲痉挛，健侧下肢伸肌用力伸展抑制患侧下肢伸肌痉挛）；PNF 法的对角线螺旋式运动促进分离运动的进一步成熟和正常运动模式的重新建立方法。

2）坐位治疗

应尽早让患者坐起，这样可以防止肺部感染，改善心肺功能。训练常从半坐位开始，使患者适应后，逐渐转至端坐位和床边坐位，坐起时间逐渐延长，并开始进行坐位训练。继续前述急性期的治疗。

（1）保持正确的坐姿。

（2）坐位平衡训练　在治疗师的辅助指导下，逐步由帮助过渡到主动完成，进一步转入到日常生活活动中。在平衡训练的同时，通过对躯干、肢体各部位的分解训练，以抑制躯干肌和四肢相应肌群的痉挛。方法如下。

① 脊柱屈伸运动　患者在坐位姿势下做腰部的前屈和后伸运动。

② 躯干旋转运动　患者取坐位，主动将头颈充分转向健侧以牵拉患侧躯干使其伸展；或使躯干主动充分向健侧旋转以抑制患侧躯干肌痉挛。

③ 向患侧转移重心　患者端坐双脚平放于地面，治疗师坐于患者患侧的侧后方，一手扶握患侧腋部，另一手放于患者健侧腰部，帮助患者将重心移到患侧臀部，使患者保持和控制，然后再帮助回到起始位。反复进行过渡到患者主动进行。

（3）偏瘫上肢的训练　对于偏瘫上肢的训练，主要内容是防止上肢屈曲痉挛模式的形成，促使正常的分离运动模式及早出现。具体训练方法如下。

① 患肢负重训练　能够促进肩胛上提、肘伸直、腕背伸和手指伸展。患侧上肢以抗痉挛模式伸展，手掌面放在体侧稍后床面上，手指朝向外后方伸展，健侧上肢抬起，重心向患侧偏移，用患肢支撑。治疗师位于患侧指导患者移动重心压向该侧手臂。

② 患侧上肢运动控制训练　使患者按照治疗师要求移动上肢并停止在一定的空间部位上。

③ 健臂带动患臂运动　双手以 Bobath 手抓握方式相握，伸肘伸腕，用健侧带动患侧举手过头，再屈肘触头顶，再伸肘到头顶，缓慢下落还原。

④ 患肢独立运动训练　患侧上肢独立进行屈肘、伸肘，上举，触头顶，触摸对策耳朵、同侧耳朵等部位的练习。

⑤ 腕指关节的训练　结合前臂的活动分别进行腕关节的伸屈、尺偏、桡偏和环转活动及指关节的屈伸抓握放松活动。

（4）偏瘫下肢功能活动：

① 训练足跟着地踝背伸　患者端坐，双膝屈曲，双脚平放地面。治疗师用一手放在患膝上并用力向下压，使足跟着地，用另一手握住患侧足趾使踝充分背伸。

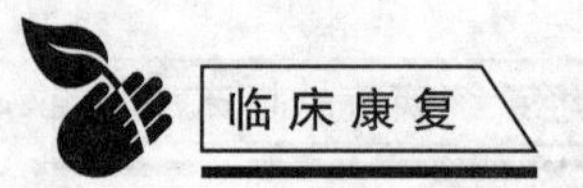

② 学习用正常模式对偏瘫腿的控制　患者坐姿如前，治疗师指导患者慢慢屈髋抬起患腿，抬起时防止外旋外展，尽量保持踝关节背屈。患者的控制能力改善后进一步训练膝关节的屈伸动作，最后训练患腿充分提起并交叉到健腿上。

3）卧坐转移

卧坐转移是指患者主动完成的从卧位转移至坐位的训练。转移时要求在侧卧的基础上，逐步转为床边坐位。开始练习该动作时，应在治疗师的帮助指导下完成。

（1）从健侧位坐起　让患者在仰卧位下将健腿插入患侧小腿的下方，用健腿钩住患腿并带动患腿向健侧翻身，将躯干翻至健侧卧位，用健肘撑起躯干，再用健腿将患腿勾到床边，双足移到床沿下，用健手推床坐起。辅助坐起时，治疗师用一只手在患者头部给予向上的助力，另一手帮助患侧下肢移向床边并沿床沿垂下。注意在辅助坐起时不能牵拉患者肩部。

（2）从患侧坐起　先转换成患侧卧位，让患者将健腿插入患侧小腿的下方，勾住患腿移患腿于床沿外自然下垂。指导患者在用健手支撑的同时抬起上部躯干起坐。或治疗师给予辅助。

4）坐站转移

在患者获得良好的坐位平衡功能后，进行从有帮助到无帮助的坐站转移能力训练。方法如下。

（1）辅助性站起　治疗师站于患者患侧或斜前方，患者腰部戴上护带。先使其端坐，两脚平放于地面，足尖朝向前方，双手以 Bobath 手抓握方式相握，肩充分前伸，肘关节伸展，躯干前倾，髋关节屈曲。然后躯干前倾重心移向下肢上方，同时伸髋、伸膝。治疗师用自身前方的足抵住患者患足，用膝部从患肢的正前方抵住患侧膝部，以促进患侧膝关节伸展而站起。治疗师上方手握扶患侧上肢肘部以防屈曲，下方手握持腰部护带保证患者的伸髋伸膝同时给患者以适当的上提辅助。

（2）主动性站起　患者取端坐位，双手以 Bobath 手抓握方式相握，肘关节伸展，肩充分前伸，躯干前倾，两脚平放于地面，健腿在后患腿略放置于前，使健腿负重，足尖朝向正前方，髋关节屈曲，然后重心自臀部上方缓慢移至双脚上方同时伸髋、伸膝而站立。

（3）在完成由坐位向立位的转换后，应以相反的顺序训练由立位向坐位的转换。训练的重点是站起一点来再向下坐，但并不真坐下，逐渐增大这种中间控制的幅度，也可以通过调节坐位的高低来训练，开始可高一些。

5）站立训练

此项训练是为步行做充分的准备。要能正常地步行，患侧下肢需要具备独立的单腿负重等运动的功能。开始训练时应有治疗师在患侧给予髋、膝部的支持，酌情逐步减少支持。患者可先扶持站立，平行杠内站立，逐渐脱离支撑，重心移向患侧，训练患侧的负重能力。能徒手站立后，再进行站立的三级平衡训练。训练方法如下。

（1）正确站立姿势　站立时保持颈部直立、面向正前方，躯干正立双肩水平放置，骨盆左右水平，伸髋、伸膝、足跟着地，使重心均匀分布于双侧下肢。患者不能独立站立时，治疗师站在患者的患侧，一只手放在患者腰部，以帮助患者保持站位的Ⅰ级平衡，并使臀部向前，以保持伸髋状态。

(2) 双下肢负重站立训练　治疗师应站在患者的患侧，给予一定的帮助或辅助。要求患者站立姿势同上，治疗师给予患膝一定帮助，防止膝软或膝过伸，要求双侧下肢同时负重或患侧为主，防止重心偏向健侧。

(3) 患侧下肢负重　健腿屈髋屈膝，足离地面，患腿伸直负重，其髋膝部从有支持逐步过渡到无支持。

(4) 健腿支撑患腿活动训练　主动抬起患肢，分别做屈髋屈膝踝中立上抬、屈髋伸膝背屈踝关节、伸髋屈膝踝趾屈抬起等下肢训练。治疗师位于患者患侧，帮助控制髋以防外旋、保持膝向正前方、防止足内翻。

(5) 站立平衡训练　达到患肢能单独站立后进行站立平衡训练。让患者用健侧去抓治疗师手中置于各个方向的物体(站立位的Ⅱ级平衡训练)。治疗师在不同的方向上突然推动患者，患者会快速调动全身各部位的协调力量以避免跌倒(站立位的Ⅲ级平衡训练)。重心分别做前、后、左、右向的移动，移动幅度由小逐渐增大，可应用运动训练器械和(或)配合作业训练进行，以促进髋膝踝关节的屈伸协调。利用平衡板进行双下肢的运动训练。可利用体重计等生物反馈法进行训练。训练时治疗师位于患侧给予适当的保护。

6) 步行训练

(1) 步行的分解动作训练　患者站立于可扶持的平衡杠旁，患侧下肢分别主动做同时屈髋屈膝使下肢上提、伸膝屈髋背屈踝关节、直立位单纯背屈踝关节、髋后伸屈膝等步行各期所需的动作训练，以防止划圈步态。治疗师对各个动作予以矫正。

(2) 骨盆和肩胛带旋转训练　肩胛带的旋转可以带动上肢摆动，骨盆的旋转有助于抑制下肢痉挛，它们都对改善步行的协调性起重要作用。

① 肩胛带旋转训练　在立位下，指导患者双臂交替做前后摆动。步行时指导患者上、下肢左右交叉用一侧手去触碰对侧迈出的下肢大腿部。

② 骨盆旋转训练　治疗师位于患者后方，双手置于患者的骨盆处，在患者步行的同时，辅助骨盆旋转。

(3) 主动伸髋训练　患腿支撑期为避免患腿负重时膝过伸而诱发伸肌共同收缩，需要主动选择性伸髋。若患者无法完成，治疗师双手扶持骨盆两侧向前移动以帮助伸髋。

(4) 患腿摆动期训练　患腿在此期因下肢伸肌共同收缩易发生异常步态。训练时，在指导患者放松髋、膝的同时，治疗师可站在患者后面用手沿股骨线向前向下挤压骨盆，帮助骨盆向前下运动。

(5) 让患者的患腿学会受自己控制的放下，而不是使整个腿“跌落”，特别是在要接触地面时，不能使膝和踝僵直。

(6) 平行杠内行走　经过训练在患侧下肢能够适应单腿支撑后，可以进行平行杠

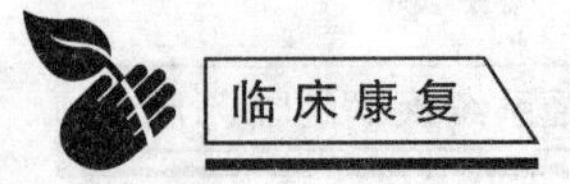

内行走。为避免患侧伸髋不充分、膝过伸或膝软，治疗师应在患侧给予帮助指导，如果患足背屈不充分，可穿戴踝足矫形器，预防可能出现的偏瘫步态。

(7) 室内行走与户外活动　在患者能较平稳地进行双侧下肢交替运动的情况下，可先行室内步行训练，必要时可加用手杖，以增加行走时的稳定性。在患者体力和患侧下肢运动控制能力较好的情况下，可行户外活动，注意开始时应有治疗师陪同。训练时要求：患侧下肢为单腿站立相时，保持髋、膝、踝的稳定、全脚掌触地、躯干直立、尽量双肩保持水平，治疗师注意给患者以辅助和矫正，因此时易发生骨盆后旋和膝过伸；患侧下肢为摆动相时，注意踝关节要有选择性地做背屈和跖屈运动训练，注意各时段髋膝关节的屈伸，防止划圈步态。

(8) 步行架与轮椅的应用　对于独立步行功能无法良好恢复的患者以及年龄较大、躯体整体能力相对较差的患者，为了确保安全，可使用步行架以增加支撑面，提高步行的安全性。对于下肢瘫痪程度严重，无独立行走能力者可用轮椅代步，以扩大患者的活动范围。

步行训练要视患者的具体情况灵活掌握。对于年老体弱者，可根据其情况，选用相应的手杖或步行架。如果患者脑损害严重，同时合并有其他功能障碍(如认知功能障碍等)，影响了肢体运动功能恢复，使其无法行走时，可使用轮椅，以减轻其残障的程度。在患者出院前，治疗师应教会患者及其家属如何进行床椅转移，如何使用轮椅。

7) 物理因子治疗

应用功能性电刺激、肌电生物反馈和低中频电刺激等治疗仪，改善上肢伸肌和下肢屈肌的张力，通过反射性交互抑制的作用以抑制上肢屈肌和下肢伸肌过高的肌张力。

8) 作业治疗

此期可根据患者的机体整体状况选择适合其自身的日常生活活动进行训练，以提高患者的生活能力，可重点进行如下作业训练。

(1) 更衣训练　穿上衣训练是先穿患侧，然后将上衣拉到肩部，袖口尽量上提，再穿入健手，最后再用健手整理衣服和系衣扣。脱上衣训练是先脱患侧的肩部，再脱健侧，最后脱掉患侧。穿裤子训练可分别训练患者的床上坐位穿裤子和坐椅上坐位穿裤子。床上坐位穿裤子是先穿患腿再穿健腿，然后从坐位转换成仰卧位，用后背和双脚支撑抬起臀部，再用健手将裤子向上拉起，最后用健手整理好裤子。坐椅上坐位穿裤子是先穿健侧再穿患侧，然后站起用健手整理好裤子。

(2) 进食训练　若患者为利手瘫痪，需进行利手交换训练或进行自助餐具使用训练。

(3) 个人卫生能力训练　进行刷牙、洗脸、洗澡等日常生活活动技能的训练。

(4) 转移能力训练　主要训练患者从床边到轮椅的转移和从轮椅到床边的转移。

3. 恢复期阶段

本期患者的肌张力逐渐降低或趋于正常，运动由共同运动转向分离运动。此阶段主要治疗目的在于提高患者瘫痪肢体分离运动的控制和精细运动能力，提高运动的速度，以恢复其基本日常生活的活动能力或功能独立能力。运动治疗项目：在继续上期的抑制痉挛的各项治疗、坐位和站立平衡训练、步态训练的同时，重点进行肢体分离运动的训练、上肢和手的训练、上下楼梯训练。

1）肢体分离运动的训练

继续床上的桥式运动，分别进行上肢的功能活动训练、下肢的功能活动训练，加强其精细的分离运动能力并提高运动速度。应用 PNF 法的对角线螺旋式运动方法并结合日常生活活动进行训练。

2）上肢和手的训练

（1）前臂旋前和旋后　使患者端坐于治疗桌前，前臂和手平放于治疗桌上，手握一圆木棒，拇指向上，然后前臂分别进行旋前和旋后活动，使木棒的头部尽力触及桌面。亦可应用前臂旋转训练器练习。

（2）背伸腕关节训练　体位同上，使患者将前臂平放于桌面，双手伸出桌缘外，治疗师帮助固定患者前臂，使患者尽力背伸腕关节。亦可应用腕关节屈伸训练器练习。

（3）拇指功能训练　拇指是手功能活动的重要器官，拇指功能训练主要进行拇指的外展、背屈、对捏和与四指的对指训练。训练时与日常生活活动相结合。

（4）手指的精细活动训练　通过手作业治疗，提高双手的相互配合和患手的抓握与放松训练，患手拇指与其余四指的对指活动。

3）上下楼梯训练

上下楼梯训练有利于患者整体协调运动的改善，更有利于步行能力的提高。

（1）上楼梯　训练方法是先训练两足一阶法，能力改善后再训练一足一阶法。两足一阶法是患者面对台阶站立，健手抓扶在楼梯的扶手上，重心转移至患腿上方，然后健足踏上第一台阶，躯干前倾，健腿用力伸膝伸髋以上移身体，使重心移至健腿上方，最后再分别屈曲患侧髋、膝、踝关节以使患侧下肢上提，患足上到第一台阶以跟上健足。一足一阶法是在患者对前一种方法熟练掌握后，进一步提高重心转移和患肢支撑能力进行的训练。方法是：用健足先登第一个台阶，待重心移在健腿上方后再用患足登第二个台阶，依靠患肢的主动伸髋伸膝和躯干的前倾最后将重心移至患肢上方（此法称双足交替登台阶法）。

（2）下楼梯　同上楼梯法，先训练两足一阶法，再训练一足一阶法。两足一阶法是患者面对台阶站立，用健手抓扶楼梯扶手，用患足下第一个台阶，再移动重心于患肢上方，然后健腿跟着迈到同一个台阶。熟练后练习一足一阶法，即健足与患足交替下台阶。

在上下楼梯训练的过程中，治疗师需位于患者的后方或侧方，对患肢的髋膝关节屈伸不足者进行控制，对整个过程给予辅助、指导和保护。

4）减重步行训练

脑卒中急性期患者有大约一半以上不能行走，需要一段时间的功能康复才能获得一定的步行能力。减重步行训练是近几年来治疗脑卒中偏瘫步态的一种新的康复方

法。减重步行训练最早应用于截瘫的步行训练中，20 世纪 90 年代开始应用于治疗偏瘫、脑瘫等。训练通过减重设备支持一部分体重使得下肢负重减轻，为双下肢提供对称的重量转移，使患肢尽早负重，并重复练习完整的步态循环，延长患侧支撑期，同时增加训练的安全性。

减重步行训练用于脑卒中 3 个月后并伴有轻到中度步行障碍的患者，这是传统治疗的一个辅助方法。

5）肌肉力量

肌肉无力是脑卒中后常见的损害，肌肉无力和肌肉痉挛是影响脑卒中后患者运动功能的主要因素。长期以来，神经促通技术经常强调对于痉挛的控制而忽视了潜在的肌肉无力，另一个常见的干预重点是功能训练，有时却忽视了起主导作用的肌力缺陷。脑卒中患者的下肢肌力强化与步行速度是相关的，下肢肌力强化也与老年人摔倒的危险性呈负相关。近期的一些研究证实了肌力强化训练对脑卒中患者运动功能恢复的积极作用。Weiss 等人通过给以脑卒中患者高强度渐进式抗阻训练，证明能够明显提高患者患侧和健侧的下肢髋膝力量、静态和动态平衡能力，提高运动功能。其他研究也表明，肌电生物反馈治疗、神经肌肉电刺激和特定的任务训练也能提高肌肉力量和运动功能。

6）作业治疗

此期是对患者进行作业治疗的重要阶段。其目的在于恢复患者的日常生活活动能力，尽可能地恢复患者工作、生产活动能力和娱乐活动能力。作业治疗包括日常生活活动训练、工作性和生产性活动训练及娱乐性活动训练、生活自理辅助器具的应用的训练、家务劳动及户外活动的训练等。训练时应遵循从简到繁、从易到难、不能独立完成者可用辅助器具的原则。

7）辅助器具的应用

应用辅助器具的目的是发挥健侧功能，学习使用“代偿技术”，尽可能克服瘫痪的影响，争取最大程度的生活自理，重返家庭和社会。辅助器具的使用训练主要有手杖和步行器的使用训练、轮椅的使用训练、矫形器的使用训练。

8）物理治疗

（1）脑部病灶的治疗：

① 碘离子直流电导入法　5%碘化钾溶液，采用眼-枕法，电流量以耐受为度，每次 20 min，每日 1 次，10～20 次为 1 个疗程。

② 超声波疗法　选择颅部病灶头皮投影区，采用移动法，脉冲输出，剂量为 0.75～1.25 w/cm^2，每次 10～20 min，20 次为 1 个疗程。

（2）对瘫痪肢体的治疗：

① 超短波治疗　将板状电极置于患肢的近端与远端，用微温量至温热量，每次 15～20 min，每日 1 次，10～20 次为 1 个疗程。

② 功能性电刺激　痉挛的刺激法，刺激点为肌腱；拮抗肌刺激法，选取拮抗肌的肌腹，刺激时间少于 1 min；刺激患侧对侧的相应屈伸肌。

③ 其他疗法，如生物反馈疗法、中频电疗、热水浴等均有一定的治疗作用。

9）强制性运动疗法

这是一种神经康复疗法，即强制性运动疗法（constraint induced movement therapy，CIMT）。强制性运动疗法采用鼓励偏瘫患者在日常生活活动中大量使用瘫痪的肢体，通过强制性运动促进大脑结构的恢复，使皮质的兴奋性和运动协调趋向正常化。在运用强制性运动疗法的过程中常与作业疗法和物理因子疗法联合应用。

4. 后遗症期的康复治疗

脑卒中发生一年以后，常见的后遗症主要表现为面瘫、失语、构音障碍、营养不良、患侧上肢运动控制能力差和手功能障碍、下肢的偏瘫步态、患足下垂行走困难、大小便失禁、血管性痴呆等，因此，应继续进行恢复性康复训练，适时使用必要的辅助器具，充分发挥健侧代偿功能，重视职业、社会、心理康复。

本期的康复治疗应加强残存能力和已有的功能训练，即代偿性功能训练，以适应日常生活的需要，同时注意防止异常肌张力和挛缩的进一步加重。避免废用综合征、失用综合征、其他并发症，加强饮食营养，帮助患者下床活动，鼓励患者进行适当的户外活动，多与患者交流，进行必要的心理疏导，激发患者主动参与的意识。

（二）感觉障碍的康复治疗

脑卒中后常导致偏身感觉障碍，而感觉是进行运动的前提，它对躯体的协调、平衡及运动功能有明显影响。脑卒中后感觉障碍患者除对运动机能有较大的影响之外，由于感觉的丧失和迟钝，还易造成烫伤、创伤以及感染等。研究发现，触觉（浅感觉）和肌肉运动知觉（深感觉）可通过特定感觉训练而得以改善。例如，在训练中对关节进行挤压、负重，充分利用健侧引导患肢做出正确的动作，并能使患者体会到。浅感觉障碍训练以对皮肤施加触觉性刺激为主。感觉的恢复和重建是一个缓慢的过程，需要长期反复训练。

1. 感觉训练基本原则

（1）向患者做好康复的宣教工作，取得患者的密切合作，是感觉障碍训练的重要环节。

（2）同一动作或同一种刺激需要反复多次，不能频繁更换训练用具。

（3）纠正异常肌张力使其正常化，抑制异常姿势和病理性运动模式。

（4）施加感觉刺激时，必须防止由于刺激而造成的痉挛加重。

（5）训练患者在治疗和日常生活中养成用视觉代偿感觉的习惯，防止因感觉的丧失或迟钝造成烫伤、创伤以及感染等外伤。

（6）根据患者感觉障碍的性质和程度选择适当的训练方法和训练器具。

（7）训练要循序渐进、由易到难、由简单到复杂。

2. 感觉功能的训练

(1) 偏盲的训练　①让患者了解自身的缺陷,进行双侧活动的训练;②使用拼版、拼图法进行左右注视的训练;③运用文字删除法反复训练。

(2) 知觉能力训练　利用不同材料对患者肢体末梢进行感觉刺激,可提高其中枢神经的知觉能力。通过使用木钉盘,抓握砂纸、棉布、毛织物、橡胶皮、铁皮等对患者肢体末梢进行刺激,可提高其中枢神经的知觉能力。

(3) 实体觉训练　让患者用触觉辨认一个物体,方法是,先让患者看要辨认的物体,在其注视下治疗师将物体移动,然后再让患者用健手触摸和移动此物体,反复几次后再让患者闭目进行。用这种方法让患者移动过几个物体后,把这些物体放入暗箱中,让患者用手触摸辨认出正确的物体。成功后可加入新的物体。也可以让患者看物体的图片,然后在暗箱中找出相同的物体。

(4) 深感觉的训练　深感觉障碍分为位置觉障碍和运动觉障碍。在训练时必须将感觉训练和运动训练结合起来。训练方法:先由治疗师通过被动运动引导患者患侧做出动作并体验正确的动作;然后指导患者用健侧引导患侧完成这些动作;再进一步通过双手端起较大物体的动作,间接地引导患侧上肢做出正确动作。可以运用木质的大立方体,也可以运用硬纸黏合物或泡沫塑料。总之,通过拿放不同重量的物体,调节训练的难易程度。书写练习也是一项有效的训练内容。按要求画线,先画圆滑的曲线,再画直线,直线较曲线难画,要注意由易到难。

(三) 认知障碍的康复

脑卒中后出现的认知损害或痴呆称为卒中后认知损害或卒中后痴呆。卒中后痴呆主要表现为结构和视空间功能、记忆力、执行功能、定向力、注意力和失语。脑卒中发生3个月存活者中认知损害的发生率可以达到30%。年龄老化、受教育水平、糖尿病、运动障碍、皮质下多发梗死被认为是卒中后认知损害的危险因素。脑卒中的类型,是否反复发作,损伤的部位、侧别和体积,内侧颞叶是否萎缩,以及并存的退行性病变情况等多种因素会影响患者病愈后的认知水平。有研究表明,脑卒中4年内的死亡率或残疾程度与认知损害的程度相关。

1. 知觉障碍的训练

1) 失认症的训练

(1) 视觉失认的训练　训练患者的垂直位;反复辨认左、右方的物体;让患者说出各手指的名称;可用拼板玩具训练患者的形状失认。

(2) 视觉空间失认的训练　让患者自己画钟面、房屋图形等;让患者辨认、排拼、配对各种色调图片和拼版;让患者做各种日常生活活动的动作。

(3) 视觉单侧忽略的训练　重点训练患者把注意力集中于他所忽略的一侧,方法:站在患侧与患者说话;用色彩鲜艳的物品放在患侧提醒患者对患侧的注意;要求患者用健手去拿放在患侧的物体;阅读时可在忽略侧的一端放上颜色鲜艳的尺子给予提醒。

2）失用症的训练

训练时应注意先将一个动作进行分解学习，做到逐步完成一个完整动作。先练习粗大活动，再练习精细活动。向患者发出的命令应清晰、缓慢、简短，并向患者进行示范。用触觉、视觉和本体觉暗示患者。常见的失用症有意念性失用、运动失用、意念运动性失用、结构性失用、穿衣失用等，对于不同的失用症患者采用不同的训练方法。

2. 认知功能的康复

脑卒中后认知功能均受到一定程度的损害，严重者难以参加完整的康复训练，一般主要是加强支持疗法，给予适当的生活照顾，常与患者交谈，嘱患者多与社会接触，多参加社会活动等。认知障碍的康复治疗可参考相关书籍。

（四）言语障碍的康复

交流障碍（说、听、读、写、做手势、言语运用等）及其相关的认知损害存在于高达40%的脑卒中患者中。脑卒中后最常见的交流障碍是失语和构音障碍，通常会有迅速自发的改善，但早期的评价可以确定交流障碍存在与否及其程度的依据，并可监测其变化。必要的干预措施有助于交流能力的恢复，并且能防止习得性废用或不适当的代偿行为。

1. 失语症的康复

通过训练使患者动用和提高残存的言语功能，补充多种其他交流途径，改善实际交流能力。常因病情程度不同其预后相差较大，康复治疗过程中要注意评定。

（1）影响失语症预后的因素　①背景因素：年龄、利手、病前智力和文化程度、职业、性格、病后环境。②病情因素：原发疾病的性质、有无并发症、全脑功能；失语症的类型及严重程度、开始康复的时间、对错误的自知和自我纠正能力等。③心理状态：对康复训练的欲望及态度等。

（2）治疗方法　①经典疗法或刺激疗法：这是临床上常用的以改善言语功能为目的的治疗方法，该方法强调有足够的听刺激，分为直接训练和间接训练两种，前者针对损害的言语功能进行治疗，后者针对训练的内容进行相应的调整。②实用交流法：在经典疗法或刺激疗法的治疗效果不明显时，可选用此方法进行训练，它是通过言语交流和非言语交流（如书写、手语、肢体语言等）相结合的方式提高患者的实际交流能力。

2. 构音障碍的康复

脑卒中患者发生构音障碍常与失语症和失用症并存，对言语理解能力存在障碍的患者有必要进行言语能力的训练，可分别进行舌唇运动训练、呼吸运动训练、发音训练、辨音训练和鼻音控制等训练。严重者可用代偿性技术，如通过软腭修复手术治疗等。

（五）心理障碍的康复

脑卒中后抑郁是脑卒中后以持续情感低落、兴趣减退为主要特征的心境障碍（mood disorder），总体发生率高达40%～50%，其中约15%为重度抑郁，可伴严重自杀倾向甚至自杀行为。脑卒中后抑郁可发生于脑卒中后各时期，显著增加脑卒中患者的病死率、致残率和认知功能障碍，降低患者的生活质量，给患者及其家庭乃至社会带来了十分沉重的负担。在临床工作中容易被忽视，近年来，越来越多的学者认为，对脑卒中后抑郁进行早期积极治疗是非常必要的。

临床治疗的目的主要是减少症状和早期摆脱痛苦。治疗和干预应该尽可能地首先使用成功可能性较大、副作用较小的方法。一般可按如下优先次序进行治疗：①减少并最终消除心理障碍的所有症状和体征；②恢复心理、社会和职业功能、保持良好的心理状态；③尽量减少复发和再发的可能性。主要采用行为干预、心理治疗、社会支持和应用精神药物等措施。

（六）吞咽障碍的康复

脑血管意外所致的吞咽障碍多发生在进食过程中的口腔期和咽喉期，主要因咀嚼肌和咽部肌麻痹所致。常用训练内容如下。

1. 功能恢复训练

(1) 改善口面肌群运动训练。

(2) 增强舌肌运动训练。

(3) 增强吞咽反射的训练。

(4) 声带内收训练。

(5) 增强喉上抬训练。

(6) 咽收缩训练。

(7) 吸吮及喉抬高训练。

(8) 空口吞咽训练。

2. 功能代偿技术

吞咽障碍的治疗涉及代偿性方法，包括姿势的改变、提高感觉输入、吞咽调动（对吞咽的选择性部分的主动控制）、主动练习计划或者食谱的调整等。代偿性方法可以在短时间内帮助患者克服感觉运动障碍，这些技术不能使患者吞咽生理的变化持续较长时间，因此常短期应用。一些新的方法正在研究中。吞咽障碍的管理包括不经口进食、心理支持、护理干预。具体训练方法如下。

(1) 体位改变　通过食物的自身重力进食，改变咽腔体积，促进吞咽，减少吸入。具体方法：头后仰，利于食团向后运动，容易入咽；头前屈，可助喉上提、闭合以保护气道，防止食团误入气管；头转向吞咽功能差的一侧以利于患侧梨状窝关闭，同时屈颈以提高声门闭合功能，头侧向健侧以利于食团由健侧通过。

(2) 选食与进食训练　训练内容包括：①选择一口食量；②调整食物的形态；③调整食团大小与性质；④调整摄食姿势；⑤调整进食速度；⑥选用合适餐具。

（七）脑卒中并发症的康复

1. 废用综合征

(1) 废用综合征发生的原因：

① 原发病的性质及病情，为了治疗需要长期保持安静或卧床状态。

② 脑卒中导致严重的运动障碍。

③ 精神抑郁者常处于静止不动、不活跃状态。

④ 有严重感觉障碍者，特别是深感觉障碍者，因缺少刺激而减少活动。

⑤ 因疼痛限制肢体或躯体活动。

⑥ 老年人喜静不喜动。

⑦ 长期使用支具、石膏、夹板固定，限制肢体或躯体活动。

(2) 常见的废用综合征及治疗：

① 废用性肌无力及肌萎缩　下肢肌肉比上肢肌肉更易发生。防止肌无力及肌萎缩的方法：每天进行无力肌肉等长收缩，可取最大肌力的 20%、30%进行锻炼。还可应用神经肌肉电刺激预防或减轻肌无力和肌萎缩。

② 关节挛缩　常因疼痛、肢体运动功能障碍、痉挛、长时间关节制动、未能及时康复而导致关节挛缩。防治关节挛缩的主要措施：定时变换体位；保持良好肢位；被动关节活动；自主被动关节活动；机械矫正训练；Bobath 法抑制痉挛。

③ 废用性骨质疏松　骨骼缺乏负重、长期不活动等可导致废用性骨质疏松。防治方法：站立负重；力量性、耐久性和协调性训练；肌肉等长、等张收缩等。

④ 位置性低血压(直立性低血压)　防治方法为定时变换体位。平卧时，头抬高于足 30～50 cm，随着病情稳定，逐步抬高上身，从 15 cm、30 cm、45 cm 直至达到 80 cm、90 cm，每日 3 次，以患者能耐受为准，亦可按摩四肢，冷水摩擦皮肤。下肢、腹部用弹性绷带，增加血液回流量。尽可能避免长期卧床，尽早开始坐位训练。

⑤ 神经、情绪及认知的改变　防治的方法是鼓励患者与医务人员、其他患者及家庭成员多接触，多参与社会娱乐性活动，从而调整心理状态。

⑥ 静脉血栓的形成　防治静脉血栓形成的措施是早期活动肢体，抬高下肢位置，用弹性绷带促进静脉血回流，也可通过按摩协助静脉血回流，严重者则可使用抗凝剂如华法林、肝素等。必要时可手术治疗。

2. 误用综合征

误用综合征是因不当的康复手段所致，即在康复治疗中方法错误，引起医源性继发性损害。误用综合征常见于下列原因：肩关节周围炎；异位性骨化；膝关节过伸；粗暴的关节被动活动；康复治疗、护理方法错误。

3. 脑卒中肩部并发症

脑卒中所致上肢运动功能障碍的患者可出现肩部并发症，最常见的有肩关节半脱位、肩手综合征。这些并发症不仅影响患者上肢运动功能的恢复，还给患者造成心理负担，影响其康复积极性，因此应给予足够的重视，早期预防，及时诊断并治疗。

1) 肩关节半脱位

(1) 肩关节半脱位的特征　①肩胛带下降，肩关节盂向下倾斜；②肩胛骨下角的位置比健侧低；③患侧呈翼状肩。

(2) 肩关节半脱位的原因　①解剖结构不稳定；②肩关节固定结构起不到固定作用；③患侧上肢自身重力向下牵拉。

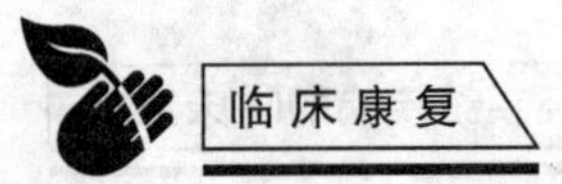

(3) 肩关节半脱位的预防　迟缓期患侧上肢处于前屈位，保持肩胛骨的正确位置是早期预防肩关节半脱位的重要措施。

(4)肩关节半脱位的治疗　①恢复肩胛骨的正确位置及肩部的固定机制；②刺激肩部相关的肌群的活动，促进功能恢复；③在不损伤肩关节及周围组织的条件下，做被动全关节活动。禁做肩关节后伸、下拉的动作。

2) 肩手综合征

肩手综合征是指在原发病恢复期间，病侧上肢的手突然水肿、疼痛及病侧肩疼痛，使手的运动功能受限制。严重的可引起手及手指变形，手功能完全丧失。因此，应对肩手综合征给予足够的重视，并及早治疗。

(1) 肩手综合征的病因及发生机制　肩手综合征可因照料不当或体位不适当等因素造成，亦可因患侧肢体自主神经功能障碍所致。主要原因：①长时间的腕关节强制性掌屈；②过度腕关节伸展可产生炎症样的肿痛；③长时间患侧手背静脉输液；④患侧手外伤。

(2) 肩手综合征的临床表现　肩手综合征常表现为肩、臂痛和上肢营养障碍以及运动功能障碍，还常伴有循环障碍、肌肉营养不良、肌肉萎缩、骨质疏松、关节挛缩等改变。

(3) 肩手综合征的防治　①防止腕关节掌屈；②向心性腕绕压迫手指；③冰水浸泡法及冷水-温水交替浸泡法；④主动运动、被动运动及其他治疗。总之，肩手综合征的治疗原则是早期发现，早期治疗，一旦成为不可逆的变化，病侧手完全废用，成为终身残疾，就无有效治疗方法了。发病 3 个月内是治疗最佳时期。

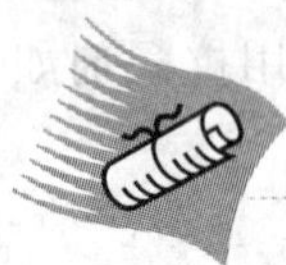
知识链接

脑卒中患者的康复治疗

脑卒中患者的康复治疗过程中不仅要考虑康复方案的有效性，而且要充分强调康复方案的安全性，进行康复治疗前必须对患者进行康复教育，生活规律化；调整心理状态，适应新的生活；合理膳食营养，戒烟、戒酒；合理安排工作，避免过度疲劳；密切观察病情变化，若有变化及时诊治，避免复发或加重。使患者在训练及日常生活中学会避免或减少危险因素。避免全身用力及屏气，保持大便通畅，防止出现血压波动及脑卒中复发。对于恢复期脑卒中患者尤其是能够下地训练的患者，应指导他们下地活动时穿防滑的鞋，防止摔倒。对于伴发心肺功能障碍的患者，在制定康复方案时应全面考虑患者的整体功能状态，使患者在确保安全的前提下，兼顾身体功能康复及心肺功能康复。保持血压稳定，积极治疗心脏病，控制血糖、血脂在正常范围。脑卒中患者安静心率超过100 次/分，血压超过 180/100 mmHg 应暂停训练。

四、预后

脑卒中的预后常受多方面因素的影响，主要与患病年龄、性别、职业、病变特点、临床治疗、合并症严重程度以及康复治疗开始的早晚、康复治疗的质量、患者的康复愿望和主动参与的积极性等因素有关。经过系统化、正规化康复治疗可较大程度地改善预后，但仍有部分患者未能在治疗中获得满意疗效。以下列出脑卒中患者康复治疗预后。

1. 年龄

年龄是影响脑卒中患者预后的独立因素。高年龄脑卒中患者发病前肢体活动能力差，常常并发其他疾病，并且其病情往往较年轻患者更为严重。

2. 性别

女性是脑卒中预后的危险因素。女性脑卒中患者的躯体功能恢复和日常生活活动能力差与多因素相关，如年龄大、病前身体功能差、脑卒中后抑郁等。

3. 职业

不同职业脑卒中发病率不同，康复结局不同。长期从事体力劳动者，患高血压及脑卒中的概率较脑力劳动者少，但对于脑卒中预后及康复，重体力劳动者康复不佳，因血压的高低波动较大，易发生血管破裂，康复期易复发甚至在康复期死亡。

4. 病变特点

(1) 脑卒中患者的病史及发病次数与预后有关。复发者较首次发病者存活率低，复发次数越多，存活率越低。

(2) 病变部位与预后有关。基底节区梗死患者的功能预后不好，可能因基底节区是感觉运动神经通路的集中部位。单发性脑卒中患者肢体功能预后好于多发性脑卒中患者，脑卒中发生于右侧的患者好于左侧的，因左侧为优势半球，改侧更易发生认知障碍和抑郁。

(3) 病因不同，预后不同。脑血栓患者预后程度的情况与血栓形成的部位和范围有直接关系，常会残留不同程度的功能障碍。腔隙性脑梗死预后效果较好，多数患者在发病后 2～3 个月明显恢复，但复发率较高。心肌梗死所致脑栓塞预后效果较差，存活的脑栓塞患者多遗留严重功能障碍，若栓子来源不能消除，10％～20％的脑栓塞患者可能在病后 10 日内再发，再发者病死率高。脑出血预后与出血量、部位、病因及全身状况有关。脑出血病死率较高，部分患者可生活自理或恢复工作。

5. 康复治疗的特点

康复治疗的时机、方法、持续时间、基础疾病控制质量、并发症的预防和处理等是可控因素，直接影响脑卒中的康复预后质量。

一般在 2 周内，多于 3～10 天开始康复治疗者，其疗效最好。而开展康复治疗时间晚，并发症多者则康复结局差。一般地说，3 个月内，神经功能恢复最快，半年后仍有恢复，1 年后恢复变慢。

康复治疗越早、越规范、越系统、疗程越充足，结局越好。应该做全面、规范、系统的

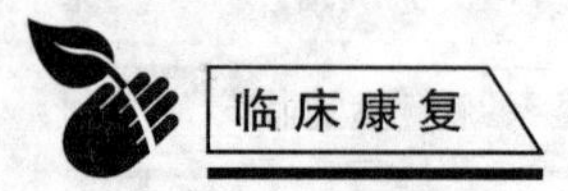

康复治疗。例如，强制性运动疗法、结合想象运动疗法、中医等多种康复治疗方式均可提高肢体运动功能和改善预后。但临床上，因各种原因，许多患者刚见成效，就停止了康复治疗，从而导致病情反弹，预后不佳。

6. 运动、感觉功能和日常生活能力的改善

绝大多数患者运动功能恢复发生在病后第1～3个月，3～6个月仍恢复较快，某些患者恢复可持续1～2年。一般瘫痪程度较轻者恢复较快，较重者恢复出现得较晚。脑血管疾病患者半数以上存在感觉功能障碍，发病后前几周恢复较快。大多数日常生活活动能力的恢复发生在前3～6个月，晚期恢复极少。某些患者出院后，日常生活活动能力逐渐退化，主要是由于出现并发症或康复训练减少。少数重症患者进行长期康复后，最终仍不能独立步行，甚至长期卧床。

7. 家庭及社会支持系统与脑卒中的预后有关

由于患者或其家属对康复的意义和特点认识不足，主动性参与的积极性不高，从而影响其功能恢复效果，康复参与的主动性越高，结局越好。因此，在康复服务中对患者及其家属进行康复宣教，鼓励患者及家属主动参与，会大幅度提高康复治疗效果。

缺乏良好的社会支持将导致脑卒中患者产生社会孤立感，加上社会活动减少、经济条件限制、家庭功能丧失、活动受限等，最终导致其生活质量的下降。这些对脑卒中患者的康复和预后都有一定的影响，值得关注。

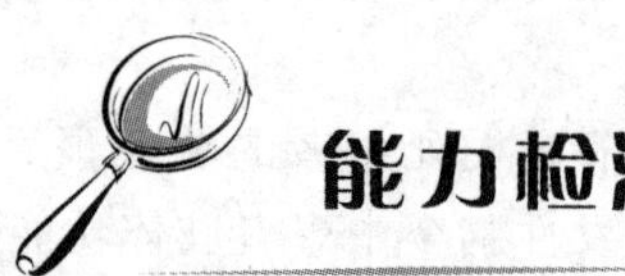

能力检测

1. 脑卒中常见功能障碍有哪些？如何评定？
2. 详述脑卒中运动障碍各期的治疗方法。
3. 脑卒中常见并发症有哪些？如何预防？

（孙晓莉）

任务二　颅脑损伤的康复

熟练掌握　颅脑损伤的康复治疗方法。

熟悉　颅脑损伤的临床诊治及康复评定。

了解　颅脑损伤的预后和结局。

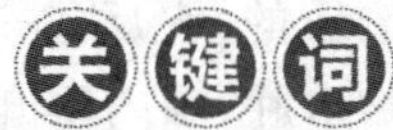

颅脑损伤;早期康复;康复治疗;认知障碍;感知觉障碍;恢复期;后遗症期

典型病例

患者,男,35 岁,车祸致头部外伤 34 h。具体受伤机制不详。伤后意识不清 10 min 以上,醒后感头痛,可以耐受。次日凌晨起头痛加剧,伴恶心呕吐,大小便失禁,左侧肢体运动障碍。来医院时意识模糊。

请对此患者作出临床诊断与鉴别诊断。

第一节 概　述

颅脑损伤(traumatic brain injury,TBI)是指头颅部位尤其是脑组织在外力的作用下所致的损伤。

无论在和平或战争时期都是一类极为常见的损伤性疾病,在我国该病的年发病率为 55.4/100000,仅次于四肢的损伤,而死亡率、致残率却居首位;在美国的发病率为 200/100000。

颅脑损伤可发生在各年龄阶段,以青年发病率较高。

交通事故、工伤事故、意外坠落、运动损伤、跌倒撞击等是颅脑损伤的常见原因,难产和手术时引起的婴儿颅脑损伤也偶有所见。

一、颅脑损伤的分类

颅脑损伤的类型繁多,不同的致伤条件可造成不同类型的颅脑损伤。

1. 按损伤方式分类

颅脑损伤按损伤方式分为开放性损伤和闭合性损伤。开放性损伤是由钝器或锐器造成的颅脑损伤,此时头皮有裂伤、颅骨骨折、硬脑膜破裂,脑组织与外界相通。

闭合性损伤是指头皮、颅骨和硬脑膜的任何一层都保持完整,脑组织不与外界相通的损伤。颅底骨折且骨折线通过气窦或岩骨,伴有硬脑膜撕裂时,则可发生脑脊液鼻漏或耳漏。这类颅脑损伤属于内开放性,但处理方法与闭合性颅脑损伤相同,故仍列为闭合性颅脑损伤。

2. 按损伤病理机制分类

根据损伤的病理机制,颅脑损伤分为原发性损伤和继发性损伤。原发性损伤是在头部受到撞击后立即发生的损伤,主要是神经组织和脑血管的损伤,表现为神经纤维的断裂和传出功能障碍、不同类型的神经细胞功能障碍甚至死亡,如脑挫裂伤等。

继发性损伤是由原发性损伤所造成的，它反过来又可以加重原发性颅脑损伤的病理改变，如脑缺血、脑血肿、脑肿胀、脑水肿、颅内压升高等。

3. 按损伤部位分类

根据损伤部位，颅脑损伤分为局部颅脑损伤和弥漫性颅脑损伤。

当造成损伤的外力作用于局部脑组织时，可导致额颞叶、顶叶、颞叶、脑干等部位的损伤，损伤部位不同，表现不一。如额颞叶损伤，出现对侧肢体共济失调，记忆力、注意力减退，思维和综合能力下降，运动性失语，感觉性失语，精神情感异常，行为障碍。小脑受损会出现小脑共济失调症等。

当外力较强，脑组织损伤广泛时，可出现弥漫性脑组织损伤，患者表现为深度昏迷、自主功能障碍，植物状态持续数周。

4. 按损伤性质分类

根据损伤性质，颅脑损伤分为脑震荡、脑挫伤与脑裂伤（合称脑挫裂伤）、颅内血肿。

脑震荡以受伤后患者出现短暂性昏迷，逆行性健忘和头痛、头晕、无力、记忆力障碍等为特征，一般预后良好。

脑挫裂伤是在不同外力与方向作用下脑任何部位出现脑组织断裂的表现，临床上表现相应的具有特征性的严重的神经损害。

颅脑损伤只要有较大血管损伤出血，就有发生血肿的可能。

5. 按伤情表现分类

国际上普遍采用的是格拉斯格昏迷量表（glasgow coma scale，GCS）计分的轻、中、重型分类法。该方法通过检查颅脑损伤患者的睁眼反应、言语反应和运动反应三项指标，确定这三项反应的计分后，再累计得分，作为判断伤情轻重的依据（表 3-2-1）。

表 3-2-1　格拉斯格昏迷量表

项　目	试　验	患者反应	评分
睁眼	自发睁眼	自己睁眼	4
	言语刺激	大声向患者提问时患者睁眼	3
	疼痛刺激	捏患者时能睁眼	2
	疼痛刺激	捏患者时不睁眼	1
运动反应	口令	能执行简单命令	6
	疼痛刺激	捏痛时患者拨开医师的手	5
	疼痛刺激	捏痛时患者撤出被捏的部分	4
	疼痛刺激	捏痛时患者身体去皮质强直（上肢屈曲、内收内旋，下肢伸直、内收内旋，踝跖屈）	3
	疼痛刺激	捏痛时患者身体去大脑强直（上肢伸直、内收内旋，腕指屈曲，下肢伸直、内收内旋，踝跖屈）	2
	疼痛刺激	捏痛时患者毫无反应	1

续表

项目	试验	患者反应	评分
言语反应	言语	能正确会话，并回答医生他在哪、他是谁及哪年哪月	5
	言语	言语错乱，定向障碍	4
	言语	说话能被理解，但无意义	3
	言语	发出声音，但不能被理解	2
	言语	不发声	1

根据昏迷时间长短，可将颅脑损伤分为如下几种类型。

轻型：13～15 分，伤后昏迷时间 20 min 以内。

中型：9～12 分，伤后昏迷时间 20 min～6 h。

重型：3～8 分，伤后昏迷时间 6 h 以上，或在伤后 24 h 内出现意识恶化并昏迷在 6 h 以上。

在重型颅脑损伤中持续性植物状态（PVS）占 10%，它是大脑广泛性缺血性损害而脑干功能仍然保留的结果。PVS 诊断标准如下。

(1) 认知功能丧失，无意识活动，不能执行指令。

(2) 保持自主呼吸和血压。

(3) 有睡眠-觉醒周期。

(4) 不能理解和表达言语。

(5) 能自动睁眼或刺痛睁眼。

(6) 可有无目的性眼球跟踪活动。

(7) 丘脑下部及脑功能基本保存。

以上七个条件持续 1 个月以上。

二、诊断要点

(1) 有头伤史，可见伤口出血，部分见脑脊液和脑组织外溢。

(2) 常有昏迷，少数可无昏迷。

(3) 局源性脑症状，如偏瘫、失语、局源性癫痫等。

(4) 部分患者可因颅内血肿或颅内感染而出现颅内压增高表现。

(5) 头颅 X 线摄片显示颅骨骨折、颅内异物（如骨碎片、弹片或子弹等），头部 CT 和核磁共振检查可显示脑挫裂伤和血肿。

三、主要功能障碍

GCS 得分在 13～15 分的轻度颅脑损伤患者早期可以产生很多躯体、认知和行为等方面的障碍，包括头痛、注意力差、思考时间延长、健忘、失眠、对光和噪音敏感等。大多数患者经过治疗，观察2天后神志清醒、生命体征稳定，CT扫描复查无颅内异常者，可回家或在门诊治疗。GCS得分小于12分的中、重度颅脑损伤患者，易出现以下较典型的功能障碍。

(1) 认知功能障碍　认知是认识和理解事物过程的总称，属于大脑的高级活动范畴，主要涉及记忆、注意、理解、思维、推理、智力和心理活动等。认知功能障碍包括意识的改变、记忆力减退、注意力和集中力下降、学习困难、归纳和演绎推理能力减弱、听理解障碍、空间辨别障碍、失用症、失认症、忽略症、体像障碍等。

(2) 行为异常和精神障碍 颅脑损伤恢复的早期阶段，患者可能表现出行为上的紊乱，如情绪不稳、冲动和焦虑不安、攻击性行为、定向力障碍、挫败感、抑郁和缺乏积极性、严重强迫观念、癔症。

(3) 言语功能障碍　言语是人类特有的复杂的高级神经活动，言语中枢位于大脑左半球。当病变部位在大脑左半球额叶和其他1～2个脑叶时，会出现言语功能障碍，直接影响患者的社会生活能力和职业能力，使其社交活动受限。颅脑损伤后的言语运动障碍常见的有构音障碍、言语失用。构音障碍是由于言语发音肌群受损后不协调，张力异常所致的言语运动功能失常，常涉及所有言语水平(包括呼吸、发声、共鸣、韵律)。患者表现为言语缓慢、用力、发紧，辅音不准，吐字不清，鼻音过重，或分节性言语等。言语失用是由于言语的中枢障碍而产生的言语缺失。大脑左半球是言语运动中枢，当病变部位在大脑左半球额叶和其他1～2个脑叶时，会出现重度非流利型失语，患者表现为言语表达能力完全丧失，不能数数，不能说出自己的姓名，复述、呼名能力均丧失，不能模仿发出言语声音等。

(4) 运动功能障碍　这是指运动控制和关节肌肉方面的问题。由于颅脑损伤形式多样，导致运动功能障碍差异很大，通常以高肌张力多见，出现痉挛、姿势异常、偏瘫、截瘫或四肢瘫、共济失调、手足徐动等。表现为患侧上肢无功能，不能穿脱衣物，下肢活动障碍，移动差，站立平衡差，不能如厕、入浴和上下楼梯。

(5) 迟发性癫痫　有一半患者在损伤2周后、6个月至1年内有癫痫发作的可能。它是神经元阵发性、过度超同步放电的表现。其原因是脑损伤后遗留的瘢痕、粘连和慢性含铁血黄素沉积的刺激所致。全身发作以意识丧失5～15 min和全身抽搐为特征。局限性发作以短暂意识障碍或丧失为特征，一般持续数秒，无全身痉挛现象。

(6) 日常功能障碍　主要由于认知能力不足及运动受限，在日常生活自理及家务、娱乐等诸方面受到限制。

(7) 就业能力障碍　中重度患者恢复伤前的工作较难，持续的注意力下降、记忆缺失、行为控制不良、判断失误等使他们不能参与竞争性的工作。

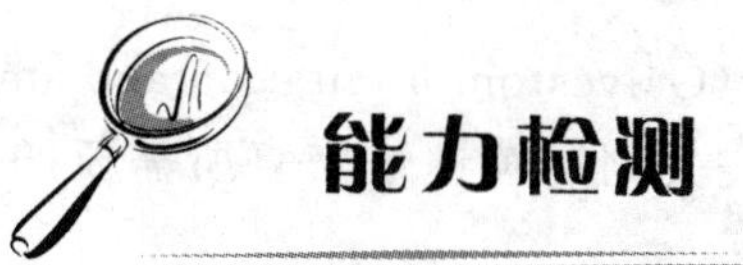

能力检测

颅脑损伤患者常见的功能障碍有哪些？

第二节 康复评定

典型病例

接上述病例，据此请思考下列问题：针对该患者所出现的临床症状，应如何作出合理的康复评估？

颅脑损伤，经抢救治疗，大部分患者虽然幸存下来，但常遗留有不同程度的神经功能障碍，诸如意识、运动、感觉、言语、认知等原发性功能障碍，而且颅脑损伤多数病情重、卧床时间长，如不及时康复治疗常产生不同程度的继发性功能障碍，如关节挛缩、肌肉萎缩、直立时体位性低血压、肩关节半脱位、足下垂等失用综合征表现，这些也可导致残疾。因此，对颅脑损伤患者进行早期和积极的康复治疗，使其受损的功能得以最大限度地恢复和代偿是很重要的。在对颅脑损伤患者进行康复治疗之前，必须首先要对各种功能障碍进行科学的评定。康复评定，不仅能了解患者功能障碍的存在及其程度，判断其预后，而且能以此为依据制定出合理的康复方案，并且确定康复治疗疗效。

一、颅脑损伤严重程度的评定

颅脑损伤的严重程度差别很大，可以是最轻微的脑震荡，也可以是脑干严重受损而长期昏迷，甚至终生不醒。因而在讨论康复问题前，首先要确定颅脑损伤病情的严重程度，并据以判断预后，考虑其康复指征，评价其疗效。

颅脑损伤的严重程度主要依据昏迷的程度与持续时间、创伤后遗忘持续的时间来确定。在患者昏迷期间或清醒后，可用下列不同的方法来评定。

（一）昏迷或朦胧状态期间的评定

对颅脑损伤后昏迷的患者进行评价时，一定要保证患者的呼吸道通畅，使患者得到充足的氧气供应，同时要维持血压和良好的末梢循环。否则不仅评定结果不可靠，还会延误患者抢救。对神经系统进行检查应力求迅速，而且应客观地予以评价。

格拉斯格昏迷量表(Glasgow coma scales,GCS)(表 3-2-1)是颅脑损伤评定中最常用的一种评定量表，主要用来判断急性损伤期意识情况，总分 15 分，按表计分 3～5 分为特重型颅脑损伤，6～8 分为严重损伤，9～12 分为中度损伤，13～15 分为轻度损伤。

(二) 清醒后的评定

用盖尔维斯顿定向遗忘试验(Galveston orientation and amnesia test,GOAT)进行评定。PTA 是颅脑损伤后记忆丧失到连续记忆恢复所需要的时间,创伤前后的记忆-遗忘情况如表 3-2-2 所示。

表 3-2-2 创伤前后的记忆-遗忘情况

受伤时刻			
伤　前		伤　后	
连续记忆	逆行性遗忘	PTA	恢复连续记忆

患者是处于 PTA 内,还是恢复了连续记忆,常用 GOAT(表 3-2-3)来评定。目前认为 GOAT 是评定 PTA 客观可靠的方法。它主要通过向患者提问的方式了解患者的连续记忆是否恢复。该项检查满分为 100 分,患者回答错误时按规定扣分,将 100 减去总扣分为 GOAT 实际得分。75～100 分为正常;66～74 分为边缘状态;少于 66 分为异常。一般认为,达到 75 分才可以认为记忆开始恢复。

表 3-2-3 盖尔维斯顿定向遗忘试验(GOAT)检查表

姓名:	性别:男　女	出生日期:　年　月　日
诊断:		
检查时间:	受伤时间:	
1.你叫什么名字?(姓和名)(2 分) 你什么时候出生?(4 分) 你现在住在哪里?(4 分) 2. 你现在在什么地方?(城市名)(5 分) 在医院(不必陈述医院名称)(5 分) 3. 你哪一天入这家医院的?(5 分) 你怎么被送到医院里的?(5 分) 4.受伤后你记得的第一件事是什么?(如苏醒过来等)(5 分) 你能详细描述一下你受伤后记得的第一件事吗?(5 分) (如时间、地点、伴随人等) 5. 受伤前你记得的最后一件事是什么?(5 分) 你能详细描述一下你受伤前记得的最后一件事吗?(5 分) (如时间、地点、伴随情况等) 6. 现在是什么时间?(最高分 5 分,与当时时间相差半小时扣 1 分,依此类推,直至 5 分扣完为止) 7. 今天是星期几?(与正确的相差 1 天扣 1 分,直至 5 分扣完为止) 8. 现在是几号?(与正确的相差 1 天扣 1 分,直至 5 分扣完为止) 9. 现在是几月份?(与正确月份相差 1 月扣 5 分,最多可扣 15 分) 10. 今年是公元多少年?(与正确年份相差 1 年扣 10 分,最多可扣 30 分)		

根据 PTA 的长短,可将颅脑损伤的严重程度分为以下四级:PTA<1 h 为轻度;PTA 为 1～24 h 为中度;PTA 为 1～7 天为重度;PTA>7 天为极重度。该项检查可作为受伤严重程度的重要参考,还可以用来推测颅脑损伤患者的预后。

二、认知功能评定

认知障碍是颅脑损伤后的主要功能障碍,如记忆力减退或丧失、注意力不集中、思维和解决问题能力差等。初期可采用简易智能量表(MMSE)进行初测和筛选,以后根据临床需要选择有关的测验。

评价时应注意患者的下列能力:听从简单或复杂指导的能力;在一个过程中追溯几个步骤的能力;设计出有次序的步骤去完成任务的能力;专心于现有任务的能力;预测和理解因果关系的能力;解决问题的能力;一天天继续学习下去的能力;解释标志和符号的能力;在每日生活中进行心算和笔算的能力等。在评价时要注意结合患者的文化背景。

(一) 成套测验

为更科学、更客观地评价颅脑损伤患者在认知等方面的神经、心理障碍,可采用著名的 Halstead-Reitan 测验(表 3-2-4)。

表 3-2-4　Halstead-Reitan 测验(供 15 岁及更年长的成人使用)

测验名称	方　法	所测内容
范畴测验	将 155 张图片分为 7 个子测验组,头 6 组各按一定的规则分类,第 7 组为前 6 组的混合供检查回想之用。测验时将四个按键放在患者面前,让患者在图形出现时根据指定的原则按相应的键,如在第一组图片中出现中文数字“三”时,应按第三个键;在第二组中出现两个小人图形时应按第二个键;在第三组中依次排列着三角形、圆形、圆形、圆形四个图形时,应按第一个键(因三角形与其他不同)等,按正确时立刻给予悦耳的铃声反馈;按不正确时则给予不悦耳的声音反馈。记下按错的数目作为评分标准	注意、集中、概念形成、抽象推理、精炼的能力;产生和检验假设的能力;专注于积极利用反馈的能力;从熟悉的事物推广到新的但又类似的状况中去的能力
触摸测验	取一 44 cm×31 cm 的木板用线锯在其上锯出半圆形、圆形、方形、菱形、三角形、五角星形、椭圆形、空心十字形、空心一字形等开头的蕊块,锯下取出的各种开头的小块称形板,留有各种空心图形的整块木板称槽板。遮住患者双目,让他摸一下槽板和形板,然后让他尽可能快地将各形板放回槽板内相应的位置上,先用利手,后用非利手,最后用双手各进行一次。然后将槽板和形板收起,取下患者眼上的遮蔽物,让他画出形板和槽板的图形。记分标准为,将全部形板放回槽板中所需的总时间,将能正确绘出的形板块数作为记忆评分;将能正确记住形板在槽板内的位置数作为定位记分	触觉形状记忆、位置觉记忆、空间记忆、触觉-运动-空间的综合能力;在运动方面解决问题的能力;从一个测验向下一个测验转移的能力;伴随发生的学习能力

续表

测验名称	方　法	所测内容
节律测验	在录音机上用录音带依次向患者提供 30 对有节律的音乐声，其中 15 对相同，15 对不同，让患者倾听时指出是相同还是不同，记下判断错误的次数作为评分标准	注意、集中、非言语声的记忆的能力；非言语声的听觉鉴别包括对节律形式的鉴别的能力
语音知觉测验	在录音机上用磁带向患者提供语音。患者前方放一答卷，卷中四个字（另一组测验为四对字）为一组，每组中有一个（一对）字为录音机带上所有的，让患者听到时在该字（该一对字）下划线标出。记下听错数作为评分标准	注意、集中、语音听觉辨认和字的匹配的能力；高频声的感觉功能
手指敲击测验	将一机械计数器和一块 22.9 cm×24 cm 的板相连，让患者用食指尽可能快地在上面敲打 10 s，利手和非利手交替进行，直到得出每次交替时两手敲打数之差小于 5 次的敲打 5 次为止。用利手敲打 5 次的平均敲打数为计分标准	运动速度、两手精细运动的能力；建立和维持连续节律地敲打的能力；小脑基底节的功能（受累时不能完成）

根据表 3-2-4 的检查结果，可以换算出颅脑的损伤指数（damage quotient，DQ），损伤指数 DQ 的计算公式为

DQ＝划入异常的测验数/总测验数

利用表 3-2-4 时，总测验数按 7 计，原因是触摸操作试验（tactual performancetest，TPT）可分为三个，即 TPT 计时、TPT 记形和 TPT 记位，再加上其余四类共有 7 个。

DQ 为 1/7～2/7 时为正常，DQ＝3/7 时为轻度损伤，DQ＝4/7 时为中度损伤，DQ ≥5/7 时为重度损伤。

在治疗过程中定期复查 DQ，可以观察颅脑损伤的康复情况。

不少学者根据需要在上述试验中增加一些试验。如有可能，尚可进行更详细的 Luria-Nebraska 神经心理测验。

（二）记忆能力评定

记忆包括识记、保存和回忆 3 个基本过程。保存过程异常表现为近记忆障碍，颅脑损伤患者多为这一类记忆障碍。若回忆过程障碍，远近记忆均受影响，痴呆患者多为这一类记忆障碍。近记忆障碍的评定：在患者面前摆几样物品，如钢笔、书、笔记本、茶杯、笔筒，让患者辨认一遍，并记住他们的名称，然后撤除这几件物品，让患者回忆刚才面前的物品有哪些。有近记忆障碍者只能说出 1～2 种，然后编造刚才未见到的物品充数。或者让患者读一段小报纸，然后让其说出主要的内容，近记忆障碍者常漏读报纸的主要内容。远记忆障碍可用 Wechsler 记忆评价试验（表 3-2-5）进行评价。表 3-2-5 中各种试验均可得分，对远记忆障碍评价是可靠的。

表 3-2-5 Wechsler 记忆评价表

定向因素
个人信息
定向(时间、地点)
注意/集中因素
意识状态
数字广度
记忆/学习因素
逻辑记忆
视觉再生记忆
对偶联合

(三) 注意能力评定

注意是对事物的一种选择性反应,是心理活动对一定事物的指向和集中。它使人们清晰地认知周围现实中某一特定的对象,避开不相关的事物。根据参与器官的不同,可以分为听觉注意、视觉注意等。下面介绍几种视觉注意和听觉注意的评估方法,可根据临床需要选用。

1. 视跟踪和辨认测试

(1) 视跟踪 要求受试者目光跟随光源做左、右、上、下移动。每一方向记 1 分,正常为 4 分。

(2) 形态辨认 要求受试者临摹画出垂线、圆形、正方形和 A 字各一。每项记 1 分,正常为 4 分。

(3) 划消字母测试 要求受试者用铅笔以最快的速度划去随机排列的一行或多行字母中的某个或某两个字母(测试字母大小应符合规格)。100 s 内划错多于 1 个为注意有缺陷。

2. 数或词的辨别注意测试

(1) 听认字母测试 在 60 s 内以每秒 1 个的速度念无规则排列的字母给受试者听,其中有 10 个为指定的同一字母,要求听到此字母时举手,举手 10 次为正常。

(2) 背诵数字 以每秒 1 个的速度念一列数字给受试者听,要求立即背诵。从两位数开始至不能背诵为止。背诵少于 5 位数为不正常。

(3) 词辨认 向受试者放送一段短文录音,其中有 10 个为指定的同一词,要求听到此词时举手,举手 10 次为正常。

3. 声辨认

(1) 声辨认 向受试者放送一段有嗡嗡声、电话铃声、钟表声和号角声的录音,要求听到号角声时举手。号角声出现 5 次,举手少于 5 次者为不正常。

(2) 在杂音背景中辨认词:测验内容及要求同“词辨认”,但录音中有喧闹集市背景

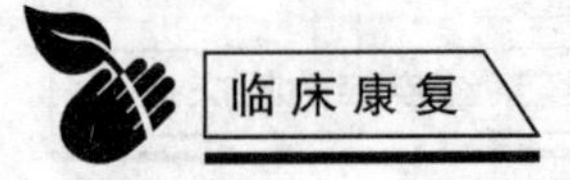

等。举手少于8次为不正常。

（四）思维能力评定

思维是心理活动最复杂的形式，是认知过程的最高级阶段。思维是对客观事物间接性的、概括性的反映。它反映的是客观事物共同的、本质的特征和内在联系。按思维探索答案的方式，思维分为集中（求同）思维、分散（求异）思维；按思维活动所依赖的活动基础，思维分为动作思维、形象思维和抽象思维。思维的过程极为复杂，包括分析、综合、比较、抽象与概括、系统化、具体化等，其中分析与综合是基本的。

思维能力的评定，可选用认知功能成套测验中某些分测验，如韦氏成人智力量表中的相似性测验和图片排列测验或 Halstead-Reitan 神经心理成套测验中的范畴测验等。此外，还可用以下一些方法进行思维能力的评定。

（1）从一个系列的图形或数字中找出其变化的规律。

（2）将排列的字、词组成一个有意义的句子。

（3）比拟填空或给出某些词语的反义词。

（4）成语或谚语的解释，如“一箭双雕”、“披星戴月”、“学如逆水行舟，不进则退”等。

（5）假设突发情况下如何应变，如上班即将迟到该怎么办等。

三、感知觉功能评定

在感觉输入系统完整的情况下，对感觉刺激的认识和鉴别障碍，患者常表现出以下特征：①不能独立完成简单的任务；②主动和全部完成某项任务很困难；③从一项任务转到另一项任务很困难；④对于完成任务的必要目标不能很好地加以辨认。

目前尚无评价感知觉障碍的标准方法，而 Rivermead 知觉评价表是著名的知觉功能评价方法，对颅脑损伤的认知功能评价是有效的（表3-2-6）。

表 3-2-6　Rivermead 知觉评价表

图画匹配	关联图画
物体匹配	体像
颜色匹配	右-左形状复制
大小辨认	右-左单词复制
系列辨认	三维空间复制
动物两侧辨认	立体复制
文章遗漏	字母消除
图形-背景辨认	自我识别

知觉障碍有四大类型：①身体印象和躯体构想障碍；②空间关系障碍；③失认；④失用。

（一）失认症的评定

失认症是指患者不能认识经由某一感觉（如视觉、听觉和触觉）辨认的事物，如不认识放在眼前的杯子，不知道听到的是小鸟的鸣叫声，或不知道拿在手中的是钥匙。这种对熟知对象的认识障碍并不是由于感觉、言语、智能和意识障碍所引起，也不是因为不熟悉这些事物所造成的，而是由于脑部受损使患者对经由视觉、听觉和触觉等途径获得的信息丧失了正确的分析和识别能力，即感觉皮质整合功能发生了障碍。失认症的发生主要与颞叶、顶叶和枕叶交界区皮质受损有关。

失认症包括视觉失认症、听觉失认症、触觉失认症和躯体失认症，还常常伴有各种忽略症和体像障碍。下面介绍几种常见失认症的评定。

1. 单侧忽略

单侧忽略指患者对大脑损伤对侧一半视野内的物体的位置关系不能辨认，病变部位常在右侧顶叶、丘脑。常用的评定方法如下。

(1) Albert 划杠测验　该测验较敏感，由 40 条 2.5 cm 长的短线在不同方向有规律地分布在一张纸地左、中、右方位，让患者用笔与线条正交地删除。

(2) 字母删除测验(Diller 测验)　在纸上排列 6 行字母或数字，每行大约 60 个，字母随机出现，让患者删掉指定的字母或数字。

(3) 高声朗读测验　高声朗读一段文字，可以发现空间阅读障碍，表现在阅读时另起一行困难，常常漏掉左半边的字母和音节。

(4) 平分直线测验　将一直线平分，可显示中段判断错误，常偏向大脑损伤侧。

(5) Shekenberg 等分线段测验　在纸上有长短不一，位置偏左、偏右或居中的水平线 20 条，让患者在每根线的中点做等分记号，如单侧漏切 2 根，或中点偏移距离超过全线长度的 10%均为阳性。

2. 疾病失认

患者不承认自己有病，因而安然自得，对自己不关心，淡漠，反应迟钝。病变多位于右侧顶叶。评定主要根据临床表现。

3. 视觉失认

患者对所见的物体、颜色、图画不能辨别其名称和作用，但一经触摸或听到声音或嗅到气味，则常能说出。病变部位一般位于优势半球的枕叶。评定主要根据临床表现。

4. Gerstmann 综合征

Gerstmann 综合征包括左右失定向、手指失认、失写和失算四种症状。病变常在左侧顶叶后部和颞叶交界处。评定方法如下。

(1) 左右失定向　检查者叫出左侧或右侧身体某一部位的名称，嘱患者按要求举起相应部分。或由检查者指患者的一侧肢体，让患者回答是左侧还是右侧。回答不正确即为阳性。

(2) 手指失认　试验前让患者清楚各手指的名称，检查者说出左侧或右侧手指的名称，让患者举起相应的手指，或指出检查者的相应手指。回答不正确即为阳性。

(3) 失写　让患者写下检查者口述的短句,不能写者为失写阳性。

(4) 失算　患者无论是心算还是笔算均会出现障碍。重症患者不能完成一位数字的加、减、乘,轻症患者不能完成两位数字的加、减。失算患者完成笔算往往比心算更觉困难,这是因为患者在掌握数字的空间位置关系上发生了障碍。简单的心算可从65开始,每次加7,直到100为止,不能算者为失算阳性。

(二) 失用症的评定

失用症是指患者因脑部受损而不能随意进行其原先能够进行的活动。这一情况并非因肌肉瘫痪、感觉缺失、共济失调或理解障碍所造成的,而是由于大脑皮质受损,导致皮质所储存的运动程序的提取出现紊乱,从而对其所接受到的外周刺激不能调动相应的程序予以应答。失用症包括运动性失用、意念性失用、结构性失用以及穿衣失用和步行失用等多种类型,并常伴有失语等脑损害的其他表现。下面介绍几种常见失用症的评定。

1. 结构性失用

患者不能描绘或搭拼简单的图形,其病灶常在非优势半球顶、枕叶交界处。检查方法有 Benton 三维结构测验,该测验是让患者按模型搭积木。还有画图、用火柴棒拼图等检查。

2. 运动性失用

患者不能按命令执行上肢的动作,如洗脸、刷牙、梳头等,但可以自动完成这些动作,其病灶常在非优势半球顶叶、枕叶交界处。

常用 Goodglass 失用试验评定。分别检查以下四个方面的动作:①吹火柴或用吸管吸饮料;②刷牙或锤钉子;③踢球;④做拳击姿势或正步走。这四个动作分别检查面颊、上肢、下肢和全身。Goodglass 失用试验评定标准为:正常,不用实物也能按命令完成;阳性,在给予实物的情况下才能完成大多数动作;严重损伤,给予实物也不能按命令完成指定的动作。

3. 穿衣失用

穿衣失用是视觉空间失认的一种失用症,表现为对衣服各部位辨认不清,因而不能穿衣。其病灶部位常在右顶叶。评定时让患者给玩具娃娃穿衣,如不能则为阳性。让患者自己穿衣,如出现正反不分、穿衣及系鞋带困难或不能在合理时间内完成均为阳性。

4. 意念性失用

正常的有目的的运动需要经历认识—意念—运动的过程。意念中枢在左顶叶下回、缘上回,由此产生冲动,经弓状纤维到运动前区皮质及运动皮质。认识到需要运动时就有了运动的动机,产生了运动的意念,作出运动的计划,控制肌肉、肌张力、感觉,完成有目的的运动。意念中枢受损时,不能产生运动的意念,此时,即使肌肉、肌张力、感觉、协调能力正常,也不能产生运动,成为意念性失用。

意义性失用的特点是对复杂精细动作失去应有的正确观念，以致各种基本动作的逻辑顺序紊乱，患者能完成一套动作中的一些分解动作，但不能连贯结合为一套完整的动作。如让患者用火柴点烟，再将香烟放在嘴上，患者可能用烟去擦火柴盒，把火柴放在嘴里当做香烟。患者在日常生活中常常做出用牙刷梳头、用筷子写字、用饭勺刷衣等动作。模仿动作一般无障碍。患者常伴有智能障碍，生活自理能力差。病灶部位常在左侧顶叶后部或缘上回及胼胝体。

评定可进行活动逻辑测验：①给患者茶叶、茶壶、暖水壶和茶杯，让患者泡茶。如果患者活动的逻辑顺序混乱，则为阳性。②把牙膏、牙刷放在桌子上，让患者打开牙膏盖，拿起牙刷，将牙膏挤在牙刷上，然后刷牙。如果患者动作的顺序错乱，则为阳性。③将信纸、信封、邮票、糨糊放在桌子上，让患者折好信纸，放入信封，封好口，贴上邮票。如果患者动作顺序错乱，则为阳性。

5. 意念运动性失用

意念运动性失用是意念中枢与运动中枢之间联系受损所引起的。意念中枢与运动中枢之间的联系受损时，运动的意念不能传达到运动中枢，因此患者不能执行运动的口头指令，也不能模仿他人的动作。但由于运动中枢对过去学会的运动仍有记忆，有时能无意识地自动地进行常规的运动。表现为可进行无意识的运动却不能进行有意识的活动。病灶部位常在缘上回运动区和运动前区及胼胝体。可通过模仿动作、执行口头指令等情况进行评定。

四、行为评定

在没有专门心理人员的情况下，可按照行为障碍常见的临床症状来评定。

(1) 发作性失控(episodic dyscontrol)　这往往是颞叶内部损伤的结果，发作时脑电图有阵发异常，是一种无诱因、无预谋、无计划的突然发作，直接作用于最近的人或物，如打破家具、向人吐唾液、抓伤他人、放纵地进行其他狂乱行为等。发作时间短，发作后有自责感。

(2) 额叶攻击(frontal aggressive)行为　该行为又称脱抑制攻击行为，因额叶受损而引起。其特点是对细小的诱因或挫折发生过度的反应，其行为直接针对诱因，最常见的是间歇性的激惹，并逐步升级为一种完全与诱因不相称的反应。

(3) 负性行为障碍(negative behavioural disorder)　负性行为障碍常因额叶和脑干部位受损引起。其特点是精神运动迟滞，感情淡漠、失去主动性，患者往往不愿动，即使日常生活中最简单、最常规的活动也完成得十分困难。

五、言语障碍评定

颅脑损伤患者常见的言语障碍见表 3-2-7。

表 3-2-7　颅脑损伤患者常见的言语障碍

Ⅰ	言语错乱	Ⅴ	言语失用
Ⅱ	构音障碍	Ⅵ	阅读困难
Ⅲ	失语	Ⅶ	书写困难
Ⅳ	命名障碍	—	—

颅脑损伤患者言语障碍的特点如下。

(1) 言语错乱　颅脑损伤早期最常见的言语障碍。其特点为：①答非所问但言语流畅，没有明显的词汇和语法错误；②时间、空间、人物等定向障碍十分明显；③缺乏自知力，不承认自己有病，不能配合检查，且意识不到自己的回答是否正确。

(2) 构音障碍　常见，主要表现为吐词不清、鼻音过重、说话费力等。

(3) 命名障碍　常见，而且可以持续很久。

(4) 失语　除非直接损失言语中枢，真正的失语较少见。其中 50%左右的为命名性失语，另外对复杂资料理解差也很常见。

六、运动障碍评定

颅脑损伤可致痉挛、偏瘫、共济失调、手足徐动等运动障碍，其评定与脑血管疾病所致运动障碍评定相似。

七、情绪障碍的评定

颅脑损伤患者常见的情绪障碍见表 3-2-8。其中以焦虑、抑郁较为多见。

表 3-2-8　颅脑损伤患者常见的情绪障碍

Ⅰ	淡漠无情感	Ⅴ	情绪不稳定
Ⅱ	易冲动	Ⅵ	神经过敏
Ⅲ	抑郁	Ⅶ	攻击性
Ⅳ	焦虑	Ⅷ	呆傻

对于颅脑损伤所致的抑郁或焦虑。可分别用汉密尔顿抑郁量表(HAMD)和汉密尔顿焦虑量表(HAMA)进行评定。

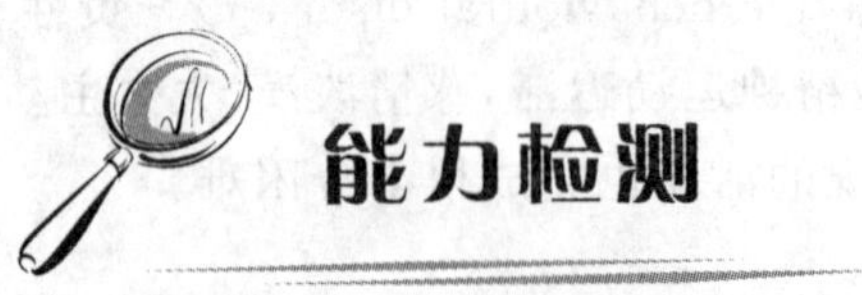

能力检测

简述格拉斯格(Glasgow)昏迷量表及其临床意义。

第三节 康复治疗

典型病例

接上述病例，据此请思考下列问题：

根据对该患者进行康复评估的结果，可以采取哪些康复训练？

不论脑的损伤程度如何，脑始终是学习的主要器官，即使脑部分损失后认知能力降低，学习的速度变慢，但经过训练，仍可学习新的知识，因此，颅脑损伤后的康复过程实质上是再学习的过程。在这个过程中，要对患者进行训练，通过训练使他们学会代偿的方法，其次是设法恢复其缺失的功能。颅脑损伤后功能恢复的可能机制包括：损伤因素的解除、神经再生、功能重组、突触改变及特定能力的学习等。许多实验研究证实，脑的可塑性与皮层的功能重组能力是脑损伤后功能恢复的神经基础。

一、颅脑损伤的康复目标

颅脑损伤患者的康复目标是多方面的。但总的来说是要使其感觉运动功能、生活自理功能、认知功能、言语交流功能和社交生活技能恢复到可能达到的最大限度，提高其生活质量。

(1) 急性期的康复治疗目标：稳定病情，保留身体整体功能，预防并发症，促进功能的恢复。

(2) 恢复期的康复治疗目标：使颅脑损伤患者最大程度地恢复感觉运动功能、认知功能、言语交流功能，个人生活各方面能够自理，尽可能恢复工作能力。

(3) 后遗症期的康复目标：使各器官功能恢复到一定水平的颅脑损伤患者学会应对功能不全状况，以便回归家庭和社会。

二、颅脑损伤的康复原则

(1) 与临床治疗紧密配合，病情稳定后应积极早期进行康复治疗。

(2) 强调患者积极配合治疗，以主动活动为主、被动活动为辅，鼓励重复训练。

(3) 根据每个患者的实际情况制定相应短期、长期康复治疗目标，最后的康复目标是达到日常生活自理。颅脑损伤的康复是长期的，损伤后躯体方面的障碍在 1 年内大多已经稳定，但认知、行为和社会心理方面的问题往往持续很长时间，因此在有短期计划的同时应制定长期康复治疗的目标。前者在于挽救生命，稳定病情。后者在于针对患者存在的问题，有计划地进行康复，使之能生活独立，重返家庭和社会。

(4) 针对病情的不同时期，采取中西医等综合康复治疗手段，从不同方面帮助患者恢复功能。提倡家庭及社会的参与，要教会患者家属一些能长期在家进行训练的实用方法。

三、颅脑损伤的康复治疗

颅脑损伤的康复可分为三个阶段进行：早期、恢复期和后遗症期康复治疗。“早期”指的是病情稳定后以急性期为主的康复治疗，患者处于恢复早期阶段。“恢复期”指的是经急性期康复处理后，一般 1～2 年以内的治疗，主要在康复中心、门诊或家庭完成。“后遗症期”是指病程 2 年以上，各器官功能障碍恢复到一定水平，以患者重新融入家庭和社会为主的治疗和训练。

（一）早期康复治疗

急性期以临床抢救为主，康复应早期介入，具体措施如下。

（1）必要的药物和手术治疗　对重症患者除保持呼吸道通畅外，尚可用如下几种治疗方法。①脱水疗法：颅内压轻度增高者给予高渗葡萄糖、双氢克尿塞；严重脑水肿者给予甘露醇、速尿等。②冬眠低温疗法：最好在脑水肿前应用，可降低脑代谢、防止脑缺氧、减缓脑水肿的发展；用时温度以降至 32～34 ℃为宜，为避免抑制呼吸，尽量不用杜冷丁；冬眠疗程一般为 3～5 天。③酌情用肾上腺皮质激素：对脑水肿有预防和治疗作用。④早期使用三磷酸腺苷、辅酶 A、细胞色素 C 等改善脑细胞代谢的药物对神经恢复有一定的帮助。⑤手术：闭合性脑损伤患者，如伤后再昏迷或昏迷逐步加重者须及早钻颅探查，酌情处理；开放性脑损伤患者要及时清创及修复。

（2）维持合理体位　肢体置于功能位，预防关节强直和挛缩畸形。

（3）早期肢体活动　被动运动、按摩，预防压疮、深静脉血栓。

（4）矫正不良姿势。

由于高级中枢受损伤，一些原始的反射常释放，因此常出现一些特殊的姿势和异常姿势表现。颅脑损伤后特殊姿势的反射机制和对抗此姿势的反射抑制模式（reflex inhibiting pattern，RIP）见表 3-2-9。

表 3-2-9　特殊姿势的反射机制和反射抑制模式

表　现	反　射	反射抑制模式
足严重跖屈、爪状趾、踝内翻	正支持反应：伸肌占优势	背屈趾，将足底的承重点转移回踵部，放入足托板，使足和趾保持背屈
头转向左或右	不对称性张力性颈反射（ATNR）：颊朝向侧伸肌张力增加；枕向侧屈肌张力增加	使头和颈保持于中线
上肢屈肌严重痉挛，下肢伸肌严重痉挛	对称性张力性反射（STNR）：屈头时增加上肢屈肌张力和增加下肢伸肌张力；伸头时结果相反	使头后伸以克服之

续表

表　现	反　射	反射抑制模式
仰卧时严重的伸肌痉挛和下肢内收	张力性迷路反射(TLR):仰卧时伸肌占优势;俯卧时屈肌占优势	仰卧时外展髋和屈膝
健侧用力时,病侧出现痉挛	联合反应(AA):一侧用力时诱发另一侧痉挛加强	避免健侧过于用力和做抗阻活动

此外,还可以出现去小脑强直(decerebrate rigidity)或去皮层强直(decorticate rigidity)。前者表现为上肢伸直、内收内旋,腕指屈曲、下肢伸直、内收内旋、踝跖屈、足内翻;后者表现为上肢屈曲、内收内旋、腕指屈曲。下肢的表现与前者的相同。这些都是病情危重的征兆,难以在姿势上予以矫正。

(二) 恢复期康复治疗

1. 认知障碍的康复

认知障碍的康复是提高患者智能的训练,提高患者的智能应贯穿于治疗的全过程。提高患者智能的方法可分为单维法和多维法,或直接法和代偿法。

单维法即单独地治疗认知障碍中的某一功能,如知觉、记忆等。多维法是一种环境治疗,即治疗不仅针对某一种认知缺陷,而且将患者的性格、情绪、生活和社会等多维因素都考虑到康复计划之中,多维法现已成为较公认的方法。

直接法是直接治疗存在的功能缺陷,从而提高或恢复其功能的方法。代偿法是通过其他完好部分的功能或外界的辅助来代偿有缺陷的功能的方法,对于重症患者,代偿法常比直接法有效。

认知障碍的康复治疗方法包括记忆力训练、注意力训练、思维能力训练等。

1) 记忆力训练

记忆是大脑对信息的接收、储存及提取的过程,是脑功能之一,记忆恢复主要依赖于脑功能的恢复,改善记忆功能可辅助用尼莫地平(尼莫通),每次 30 mg,每日 3 次,或安理申,每次 10 mg,每日 1 次,3 个月为 1 个疗程。进行记忆训练时,要求患者记住的东西要少,信息呈现的时间要长,两种信息出现的间隔时间也要长,要加大刺激出现和反应之间的间隔。对于信息量较大的内容,可采用 PQRST 法。

(1) PQRST 法:

P 即先预习(preview)要记住的内容;

Q 即向自己提问(question)与内容有关的问题;

R 即为了回答问题而仔细阅读(read)资料;

S 即反复陈述(state)阅读过的资料;

T 即用回答问题的方式来检验(test)自己的记忆。

(2) 视觉记忆(visual memory)　先将 3～5 张绘有日常生活用品的图片卡放在患者面前,告诉患者每卡可以看 5 s,然后将卡收回,让患者用笔写下所看到的物品的名称,反复数次,成功后增加卡片的数目;反复数次,成功后再增加卡片的行数(如原仅一行,现改放两行或三行卡片等)。

(3) 彩色积木块排列(color block sequencing)　用品为 6 块 2.5 cm×2.5 cm×2.5 cm 的不同颜色的积木块和一块秒表,以每 3 s 一块的速度向患者陈示木块,陈示完毕,让患者按治疗师所陈示次序向治疗师陈示木块,正确的记"＋";不正确的记"－",反复 10 次,连续两日均 10 次完全正确时,加大用脑难度(增多木块数或缩短陈示时间等)。

(4) 编故事法　把要记住的内容按照自己的习惯和爱好编成一个小故事,以助于记忆。

(5) 地图作业(map task)　在患者面前放一张大的、上有街道和建筑物而无文字标示的城市地图,告诉患者先由治疗师用手指从某处出发,沿其中街道走到某一点停住,让患者将手指放在术者手指停住处,从该处找回到出发点,反复 10 次,连续两日无错误,再增加难度(路程更长,绕弯更多等)。

(6) 安排环境　如在患者的房间门口、楼梯、治疗室门做上标记,反复提醒患者注意标记及方向,鼓励患者自己走到目的地,鼓励患者应用外部标志增加记忆。

(7) 除上述专门的训练方法外,在日常生活中建议还采用下述方式:

① 建立恒定的每日活动常规,让患者不断地重复和排练;

② 耐心细声地向患者提问和下命令,等候患者的回答;

③ 练习从简单到复杂进行,将整个练习分解为若干小部分,先一小部分一小部分地训练,成功后再逐步联合;

④ 利用视、听、触、嗅和运动等多种感觉输入来配合训练,采用代偿方法,如患者视记忆不佳就多用听记忆等;

⑤ 每次训练时间要短,记忆正确时要及时、频繁地给予奖励;

⑥ 让患者分清重点,先记住最必须记的事,不去记忆一些无关的琐事;

⑦ 多利用记忆辅助物(prosthetic memory aids),如在患者房间内挂大的钟、大的日历、大字写的每日活动表等;将每日经常要进行的活动,分步骤地写成清单放在床边;门上贴患者家庭的合照可帮助他找到自己的房间;让患者常带记事本,本中记有家庭地址、常用电话号码、生日等,并让他经常做记录和查阅。

2) 注意力训练

注意是指在某一时间内人的精神活动集中指向一定对象的心理过程。

(1) 猜测游戏(shell game)　取两个透明玻璃杯和一个弹球,让患者注视术者将一个杯覆扣在弹球上,并指出有弹球的杯子,反复数次。无误后改用两个不透明的杯子,操作同上。反复数次,成功后改用三个或更多的不透明杯子和一个弹球,方法同前,成功后改用 3 个或更多的不透明杯子和两个或更多的颜色不同的弹球,扣上后让患者分别指出装有各种颜色弹球的杯子在哪里，移动杯子后再问。

(2) 删除作业(cancellation task) 在一张白纸上写几个大写的汉语拼音字母，如KBLRBPYO(亦可用数字、图形)，让患者用铅笔删除治疗师指定的字母，如B。再改写字母的顺序和规定要删除的字母，反复进行数次；成功后改用两行印得小些的字母，以同样的方式进行数次；成功后改为三行或更多行的字母，方式同前；成功后再改为纸上同时出现大写和小写字母；再让患者删除指定的字母(大写的及小写的)，反复数次；成功后在此基础上穿插加入以前没出现过的字母，让患者删除，反复数次；成功后再将以前没出现过的字母三个一组地穿插于其中，让患者把这些三个一组的字母一并删除。

(3) 时间感(time sense) 给患者一只秒表，要求他按治疗师口令启动秒表，并于10 s内自动停止秒表，然后将时间由10 s逐步延长至1 min，当误差小于1～2 s时，改为不让患者看表，启动后让他心算到10 s时停止，然后将时间延长，到2 min时停止，每10 s的误差不得超过1.5 s，即30 s时允许范围为(30±(3×1.5)) s。达到要求后改为一边与患者交谈，一边让患者进行上述训练，使患者尽量控制自己不因交谈而分散注意力。

(4) 数目顺序(number sequencing) 让患者按顺序说或写出0～10的数字，如有困难，给他11张上面分别写有0～10数字的字卡，让患者按顺序排好。增加数字跨度，反复数次，成功后改为让患者按奇数、偶数或逢10的规律说或写出一系列数字，并由术者随意指定数字的起点，成功后可变换方向，如由小到大改为由大到小等，反复数次，成功后先由治疗师向患者提供一系列数字中的头四个数，从第五个数起往后递增时加一个数目如“4”等；让患者继续进行，每次报出加后之和，反复数次，成功后改为每次递增时从原数上乘以另一数字或除以另一数字。

3) 思维能力训练

思维包括推理、分析、综合、比较、抽象、概括等多种过程，而这些过程往往表现于人类对问题的解决中，因此训练解决问题的能力就等于训练了上述大部分的抽象逻辑思维的能力。下面介绍实用的训练推理和解决问题能力的一些方法。

(1) 指出报纸中的消息(locating information in the newspaper) 取一张当地的报纸，首先问患者有关报纸首页的信息，如大标题、日期、报纸的名称等。回答无误后，再请患者指出报纸中的专栏如体育、商业、分类广告等。回答无误后，再训练患者寻找特殊的消息，如可问他两个球队比赛的比分如何，当日的气象预告如何，某电影院上映的电影如何等。回答无误后，再训练患者寻找一些需要他作出决定的消息，如平时交谈中知患者希望购一录像机，可取一有出售录像机广告的报纸，问患者希望购什么牌子的和价值多少的录像机，让他从报上寻找接近他的条件的，再问他是否想购买等。

(2) 排列数字(ordering mumber) 给患者三张数字卡，让他由小到大排列，然后每次再给他一张卡，让他根据其数字的大小插入已排好的三张卡之间。正确无误后，再给他几个数字卡，问他其中有什么共同之处，如哪些是奇数或偶数，哪些可以互为倍数等。

(3) 分类(categorization)　给患者一张列有30项物品名称的清单，并告知这30项物品都分别属三类(如食品、字典、衣服)物品中的一类，要求患者给予分类，如不能进行，可帮助他。训练成功后，再要求对上述清单中的某类物品进行更细的分类，如初步分为食品后，再细分为植物、肉、奶品等。成功后另外给患者一张清单，列有成对的和有某些共同之处的物品名称，如椅子-床、牛排-猪肉、书-报纸等，让患者分别回答出每对中的共同之处。答案允许多于一个，如书-报纸可以回答是写出来的和是纸制的等，必须有共同之处。

(4) 从一般到特殊的推理(reasoning,from general to specific)　从工具、动物、植物、国家、职业、食品、运动等内容中随便指出一项(如食品)，让患者尽量多地想出与食品有关的细项，如回答顺利，可对一些项目给出一些限制条件，让患者想出符合这些条件的项目，如谈到运动时，可向患者提出哪些需要跑步、哪些需要用球、哪些运动队员有身体接触等，回答这些问题时患者必须排除一些不符合上述条件的项目，这其中就有了决定的过程。成功后可进一步告诉患者，假设治疗师在杂货店里买食品，让患者通过向治疗师提问的方式猜出买的是什么。鼓励患者先提一般的问题，如买的是植物吗、是肉类吗。治疗师回答后患者才进一步问特殊的问题，如治疗师回答是植物，患者可以再问是黄瓜吗、是西红柿吗。起初允许患者通过无数的提问猜出结果，以后限制患者必须用30次的提问猜出结果，成功后再限定为20次、15次等。

(5) 问题状况的处理(problem situation)　给患者纸和笔，纸上写有一个简单动作的步骤，如刷牙，将牙膏放在牙刷上，取出牙膏和牙刷等，问患者孰先孰后？更换几种简单动作，都回答正确后再让患者分析更复杂的动作，如油剪鸡蛋、补自行车内胎等。此时让患者自己说出或写出步骤，如漏了其中某一步或几步，治疗师可以问他“这一步该放在哪里”。训练成功后，治疗师可向患者提出一些需要患者在其中作出决定的困难处境，看患者如何解决。如问患者“丢失钱包怎么办”、“在新城市中迷了路怎么办”、“在隆重的宴会上穿着不恰当怎么办”等。

(6) 做预算(budgeting)　让患者假设一个家庭在房租、水、电、食品等方面的每月开支账目(可做6个月的或1年的)，然后问患者那一个月的某一项(如电)花费最高或最低？回答正确后，再让患者算算各项开支每年的总消耗是多少钱，如每年电费花费若干等，回答正确后，让患者计算各项开支的总消耗数，然后再加入其他开支类别(如衣服、娱乐等)，让患者回答在上述预算内每月要用多少钱才能生活，进而让患者分解为每周需多少钱、每小时需多少钱。

(7) 环境的改良　患者出院回家或重返工作岗位后，如仍遗留有认知功能障碍，环境的改良可能是最有效的康复策略。在注意力训练方面，使患者处于安静的环境中，如关掉收音机和电视机，减少噪音的干扰。若这点做不到，可使用耳塞。简短而明确的指令也有助于患者接受训练。对记忆受损的最好方法，是使用能代偿其记忆的辅助器具，可教会患者依据墙上的日历、闹钟和计时器来安排工作行程，在工作场所贴上工作清单，将常用的工具放在最容易见到和拿到的地方。

2. 感知觉障碍的康复

感知觉(perception)障碍是颅脑损伤后的常见症状,往往成为康复训练的巨大障碍。如有下列症状:地理定向障碍、物体视觉失认、视觉空间失认、图像背景分辨困难、体像失认、单侧忽略、手指失认、结构性失用、穿衣失用、疾病失认等,应先行处理,在作业疗法中加强相关的训练。

感知觉障碍的治疗方法有三种方法:功能训练法、转移训练法和感觉运动法,以第一种最常用。

1) 功能训练法

在功能训练中,治疗是一个学习过程,要考虑每一个患者的能力与局限性,治疗的重点是放在纠正患者的功能问题上,而不是放在治疗引起这些问题的病因上,使用方法是代偿和适应。要对存在的问题进行代偿,患者首先要了解自己存在的缺陷及其含义,然后教会其使用健存的感觉和知觉技能。训练时要用简单易懂的指令,并建立一个常规,用同样的顺序和方式做每一个活动,不断地重复。

2) 转移训练法

一定的知觉参与活动,可对其他具有相同知觉要求的活动能力有改善作用。治疗时使用特定的知觉活动,如样本复制、二维和三维积木、谜语等,这类活动可以促进日常生活活动的改善。

3) 感觉运动法

通过给予特定的刺激并控制随后产生的运动,可对大脑感觉输入方式产生影响。

(1) 单侧空间忽略　教患者对着镜子进行视觉扫描,转头向左看。重复练习有问题的日常生活活动,如转移、穿衣、进食、刮脸、化妆。治疗师亦可以用粗糙布料、冰块刺激患者患侧,重复做这些刺激,促进患者注意患侧。同时,改变环境使患者注意患侧,如将电灯、床头柜、电视机等置于患者患侧,家属及医疗人员尽可能站在患侧与他交谈。

(2) 视觉空间失认　首先让患者了解自己的缺陷,并通过使用触觉等来"审视"物体。同时对环境加以改造,将衣服分类存放,每一抽屉中仅放几种衣服,在轮椅的刹车把上贴上色带。亦可使用言语性提示和触摸,多次重复进行练习,并练习从多种物体中找出特定的物体。练习对外形相似的物体进行辨认,并示范其用途。将常用的物品贴上标签。

(3) 空间关系辨认　先练习患者与治疗师以及患者与物体之间的关系,练习穿行由家具摆成的迷宫,复制时钟或火柴棒造型,进行躯体和视觉越过中线的活动。

(4) 空间位置　按照要求摆放物品,如练习将钢笔放在杯子中,并描述两种物品的不同位置。经过针对性的训练,患者的知觉功能将有改善。

3. 行为障碍的康复

颅脑损伤后患者可有多种多样的行为异常,治疗的目的是消除患者不正常、不为社会所接受的行为,促进其个人行为正常化。

对发作性失控和额叶攻击，可用药物治疗和正惩罚法行为治疗。对负性行为障碍，采用行为疗法，如负惩罚法、成形法、代币法等。也可以进行作业治疗，消除攻击性情感。

(1) 创造适合行为治疗的环境　保持患者房间安静，限制不必要的声音，限制探视人数，尽可能排除有伤害的刺激，如导管、引流管。与患者交谈要有耐心，用平静的语调，允许患者情感的宣泄，控制患者的不良行为，安排患者有兴趣的活动，设法将患者的注意力从挫折中引开。

(2) 药物治疗　可使用奥氮平等药物改善精神障碍和行为异常，但需在精神科医师指导下应用。

(3) 代币法(taken economy programme)　让工作人员用简单的方法在 30 min 的治疗过程中，每两分钟一次地记录患者是否注意治疗任务，连记 5 日作为行为基线。然后在治疗过程中应用代币法，每当患者能注意治疗时就给予代币，每次治疗时患者得到的代币数要达到给定值才能换取患者喜爱的实物，当注意改善后，工作人员逐步提高上述给定值。

4. 言语障碍的治疗

失语和构音障碍患者，若其神志清楚，一般情况稳定，能够保持坐位 2 h，即可开始训练。至于言语错乱，其原因主要为认知功能障碍引起，认知障碍一旦得到了改善，那么，相应地言语障碍也会得到改善。

5. 运动障碍的治疗

运动控制训练的目标是通过抑制异常运动模式，使脑损伤患者重新恢复其机体的平衡、协调及运动控制功能。可采用综合促进技术、传递冲动练习、站立床负重等方法，促进神经功能的恢复，防止肌萎缩并诱发主动运动。

1) 俯卧位

(1) 位置：患者取肘撑俯卧位(以双手支撑起上部躯干俯卧)，胸部垫楔形塑料枕，若能维持正确位置也可不用枕。

(2) 目的：减弱仰卧时出现的伸肌张力增加；促进肩屈外旋和外展；促进对颈的控制；牵站髋屈肌并降低其张力；使患者能自发地屈伸膝。

(3) 活动：将体重从一肘向另一肘转移，准备做从俯到仰的翻身。治疗师对颈伸肌施加震颤或轻拍，或让患者注视挂于不同位置和高度上的画，以增强对颈的控制。

2) 爬位

(1) 位置：患者爬在塑料圆筒上，如不用也能维持爬位则不用塑料圆筒。

(2) 目的：促进肩屈、外展，肘、腕伸站；促进肩胛带和骨盆带的稳定；促进保护和平衡反应。

(3) 活动：将体重从一侧上肢转向另一侧上肢、从一侧下肢转向另一侧下肢、从双上肢转向双下肢和一侧上下肢。

3）跪位

（1）位置：患者靠着一个塑料滚筒跪着，如不用也能维持该位置则不用滚筒。

（2）目的：促进头和躯干控制；抑制下肢整个屈、伸肌模式；促进在屈膝情况下的伸髋；在较应急的情况下促进肩屈和外旋；促进保护和平衡反应。

（3）活动：将体重从一侧髋向另一侧转移以促进髋稳定和平衡反应；用轻拍方法促进背、髋伸肌和髋外展肌的控制；上肢抓起放在滚筒上方的物体并活动，以鼓励应用上肢时的身体平衡。

4）坐位

（1）位置：患者在治疗床边，双足放在地板上，如足达不到地板可垫木块。当坐稳且姿势良好后，改坐在气垫上。

（2）目的：促进头和躯干稳定；抑制下肢总的屈、伸肌模式；促进保护和平衡反应；通过支撑促进上肢伸展。

（3）活动：轻拍患者背和躯干侧面的伸肌以促进头直立和垂直以及对躯干的控制；先在辅助下让患者将躯干向前、后、左、右运动和旋转以改善保护和平衡反应以及从侧卧到坐起的能力，上肢支撑在床上负重，以促进对上肢的伸肌的控制；交替地提腿、伸膝和拍踏两足，促进往复运动和肌活动的节拍的控制，为站立或步行做准备。

5）站位

位置：患者借助支持物体站着，如能站则不用支持物。

目的：促进保护和平衡反应；促进头、躯干和下肢的控制以备行走。

活动：站在站立台中以促进躯干的控制和促进下肢的负重；当一下肢有骨折或严重痉挛时特别需要这种活动。将体重从一下肢向另一下肢转移、向前和后转移；或用关节压缩法通过骨盆向下压缩以促进关节稳定；在体重转移时给予反馈以鼓励松弛或激活所需的肌肉；体重转移时使骨盆前挺和后退，以促进步态所需的骨盆旋转；在不移动下肢的情况下旋转躯干，以促进以后的自发旋转，辅助直立位时的功能活动，同时减轻由于缺乏躯干旋转而出现的机器人样活动；在平衡板上从一侧向另一侧摇动，或一足在前一足在后地摇动，以促进快速的屈、伸膝和步行所需的平衡反应。

6. 情绪障碍的治疗

常见的为抑郁症状，甚至有自杀念头，除心理治疗外，可给予丙米嗪，每次 25 mg，每日 2 次。

7. 日常功能受限的治疗

颅脑损伤患者由于精神、情绪异常，行为失控，常出现拒绝进食、不能自我料理日常生活的情况，作业治疗对功能恢复有着特殊的意义。如床上肢体功能位之间的转移训练，尽量让患者自己进行训练，减少不必要的他人帮助。有目的地训练患者对周围事物和物体的认知功能，训练患者与周围的人的交流，从而提高患者的记忆和理解能力。

（三）后遗症期的康复治疗

颅脑损伤患者经过临床处理和正规的急性期、恢复期康复治疗后，各种功能已有不同程度的改善，大多可回到社区或家庭，但部分患者仍留有程度不等的功能障碍，需要进入后遗症期康复。

（1）继续加强日常生活能力的训练，强化患者自我料理生活的能力，提高其生活质量。自理生活困难时，可能需要各种自助具等。注意强化其操作电脑的能力，以便既能训练手的功能与大脑的认知功能，同时方便患者通过电脑网络与外界交流。逐步加强与社会的直接接触，学习乘坐交通工具、购物、看电影、逛公园等，争取早日回归社会。

（2）矫形支具与轮椅的训练　当患者的功能无法恢复到理想状态时，有时需要矫形支具或轮椅的帮助。如足下垂内翻的患者可佩戴足托。当下肢行走非常困难时，应帮助患者学会操纵手动或电动的轮椅。

（3）继续维持或强化认知、言语等障碍的功能训练　利用家庭或社区环境尽可能开展力所能及的认知与言语训练，如读报纸、看电视、发声训练，言语的理解、表达训练等，以防止功能退化、促进功能进步。

（4）物理治疗因子与传统疗法等的应用　物理因子治疗和传统疗法如针灸、按摩、中药等仍有一定的作用。高压氧治疗也可考虑应用。

（5）复职前训练　颅脑外伤患者中大部分是青壮年，其中不少患者在功能康复后尚要重返工作岗位，部分可能要转变工作性质。因此，当患者的运动功能、认知功能等基本恢复后，应同时进行就业前的专项技术技能的训练，包括驾车、电脑操作、汽车修理、机械装配和货物搬运等。可在模拟情况下练习操作，也可把复杂过程分解成几个较为简单的动作，反复操练后，再综合练习。为满足某些工种的特殊要求，也可为患侧的上下肢装配一定的支具，以利于重返工作岗位。

（四）颅脑损伤的预后

康复的最终目标是使患者重返社会，过有意义的生活。颅脑损伤所致的认知、思维、言语等高级中枢神经系统功能损伤，其预后与损伤的程度、康复治疗的介入、家庭的支持等众多因素有关，其中最重要的因素是脑损伤的程度，它以昏迷的深度和持续时间为标志。尽管有及时的康复介入和良好的家庭支持，伤者中仍有 14%～18%的颅脑损伤患者永久残疾，其结局可通过格拉斯格结局量表进行评估。

表 3-2-10 所列诸因素中大部分是不需解释的，大多数的恢复是在外伤后的 6 个月内，其后恢复变慢。故对患者进行评定的时间也影响对预后的预测。此外，预后也与外伤后康复程序的开始时间有关，开始早者效果较好，并可预防躯体并发症。

表 3-2-10　康复预后方面的神经学预测

康复潜力和预后良好的因素	康复潜力和预后均差的因素
昏迷短于 6 h	昏迷长于 30 日
PTA 小于 24 h	PTA 大于 30 日
GCS 大于 7	GCS 小于 5
为局部性脑损伤	为弥漫性脑损伤
ICP 正常	ICP 增高
无颅内血肿	有颅内血肿
脑室大小正常	脑室扩大
无脑水肿	有脑水肿
无颅内感染	有颅内感染
无伤后癫痫	有伤后癫痫
冲撞引起的凹陷性骨折	冲撞引起的严重性闭合损伤
无需应用抗惊厥药物	离不开抗惊阙药物
无需应用影响精神的药物	离不开影响精神的药物
功能恢复速度快	功能恢复速度慢
EEG 正常	EEG 异常
诱发电位正常	诱发电位异常

注:PTA—外伤后遗症;GCS—格拉斯格昏迷量表;ICP—颅内压;EEG—脑电图。

由 Jennet 等所修订的格拉斯格预后量表(表 3-2-11),可在统计学上表明早期临床表现与预后的相互关系。

表 3-2-11　格拉斯格预后量表

植物状态	反应性降低有觉醒为特征的一种持续状态,患者可有睁眼、吸吮、呵欠和局部运动反应
严重残疾	以有意识为特征的一种预后,由于认知行为或躯体上的残疾,包括构音障碍和言语障碍,患者 24 h 需要人照顾
中等残疾	是一种在日常生活、家庭与社会活动上均能独立,但仍有残疾的一种预后。患者可表现有记忆或性格改变、轻偏瘫、吞咽困难、共济失调、继发性癫痫或重要的颅脑神经麻痹
恢复良好	患者能重新进入正常社交生活,并能恢复工作,可能有轻度持久性遗患

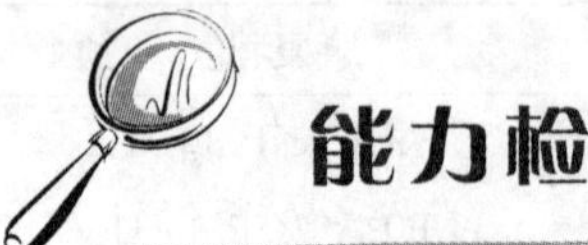

能力检测

1. 颅脑损伤患者不同时期的康复目标。
2. 颅脑损伤患者常用的认知治疗方法。

（苏会萍）

任务三　脊髓损伤的康复

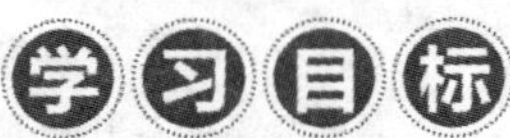

学习目标

熟练掌握　脊髓损伤康复治疗的原则及方法。

掌握　脊髓损伤平面的临床诊断。

了解　脊髓损伤平面与预后关系；脊髓损伤的康复评估。

关键词

脊髓损伤；康复

典型病例

患者，男，30岁。因工作中不慎被泥块砸伤腰部，致“胸12椎体粉碎性骨折脱位并截瘫”，双下肢感觉运动功能完全丧失5个月入院。入院时肌张力低下，肌萎缩，不能站立，转移困难，小便失禁（尿潴留），留置导尿，日常生活大部分依赖，双足底后部破损。入院后给予运动治疗，穿戴ARGO进行站立及步行训练，辅以针灸、理疗、推拿，进行了日常生活活动、轮椅操作及职前训练，并给予膀胱训练和间歇导尿，经上述治疗后压疮愈合，肌力及平衡能力明显提高，可穿戴ARGO进行功能性步行，轮椅独立，间歇导尿由6次/日减为1次/日，并可以自我清洁导尿。目前生活基本自理，计划回归家庭，达到自立，进行职业康复训练后，患者对重新就业充满信心。

根据上述病案，请思考问题：

脊髓损伤的康复治疗方法是怎样的？

第一节 概 述

一、定义及流行病学

脊髓损伤(spinal cord injury,SCI)是指由于外界直接或间接因素导致脊髓损伤,在损害的相应节段出现各种运动、感觉和括约肌功能障碍,肌张力异常及病理反射等的相应改变。脊髓损伤的程度和临床表现取决于原发性损伤的部位和性质。在中医学属外伤淤血所致的"腰痛"、"痿证"、"癃闭"等病证范畴。脊髓损伤是一种严重的致残性损伤。根据损伤水平的高低,脊髓损伤分为四肢瘫和截瘫。由于颈脊髓损伤而造成的四肢瘫痪称为四肢瘫,胸段以下脊髓损伤造成的下肢或躯干的瘫痪称为截瘫。根据损伤程度的轻重,脊髓损伤分为不完全瘫痪和完全瘫痪。

脊髓损伤还可分为原发性脊髓损伤与继发性脊髓损伤。前者是指外力直接或间接作用于脊髓所造成的损伤。后者是指外力所造成的脊髓水肿、椎管内小血管出血形成的血肿、压缩性骨折以及破碎的椎间盘组织等形成脊髓压迫所造成的脊髓的进一步损害。外伤性脊髓损伤的发病率因各国情况不同而有差异,发达国家比发展中国家发病率高。美国发病率为20～45例/100万人口,患病率为900例/100万人口。20世纪90年代,我国北京地区的调查资料显示,年发病率为6.8例/100万人口。各国统计资料显示,脊髓损伤均以青壮年为主,年龄在40岁以下的约占80%,男性发病率为女性的4倍左右。

二、病因及病理

(一) 病因

脊髓损伤的原因在不同的国家、地区,情况不尽相同,但多数原因是交通事故、高处坠落、运动损伤、工伤及暴力损伤等。根据致病因素不同,脊髓损伤可分为外伤性脊髓损伤和非外伤性脊髓损伤。

(1) 外伤性脊髓损伤　其原因分为间接外力作用和直接外力作用两种。

① 间接外力作用　交通事故、高空坠落及运动意外伤等是造成脊柱、脊髓损伤的主要原因。

② 直接外力作用　由于刀伤、枪弹伤直接贯穿脊髓可造成开放性脊髓损伤,石块或重物直接打击腰背部,造成脊柱骨折而损伤脊髓。挥鞭样损伤是一种较特殊的颈脊髓损伤,是头部突然急剧运动,造成颈髓发生一过性移位,致使颈髓出现的损伤。

(2) 非外伤性脊髓损伤　导致非外伤性脊髓损伤的原因较多,主要有如下几点。

① 发育性疾病,如先天性脊柱侧弯、脊柱裂等。

② 血管性疾病,如血管性动脉炎、脊髓血栓性静脉炎、动脉畸形、静脉畸形等。

③ 感染性疾病，如脊柱结核、横贯性脊髓炎、脊髓前角灰质炎等。

④ 退行性疾病，如肌萎缩性侧索硬化、脊髓空洞症等。

⑤ 肿瘤，如原发性脑(脊)膜瘤、神经胶质瘤、神经纤维瘤、多发性骨髓瘤等，继发性肺癌、前列腺癌等转移瘤也可造成脊髓损伤。

（二）病理

1. 脊髓震荡

与脑震荡相似，脊髓震荡是最轻微的脊髓损伤。脊髓遭受强烈震荡后立即发生弛缓性瘫痪，损伤平面以下感觉、运动、反射及括约肌功能全部丧失。脊髓震荡在组织形态学上并无病理变化发生，只是暂时性功能抑制，一般在数分钟或数小时内即可完全恢复。

2. 脊髓挫伤

为脊髓的实质性破坏，外观虽完整，但脊髓内部可有出血、水肿、神经细胞破坏和神经传导纤维束中断。脊髓挫伤的程度有很大的差别，轻者为少量的水肿和点状出血，重者则有成片挫伤、出血，可形成脊髓软化及瘢痕，预后极不相同。

3. 脊髓断裂

脊髓的连续性中断，可为完全性或不完全性，不完全性常伴有挫伤，又称挫裂伤。脊髓断裂后恢复无望，预后恶劣。

4. 脊髓受压

骨折移位，碎骨片与破碎的椎间盘挤入椎管内可以直接压迫脊髓，而皱褶的黄韧带与急速形成的血肿亦可以压迫脊髓，使脊髓产生一系列脊髓损伤的病理变化。及时去除压迫物后脊髓的功能可望部分或全部恢复；如果压迫时间过久，脊髓因血液循环障碍而发生软化、萎缩或形成瘢痕，则瘫痪难以恢复。

5. 马尾神经损伤

第 2 腰椎以下骨折脱位可产生马尾神经损伤，表现为受伤平面以下出现弛缓性瘫痪。马尾神经完全断裂者少见。此外，各种较重的脊髓损伤后均可立即发生损伤平面以下弛缓性瘫痪，这是失去高级中枢控制的一种病理生理现象，称为脊髓休克。2～4 周后这一现象可根据脊髓实质性损害程度的不同而发生损伤平面以下不同程度的痉挛性瘫痪。因此，脊髓休克与脊髓震荡是两个完全不同的概念。

（三）中医病因病机

该病属中医外伤性病证范畴，由于受到直接或间接暴力损伤，导致脑气震激，髓窍壅塞不通，阳气不能上达于脑，神明失用，而致肢体失司；或血脉损伤，血溢于脉外，阻塞髓窍，日久筋脉失养而致病。

三、临床表现与诊断

（一）脊髓损伤的临床表现

根据损伤部位、损伤程度不同，脊髓损伤的临床表现也不同，其共同点如下。

(1) 脊髓休克　这是指脊髓损伤之后短时间内脊髓功能，包括躯体感觉、内脏感觉、运动功能、肌张力和神经平面以下的反射完全消失。这样的症状可持续几小时到几周。

(2) 运动和感觉障碍　脊髓损伤后，在损伤平面以下的肌肉功能可部分或全部丧失，表现为瘫痪，不能活动。运动和感觉障碍由损伤后上行神经纤维受损引起。

(3) 体温控制障碍　脊髓损伤后，损伤水平以下的区域对热没有血管舒张现象，对冷没有血管收缩现象，没有体温调节性出汗现象。

(4) 痉挛　脊髓损伤水平以下的区域发生高紧张性、高活动性牵拉反射和阵挛，各种内外刺激可以增强痉挛，如姿势改变、皮肤刺激、环境温度变化、衣服过紧、压疮和情绪变化等。

(5) 反射障碍　脊髓休克期损伤部位以下反射消失，脊髓圆锥以上平面可以出现反射亢进及病理反射。

(6) 大小便功能失常　可以出现尿潴留、尿失禁，也可以出现大便失禁或排便困难。

(7) 其他　如高位截瘫者出现呼吸困难、排痰困难、血压控制异常，有的可出现疼痛、幻肢痛、勃起功能障碍、月经失调等。外伤性脊髓损伤大部分脊椎损伤明显，X线片可见脊椎骨折、脱位等表现。

（二）脊髓损伤的诊断

脊髓损伤的诊断，首先是要进行细致的神经学检查及理学检查，包括损伤部位以及感觉平面的改变。其次是运用现代化的辅助检查手段。结合症状、体征及外伤史，辅以X线、CT、SEP等检查，脊柱脊髓损伤的诊断不难：应判断脊髓损伤的类型、程度、稳定性及截瘫的类型和程度，以利于治疗和判断预后。

（三）脊髓损伤程度

1. 完全性脊髓损伤

在脊髓损伤水平以下的最低位骶段，运动、感觉功能完全丧失。骶部的感觉功能包括肛门皮肤黏膜交界处感觉及肛门深感觉，运动功能是肛门指检时肛门外括约肌的自主收缩。

2. 不完全性脊髓损伤

脊髓损伤后，损伤平面以下的最低位骶段（$S_3 \sim S_5$）仍有运动和（或）感觉功能存留。不完全性脊髓损伤提示脊髓损伤平面未发生完全性的横惯性损害，临床上不完全性脊髓性损伤,特别是不完全性颈髓损伤常表现为以下五种临床综合征:脊髓中央综合征、前脊髓损伤综合征、脊髓半横断综合征(brown-sequard syndrome)、脊髓圆锥损伤综合征、马尾综合征。

3. 脊髓损伤综合征

(1) 脊髓中央综合征　主要由于脊柱骨折、脱位或移位的椎间盘等压迫脊髓中央的血管所致,临床表现为上肢重于下肢的四肢瘫痪。

(2) 前脊髓损伤综合征　脊髓前部损伤或被压所致。临床表现为损伤平面以下肢体瘫痪,痛觉、温度感觉减退或丧失,而本体感觉存在。

(3) 脊髓半横断综合征　见于刀伤或枪伤,也可由移位的骨片和椎间盘,或硬膜外血肿的压迫或损伤所致,只损害半侧脊髓。临床表现为损伤平面以下同侧肢体运动瘫痪,本体感觉障碍,而对侧肢体痛觉、温度觉障碍。

(4) 脊髓圆锥损伤综合征　脊髓骶段圆锥损害,临床表现为膀胱、肠道、下肢反射消失。

(5) 马尾综合征　椎管内腰骶神经损害,临床上表现为相应的运动、感觉功能障碍,膀胱、肠道及下肢反射消失。

第二节 康复评定

一、脊髓损伤平面的评定

神经损伤水平是指保持身体双侧正常感觉、运动功能的最尾端的脊髓节段水平,即功能存在的最低水平。例如损伤平面 C_4,意味着 C_4～C_1 的节段仍然完好,而 C_5～S_5 节段有损伤。

(一) 损伤平面的评定

神经损伤平面是指脊髓具有身体双侧正常感觉、运动功能的最低脊髓节段。用右侧感觉节段、左侧感觉节段、左侧运动节段、右侧运动节段来判断神经平面。脊髓损伤后感觉平面和运动平面可以不一致,左右两侧也可能不同,脊髓损伤水平主要以运动损伤平面为依据。运动损伤平面是指最低的正常运动平面而言的。但 T_2～L_1 损伤无法评定运动平面,所以主要依赖感觉平面来确定损伤平面。

运动损伤平面和感觉损伤平面是通过检查关键性肌肉的徒手肌力和关键性感觉点的痛觉(针刺)和轻触觉来确定的。美国脊髓损伤学会(ASIA)根据神经支配的特点,选择 10 块关键性肌肉和 28 个关键性感觉点,通过对这些肌肉和感觉点的检查,可迅速确定脊髓损伤水平(表 3-3-1)。

表 3-3-1 脊髓损伤水平的确定

运动(3级及以上的肌力)水平	关键肌	感觉水平(针刺、轻触)
C_2	—	枕骨粗隆
C_3	—	锁骨上窝
C_4	—	肩锁关节顶部
C_5	屈肘肌(肱二头肌、肱桡肌)	肘窝桡侧
C_6	伸腕肌(桡侧伸腕肌)	拇指
C_7	伸肘肌(肱三头肌)	中指
C_8	中指屈指肌(指伸屈肌)	小指
T_1	小指外展肌	肘窝尺侧
T_2	—	腋窝顶部(胸骨角)
T_3	—	第3肋间
T_4	—	第4肋间(乳线水平)
T_5	—	第5肋间(T_4与T_6之间)
T_6	—	第6肋间(剑突水平)
T_7	—	第7肋间(T_6与T_8之间)
T_8	—	第8肋间(T_7与T_9之间)
T_9	—	第9肋间(T_8与T_{10}之间)
T_{10}	—	第10肋间(脐水平)
T_{11}	—	第11肋间(T_{10}与T_{12}之间)
T_{12}	—	腹股沟韧带中点
L_1	—	T_{12}与L_1之间上1/3处
L_2	屈髋肌(髂腰肌)	大腿前中部
L_3	伸膝肌(股四头肌)	股骨内上髁
L_4	踝背伸肌(胫前肌)	内踝
L_5	趾长伸肌(拇长伸肌)	足背第3跖趾关节处
S_1	踝跖屈肌(腓肠肌、比目鱼肌)	足跟外侧
S_2	—	腘窝中点
S_3	—	坐骨结节
$S_4 \sim S_5$	—	肛周区

说明:运动水平的关键性肌肉肌力为3级及3级以上;感觉水平的关键性点使用针刺和轻触觉来确定。

1. 运动水平评分

根据神经支配的特点，选择10块关键性肌肉，按照徒手肌力检查法进行肌力测试和分级，评分法见表3-3-2。确定神经平面的标志性肌肉称为关键肌。运动积分是将肌力（0～5级）作为分值，把各关键肌的分值相加。正常者两侧运动平面总积分为100分。评定时分左、右侧进行，根据所测得的肌力级别，记相应的分值，如测得的肌力为2级则评定为2分，5级则评定为5分。最高得分为左侧50分，右侧50分，共100分。评分越高表示肌肉功能越佳，据此可评定运动功能。若将治疗前、后的运动指数进行比较，可以得到运动功能的恢复率。

表3-3-2　运动水平评分(ASIA)

左侧评分	损伤平面	代表肌肉	右侧评分
5	C_5	肱二头肌	5
5	C_6	桡侧伸腕肌	5
5	C_7	肱三头肌	5
5	C_8	食指固有肌	5
5	T_1	对掌拇肌	5
5	L_2	髂腰肌	5
5	L_3	股四头肌	5
5	L_4	胫前肌	5
5	L_5	拇长肌	5
5	S_1	腓肠肌	5

2. 感觉水平评分

选择C_2～S_5共28个关键性感觉点，关键点是指标志感觉神经平面的皮肤标志性部位。每个关键点要检查两种感觉，即痛觉和轻触觉，并按3个等级分别评定打分。缺失为0分；异常（减退或过敏）为1分；正常为2分。痛觉检查常用一次性大头针，轻触觉检查用棉棒。在痛觉检查时，不能区别钝性刺激和锐性刺激的感觉评为0级；每侧每点每种感觉最高得分为2分，每种感觉一侧的最高得分为56分，两侧的最高得分为112分。两种感觉之和最高可达224分。分值越高，表示感觉功能越接近正常。评分法见表3-3-3。

表3-3-3　脊髓损伤患者感觉指数评分

左		关键感觉点	右	
轻触觉	针刺觉		轻触觉	痛觉
		C_2枕骨粗隆两侧		
		C_3锁骨上窝		

续表

左		关键感觉点	右	
轻触觉	针刺觉		轻触觉	痛觉
		C_4肩锁关节的顶部		
		C_5肘前窝外侧面		
		C_6拇指		
		C_7中指		
		C_8小指		
		T_1肘前窝尺侧面		
		T_2腋窝顶部		
		T_3第三肋间		
		T_4第四肋间		
		T_5第五肋间		
		T_6剑突水平		
		T_7第七肋间		
		T_8第八肋间		
		T_9第九肋间		
		T_{10}脐水平		
		T_{11}		
		T_{12}腹股沟韧带中点		
		L_1与L_2之间的上 1/3 处		
		L_2大腿前中部		
		L_3股骨内上髁		
		L_4内踝		
		L_5足背第三跖趾关节		
		S_1足跟外侧		
		S_2腘窝中点		
		S_3坐骨结节		
		S_4肛门周围		
		S_5肛门周围		

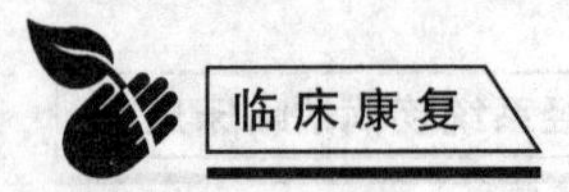

确定损伤平面时，该平面关键性肌肉的肌力必须为3级或3级以上，但该平面以上的关键肌的肌力必须为4级或4级以上；感觉和运动平面可能不一致，左右两侧也可能不同。神经平面的综合判断以运动平面为主要依据，C_4损伤可以采用膈肌作为运动平面的主要参考依据。

（二）损伤平面的记录

评定时需同时检查身体两侧的运动损伤平面和感觉损伤平面，并分别记录为：右-运动，左-运动，右-感觉，左-感觉。

二、脊髓损伤程度的评定

损伤严重程度指的是脊髓损伤的完全或不完全性，评定的方法是通过损伤平面以下包括最低位的骶段是否存在部分保留区来确定。部分保留区指的是在损伤水平以下仍有感觉功能或运动功能残留的节段；或感觉功能和运动功能均保留但弱于正常区域。骶部感觉包括肛门黏膜与皮肤交界处和肛门深部的感觉；运动功能检查是用手指肛诊确定肛门外括约肌的自主收缩。部分保管区的判断必须在脊休克消失之后才能作出判断。球海绵体肌反射（捏阴茎龟头或阴蒂引起肛门括约肌收缩）或损伤平面以下肌肉痉挛的出现可以作为脊髓休克消失的指征。评定脊髓损伤程度通常采用的是美国脊髓损伤学会（ASIA）的损伤程度分级标准（表3-3-4）。

表3-3-4 ASIA损伤程度分级标准

损伤程度	临床表现
A＝完全损伤	在骶段（S_4～S_5）无感觉或运动功能
B＝不完全损伤	在受损平面以下包括骶段（S_4～S_5）有感觉功能但无运动功能
C＝不完全损伤	在受损平面以下，运动功能存在，大多数关键肌肌力＜3级
D＝不完全损伤	在受损平面以下，运动功能存在，大多数关键肌肌力≥3级
E＝正常	感觉功能和运动功能正常

三、日常生活活动（ADL）能力的评定

（一）改良Barthel指数法

截瘫患者可用改良Barthel指数法，即对患者的大便、小便、修饰、用厕、吃饭、转移、活动、穿衣、上楼梯及洗澡10项日常生活能力进行评定，依赖别人为0分，需要帮助为5分，完全自理为10分，满分为100分。根据评定的总分确定残疾程度（表3-3-5）。

表3-3-5 日常生活活动能力残疾分级

得　分	功能缺陷程度
0～20	极度缺陷
25～45	严重缺陷

续表

得　分	功能缺陷程度
50～70	重度缺陷
75～90	轻度缺陷
100	生活自理

(二) 四肢瘫功能指数

对于四肢瘫患者,常用四肢瘫痪功能指数(quadriplegic index of function,QIF)来评定。具体方法是对患者达到日常生活自理必须完成的十项内容(转移、修饰、沐浴、进食、更衣、轮椅活动、床上活动、膀胱功能、直肠功能、护理知识)进行评分。评分标准是:

① 4分:一般动作完全独立完成,不需要辅助器具。

② 3分:不需要别人帮助,可借助器具完成。

③ 2分:只需要别人看护,可以有或无身体的接触,看护人员不必上举患者的肢体。

④ 1分:需要1名看护人员抬起患者或患者身体的一部分。

⑤ 0分:患者完全不能动,需要完全依赖。

护理知识的评分需要对患者进行充分的脊髓损伤护理的健康教育后,让患者回答选择题,根据答案正确与否进行评分。由于各项活动的重要性不同,还需按照每一项的权重计算方法计算出每项目的权重分,最后所有得分的总和即为QIF。

(三) 性功能障碍评定

脊髓损伤后患者可能会发生性功能障碍,男性可表现为勃起异常、射精异常等;女性可表现为阴道痉挛及性高潮障碍等。神经平面与性功能关系密切(表3-3-6)。

表3-3-6　神经平面与性功能的关系(完全性损伤患者)

神经平面	性　功　能
T_{10}～L_2	生殖器感觉全部丧失,但直接刺激可以使阴茎反射性勃起或阴唇反射性充血,阴道润滑,阴蒂肿胀
T_{10}～T_{12}	交感神经活动丧失,有心理性阴茎勃起和阴道充血反应,如果损伤平面以下的脊髓骶段未受影响,直接刺激生殖器有可能产生反射现象
T_{12}以下	心理性阴茎勃起存在,但勃起时间较短,通常不能满足性交;女性可有生殖器反应和较弱的快感,但骶段或马尾损伤时消失
L_2～S_1	男性可以有生殖器触摸和精神心理性勃起,但不能协调一致;男女均不能通过生殖器刺激获得性高潮
S_2～S_4	丧失勃起和射精能力,不可能通过生殖器刺激获得性高潮

1. 男性性功能障碍

颈髓和胸髓损伤患者多数可有勃起。具有勃起能力的患者76%的在伤后6个月内恢复，其余均在1年内恢复。其中23%的可以成功进行性交，10%的可以射精，5%的具有生育能力。评定的主要内容如下。

(1) 检查有无精神心理性勃起的可能　睾丸的传入神经进入 T_9，检查睾丸时如有捏痛、不适感，则表示损伤未波及 T_9，阴茎有精神心理性勃起的可能，反之则无。

(2) 检查有无触摸性勃起的可能　以一手指入肛门，另一手捏患者龟头，如肛门括约肌有收缩，表示脊髓圆锥、马尾和阴部神经完好，有触摸性勃起的可能，反之则无。

(3) 检查有无性高潮体验的可能　需按下列顺序做两项检查：先检查外生殖器有无痛、冷、热觉。如有以上感觉，表示外生殖器的冲动传入外侧脊髓丘脑束至脑的通路仍存在，然后再让患者按命令收缩肛门括约肌。如能做出收缩，表示由脑至锥体束至外生殖器的通路仍存在。两种检查结果正常，意味着有性高潮体验的可能。如有一项不正常，均不可能有性高潮体验，男性不能射精。

2. 女性性功能障碍

脊髓损伤对女性患者的生育无影响，月经一般在一年内恢复正常。女性患者在生殖器感觉丧失后，性敏感区趋向于转移到其他部位，仍然足以刺激产生性高潮。在 T_{12} 以上水平外生殖器可以有反射性分泌，在 L_1 以下水平外生殖器可以有心理性分泌。尽管分泌量可能有所减少，但性交活动一般没有重大影响。

四、脊髓损伤平面的康复治疗效果评定

脊髓损伤平面与预后有一定关系，可根据脊髓损伤水平推断康复治疗的效果和进行功能恢复的预测(表 3-3-7)。

表 3-3-7　脊髓损伤平面的康复治疗效果评定

损伤平面	肌肉功能	康复功能目标	生活能力
C_1～C_3	控制颈肌	依赖膈肌起搏维持呼吸，可用声控方式操纵某些活动	完全依赖
C_4	控制颈肌，抬肩胛	使用电动高靠背轮椅，用口或下颌操纵	高度依赖
C_5	部分控制肩部，部分屈肘(三角肌、肱二头肌)	可用手在平坦路面上驱动高靠背轮椅，需上肢辅助器具及特殊改进轮椅	大部分依赖
C_6	控制肩、屈肘、伸腕、外旋	可用手驱动轮椅，独立穿上衣，上、下床及上、下汽车，基本上可以独立完成转移，可驾驶特殊改装汽车	中度依赖
C_7～C_8	压肩、屈肘，部分手功能	轮椅使用，可独立完成床与轮椅的转移	大部分自理

续表

损伤平面	肌肉功能	康复功能目标	生活能力
$T_1 \sim T_5$	正常上肢功能	可独立进行轮椅活动，上、下轮椅，协助站立，用长腿矫形器、扶拐短距离步行	大部分自理
$T_6 \sim T_{10}$	部分躯干稳定	长腿矫形器扶拐步行，长距离行动需要轮椅	基本自理
$T_{11} \sim L_1$	躯干稳定	短腿矫形器扶手杖步行，不需要轮椅	基本自理
L_2	屈髋	家务活动	基本自理
$L_3 \sim L_4$	股内收，股外展	公共活动	基本自理
$L_5 \sim S_2$	伸髋，内收，屈膝，控制踝	公共活动	基本自理

五、脊髓损伤的疗效评定

脊髓损伤康复疗效目前尚无统一的标准，目前通常采用患者治疗前后的日常生活活动(ADL)能力评分(表 3-3-8)。

表 3-3-8　脊髓损伤康复疗效评定

疗效	日常生活活动能力	
	四肢瘫(QIF)	截瘫(barthel 指数)
优	≥50	≥70
中	25～50	25～69
差	<25	<25

第三节　康复治疗

一、康复治疗目标

脊髓损伤患者因损伤水平和损伤程度的不同，每个患者的具体康复目标也是不同的。确定患者的康复目标，主要依据其脊髓损伤的分类诊断，同时参考患者的年龄、体质及有无其他并发症等情况。根据脊髓损伤的处理原则，脊髓损伤患者康复的基本目标主要包括两个方面：一是重获独立能力；二是重建新生活。

(1) 重获独立能力　重获独立能力是康复的首要目标。独立能力既包括身体或生理功能上的独立，也包括独立作出决定和解决问题的能力。对高位脊髓损伤的患者可通过指导、别人的协助和应用辅助器具达到一种相对独立的生活方式。

(2) 重建新生活　患者要掌握如何在残疾的状态下，最大限度地利用残存功能(包括自主的和反射的功能)，以便尽可能地在较短时间内最大限度的生活自立，恢复与家人、朋友的人际关系，重新开始和建立有意义的新生活，尽量恢复社会适应能力及潜在的就业能力，以达到全面康复、重返社会的目的。

二、康复治疗原则

脊髓损伤基本处理原则：急性期重点抢救患者生命，预防及减少脊髓功能丧失，预防及治疗并发症；恢复期着重改善活动能力。

(1) 代偿和替代　对于完全性损伤，主要应加强残存肌肉的功能，可采用矫形器固定关节，掌握拐或助行器的使用，采用电动轮椅可以使四肢瘫患者具备移动能力。

(2) 改善与训练　通过肌力和维持关节活动度训练等治疗方法促进残存肌肉的功能，补偿不足的肌力，维持和增加关节活动度，防止关节挛缩，促进神经肌肉的功能恢复。

(3) 训练与学习　通过神经、肌肉训练，帮助患者适应以新的模式完成日常生活动作。例如膀胱训练等作业治疗。

三、适应证和禁忌证

(1) 适应证　脊髓损伤后的患者经康复治疗后其功能(包括潜在功能和代偿功能)得到改善，并且有需要治疗的各种并发症。

(2) 禁忌证　脊髓损伤后生命体征不稳定者、脊柱不稳定者、有出血倾向者、心肺功能衰竭者不能进行康复治疗。

四、康复治疗方法

脊髓损伤康复的要点：急性期着重预防并发症，恢复期改善活动能力。完全性脊髓损伤主要是加强残存肌肉的功能，促进关节活动度的恢复，掌握轮椅、支具的使用方法，达到生活自立、重返社会；不完全性脊髓损伤主要是促进瘫痪肌肉的功能恢复，减轻肌肉的痉挛，以改善功能障碍。

(一) 早期康复治疗

早期康复是指损伤开始到脊柱可负重为止，其基本目的就是骨折复位，稳定病情，恢复或至少保持现有的神经功能。成功有效的康复治疗必须尽早进行以降低并发症的发生率。伤后1～4周为早期(卧床恢复期)，此期临床治疗与康复治疗是同时进行并互相配合的。若患者生命体征和病情基本稳定，在保证脊柱稳定性的前提下即可开始康复训练，早期康复训练宜在床上或床边进行，每天1～2次，训练强度不宜过大。主要目的是防止废用综合征(制动综合征)，预防肌肉萎缩、骨质疏松、关节挛缩等。正确、及时地转移患者，往往决定预后的好坏。早期康复的内容主要包括如下几点。

(1) 体位的摆放与变换　患者在床上保持正确的体位，不仅可保持骨折部位的正确排列，而且可以预防压疮、关节挛缩及痉挛的发生。在发病后立即按正确体位摆放患者。急性脊髓损伤后2～4周，脊柱和病情相对不稳定，患者需要卧床，必要时制动。对卧床患者要保持肢体处于良好的功能位置，定时变换体位，一般每2 h翻身一次，当病情稳定，脊柱经固定并保持稳定后，提倡仰卧位、侧卧位及俯卧位的体位变换，并逐步增加俯卧位的耐力。

① 仰卧位　双上肢放于身体两侧的枕头上，双肩下垫物使肩向前，肘伸直，腕背屈约45°，指关节自然屈曲；髋关节伸展，在两脚之间放1～2个枕头，以保持髋关节轻度外展。膝关节伸直，但应防止过度伸直。双足底抵住软枕，使踝关节背屈。

② 侧卧位　双肩均向前，呈屈曲位。肘关节屈曲，前臂旋后，上肢的前臂放于胸前的枕头上。腕关节自然伸展，指关节自然屈曲，躯干后放置一枕头给予支持。卧侧下肢的髋膝关节伸展，上侧下肢的髋膝关节屈曲放在枕头上并与下侧腿隔开，踝关节自然背屈。

(2) 关节被动运动　在生命体征稳定之后就应立即开始全身各关节的被动活动，不同部位的损伤，被动运动的范围应有全面的考虑。每天1～2次，每一关节在各轴向活动5～6次，以避免关节挛缩。进行被动活动时要注意动作轻柔、缓慢、有节奏，活动范围应达到最大生理范围，但不可超过，以免拉伤肌肉或韧带。髋关节外展要限制在45°以内，以免损伤内收肌群。对膝关节的内侧要加以保护，以免损伤内侧副韧带。在下胸段或腰椎骨折时，进行屈髋屈膝运动时要注意控制在无痛范围之内，不可造成腰椎活动。禁止同时屈曲腕关节和指关节，以免拉伤伸肌肌腱。腰椎平面以上损伤的患者需要特别强调髋关节屈曲及腘绳肌牵张运动，因为只有髋关节屈曲达到或超过90°时才有可能独立坐在床上，这是各种转移训练和床上活动的基础。高位脊髓损伤患者为了防止肩关节半脱位，可以使用肩矫形器。同时注意使用踝足矫形器，防止足下垂和跟腱挛缩。肩胛骨和肩带肌的被动活动与训练对于恢复上肢功能意义重大，不可忽视。

(3) 直立适应性训练　逐步从卧位转向半卧位到坐位，倾斜的高度每日逐渐增加，以无头晕等低血压不适症状为度，循序渐进。下肢可使用弹性绷带，同时可使用腹带，以减少静脉血液淤滞。从平卧位到直立位需一周的适应时间。适应时间的长短与损伤平面的高低相关。

(4) 呼吸训练及排痰训练　呼吸肌主要由膈肌、肋间肌和腹肌等组成，膈肌的支配神经主要从C_4发出，肋间肌的支配神经从$T_1 \sim T_7$发出，腹肌的支配神经从$T_6 \sim T_{12}$发出。脊髓损伤后，其受损平面以下的相关呼吸肌麻痹，造成胸廓活动能力降低，在急性期患者呼吸道分泌物增多以致无法正常排出，易致肺部感染。因此，每日2～3次以上的呼吸操和排痰训练尤其重要。排痰训练应先做X线检查，了解痰所在的部位，采取适当的体位，双手叩击配合手部加压、震颤，以促进痰的排出。还可做咳嗽训练或雾化吸入促进排痰。

(5) 膀胱功能训练　脊髓损伤后直接的膀胱功能障碍有尿失禁和尿潴留，损伤后

早期主要为尿潴留，一般采用留置导尿的方式，以后过渡到间歇导尿和自主排尿或反射排尿训练。

① 留置导尿　在留置导尿管时，要注意卧位时男性导尿管的方向必须朝向腹部。由于膀胱储尿量在 300～400 mL 时有利于膀胱自主功能的恢复，因此要记录出入量以便掌握夹、放导尿管的时机。留置导尿期间，日摄水量必须达到 2500～3000 mL，以预防尿路感染的发生。当患者发生尿路感染时，应拔除导尿管，必要时使用抗生素。

② 间断清洁导尿　间断清洁导尿与留置导尿相比感染率较低，操作方便，特别适用于手功能尚存患者。方法是用较细的导尿管，每次排尿时用生理盐水冲洗后即可使用，用后再用生理盐水冲洗，然后放入生理盐水或消毒液中保存。采用此法导尿，患者每日摄入液体量可减至 1800 mL，尿量保持在 1400 mL，每次排尿量 300～400 mL。

(6) 压疮处理　压疮处理的要点是保持皮肤清洁、干燥，保持良好的营养状态，避免皮肤长时间受压。

(7) 药物治疗　脊髓损伤的病理过程中，原发性损害常常是不可逆的，而继发性损害则可以预防或阻止。为此，经过大量的动物实验和临床研究，目前被国内外专家认可的药物主要是甲基强的松龙和神经节苷脂。

(8) 康复护理：

① 床和床垫　对脊椎稳定者，伤后 24 h 内宜选用动力床，而对脊柱稳定患者，可使用减压床或皮垫床等。

② 翻身　强调每 2 h 翻身一次，防止皮肤压疮。

③ 个人卫生护理　协助患者梳洗，注意采用中性肥皂。大小便及会阴的护理，注意避免局部潮湿，以减少发生压疮的可能性。大小便后用软纸擦拭，避免皮肤擦伤。

(二) 恢复期康复治疗

一般 12 周后为恢复期。患者生命体征稳定、骨折部位稳定、神经损害或压迫症状稳定、呼吸平稳后即可进入恢复期治疗。

(1) 肌力训练　肌力训练的目标是使肌力达到 3 级以上，以恢复实用肌肉功能，主要针对背阔肌、上肢肌群和躯干肌进行训练。①背阔肌的训练：利用重物滑轮系统进行训练，让患者坐在轮椅上，将手举起，高度和肩持平，伸肘向下拉动把手。②上肢肌群训练：常采用拉力器或哑铃等进行抗阻训练。③躯干肌的训练：进行腰背肌训练时，患者常取俯卧位，治疗师双手置于患者两侧肩部，嘱患者伸展躯干，同时加以抵抗。进行腹肌训练时，患者取仰卧位，固定一侧骨盆，嘱患者向对侧旋转。

(2) 肌肉与关节牵张训练　包括腘绳肌、内收肌和跟腱牵张训练。腘绳肌牵张是为了使患者直腿抬高大于 90°，以实现独立坐。内收肌牵张是为了避免患者因内收肌痉挛而造成会阴部不清洁和行走困难。跟腱牵张是为了保证跟腱不发生挛缩，以利于步行训练。牵张训练还可以帮助降低肌肉张力，从而对痉挛有一定的治疗作用。牵张训练是康复治疗过程中必须始终进行的项目。

(3) 坐位训练　正确的独立坐是进行转移训练、轮椅训练和步行训练的前提。床上坐位可分为长腿坐（膝关节伸直）和短腿坐（膝关节屈曲）。实现长腿坐才能进行床上转移训练和穿裤、袜和鞋的训练，但前提是腘绳肌必须牵张度良好，髋关节屈曲活动超过 90°。坐位训练还应包括平衡训练，即躯干向前、后、左、右侧平衡以及旋转活动时的平衡。

（4）转移训练　包括帮助转移和独立转移。帮助转移是指患者在他人的帮助下转移体位，可有两人帮助转移和一人帮助转移。独立转移是指患者独立完成转移动作。转移包括：卧位-坐位转移、床上或垫上横向和纵向转移、床-轮椅的转移、轮椅-凳的转移以及轮椅-地转移等。在转移时可以借助一些辅助具，如滑板。

（5）步行训练　先要进行步态分析，以确定髂腰肌、臀肌、肱四头肌、腘绳肌等肌肉的功能状况。完全性脊髓损伤患者步行的基本条件是上肢有足够的支撑力和控制力。如果具有实用步行能力，则神经平面一般在腰或腰以下水平。对于不完全性损伤患者，则要根据残留肌力的情况确定步态的预后。步行训练的基础是坐位和站位平衡训练，重心转移训练和髋、膝、踝关节控制能力训练。关节控制肌的肌力经过训练仍然不能达到 3 级以上水平者，必须使用适当的矫形器以代偿肌肉的功能。达到站位 3 级平衡时，患者可以开始平行杠内练习站立及行走，包括四点步、三点步和二点步，并逐渐过渡到借助助行器或双拐行走。行走训练时要求上体挺直、步伐稳定、步态均匀。耐力增强之后可以练习跨越障碍、上下台阶、摔倒及摔倒后起立等训练。

（6）轮椅训练　上肢力量及耐力是使用轮椅的良好前提。训练之前要学会手闸操作，从地板上拾物、手移到脚踏板及轮椅上的支撑动作等。轮椅训练包括向前驱动、向后驱动、左右旋转训练及前轮翘起训练，上斜坡训练和跨越障碍训练，上下楼梯训练，越过马路镶边石的训练，过狭窄门廊的训练及安全跌倒和重新坐起的训练。

（7）辅助器具的使用　辅助器具的应用是脊髓损伤康复治疗的重要组成部分。脊髓损伤的水平不同，其康复目标和所需要的辅助器具也不相同。同时，患者的年龄、体质、生活环境和经济条件也是影响选择辅助器具的重要因素。

（8）日常生活活动能力的训练　早期主要练习床上生活自理活动，如进食、梳洗、穿上衣、脱裤子和鞋的动作。出院前练习入浴和如厕动作，达到能够在沐浴椅上沐浴、能够移到便器上及便后清洁的目标。此外，日常生活活动能力训练应与手功能训练结合进行。

（9）心理治疗　脊髓损伤后患者会产生一系列的心理问题，表现为孤独感、自卑感、敏感、情绪反应强烈且不稳定。因此，康复工作者在治疗过程中和心理咨询时，应针对不同心理问题给予及时治疗。

（三）合并症处理

（1）疼痛　脊髓损伤后的中枢性疼痛是脊髓损伤患者主观上感到的发生于损伤平面以下痛觉已丧失或大部分丧失的自发性疼痛为主诉的难治性疼痛，文献报道其发生率为 11%～94%。这种疼痛多发于伤后几个月至几年，疼痛严重会影响患者进行康复治疗及生活质量。康复治疗在预防感染、压疮、痉挛、情绪变化等诱因的同时，常采用如

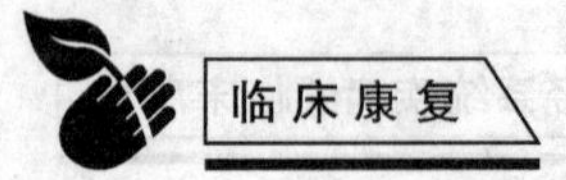

下方法。①药物治疗，常用非甾体类抗炎镇痛药和三环类抗抑郁药，麻醉类仅在很严重时使用。②运动和理疗。③心理治疗，如放松术、暗示术、气功等。④针灸、针刺。⑤手术治疗，包括交感神经切除术、神经干切除术等。

（2）肌肉痉挛　肌肉痉挛一般在损伤后3～6周开始发生，6～12个月左右达到高峰。常见诱因是膀胱充盈或感染、结石、尿路阻塞、压疮以及机体的其他感染或损伤。因此，患者反复发生痉挛时要注意是否有合并症，及时去除诱发因素是缓解痉挛最有效的治疗方法之一。康复治疗方法包括：去除诱发因素，如结石、感染等；牵张运动及放松训练；应用解痉药物。

（3）泌尿系统合并症：

① 尿路感染　由于患者感觉障碍，发生尿路感染时尿道刺激症状不明显，只能通过对尿液混浊、尿中有红细胞或白细胞、尿培养阳性、血白细胞增多和体温升高等感染现象观察到。没有全身症状时一般不必采用药物治疗，增加饮水量是有效的方法。出现全身症状时，最好进行尿培养和药敏试验，以选择恰当的抗菌药物。超短波等理疗有明确的疗效。

② 尿路结石　男性发病率高于女性。尿路结石患者饮水量一般偏少，加上长期卧床使尿液浓缩，长期不活动造成高钙血症和高磷酸血症，容易发生尿路结石。此外，泌尿系感染和神经完全性损伤也是结石形成的危险因素。防治方法：适当增加体力活动，减少骨钙进入血液，多饮水，增加尿量和尿钙排泄，根据结石的性质适当改变尿液的酸碱度。必要时可以采用超声波碎石、中药排石等。

（4）深静脉血栓　常发生在脊髓损伤后1个月内，护理上要注意观察患者两侧下肢的腿围，是否有水肿出现，尽早应用弹力袜和弹力绷带，还应尽量避免下肢静脉输液，特别是输刺激性液体。长期卧床休息时适当抬高下肢有助于静脉血回流，但不宜在膝下垫枕头，以免影响静脉回流。要协助患者每日进行下肢被动运动。未发现和未处理的深静脉血栓可导致肺栓塞和突然死亡，因此要早期诊断，一旦确诊应立即给予肝素或右旋糖酐、尿激酶静脉滴注。

（5）体温失调　颈椎髓损伤后，自主神经系统功能紊乱，受伤平面以下皮肤不能出汗，对气温的变化丧失了调节和适应能力，易发生高热（可达40 ℃以上）。处理方法如下。

① 将患者安置在设有空调的室内。

② 物理降温，如冰敷、冰水灌肠，酒精擦浴。

③ 药物疗法，输液和给予冬眠药物。

（6）异位骨化　异位骨化通常是指在软组织中形成骨组织。在脊髓损伤后异位骨化发生率为16%～58%。发病机制不明。脊髓损伤后的运动治疗与异位骨化的发生无多大关系，因此休息不动并不能减少异位骨化的发生。异位骨化4～10周后，患者的大关节（好发于髋关节，其次为膝、肩、肘关节及脊柱）周围出现肿胀及热感。肿胀消退后，髋关节前面及大腿内侧可触及硬性包块。包块会影响关节活动范围，给坐、转乘及更衣等造成不便，也容易导致压疮。瞩患者家属在髋关节被动运动时不要过度用力，尤其不能过度屈伸、按压。目前公认的预防异位骨化形成的最有效药物是非甾体类抗炎药，而依地酸二钠仅可延缓异位骨化的进展，却无法阻止最终的病理过程。

(7) 骨质疏松　由于脊髓损伤造成长期卧床，患者骨质疏松是非常多见的。骨质疏松的机制尚不完全清楚，防治骨质疏松强调早期康复训练，尤其是站立训练，每天不应少于 2 h(可分 2 次进行)，饮食和药物中适当补充钙，鼓励患者多到户外运动，在体位变化、被动活动时应动作轻柔，否则易引起病理性骨折。

(8) 性功能障碍　通常男性颈段损伤阴茎异常勃起率高，圆锥、马尾损伤患者大都发生阳痿，女性脊髓损伤患者不论节段平面和损伤程度，其卵巢功能很少发生长期紊乱，大多于伤后 6 周左右即恢复月经，可以正常怀孕和分娩，但性交时不会引起快感。截瘫患者性生活频率普遍下降，多与运动受阻，性欲缺乏及外生殖器疾病等有关。部分患者在大小便失禁问题得到解决之后，性功能会有所改善。

(9) 迟发性神经功能恶化　神经功能状态的恶化可以在损伤数年后出现(3～5 年占 12.1%)，对患者的独立生活能力有明显的影响。迟发性神经功能恶化的原因不明，可能与过度使用或废用有关，也可能是退变的结果。

五、中医康复治疗

1. 针灸治疗

(1) 毫针刺法　下肢瘫痪主要取环跳、承扶、风市、阳陵泉、足三里、承山、解溪、昆仑、三阴交、血海、太溪、肾俞、次髎等穴；上肢瘫痪取肩髃、肩贞、曲池、手三里、外关、阳溪、合谷等穴。此外还可取华佗夹脊穴。针刺补法，宜用弱刺激，留针时间要长。亦可配合经络走向施行梅花针，每 4～5 天 1 次。针后可加灸，特别是二便失禁者，用温针法。

(2) 电针法　选穴同体针穴位，用疏密波或断续波，强度以患者肌肉微颤为度，每次通电 20～30 min，10 次为 1 个疗程。2 个疗程间隔 2～3 天。

(3) 头针法　选顶颞前斜线、顶旁 1 线及顶旁 2 线，毫针平刺入头皮下，快速捻转 2～3 min，每次留针 30 min，留针期间反复捻转 2～3 次，或加用电针。

(4) 耳针法　可取臀、胸椎、腰骶椎、肩、肘、髋、膝、踝、坐骨神经等穴，每次取 3～5 穴，留针 1 h，或用皮内针埋针。

2. 推拿治疗

推拿以穴位推拿和经络按摩为主。下肢瘫痪主要取气冲、环跳、居髎，承扶、风市、足三里、阳陵泉、血海、三阴交、委中、承山、太溪、昆仑等穴，配合肾俞、命门、腰眼、八髎穴。如同时上肢瘫痪，加用肩髎、肩贞、曲池、尺泽、少海、手三里、外关、合谷等穴。此外，可沿督脉、华佗夹脊穴按摩。手法宜平稳，由轻而重，在患者适应后逐渐加大力量。手法以指揉法、指摩法为主，结合推按，可从肢体远端推到近端。如瘫痪部位的肌肉已有一定的自主活动，推拿手法可渐加重，常用搓、摇、滚、拿等手法，以及揉捏肌肉法、捶拍肢体法，并加强对患肢做被动运动。最后做揉、摩、滚、掌推等手法，由远端到近端，以放松肌肉，疏通经络，促进气血循环。下肢截瘫的患者，可利用健康的上肢对患处进行自我按摩。

3. 气功及传统体育康复法

（1）截瘫患者以练卧位放松功为主，即意守丹田，自然深呼吸。同时可练存想默念的方法，即"以意领气"，把思想集中于瘫痪部位，由上到下反复想象肌肉放松，并闭目默念"松"。经过一段时间练习后，思想能随意放松和集中，再使思想高度集中，默念"动"，从远端大踇趾起动，逐渐向上扩大范围，同时配合被动运动。后期可练内养功、站桩功、强壮功等。

（2）在患者能独立行走后，可练太极拳、八段锦、五禽戏等，但必须有专人保护，防止摔倒。

4. 中药治疗

（1）内治　肝肾亏虚者，宜补益肝肾，以健步虎潜丸和六味地黄丸加减。兼有淤血阻络者，可加用赤芍、归尾、桃仁、延胡索等；大便秘结者，可加用火麻仁、柏子仁、玉竹等；小便癃闭者，可加用肉桂、车前子、川牛膝；二便失禁者，可加用金樱子、诃子、乌梅、益智仁等；属肝肾阴阳两虚者，可用地黄饮子；痰淤阻络者，宜化痰逐淤通络，以接骨丹加减，也可用大活络丹。

（2）外治　小便癃闭者，可用粗盐 500 g 炒热，加葱白 1500 g，切碎同炒香味出，用布包熨下腹部。

5. 饮食疗法

截瘫患者可选用补益脾肾、强壮筋骨、温通督脉的饮食，可取动物的脊髓、脊骨煮汤或煮粥，如羊脊骨粥等，还可食用鹿肉。适量饮用十全大补酒、五加皮酒、史国公酒等。

六、康复注意事项

（1）制定一个长远的康复训练计划，使患者出院后，仍然能够利用当地条件因地制宜地不断进行康复训练，训练应从易到难，循序渐进，持之以恒。

（2）心理疏导和教育要贯穿整个治疗始终，脊髓损伤后会产生一系列的心理和社会问题，要教育家属和患者正确面对残疾，调动患者康复训练的积极性，最大限度地发挥患者潜在能力，改善生活质量。让患者了解脊髓损伤的基本知识、生活自理能力和所需要的训练技巧等。

（3）对完全性四肢瘫的患者进行关节活动度训练时，可将训练的要点教给患者，出院后患者可指导他人为其做关节活动度的练习，对不完全性损伤的患者，需将一些技巧和自我护理知识教给患者，如使用轮椅的技巧、从轮椅到床的转移技巧等。

（4）要培养患者良好的卫生习惯，尤其是预防肺部感染和泌尿系感染，教会患者自己处理大小便，高位颈髓损伤患者的家属要学会协助患者处理大小便。对患者进行性康复教育，指导患者使用药物和性工具。

(5) 按时准确服药，抗痉挛药停药时，要注意逐渐减量，以防止出现反跳。

(6) 定期到当地医院查体，防止发生并发症和二次残疾。

(7) 配合社会康复和职业康复部门，协助患者做好回归社会的准备，鼓励患者掌握一项职业技能，尽可能自食其力，真正做到回归社会。

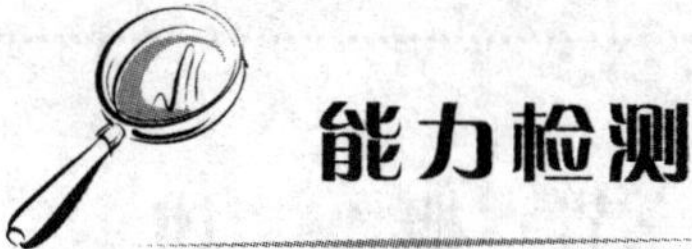

1. 脊髓损伤平面的临床诊断。
2. 脊髓损伤的康复治疗原则。
3. 脊髓损伤后期的治疗方法。

(陈丽娟)

任务四 脑性瘫痪的康复

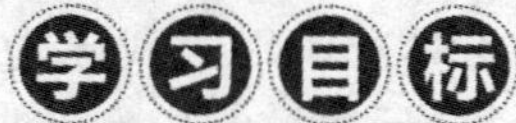

熟练掌握 脑性瘫痪的康复治疗原则及方法。

掌握 脑性瘫痪的康复评定方法。

了解 脑性瘫痪发生的原因及早期识别方法。

脑性瘫痪；引导式教育；Vojta疗法

典型病例

患儿，男，4岁，因运动发育落后于2007年5月27日收住入院。患儿为第一胎第一产，孕33周顺产，出生体重1.9 kg，生后有新生儿缺氧缺血性脑病史。患儿生后运动、智力发育一直落后于正常同龄儿，入院时患儿只能弯腰撑手坐，会四爬及高爬，不会独坐，不能独站独行。双手精细动作稍差。言语理解、表达能力较差，反应迟钝。查体：双下肢硬直，扶站时双下肢屈曲，双脚尖着地。扶行时双下肢交叉剪刀步。双下肢关节活动度差，近端肌力低。髋关节负重、控制能力差。辅助检查：头颅CT示脑白质发育不良。脑电图：广泛轻度异常。

根据上述病案，请思考下列问题：

1. 该患儿疾病诊断、分型及依据是什么？

2. 制定近期康复治疗目标。

3. 制定近期体疗训练方案。

第一节 概 述

一、脑瘫定义

脑性瘫痪(cerebral palsy，CP)简称脑瘫，又称 little 病，其定义经过了多次变化，目前我国广泛应用的定义是 2006 年中国康复医学会儿童康复专业委员会、中国残疾人康复协会小儿脑瘫康复专业委员会提出的脑瘫定义：自受孕开始至婴儿期非进行性脑损伤和发育缺陷所导致的综合征，主要表现为运动障碍及姿势异常。此定义强调了脑损伤和脑发育缺陷可导致脑瘫，提到了脑损伤和脑发育缺陷可在婴儿期出现。患儿随意运动受到损害，同时常伴有不同程度的智力障碍、癫痫、心理行为异常、感知觉障碍及其他异常。此定义还排除了进行性疾病所致的中枢性运动障碍及正常小儿暂时性运动发育迟缓。脑瘫患病率在发达国家平均为 0.2%，我国为 0.15%～0.5%。

脑瘫概念的核心内容为三要素：大脑在生长发育期受到损伤；病变是非进行性的；症状不是一过性的，而是永久性的。

二、脑瘫病因和病理机制

(一) 脑性瘫痪的直接原因

脑性瘫痪的直接原因是脑损伤和脑发育缺陷，很多原因都可以构成脑瘫的高危因素，这些因素可简单地将其分为出生前因素、围生期因素和出生后因素。

(1) 出生前因素：

① 母体因素　母亲智力低下是脑性瘫痪最重要的危险因素。母亲患癫痫、孕前患甲亢或有 2 次以上死胎者与脑性瘫痪明显相关。妊娠期伤害，在妊娠过程中，如果出现导致胎儿缺血、缺氧的因素，均可导致胎儿大脑受损，如：宫内感染；用药不当；外伤；理化因素；孕妇患严重的高血压、低血压、糖尿病、重度贫血、妊娠中毒症、胎盘异常、烟瘾等；母体营养障碍；孕妇与胎儿 Rh 血型不相容。

② 遗传因素　近年来的研究认为，遗传因素在脑性瘫痪中影响越来越重要。近亲有癫痫、脑性瘫痪及智能低下中的 2 种因素者占脑性瘫痪很大比例。也有人认为，虽然遗传因素不是脑性瘫痪的主要原因，但存在着与脑性瘫痪有关的易感因素。

(2) 围生期因素　胎龄不足 32 周、出生体重不足 2000 g 及胎儿畸形是脑性瘫痪最重要的危险因素；难产、分娩时窒息、过强阵痛、迁延分娩、胎盘异常、臀先露、羊膜炎、胎位异常、脐带过短、分娩外伤而致颅内出血等。

(3) 出生后因素　新生儿期呼吸障碍、惊厥、高胆红素血症（核黄疸）、低血糖症、中枢神经系统感染症、缺氧缺血性脑病及婴幼儿期的低血糖症、头部外伤等。

上述因素均可导致婴儿的脑损伤，从而造成以肢体运动功能障碍为主要表现的临床综合征。总体上讲，脑性瘫痪的出生前的原因占 15%～20%，围生期与分娩的原因占 70%～80%，出生后的原因占 15%～20%。一般认为，窒息、未成熟儿、重症黄疸为脑性瘫痪的三大主要致病因素。近年来，重症黄疸引起的脑性瘫痪减少，未成熟儿脑性瘫痪发病也减少，出生前因素导致脑性瘫痪的比例有增多趋势。

(二) 脑瘫的基本病理变化

出生前的脑损伤以脑发育不全为主；出生后的脑损伤以脑软化、硬化、瘢痕、萎缩等为主，未成熟儿可出现脑组织缺氧性坏死或白质软化。除脑萎缩或坏死外，还有脑水肿、脑出血等。核黄疸引起的后遗症，胆红素浸润部位最明显的是基底核，呈鲜亮黄色或深黄色，表现为黄疸症，导致大脑功能失常。显微镜下显示皮层各类神经细胞数目减少，层次紊乱，变性，胶质细胞增生。

脑瘫患儿脑病变主要累及脑干、基底节、小脑、大脑皮层运动神经元聚集的部位，也累及白质纤维。脑缺氧是本病的主要发病机制；其次是出血、血管栓塞、外伤、中毒或感染。缺氧可致发育中的脑髓鞘形成不全，在皮层及皮层下属脑血管的边缘地带，缺血后白质受损。由于损伤的部位不同，临床表现也不一样：皮层运动区白质及脑室周围白质受累可造成锥体束损伤，临床表现为痉挛型；胆红素增高时，就有可能引起基底核受损，表现为不随意运动型。早产儿受损部位往往较深，足月儿多波及浅层皮质。

三、脑瘫分类和临床表现

(一) 根据运动障碍的性质分类

2004 年昆明全国小儿脑瘫研讨会根据运动障碍的性质，将脑瘫分为痉挛型、不随意运动型、共济失调型、肌张力低下型、混合型。

(1) 痉挛型　本型发病率占 60%～70%。窒息与低体重儿易发生痉挛型脑瘫，其病损部位主要在大脑皮层运动区的锥体系统，其特点是伸张反射亢进，被动运动时有“折刀”样肌张力增高，腱反射亢进，踝阵挛阳性，巴氏征阳性，肢体活动受限。上肢表现为肘关节屈曲内收，肘腕关节屈曲，握拳拇指内收，紧握于掌心中。两上肢运动笨拙、僵硬、不协调。两下肢僵直，内收呈交叉状，髋关节内旋，踝关节跖屈。扶站时，两足下垂、内翻，足尖着地，足底不能踩平。走路时呈剪刀样步态，其步幅小，用足尖行走，不能奔跑。痉挛症状常在用力和激动时加重，安静入睡时减轻。由于关节痉挛，自主运动十分困难。偏瘫者为环形步态，因其患侧伸直而难于屈曲，行走时需将骨盆抬高，下肢向外做半圆形旋转动作。

(2) 不随意运动型　病变部位在大脑深部基底核锥体外系统。核黄疸为隐匿病因。其表现如下。

① 手足徐动　静止时常出现缓慢、蠕动样、无规律的动作，难以用意志控制的不自主、不自由、不协调活动，通常累及全身，兴奋时加重，安静时减轻，入睡后消失。在患儿活动时，常发现某些动作夹杂着许多多余的动作，四肢及头部不停地晃动，而自己没有一定的控制能力。在任何一个有目的活动中都伴随明显的，不能控制的上下左右、不定方向的晃动，面部怪异表情，如反复皱眉、眨眼、伸舌与缩舌。由于颜面肌肉、舌肌与发音器官受累，故常伴有言语障碍、吐词不清，而智力多无明显异常。

② 舞蹈动作　一般肌张力较低，不自主动作较多，时而波动的肌张力不易产生肢体动作的稳定性。

③ 震颤　以身体的某一部分在一个平面内呈不随意的、节律性的摇动为特征，临床主要表现为静止性震颤，粗大而有节律，有意识动作时暂时被抑制，多见于上肢，有时为动作震颤，动作时加重，有眼球震颤，单纯的震颤罕见，多与其他型混合存在。

④ 肌张力不全　肌张力增强，被动运动时有抵抗，呈均匀的铅管状或齿轮状状态，腱反射不亢进，常伴有智力低下，情绪、言语障碍，癫痫，斜视，流涎等。

(3) 共济失调型　共济失调型主要病变在小脑及其通路上，多见于脑积水、颅脑外伤、脑炎或小脑肿瘤等疾病后遗症。单纯性共济失调很少见。以共济失调为主的脑瘫占总数5%左右。由于运动感觉及平衡感觉的障碍造成不协调性运动，表现为肌肉收缩能力低下，肌肉收缩速度较慢，定向和定距能力低下，而且肌肉收缩也不准确，从而不能正确地动作。行走步基宽，脚的着力点往往放在脚跟上，腰椎也常过度前弯，躯干与四肢不协调，左右摇摆不定或向一侧倾斜，不能沿直线前进，蹒跚而行，仿佛酒后的醉酒步态。此步态睁、闭眼时差异不大，手的定向力较差，指鼻试验、跟胫膝试验都难以完成。说话声音震颤伴有面部表情淡漠，面部肌肉较僵硬。随着患儿长大，最终可能由于学会限制自己的运动，变得稍能自控一些，但动作会显得呆板、机械。

(4) 肌张力低下型　临床表现为缺乏抗重力伸展能力，患儿呈低紧张状态，自主运动功能低下，抬头、坐位都很困难，由于肌张力低下，患儿常取仰卧位，四肢外展、外旋，形成蛙姿位。此型脑瘫较少见，多为某些类型脑瘫的早期表现，以后肌张力逐渐增强，可变为痉挛型或不随意运动型脑瘫。

(5) 混合型　脑瘫各型的典型症状混合存在者，称为混合型。混合型主要是以痉挛型和不随意运动型症状混合，也有三种不同特征症状混合导致的脑瘫。分型时某型表现为主的病例都分到相应类型中去，只有难以定出哪型症状为主的患儿才定为混合型，所以该型病例只占总数的1%左右。

(二) 根据瘫痪的性质、程度、部位分类

根据瘫痪的性质，脑瘫可分四大类，即上运动神经元性、下运动神经元性、神经肌肉传递障碍性和肌源性。按其程度可分完全性或不完全性。按瘫痪时的部位(痉挛型)可分为单瘫、双瘫、偏瘫、三肢瘫、四肢瘫。

(1) 单瘫　单瘫是指单一肢体瘫痪，多见于运动区皮质的病变，偶可见于皮质下或

仅影响支配单一肢体的运动神经病变。此型少见，有些单肢瘫若经仔细观察检查，能发现同侧的另一肢体也同时受累。

(2) 双瘫　运动障碍不对称地累及两侧肢体可导致双侧瘫，但下肢的情况重于上肢情况。截瘫：指双下肢的瘫痪，多为双瘫的轻症，见于高位颈髓和脑干病变，也可见于双侧内囊及周围神经病变。

(3) 偏瘫　同侧上、下肢瘫。多为上运动神经元病变所致，从皮质运动区以下至颈以上一侧锥体束损害均出现偏瘫。在延髓交叉以上一侧病变，对侧肢体出现偏瘫，高位颈髓病变，偏瘫位于同侧。通常上肢的情况重于下肢的情况，几乎所有病例均属于痉挛型。新生儿运动并非由大脑皮质运动区控制，所以当新生儿的运动皮质及锥体束受损足以产生偏瘫时，出生后数月内肢体运动仍可相当完好，以后才出现中枢性偏瘫表现。

(4) 三肢瘫　三个肢体的瘫痪或四肢瘫的不完全型。

(5) 四肢瘫　运动障碍往往不对称地累及两侧肢体形成四肢瘫。一般来说，两侧上肢的情况重于下肢的情况。几乎所有的不随意运动型病儿均为四肢瘫，部分痉挛型也属四肢瘫。重复偏瘫为四肢瘫的一种特殊类型，是指一侧上、下肢运动障碍重于另一侧上、下肢。双重瘫是四肢瘫的一种特殊类型，是指双侧上肢障碍重于双下肢体的瘫痪，这种类型常见于不随意运动型脑瘫。

（三）根据障碍程度分类

(1) 轻度，几乎没有行动受限。

(2) 中度，有中等程度的行动限制。

(3) 重度，有重度程度的行动限制。

（四）脑瘫合并症状

(1) 智力低下　据报道，约有 2/3 的患儿智力落后，其中约 50%的患儿有轻度至中度智力落后，约 25%的为重度智力落后，痉挛型四肢瘫及强直型脑瘫者智力常更差。不随意运动型脑瘫患儿智力严重低下者极少，脑瘫患儿的智力低下除因大脑受损所致外，还常与合并视觉、听觉、认知功能、言语障碍有关。

(2) 视力障碍　约半数以上患儿伴视力障碍，最常见者为眼球内斜视和屈光不正，如近视、弱视等。少数有眼震，偶为全盲。偏瘫患儿可有同侧偏盲，视觉缺陷可影响眼手协调功能。

(3) 听力障碍　部分患儿听力减退甚至全聋，以新生儿患高胆红素血症引起的不随意运动型患儿最为常见。多数对高音频的听力丧失，此障碍做脑干听觉诱发电位测定才能被察觉。

(4) 言语障碍　脑瘫患儿的言语缺陷与出生前后脑受损和受损后继发脑发育迟缓密切相关，也可因听力缺陷等因素引起。据报道，1/3～2/3 的患儿有不同程度的言语障碍。表现为言语发育迟缓，发音困难、构音不清，不能成句说话，不能正确表达，有的患儿完全失语。不随意运动型和共济失调型患儿常伴言语障碍，痉挛型四肢瘫、双侧瘫患儿也常伴言语障碍。

(5) 癫痫发作　脑瘫合并癫痫的发生率文献报道差异甚大，至少有 1/4～1/3 的患儿在不同年龄阶段出现癫痫发作，以痉挛型四肢瘫、偏瘫、单肢瘫和伴有智力低下者更为多见，不随意运动型、共济失调型患儿则很少见。

(6) 心理行为障碍　大多数脑瘫患儿有情绪或行为异常，此与脑功能受损有关。大量实验和临床资料表明，脑的边缘系统特别是海马回受损时，可引起患儿情绪异常。患儿常表现为好哭、任性、固执、孤僻、脾气古怪、情感脆弱、易于激动，有的有明朗感、快活感、情绪不稳定等。这些症状以不随意运动型患儿较为常见。此外，多数脑瘫患儿表现有活动过多，注意力分散，行为散乱等。也可见患儿用手猛击头部、下颌等自身伤害的"强迫"行为。

(7) 其他　有些脑瘫患儿吸吮无力，吞咽、咀嚼困难，口唇闭合不佳，经常流涎，有些患龋齿或牙齿发育不全，这些症状以不随意运动型患儿最为多见。多数患儿有体格发育落后、营养不良。因免疫功能低下，常易患呼吸道感染性疾病等。其他感觉如触觉、位置觉、实体觉、两点辨别觉缺失。认知功能由大脑皮质控制，它包括视觉、触觉等知觉，还需具有注意力、记忆力、理解力、判断力和智能等方面的素质，而脑瘫患儿常存在以上诸多方面的缺陷。

(五) 脑瘫早期表现

脑瘫临床表现多种多样。由于类型、受损部位的不同而表现各异，即使同一患儿，在不同年龄阶段表现也不尽相同。

(1) 运动发育落后：100 天不能抬头，4 个月后拇指内收，手张不开，5 个月后不会伸手抓物。

(2) 患儿易激惹，持续哭闹，哭声低微或过分安静。

(3) 主动活动减少，这是肌张力低下的症状，在一个月时即可见到。

(4) 身体发硬，这是肌张力亢进的症状，在一个月时即可见到。如果持续 4 个月以上，可诊断为脑瘫。

(5) 反应迟钝及叫名无反应，4～6 个月不会笑，不认人，面貌异常。

(6) 头围异常，体重增加不良；哺乳无力，吞咽困难。

四、诊断与鉴别诊断

脑组织在婴儿早期处于生长发育最旺盛时期，可塑性大，代偿能力强，有作者认为出生后 6 至 9 个月作出的诊断为早期诊断，这一时期及时治疗可获得最佳治疗效果。不是所有的脑瘫患儿在早期都表现出明显的异常症状，轻症患儿 6 个月甚至 9 个月前很难确切诊断，一般认为最迟应在 1 岁左右作出诊断。诊断原则：有引起脑瘫的原因；有脑损伤的发育神经学异常表现；有不同类型脑瘫的临床表现。

1. 诊断条件

2004 年昆明全国小儿脑瘫研讨会上制定的诊断条件如下。

(1) 引起脑性瘫痪(简称脑瘫)的脑损伤为非进行性的；

(2) 引起运动障碍的病变部位在脑部；

(3) 症状在婴儿期出现；

(4) 有时合并智力障碍、癫痫、感知觉障碍及其他异常；

(5) 排除进行性疾病所致的中枢性运动障碍及正常小儿暂时性的运动发育迟缓。

2. 诊断要素

(1) 高危因素　询问病史，寻找引起脑损伤的原因；根据高危因素的种类，分析脑瘫型别的可能性和预后。脑瘫患儿可由一种高危因素引起，也可由多种高危因素引起，而有的患儿则找不到病因。一般认为，发达国家脑瘫的病因多以产前因素多见，发展中国家则以产时及产后因素多见。

(2) 运动发育落后　表现在粗大运动和精细运动两方面。100 天不能抬头，4 个月后拇指内收，手张不开，5 个月后不会伸手抓物，4～6 个月不会笑，6 个月以后还不能翻身，6～7 个月不用下肢短暂地支持体重，7～10 个月不用单手抓玩，8 个月不会坐，10 个月不会爬、不能抓站，15 个月不会迈步走。

(3) 姿势异常　有的患儿静卧时即表现明显的异常姿势，有的患儿则在运动时才表现出明显的姿势异常。静止时姿势异常包括仰卧位时非对称性紧张性颈反射(图 3-4-1)、角弓反张(图 3-4-2)、偏瘫等；运动时姿势异常包括仰卧位牵拉成坐位时表现躯干拉起、头后垂(图 3-4-3)、下肢伸直伴足跖屈(图 3-4-4)、舞蹈样手足徐动及扭转痉挛、痉挛性截瘫步态、小脑共济失调步态，直立悬空时双下肢内旋、伸直、尖足、两腿交叉呈剪刀状(图 3-4-5)等。

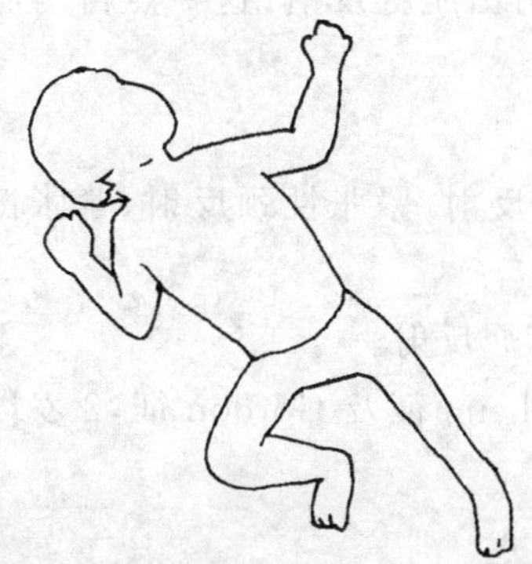

图 3-4-1　非对称性紧张性颈反射

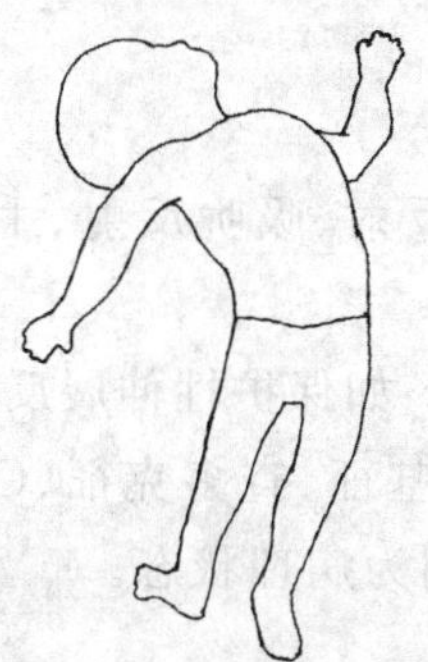

图 3-4-2　角弓反张

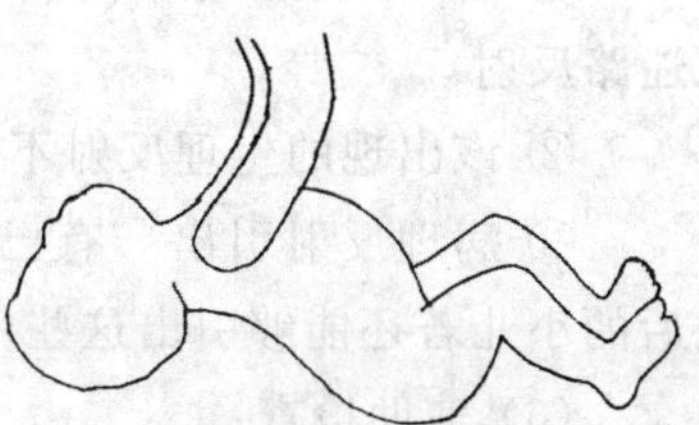

图 3-4-3　头后垂

(4) 肌张力异常：

① 肌张力是指肌肉静止状态时的肌肉紧张度。肌张力异常主要表现为肌张力增高、降低或呈变化性。肌张力增高时肌肉较硬，被动运动时阻力增大，关节运动的范围缩小。肌张力降低表现为肌肉迟缓柔软，被动运动时阻力减退，关节运动的范围扩大。肌张力的变化性是指患儿安静时肌紧张完全正常，但在随意运动肌肉活动时，肌紧张明显增强，从低紧张到高紧张来回变化。

② 锥体束损害时所致的肌张力增高为痉挛性肌张力增高，即上肢的屈肌与下肢的

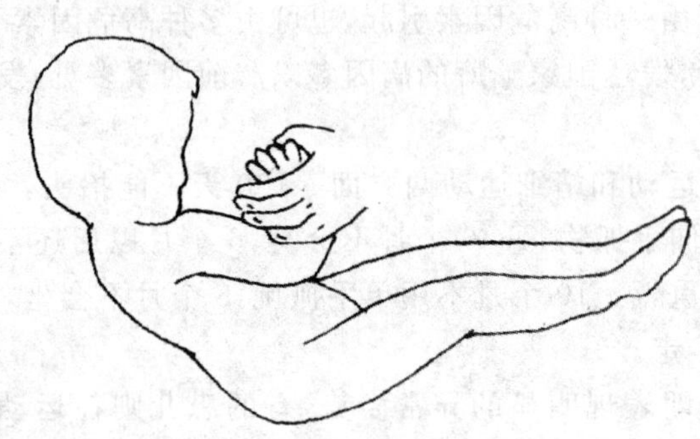

图 3-4-4　足跖屈

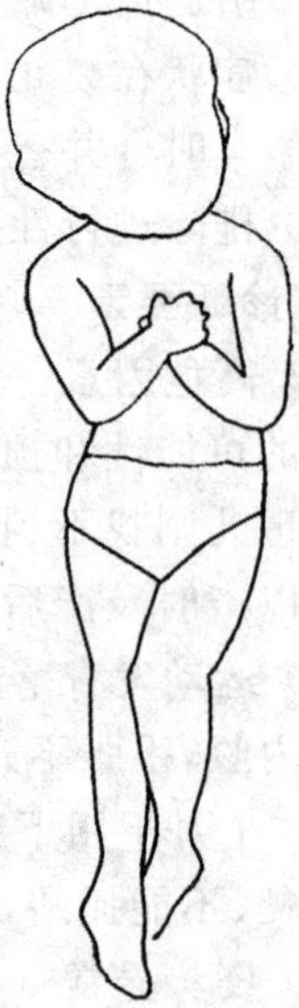

图 3-4-5　两腿交叉呈剪刀状

伸肌张力增高更为明显，被动运动开始时阻力大，终了时阻力小，称为折刀样肌张力增高。锥体外系损害时所致的肌张力增高为强直性肌张力增高，即伸肌、屈肌张力均等增高，被动运动时所遇阻力是均匀的，故称为铅管样肌张力增高。

③ 无论脑瘫患儿的肌张力是增高还是降低，都可以引出肌腱反射，这一点可与肌原性疾病相鉴别。

（5）反射异常：

① 原始反射不消失　如觅食反射、吸吮反射、手握持反射、紧张性颈反射、紧张性迷路反射。

② 该出现的生理反射不出现　如保护性伸展反射、背屈反射。

③ 病理反射引出　有巴宾斯基征、查多克征、Oppenheim 征及 Gordon 征，2 岁以后的小儿若还能够引出这些反射则为病理状态。

（6）辅助检查：

① 头部影像学检查　CT 及 MRI 能了解颅脑结构有无异常，对探讨脑性瘫痪的病因及判断预后可能有所帮助，但不能据此肯定或否定诊断。

② 神经电生理学检查　脑电图可以了解是否合并癫痫，对治疗有参考价值；肌电图可以区分肌源性疾病与神经源性疾病；诱发电位是继脑电图、肌电图的第三大进展。

3. 鉴别诊断

脑瘫与以下疾病或障碍相鉴别：

（1）中枢神经系统感染性疾病　起病急，可有发热及各种神经系统症状，症状呈进行性，进展速度较快，正确诊断、及时治疗后一般无运动障碍。若治疗不及时，遗留有神经系统受损症状时,可依靠询问病史进行鉴别。

(2) 颅内肿瘤　其症状呈进行性,并有颅内高压的表现,可作头颅CT及MRI检查以明确诊断。

(3) 代谢性疾病　苯丙酸酮尿症、中枢神经海绵样变性、异染性脑白质营养不良除了有运动功能障碍外,都有特征性的临床表现和实验室检查结果。

(4) 神经系统变性疾病　①进行性脊髓性肌萎缩:一般智力正常,腱反射消失,肌电图和肌肉活组织检查异常,可与脑瘫相鉴别。②少年型家族性进行性脊肌萎缩症:属常染色体隐性或显性遗传,肌电图检查可见肌纤颤电位,肌肉活检可见横纹肌纤维萎缩。③扭转性肌张力不全:有家族史,围产期正常,无智力低下,无惊厥发作,无锥体束征,无感觉障碍。

(5) 神经肌肉接头及肌肉疾病　①重症肌无力:做肌电图检查和新斯的明试验可与脑瘫相鉴别。②进行性肌营养不良:一种遗传性神经肌肉性疾病,多发于儿童和青少年,检查有腱反射消失、肌萎缩、假性肌肥大,智力正常,血清肌酸肌酶增高,肌活检可见肌纤维肥大呈玻璃样变,这些可与脑瘫相鉴别。

(6) 其他疾病　①风湿性舞蹈病:发病年龄较晚,伴风湿活动,病程呈自限性,无智力及其他运动障碍。②良性先天性肌张力低下症:无家族史,无中枢神经系统及末梢神经病变,反射正常,无异常姿势,肌肉活检和肌电图正常,智力正常,预后良好。

五、临床处理

1. 药物治疗

(1) 促进脑损伤修复和发育的药物　维生素、微量元素、必需脂肪酸;氨基酸、肽类、蛋白质。

(2) 脑细胞活化剂　脑活素、脑神经生长素、吡拉西坦。

(3) 改善运动障碍的药物　①降低肌张力药物:苯二氮䓬类、氯苯氨丁酸、硝苯夫海因。②控制不自主运动和震颤等锥体外系症状的药物:安坦、美多巴、金刚烷胺、溴隐亭、司立吉林、东莨菪碱。

(4) 行为异常的治疗药物　注意力缺陷,可使用利他林、右旋苯丙氨。抑郁型行为可使用抗抑郁药;躁狂型行为可用氯丙嗪、氟哌啶醇。

2. 手术治疗

(1) 手术治疗的目的　矫正畸形;改善肌张力、减少肌肉痉挛和挛缩;恢复或改善肌力平衡。

(2) 常用手术方法　①肌腱切断、肌腱延长、肌腱松解、肌腱移位等手术。②神经手术,如神经的肌支部分切断术,选择性脊神经后根切断手术。③骨性手术,如切骨术、关节融合术等。④神经阻滞术。⑤颈动脉交感神经网剥离术:改善大脑供血。⑥CRW立体定向手术系统。

第二节 康复评定

一、评定目的和原则

康复评定是康复医学中的一项重要手段。由于康复的对象是脑瘫患儿及其功能障碍，因此脑瘫患儿的康复评定目的是结合患儿的家庭情况和社会环境，掌握患儿整体发育水平、障碍的程度与特点、异常姿势与反射的状态、异常肌紧张的范围与分布、有无变形与挛缩等，为康复治疗方案的设计提供依据。康复评定不是寻找疾病原因和进行诊断，而是通过徒手或使用仪器的一系列测量评估来客观、准确地评定功能障碍的性质、部位、范围、严重程度、发展趋势、预后、转归等，为制定科学的康复治疗计划打下牢固的基础。强调整体评定的重要性，重视脑瘫患儿异常发育特点即脑的未成熟性和异常性，注意原发损伤和继发障碍。以正常儿童整体发育作为对照，进行身心全面的评定。评定至少应在治疗前、中、后各进行1次，根据评定的结果制定、修改康复治疗计划并对康复治疗效果作出客观评价。

二、评定内容

1. 体格发育评定

通过对患儿体格发育(头围、身长、体重等)测量的评定可以看出患儿比同年龄小儿发育差别的程度和发育滞后的时间，明确是否有畸形、挛缩等情况。

小儿头围、身长、体重等的测量标准值可采用我国1985年0～6岁小儿生长发育评估表。

2. 肌力评定

对不同年龄阶段的患儿，肌力评定的要求不尽相同。发育前期，患儿主动运动较少，对其进行肌力评定，其治疗意义不大，但当患儿会坐爬，甚至会站、走路时，对其进行肌力评定就有重要的实用价值。能配合的患儿采用徒手肌力检查法(MMT法)。

3. 肌张力评定

人体肌肉和肌群一直存在着持续的肌张力活动。正常情况下，肌张力的变化是有限度的，否则人体就丧失了运动的可能性。脑瘫者肌张力机制受到损伤。患儿由于反应过激或过迟而表现出肌张力过高或过低的状态，这便决定了对患儿肌张力评估的重要性。

1) 年龄小的患儿常做的检查项目

(1) 硬度　肌张力增高时肌肉硬度增加，被动活动时有发紧、发硬的感觉。肌张力低下时触之肌肉松软，被动活动时无抵抗感觉。

(2) 摆动度　固定肢体近位端，使远端关节及肢体摆动，观察摆动幅度，肌张力增高时摆动度小，肌张力低下时无抵抗，摆动度大。

(3) 关节伸展度　被动伸屈关节时观察伸展、屈曲角度。肌张力升高时关节伸屈受限，肌张力低下时关节伸屈过度。小于1岁小儿关节伸展度正常标准见表3-4-1。

表 3-4-1　小于1岁正常小儿的关节伸展度

	1～3个月	4～6个月	7～9个月	10～12个月
内收肌角（外展角）	40°～80°	70°～110°	100°～140°	130°～150°
腘窝角	80°～100°	90°～120°	110°～160°	150°～170°
足背屈角	60°～70°	60°～ 70°	60°～70°	60°～70°
足跟耳试验	80°～100°	120°～150°	120°～150°	140°～170°

注：①内收肌角（外展角）：小儿仰卧位，检查者握住小儿膝部，使两下肢伸直，并向外展开，观察两大腿角度。②腘窝角：小儿仰卧位，使一侧下肢屈曲，大腿贴近腹部，伸直膝关节，观察小腿与大腿之间的角度。③足背屈角：检查者用手按压小儿足部，使其尽量向小腿方向背屈，观察足背与小腿之间的角度。④足跟耳试验：小儿仰卧位，检查者拉扯小儿侧足，使其尽量向同侧耳部靠拢，观察足跟、臀部连线与检查台面形成的角度。

小于1岁正常小儿各关节活动范围如表3-4-1所示，若大于表中内收肌角、腘窝角及足跟耳角度，提示肌张力偏低；小于表中所列角度，提示肌张力偏高。足背屈角相反，大于60°～70°为肌张力增高，小于60°～70°为肌张力减低。

2）年龄稍大一些的患儿还可采用的检查方法（修改的 Ashworth 痉挛评定法）

（1）0级　无肌张力的增加。

（2）Ⅰ级　肌张力轻度增加，受累部分被动屈曲时，在关节活动度ROM之末呈现最小的阻力或出现突然卡住和释放。

（3）Ⅰ⁺级　肌张力轻度增加，在ROM后50%范围内出现突然卡住，然后在后50% ROM均呈现最小的阻力。

（4）Ⅱ级　肌张力较明显地增加，通过ROM的大部分肌张力均较明显地增加，但受累部分仍能较易地被移动。

（5）Ⅲ级　肌张力严重增高，被动运动困难。

（6）Ⅳ级　僵直，受累部分被动屈曲时呈现僵直状态而不能动。

3）三种肌张力的检查

静止性肌张力：观察肌肉形态、肌肉硬度、肢体活动度和关节伸展度。姿势性肌张力：利用姿势转换，观察四肢肌张力的变化。运动性肌张力：锥体系损伤时，被动运动各关节，开始抵抗增强然后突然减弱，称为折刀现象；锥体外系损伤时，被动运动时的抵抗始终增强且均一，称为铅管样现象。

4）异常肌张力的几种主要表现

肌张力低下时出现蛙位姿势、W形姿势、对折姿势、倒U形姿势、外翻或内翻扁平足，站立时腰椎前弯，骨盆稳定性差而导致走路左右摇摆似鸭步，翼状肩，膝反张等；肌张力增高时出现头背屈，角弓反张，下肢交叉，尖足，特殊的坐位姿势，非对称性姿势等。

4. 关节活动度的评定

关节活动度（范围）是指关节向各个方向所能活动的幅度。如果是患儿自己活动所

达到的范围称为主动关节活动范围；如果是由检查者活动患儿的关节所达到的范围则称为被动关节活动范围。关节活动度的测量用量角器进行。脑瘫患儿肌肉易发生挛缩，出现关节变形，变形后造成肢体的形态变化，因此要注意测量肢体的长度及肢体的周径。

5. 反射发育评定

1）原始反射

(1) 觅食反射和吸吮反射　未成熟儿反应不完全、无力，新生儿期反射弱或消失应怀疑脑损伤，6个月后仍存在则为异常。脑瘫患儿若以上两种反射存在一年以上，提示摄食障碍。

(2) 握持反射　手握持反射：刺激小儿尺侧手掌可引起小儿手屈曲握物。正常儿持续存在手握持反射的时间为出生后4个月。过强反射或持续存在可见于痉挛性瘫或核黄疸。双侧手握持反射不对称可见于偏瘫、脑外伤。足握持反射：仰卧位触碰婴儿足趾球部可见足趾屈曲。正常儿持续存在足握持反射的时间为出生后10个月，其临床意义同手握持反射。

(3) 拥抱反射　用手将小儿两肩拉起，使头背屈但不离床，突然松手，出现拥抱相：两上肢外展，拇、食指末节屈曲，各指扇形展开，肩和上肢内收，屈曲，呈现连续的拥抱样动作，下肢亦伸展，足趾展开，小儿多有惊吓状。伸展相：两上肢突然向外伸展，迅速落在床上。正常儿出生后3～4个月拥抱反射减弱，6个月消失。肌张力过高或过低或早产儿呈阴性，骨折、神经损伤、偏瘫反应呈不对称性。

(4) 放置反射　一手扶住新生儿一下肢，另一下肢自然垂下，使该垂下足的足背接触检查桌边缘，该足有迈上桌面的动作。然后交替测查另一足。正常儿出生后6个月放置反射减弱、消失。反射减弱、延迟消失或左右不对称有临床意义。

(5) 踏步反射　婴儿躯干在起立位时，使其足底接触检查桌面数次，即可引出自动迈步动作，如果检查者扶着小儿身体顺迈步方向向前，新生儿似能扶着走路。正常儿出生后2个月踏步反射消失。肌张力低下、屈肌占优势时难以引出。

(6) 躯干侧弯反射　小儿呈直立位或俯卧位，用手划小儿侧腰部，可引起躯干向刺激侧弯曲。正常儿出生后3个月躯干侧弯反射消失。持续存在说明有脑损伤，偏瘫时左右不对称，不随意运动型此反射活跃。

2）姿势反射

(1) 非对称性紧张性颈反射　仰卧位使小儿头部转向一侧，可见颜面侧上下肢伸直，后头侧上下肢屈曲。出生后4个月仍存在非对称性紧张性颈反射为异常；过早消失可能有肌张力不全；强反应或持续存在提示存在锥体束或锥体外系病变，可阻碍小儿翻身动作。

(2) 对称性紧张性颈反射　俯卧，头颈尽量前屈和背伸，被动前屈时上肢屈曲，下肢伸展，被动后屈时上肢伸展，下肢屈曲。出生后3个月仍存在对称性紧张性颈反射会影响四点支撑、爬位、站立位时的交互动作。

（3）紧张性迷路反射　头取正中位，上、下肢伸展，仰卧位时头后仰，全身伸肌张力增高，呈“伸展模式”；俯卧位时头前曲，四肢屈曲，全身屈肌张力增高，呈“屈曲模式”。出生 3～4 个月后此反射消失，持续存在可阻碍小儿正常的运动发育。

（4）调正反应　这是小儿头和身体位置在空间发生变化时，小儿头颈、躯干和肢体立即恢复到正常姿势和体位的反应，它包括颈旋转调正反应、迷路、立直反应及躯干调正反应等。脑瘫患儿调正反应缺如或延迟建立。

（5）平衡反应　当身体重心或支持面发生变化时，为了维持平衡所作出的应对反应，平衡反应成为站立和行走的重要条件之一。出生后 6 个月平衡反应开始出现，脑瘫患儿出现延迟或异常。

（6）保护性伸展反射　此反射又称降落伞反射，终生存在。支撑小儿躯体两侧，使头向下由高处接近床面，小儿出现两上肢对床呈支撑反应。6 个月仍未出现此反射常提示为四肢瘫或痴呆，脑瘫患儿此反射的反应模式可表现异常。

（7）背屈反应　患儿呈站立位，检查者两手握患儿腋下，使向后倾斜，头、胸调正，踝关节和足趾背屈。正常儿出生 15～18 个月开始出现，并维持终生，18 个月后仍为阴性反应可能是反射发育迟缓的征象。

3）病理反射

锥体系受到损害时可以诱发病理反射、牵张反射亢进、踝阵挛和联合反应。

4）Vojta 反射

只对 3 岁以内患儿检测，有拉起反射、立位悬垂反射、俯卧位悬垂反射、斜位悬垂反射、Collis 水平反射、倒立位悬垂反射、Collis 垂直反射。

6. 姿势与运动发育评定

1）运动年龄评价

发育落后是脑瘫运动障碍的主要表现之一，正常小儿的运动和姿势发育有一定时间和顺序，脑瘫患儿一般达不到正常小儿发育程度或表现为主动活动减少。运动年龄评价以 0～72 个月的正常儿童动作能力为标准，与脑瘫患儿的动作能力进行比较，用运动指数（MQ）来表示。也可以用经典的 Gesell 婴幼儿发育评定方法，测出发育商数（DQ），用粗大运动的商数与精细运动的商数反映其发育水平。日本学者发表了 MAT 上肢运动发育指数（UMQ）和下肢运动发育指数（LMQ）的评定方法，可较客观地量化评定脑瘫患儿四肢运动功能的状况。常用的有儿童上肢功能评定量表和儿童下肢功能评定量表，具体分别见表 3-4-2 和表 3-4-3。

表 3-4-2　儿童上肢功能评定量表

年　龄	检 查 项 目
4 个月	握哗啦棒
7 个月	握 2.5 cm^3 木块；用拇指移动 2.5 cm^3 木块；用其他手指移动 2.5 cm^3 木块
10 个月	用拇指与另一手指准确捏起直径为 0.6 cm 的串珠

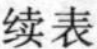
续表

年　龄	检 查 项 目
12 个月	捏起串珠放入 5 cm 口径瓶内，垒积 3.7 cm^3 木块(2 个)
18 个月	垒积 3.7 cm^3 木块(3 个)
21 个月	垒积 3.7 cm^3 木块(5 个)
2 岁	垒积 3.7 cm^3 木块(6 个)；翻书页(6 页中的 4 页)；穿直径 1.2 cm 的串珠
2 岁半	垒积 3.7 cm^3 木块(8 个)；手握蜡笔画画
3 岁	垒积 3.7 cm^3 木块(9 个)；将珠子放入 5 cm 口径的瓶中(10 个，30 s)
4 岁	将串珠放入瓶中(10 个，25 s)
	用铅笔画圈
	依次按 3 个排成品字形的电钮(利手 10 s 内共 9 次)
	依次按 3 个排成品字形的电钮(非利手 10 s 内共 8 次)
	用镊子夹插 45 根木钉子(180 s)(木钉长 4 cm，直径 2 mm)
5 岁	用铅笔画四角形；将串珠放入瓶中(10 个，20 s)
5 岁半	缠线(20 s)
	用镊子夹插 45 根木钉子(140 s)
	用镊子夹插 5 根木钉子(60 s)
	依次按 3 个排成品字形的电钮(利手 10 s 内共 10 次)
	依次按 3 个排成品字形的电钮(非利手 10 s 内共 9 次)
	依次按一字形排列的 2 个的电钮(10 s 内共 6 次)
	依次按垂直排列的 2 个电钮(10 s 内 6 次)
	拧大螺丝(利手 55 s)
	拧大螺丝(非利手 60 s)
6 岁	用铅笔画五角星
	缠线(15 s)(轴 2.5 cm，线长 180 cm)
	用镊子夹插 5 根木钉子(35 s)
	用镊子夹插 45 根木钉子(130 s)
	依次按 3 个排成品字形的电钮(利手 10 s 内共 11 次)
	依次按 3 个排成品字形的电钮(非利手 10 s 内共 10 次)
	依次按一字形排列的 2 个的电钮(10 s 内共 8 次)
	依次按垂直排列的 2 个电钮(10 s 内 7 次)
	拧大螺丝(利手 50 s)
	拧大螺丝(非利手 55 s)

表 3-4-3 儿童下肢功能评定量表

月 龄	检查项目	月龄累加值
4	坐(依靠着)	2
	头不动	2
7	坐(不依靠 1 min)	3
10	翻身(向两侧)	1
	扶东西站立(30 s)	1
	爬行(也可蹭行,1 min 爬 1.8 m 以上)	1
12	匍匐爬行,上、下肢左右交替(15 s 爬 1.8 m 以上)	1
	扶东西站起,按原样扶东西站立的姿势	1
15	迈步(走 6 步),站着停止	3
18	跑步(15 m)	1
	上下楼梯(用什么方法都可以)	1
	坐在有扶手的椅子上	1
21	走着下楼梯(支撑平衡)	1.5
	走着上楼梯(双手或单手扶着扶手)	1.5
24	快跑(15 m,不跌倒)	1.5
	走着下楼梯(双手或单手扶着扶手)	1.5
30	两脚同时原地跳跃	6
36	两脚交替上下楼梯(不用辅助,6 阶)	3
	从 15 cm 台阶跳下,两脚一致保持平衡	3
42	单脚站立(2 s,只能做一侧也可以)	3
48	跑步跳远(30 cm)	3
	原地跳远(15 cm)	3
54	单脚跳(向前方 4 次),只能做一侧也可以	6
60	交替单脚跳(跳着走)(3 m)	2
	单脚站立(8 s),只能做一侧也可以	2
	在宽 2.5 cm 的画线上行走(3 m)	2
72	从 30 cm 台阶上跳下	6
	闭目单脚站立,原地与另一脚交替	6

2）姿势评定

(1) 仰卧位　膝、髋关节屈曲,双上肢交叉,双手置于对侧肩;膝、髋关节屈曲,头上抬,然后依次伸展左腿和右腿。

(2) 俯卧位　双上肢伸展置于头两侧，头中立位上抬；双下肢伸展，双上肢手心向下置身体两侧，然后依次右膝屈曲，髋伸展，左膝屈曲，髋伸展；肘支撑，躯干伸直头上抬；手支撑，肘关节、髋关节伸展。

(3) 坐位　髋关节屈曲45°外旋，双足底相对而坐；双膝伸展、双髋关节屈曲90°～100°；坐于台上，双下肢自然下垂，双膝交替伸展。

(4) 跪立位　背部、颈部伸展呈膝手位，双手双膝负重；单膝跪位，重心左右移动。

(5) 蹲位　双足平放，头颈躯干保持一条直线。

(6) 立位步行　取立位姿势，一侧腿迈出，骨盆躯干前倾，重心前移，双下肢伸展，左腿向前迈出、右腿向前迈出；一侧脚平放，同侧膝伸展负重，另一侧下肢上抬；一侧下肢前方迈出，足跟着地，另一侧下肢伸展外旋。

姿势控制评定标准如下。

0级：在被动运动的情况下也不能完成规定的体位。

1级：被动运动可做到规定体位，但不能保持。

2级：被动运动稍可维持规定体位。

3级：无外力帮助勉强可完成规定体位。

4级：用近似正常运动模式完成并维持规定体位。

5级：正常。

3) 粗大运动功能评定

粗大运动功能测试量表(gross motor function measure，GMFM)由Russell等人编制出版，主要用于测量脑瘫患儿的粗大功能运动状况随时间或由于干预而出现的运动功能改变。GMFM是目前脑瘫患儿粗大运动评估中使用最广泛的量表。GMFM量表目前通用的有88项和66项两个版本。发表于1988年的GMFM量表共计88个评估项目，每项采用4级评分法。88个项目分为五个功能区：A区躺和翻身(17项)，B区坐(20项)，C区爬和跪(14项)，D区站(13项)，E区走、跑和跳(24项)。评估结果包括各个功能区的原始分、百分比以及总百分比。GMFM 88项版本的五个功能区可以独自或组合进行评估。2000年Russell等对GMFM量表进行了信度和效度分析，删除了88个项目中的22个项目而成为GMFM 66项版本。由于GMFM 66项版本不能对五个功能区进行分区或组合评估，所以目前GMFM 88项版本依然得到广泛使用，见表3-4-4。

表3-4-4　粗大运动功能测试量表(GMFM)

体位	项　目	得分			
仰卧	1. 头在中线位，双手对称于身体两侧，转动头部	0	1	2	3
	2. 把手放在中线位，双手合拢	0	1	2	3
	3. 抬头至45°	0	1	2	3
	4. 屈曲右侧髋、膝关节	0	1	2	3
	5. 屈曲左侧髋、膝关节	0	1	2	3

续表

体位	项目	得分			
仰卧	6. 伸出右手，越过中线	0	1	2	3
	7. 伸出左手，越过中线	0	1	2	3
	8. 从右侧翻身到俯卧位	0	1	2	3
	9. 从左侧翻身到俯卧位	0	1	2	3
	总分				
俯卧	10. 抬头向上	0	1	2	3
	11. 直臂支撑，抬头，抬起胸部	0	1	2	3
	12. 右前臂支撑，左臂伸直向前	0	1	2	3
	13. 左前臂支撑，右臂伸直向前	0	1	2	3
	14. 从右侧翻身到仰卧位	0	1	2	3
	15. 从左侧翻身到仰卧位	0	1	2	3
	16. 用上肢向右水平转动 90°	0	1	2	3
	17. 用上肢向左水平转动 90°	0	1	2	3
	总分				
坐位	18. 抓住双手，从仰卧位到坐位，头与身体呈直线	0	1	2	3
	19. 向右侧翻身到坐位	0	1	2	3
	20. 向左侧翻身到坐位	0	1	2	3
	21. 检查者支撑背部，保持头直立 3 s	0	1	2	3
	22. 检查者支撑背部，保持头直立在中线位 10 s	0	1	2	3
	23. 双臂撑地坐，保持 5 s	0	1	2	3
	24. 双臂游离坐，保持 3 s	0	1	2	3
	25. 前倾，拾起玩具后恢复坐位，不用手支撑	0	1	2	3
	26. 触到放在右后方 45°的玩具后恢复坐位	0	1	2	3
	27. 触到放在左后方 45°的玩具后恢复坐位	0	1	2	3
	28. 右侧坐，双臂游离，保持 5 s	0	1	2	3
	29. 左侧坐，双臂游离，保持 5 s	0	1	2	3
	30. 从坐位慢慢回到俯卧位	0	1	2	3
	31. 从坐位向右侧转动到四点跪位	0	1	2	3
	32. 从坐位向左侧转动到四点跪位	0	1	2	3
	33. 不用双臂协助，向左或向右水平转动 90°	0	1	2	3
	34. 坐在小凳上，不需任何帮助，保持 10 s	0	1	2	3
	35. 从站位到坐在小凳上	0	1	2	3
	36. 从地上坐到小凳上	0	2	3	
	37. 从地上坐到高凳上	0	1	2	3
	总分				

续表

体位	项　目	得分			
爬和跪	38.俯卧位,向前爬行 2 m	0	1	2	3
	39.手膝负重,保持四点跪位 10 s	0	1	2	3
	40.从四点跪位到坐位,不用手协助	0	1	2	3
	41.从俯卧位到四点跪位,手膝负重	0	1	2	3
	42.四点跪位,右臂前伸,手比肩高	0	1	2	3
	43.四点跪位,左臂前伸,手比肩高	0	1	2	3
	44.爬行或拖行 2 m	0	1	2	3
	45.交替爬行 2 m	0	1	2	3
	46.用手和膝(或脚)爬上 4 级台阶	0	1	2	3
	47.用手和膝(或脚)后退爬下 4 级台阶	0	1	2	3
	48.用手臂协助从坐位到直跪,双手放开,保持 10 s	0	1	2	3
	49.用手协助从直跪到右膝半跪,双手放开,保持 10 s	0	1	2	3
	50.双手协助从直跪到左膝半跪,双手放开,保持 10 s	0	1	2	3
	51.双膝行走 10 步,双手游离	0	1	2	3
	52.从地上扶着高凳站起	0	1	2	3
	总分				
站位	53.站立,双手游离 3 s	0	1	2	3
	54.一手扶着高凳,抬起右脚 3 s	0	1	2	3
	55.一手扶着高凳,抬起左脚 3 s	0	1	2	3
	56.站立,双手游离 20 s	0	1	2	3
	57.站立,双手游离,抬起右脚 10 s	0	1	2	3
	58.站立,双手游离,抬起左脚 10 s	0	1	2	3
	59.从坐在小凳上到站起,不用手协助	0	1	2	3
	60.从直跪通过右膝半跪到站立,不用手协助	0	1	2	3
	61.从直跪通过左膝半跪到站立,不用手协助	0	1	2	3
	62.从站立慢慢坐回到地上,不用手协助	0	1	2	3
	63.从站立位蹲下,不用手协助	0	1	2	3
	64.从地上拾起物品后恢复站立	0	1	2	3
	总分				

续表

体位	项目	得分			
走、跑、跳	65. 双手扶着高凳，向右侧行 5 步	0	1	2	3
	66. 双手扶着高凳，向左侧行 5 步	0	1	2	3
	67. 双手扶持，前行 10 步	0	1	2	3
	68. 单手扶持，前行 10 步	0	1	2	3
	69. 不用扶持，前行 10 步	0	1	2	3
	70. 前行 10 步，停下，转身 180°，走回	0	1	2	3
	71. 退行 10 步	0	1	2	3
	72. 双手携带物品，前行 10 步	0	1	2	3
	73. 在 20 cm 宽的平行线中连续行走 10 步	0	1	2	3
	74. 在 2 cm 宽的直线连续行走 10 步	0	1	2	3
	75. 右脚先行，跨过平膝高的障碍	0	1	2	3
	76. 左脚先行，跨过平膝高的障碍	0	1	2	3
	77. 向前跑 5 m，停下，跑回	0	1	2	3
	78. 右脚踢球	0	1	2	3
	79. 左脚踢球	0	1	2	3
	80. 双脚同时原地跳 5 cm 高	0	1	2	3
	81. 双脚同时向前跳 30 cm 高	0	1	2	3
	82. 在直径 60 cm 圆圈内，右脚跳 10 次	0	1	2	3
	83. 在直径 60 cm 圆圈内，左脚跳 10 次	0	1	2	3
	84. 单手扶持，上 4 级台阶，一步一级	0	1	2	3
	85. 单手扶持，下 4 级台阶，一步一级	0	1	2	3
	86. 不用扶持，上 4 级台阶，一步一级	0	1	2	3
	87. 不用扶持，下 4 级台阶，一步一级	0	1	2	3
	88. 双脚同时，从 15 cm 高的台阶跳下	0	1	2	3
		总分			

4）协调功能与精细动作评定

通过对患儿协调功能及精细动作的评定可了解四肢的共济活动、协调能力及手指基本功能状况。客观检查有以下几种方法。

(1) 鼻-指-鼻试验　患儿与检查者对坐，用食指触自己鼻，然后触检查者之指，再触自己鼻。

(2) 指-鼻试验　小儿在任何体位将臂伸直再用食指触鼻尖。有共济失调时难以准确完成。

(3) 对指试验　任何体位患者用拇指与其余指依次对指，有共济失调时难以准确完成。

(4) 轮臂动作　快速，反复做前臂的旋前、旋后动作，有共济失调时难以准确完成。

(5) 跟膝胫试验　患儿平卧，抬高一腿，将足跟准确地落在另一膝盖上，然后沿胫骨向下移动。

(6) 闭目难立征　双臂前伸，指分开，先睁眼后闭眼，有震颤、舞蹈、手足徐动时以上检查均完成不好。

7. 日常生活活动能力评定

日常生活活动(ADL)能力是指人为了独立生活而必须掌握的共同的每日反复进行的一系列身体动作。目前常用的量表包括9个部分(个人卫生动作、进食、更衣动作、排便动作、器具使用、认识交流动作、床上运动、转移动作、步行动作)，50项。根据患儿障碍和困难程度，在各项中确定相应训练项目，对其进行初、中、末期评估记分。训练效果＝(末期估分－初期估分)×100％。训练效果大于15％为显效。训练效果大于1％～14％为有效。训练效果无提高为无效。表3-4-5较全面地反映了脑瘫患儿治疗前后粗大动作、精细动作、手眼协调动作、肌力及肌张力的情况。

表3-4-5　脑瘫患儿日常生活活动能力评定表

动　作	得分(年月日)	动　作	得分(年月日)
一、个人卫生动作		3.穿上衣	
1.洗脸、洗手		4.穿裤子	
2.刷牙		5.穿脱袜子	
3.梳头		6.穿脱鞋	
4.使用手绢		7.系鞋带、扣子、拉链	
5.洗脚		四、排便动作	
二、进食		1.能控制大小便	
1.奶瓶吸吮		2.小便自我处理	
2.用手进行		3.大便自我处理	
3.用吸管吸引		五、器具使用	
4.用勺叉进食		1.电器插销使用	
5.端碗		2.电器开关使用	
6.用茶杯饮水		3.开、关水龙头	
7.水果削皮		4.剪刀的使用	
三、更衣动作		六、认识交流动作	
1.脱上衣		(7岁后)	
2.脱裤子		1.书写	

续表

动　　作	得分(年月日)	动　　作	得分(年月日)
2.与人交谈		九、步行动作(包括辅助器)	
3.翻书页		1.扶站	
4.注意力集中		2.扶物或步行器行走	
(7岁前)		3.独站	
1.大小便会示意		4.单脚站	
2.会招手打招呼		5.独自行5 m	
3.能简单回答问题		6.蹲起	
4.能表达意愿		7.能上下台阶	
七、床上运动		8.独行5 m以上	
1.翻身		总分	
2.仰卧位↔坐位		检查者签名	
3.坐位↔膝立位		评分标准:50项	满分100分
4.独立坐位		能独立完成	每项2分
5.爬		能独立完成,但时间较长	每项1.5分
6.物品料理		能完成,但需辅助	每项1分
八、转移动作		2项中完成1项或即便辅助	每项1分
1.床↔轮椅或步行器		也很困难	
2.轮椅↔椅子或便器		不能完成	每项0分
3.操作手闸		轻度障碍	75~100分
4.乘轮椅开关门		中度障碍	50~74分
5.移动前进轮椅		重度障碍	0~49分
6.移动后退轮椅			

8. 功能独立性评定

功能独立检查(functional independent measure,FIM)儿童用量表(Wee FIM)包括18个项目并组成6个维度:自理、括约肌控制、移动、行走、交流和社会认知。其中:自理、括约肌控制、移动和行走组成运动分组;交流和社会认知组成认知分组。功能独立检查量表着重残疾儿童在基本生活时所要求支持的量,并以此反映个体功能独立水平。研究表明,功能独立检查能反映脑瘫儿童的残疾水平,同时,对日常生活活动受影响的方面和需要照顾的量作出分析。该量表不仅针对日常生活活动能力,而且作为医疗康复残疾状况评估的基本测量工具,对今后医疗康复过程中的功能测量和评估具有重要意义。

9. 感知认知评定

脑瘫虽以运动障碍为主,但运动障碍与感知认知障碍密切相关。根据儿童发育不同阶段的关键年龄所应具备的感知、认知标准,参考应用各种量表。

10. 言语功能评定

脑瘫患儿的言语功能障碍主要为言语发育迟缓和运动性构音障碍。痉挛型双瘫患儿听理解与口语表达一致,痉挛型四肢瘫和不随意运动型脑瘫患儿听理解与口语表达发育分离,理解明显好于表达。不随意运动型、共济失调型和痉挛型四肢瘫患儿构音障碍突出。偏瘫患儿较少发生言语问题。

11. 特殊感觉障碍评定

视觉障碍的评定可以粗略检查是否有斜视、弱视、散光、视神经萎缩等;听觉障碍的评定可利用视听反射了解患者听觉、听力等是否有问题;触觉障碍的评定可触摸患者身体某些部位(如口唇、手掌等)以了解患者反应是否过敏或迟钝。

第三节 康复治疗

康复治疗可最大限度地改善患儿的运动功能,提高生活自理、言语认知能力,为将来生活自理和接受正常教育或特殊教育、参与社会活动奠定基础。

一、康复治疗的原则

(1) 早期治疗:婴儿运动系统正处发育阶段,早期治疗容易取得较好疗效。

(2) 采取综合治疗手段:除针对运动障碍外,还应同时控制其癫痫发作,以阻止脑损伤加重;对同时存在的其他障碍也需同时治疗。

(3) 医师指导和家庭训练相结合:这样能保证患儿得到持之以恒的正确治疗。

二、主要治疗措施

(一) 物理疗法

物理疗法(physical therapy,PT)是针对各种运动障碍和异常姿势所进行的物理学手段治疗方法,包括运动疗法和物理因子疗法。

1. 运动疗法

以徒手或借助器械对脑瘫患儿进行各种运动训练,使患儿局部或整体功能改善,达到预防、治疗疾病的目的。目前较常用的方法有 Bobath 法、Vojta 法、上田正法。

1) Bobath 法

Bobath 法是神经发育学疗法之一,是由英国学者 Berta Bobath 和她的丈夫 Karel Bobath 共同创建的治疗脑性瘫痪的理论与方法,是当代治疗小儿脑瘫康复的主要手段之一,在世界范围内广泛应用。人们认为,脑瘫儿的运动障碍主要是脑受损后原始反射持续存在和肌张力改变造成的异常姿势和原始运动模式主导其整体运动,从而妨碍了正常的随意运动。Bobath 法的做法是，采用恰当的刺激，抑制异常姿势反射和异常运动模式，利用正常的自发性姿势反射、平衡反射等调节肌张力，使患儿体验正常的姿势与运动感觉，从而改善异常运动的控制力，诱发正确的动作。

(1) 基本治疗原则　抑制异常姿势和异常运动模式，特别是对异常紧张性姿势反射的抑制；促进正常姿势和正常运动模式的形成，特别是对立直反射和平衡反射的促进。对痉挛型脑瘫主要是缓解肌肉紧张和僵硬，使患儿躯干充分伸展，避免痉挛姿势的运动，尽早诱导出正常运动模式；不随意运动型脑瘫主要是抑制上部躯干肌紧张，对短缩肌进行牵伸性训练，促进抗重力姿势的稳定性和动态平衡，对徐动的上肢可进行调节训练。

(2) 基本治疗方法：

① 关键点调节法　关键点调节法是指训练师在患儿身上的特定部位进行操作以纠正或减轻患儿的异常姿势、促进正常姿势的手法。Bobath 把这个特定部位称为关键点。效果最好的关键点在身体的近位端，主要关键点有头部、肩部、肘关节、腕关节、躯干、骨盆、髋关节、膝关节、足踝关节。

② 姿势反射促进手法　促进姿势反射对于实现人的基本运动、再现正常姿势反射具有重要作用，临床上最常用的方法是从头部操作的颈立直反射促进手法。

③ 叩击法　叩击法是对浅表感受器及固有感受器的刺激手法。其目的是为了提高患儿某一部位肌肉的肌张力。

(3) Bobath 法的临床应用：

① 头部控制训练　头部的控制运动是运动发育中最早完成的运动，不能控制头部是难以完成其他运动的。因此应抑制头背屈、促进脊柱伸展、促进肘支撑、促进抬头、促进头部活动及抵抗重力。

② 翻身训练　翻身训练可抑制紧张性颈反射，可抑制紧张性迷路反射，可促进手口足协调，可促进被动翻身与躯干回旋运动，可促进侧卧单肘支撑。

③ 坐位训练　坐位训练可促进单臂支撑能力，促进坐位平衡反应及脊柱伸展。

④ 爬位训练　爬位训练可促进两手支撑、下肢交互运动等。

⑤ 站立位训练　站立位训练可抑制膝过度屈曲或反张、尖足交叉等异常姿势。

⑥ 步行训练　在单腿站立条件下行双腿交替运动训练。

(4) 常见类型脑瘫患儿的运动训练：

① 痉挛型脑瘫运动疗法　此疗法包括：抑制上肢的内收内旋、拇指内收、握拳、屈肘、肩关节后撤，保持良好的体位和姿势训练；抑制下肢的内收交叉、屈膝屈髋、尖足、足内外翻训练；改善关节活动度、稳定性、协调性训练；增强体轴性旋转能力和体干的活动能力训练；坐位及坐位平衡训练；爬行训练；步行训练。

② 不随意运动型脑瘫运动疗法　此疗法包括：对比较固定的异常姿势进行破坏的训练，以矫正患儿骨盆及下肢的不对称姿势、患儿躯干的过伸展和上肢的异常姿势；抬头及头颈部稳定性训练；提高两上肢分离能力、选择性能力和两手的正常感觉训练；提

高骨盆带及两下肢的稳定性训练，以增强腰背肌力，建立平衡功能。对于下肢内收交叉、尖足的患儿，必须先纠正内收交叉和尖足，才能练习独站和行走。

③ 肌张力低下型脑瘫的运动疗法　此疗法的目的在于促进患儿出现自发活动。此疗法主要采用特殊的操作手法，以提高肌力、增强肌容积、抑制背伸肌紧张、控制角弓反张、稳定肌张力。

(5) 婴幼儿强调使用以下七种训练模式：

① 整个机体的伸展模式见图 3-4-6。

② 竖头以抵抗重力模式见图 3-4-7。

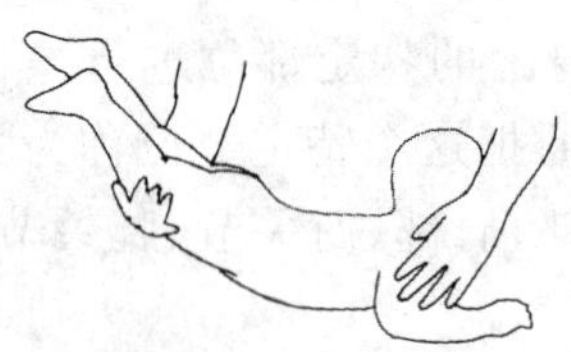

图 3-4-6　伸展模式

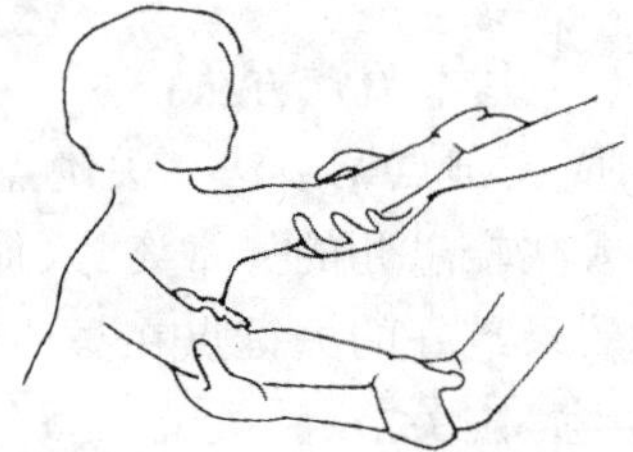

图 3-4-7　竖头以抵抗重力模式

③ 对称性姿势模式见图 3-4-8。

④ 保护性伸展模式见图 3-4-9。

⑤ 伸腿坐模式见图 3-4-10。

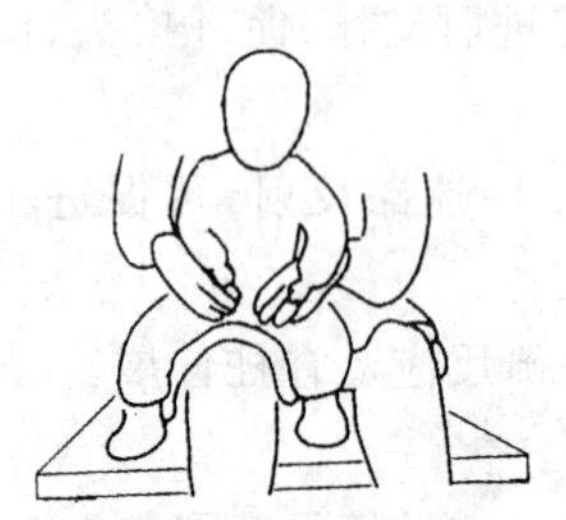

图 3-4-8　对称性姿势模式

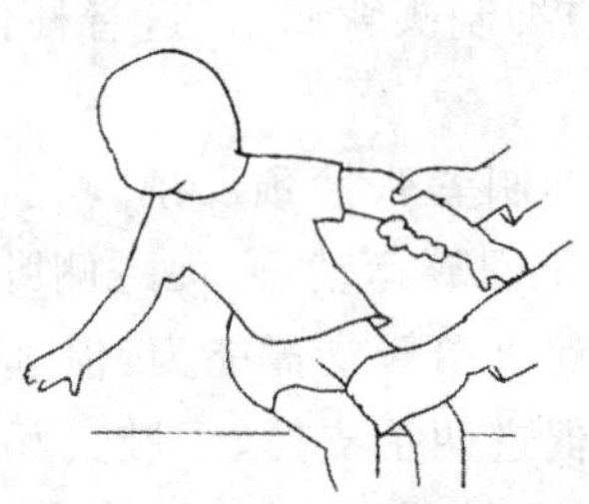

图 3-4-9　保护性伸展模式

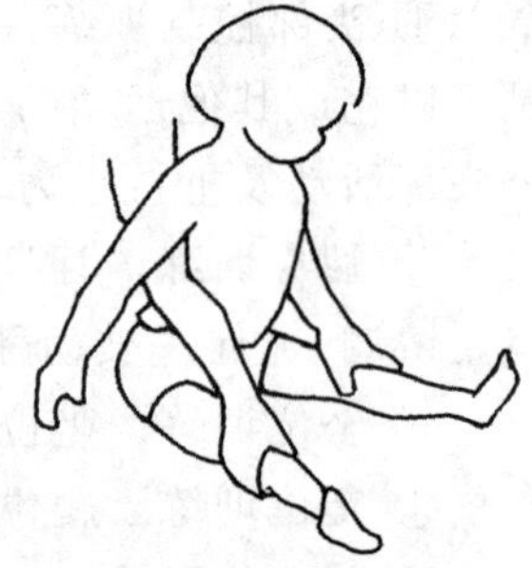

图 3-4-10　伸腿坐模式

⑥ 以躯干为轴心的旋转模式见图 3-4-11。

⑦ 平衡反应模式见图 3-4-12。

2) Vojta 疗法

Vojta 疗法又称诱导疗法，是神经发育学疗法之一，由德国学者、神经病学博士 Vojta 创建。此方法通过对身体一定部位(诱发带)进行压迫，诱导产生全身性、协调化的反射性移动运动，促进和改善患儿的运动功能，最终达到反射运动变为主动运动的目的。

Vojta 疗法包括反射性俯爬与反射性翻身两种移动运动。这两种移动运动是人类

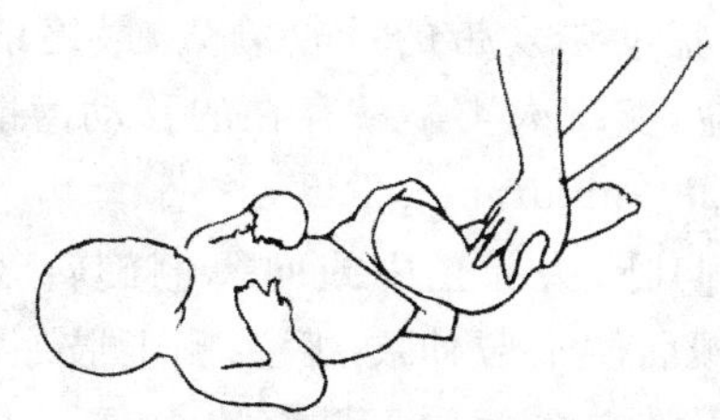

图 3-4-11 以躯干为轴心的旋转模式

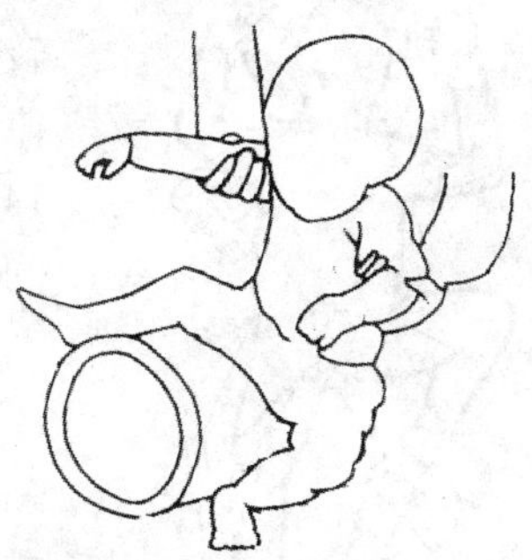

图 3-4-12 平衡反应模式

最原始、最基本的全身移动形式。在治疗时为了激活这种功能，Vojta 运用一定的手法在患儿特定部位的诱发带上给予刺激，诱导出移动运动。以下分别介绍这两种移动运动。

(1) 反射性俯爬(reflex kriechen，RK) 这是在俯卧位姿势下，促进患儿头部回旋、头部上抬、肘支撑、手支撑、膝支撑等机能，以及促进患儿出现爬行移动的刺激手法。

① 出发姿势(图 3-4-13) 小儿取俯卧位，头颈躯干在一条直线上，颜面向一侧旋转 30°，头略前屈，前额抵床，颈部伸展，肩胛部、髋部与床面平行。颜面侧上肢：肩关节外旋上举 110°～135°，肘关节屈曲 40°，手在肩的延长线上，手指半张开。后头侧上肢：肩关节内收内旋，位于躯干一侧，肘关节伸展，前臂内旋，手指呈自然的半伸展状态。颜面侧下肢与后头侧下肢：髋关节外展、外旋 30°，膝关节屈曲 40°，踝关节取中间位，足跟在坐骨结节的延长线上。

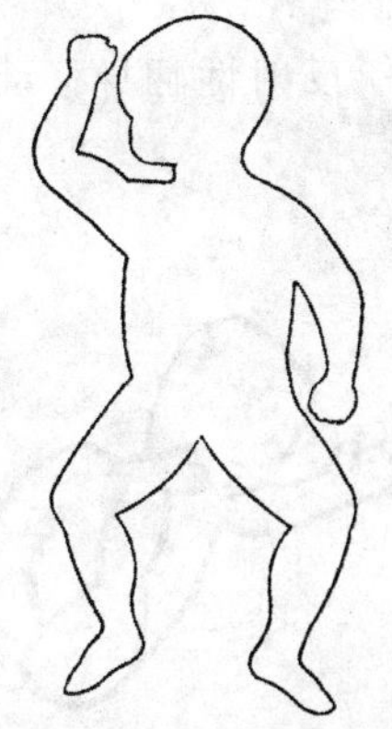

图 3-4-13 反射性俯爬出发姿势

②主诱发带 主诱发带分布在四肢远端，具体为颜面侧上肢肱骨内上髁、颜面侧下肢股骨内侧髁、后头侧上肢前臂桡骨茎突上 1 cm 处、后头侧下肢跟骨。

③ 辅助诱发带 使用辅助诱发带的目的是促进肌肉收缩活动增加，对移动运动给予抵抗，调节运动方向，加强肌肉持续性收缩。在利用主诱发带刺激后出现反应时，才可以使用辅助诱发带。辅助诱发带分布在躯干伸肌群部位，共有 5 处，具体为肩胛骨内缘下 1/3 处、颜面侧髂前上棘、后头侧臀中肌处、后头侧肩峰、后头侧肩胛骨下角下 7～8 肋间。

④ 反射性俯爬移动运动标准反应模式 在主诱发带与辅助诱发带上压迫出现的反应是典型的爬行动作。从出发姿势开始，颜面侧的上肢，由于肩胛内收，肩关节向后移位，因而肩关节后伸并抬高。后头侧的上肢，因斜方肌上部、三角肌与前锯肌作用，肩胛在水平位出现上举，使后头侧上肢向前、小指伸展、拇指外展，形成向前的移动运动。后头侧上肢伸展，使头向另一侧旋转，颜面侧下肢屈髋、屈膝 90°、骨盆抬高，下肢向前移

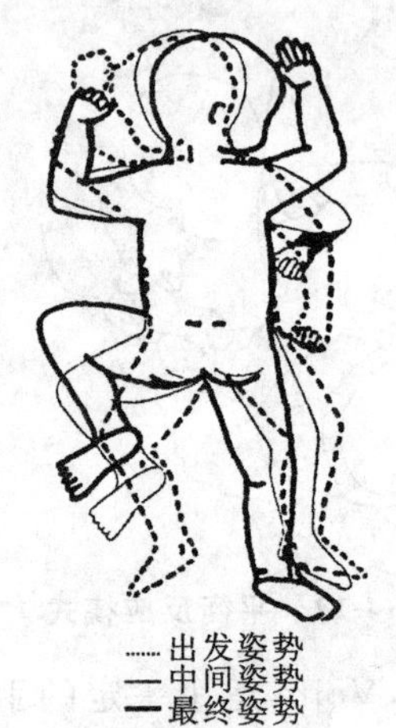

图 3-4-14 反射性俯爬移动标准反应模式

动。这种颜面侧上肢向后，后头侧上肢向前，头向对侧旋转，颜面侧下肢屈曲，后头侧下肢伸展的移动运动反复有规律地出现，就是反射性俯爬移动标准的反应模式（图 3-4-14）。通过对主诱发带与辅助诱发带的反复刺激，最终的目的就是要诱导出这种反应，实现人类早就存在的移动潜能。

（2）反射性翻身（reflex umdrehen，RU）：

① 出发姿势　患者仰卧，头部正中或向一侧旋转 30°，颈部伸展、头部略前屈，颜面侧上肢伸展、后头侧上肢屈曲，或者两侧上肢呈自由伸展姿势。两侧下肢轻度外展、外旋、髋关节与膝关节呈轻度屈曲状态，头部、颈部、躯干成一条直线。

② 主诱发带　主诱发带在颜面侧胸部、乳线（锁骨中线）上，膈肌附着处附近，约相当于在小儿乳头下两横指与乳头外侧一横指交点处。可以上、下、左、右移动 1 cm。

③ 辅助诱发带　辅助诱发带在后头侧肩峰、下颌骨。可在辅助诱发带向颜面方向给予压迫。

④ 反射性翻身移动标准反应模式（图 3-4-15）　这是典型的翻身动作。从出发姿

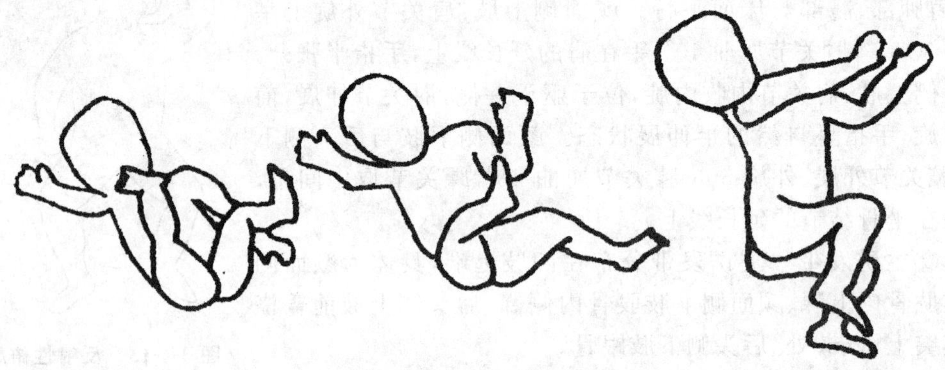
图 3-4-15 反射性翻身移动标准反应模式

势开始，训练师一手将患儿头部向右侧旋转 30°（以右侧为例），一手在右侧胸部主诱发带上向脊柱方向进行压迫，使脊柱向左侧突出，由此使右肋弓部与左髂前上棘间的距离缩短，使左肋弓部与右髂前上棘间的距离加大，从而使腹肌（左侧腹外斜肌，右侧腹内斜肌）收缩、骨盆向左侧旋转、双下肢屈曲、颜面侧骨盆抬高并向左侧旋转、左下肢伸展、右下肢屈曲。右上肢伸展、肩关节水平内收越过胸部翻向左侧、头部与躯干一起向左侧旋转成左侧卧位，完成翻身的移动运动。

3）上田正法

上田正法是由日本的一位小儿外科医生上田正于 1988 年创立的一种治疗小儿脑瘫的手法。该法是在长期临床实践中产生的疗法，对重度脑性瘫痪缓解痉挛效果特别

明显。其机制有待进一步研究。上田正赞同“中枢是末梢的奴隶”的观点，认为可能是末梢(手足)的过分紧张造成了异常姿势，认为解除四肢、躯干的过度紧张，异常姿势便会消失。上田正法由五种基本手技和四种辅助手技组成。

五种基本手技：颈部法、肩-骨盆法、肩胛带法、上肢法、下肢法。四种辅助手技：颈部第一法、骨盆带法、下肢第二法、上下对角线法。此法尤其适用于痉挛型较重患儿，可上、下肢同时治疗，减少治疗时间，减轻患儿因治疗时间过长而产生的恐惧感和不合作程度。

2. 物理因子疗法

(1) 水疗法　利用水的物理特性进行康复训练的方法称为水疗法。水的浮力、水波的冲击、水温的刺激，可以使患儿肌肉松弛，痉挛缓解，关节活动改善，从而使患儿能够在水中比较容易地自我控制，调整姿势以完成各种正常姿势和运动。水的压力还可以促进血液循环，促进胸腹的运动使呼吸加快，呼吸功能改善。呼吸循环功能的改善可以增强患儿的抵抗力，促进神经系统的发育。

(2) 电疗法、超声波疗法　此法运用经络导平仪、神经肌肉电刺激、肌电生物反馈等。

(3) 传导热疗法　此法常用石蜡、水、泥、蒸汽以及化学热袋等。此法具有改善血液循环、缓解肌肉紧张等作用。

(4) 高压氧疗法　通过提高血氧分压、提高组织氧储备，从而可对血液黏度和内分泌系统产生影响而起到辅助治疗作用。

(二) 作业疗法

作业疗法(occupational therapy，OT)是有目的、有计划、有针对性地从患儿日常生活、学习、劳动、认知等活动中，选择一些作业，对患儿进行训练，以缓解症状和改善功能的一种方法。脑瘫患儿的日常生活活动自理是作业疗法的最终目的。促进运动发育和上肢功能，以及进行感觉、知觉和认知功能改善训练，必须和日常生活活动训练结合进行，以提高日常生活活动能力(ADL)和社会适应能力。

1. 促进上肢功能

先训练上肢负重和手支撑，然后练习手臂伸向不同方向，具体如下。

(1) 患儿俯卧位，双上肢支撑身体上部躯干，肩、肘关节充分伸展，训练抬头。

(2) 治疗师仰卧位，患儿俯卧其身上，让患儿一只手向前伸去触摸治疗师的脸部，另一只手支撑身体上部重量。

(3) 患儿取坐位，治疗师双腿固定其下肢伸直、分开、外旋，将其上肢上抬，双手放于耳部，手指张开摸自己的五官，并交替进行训练。

(4) 患儿取坐位或站位，在身体前后、左右、上下等处放置颜色鲜艳的玩具，引导患儿运动手臂去抓玩具。

2. 促进手功能

手功能的发育由握到伸，从笨拙到灵巧。训练必须按其规律进行。

(1) 玩具的抓握与放下:诱导患儿手张开,帮助他抓握感觉较强的小玩具。

(2) 患儿的手抓住玩具后,有时会越抓越紧,很难放开,治疗师将患儿的手抬高至头上,使肘关节伸展,腕关节掌曲。

(3) 治疗师用言语提示患儿手张开,让患儿把玩具交到治疗师手上。

(4) 双手动作的协调性训练:让患儿学习拍手的动作。

(5) 投掷与打击动作的训练:让患儿投掷沙包,用小木槌敲击木琴、蹦跳玩具等。

(6) 眼手协调性训练:搭积木、插插板、套圈圈等游戏可训练眼手协调性,较大的患儿可以学习串珠、拧螺丝等活动。

3. 促进感觉知觉运动功能

以运动障碍为主要症状的患儿,因为缺乏感觉与运动的协调活动,多数不能自由地在空间活动。针对感知觉障碍患儿的特点,以感觉统合理论为理念,通过一系列器具游戏来弥补患儿所缺乏的感觉体验、运动协调、结构和空间知觉、身体平衡、听觉、触觉等方面的不足,对于扩大患儿感知觉运动的领域,改善包括视觉、听觉、运动觉在内的身体部位和形象的认识,促进表面感觉和深部感觉的发育,正确判断方向、距离、位置关系等都十分重要。

4. 促进日常生活活动能力

作业疗法的最终目的是达到患儿的生活自理。

(1) 进食训练　先要了解患儿的实际能力,找出其进食困难的原因,然后给予适当的帮助。

① 辅助进食　吞咽差的患儿,首先要控制下颌,可以用拇指、食指、中指在其下巴前、下部施加压力,尤以中指置于下巴上最为重要,可改善吸吮-吞咽反射,使吞咽趋于正常。嘴巴张开正常流口水的孩子,可将手指放在其鼻唇之间施以压力,日久患儿会自己闭口和吞咽。每次进食前用食指和中指沿着患儿的口唇周围及面颊进行连续的环状敲击和按摩约 10 min,也有助于患儿的饮食和吞咽。

② 奶瓶喂食　把身体过度伸展的孩子抱在怀里,使其头前屈、肩内收、躯干前倾。两手放在中位线,最好抱住奶瓶,奶嘴孔加大,流质饮食宜稍稠厚。

③ 汤匙喂食　会坐的患儿可让其跨坐在治疗师大腿上或坐在婴儿椅上,髋关节屈曲并控制其肩部,汤匙从正前下方喂入。

④ 独立进食　让患儿坐合适的桌椅。对于没有抓握能力的患儿可用万能胶带将勺子固定在手上,治疗师帮助患儿运动手臂将食物送入口中。抓握能力较差的患儿可采用较长较粗把柄的勺子;前臂运动障碍的患儿可选用弯把柄勺子,自己将食物送入口中。

⑤ 喝水　将塑料杯外缘作一切口,可控制杯体倾斜度,并避免患儿喝水时头太后仰。治疗师一只手帮助患儿拿杯,将杯缘放在其上下唇之间,使水碰到患儿的上唇,另一只手控制患儿的下颌,使其上下唇闭拢并进行吞咽。每次吞下一口时不要立即将杯子拿开,仍留在双唇间,以免刺激过大引起紧张。用有盖的杯子插上吸管,教患儿用吸

管吸以加强嘴唇的功能，治疗师主要帮助患儿控制下颌。

(2) 更衣训练　患儿由于疾病类型、程度和年龄不同，训练方法亦不同。痉挛型患儿常见大腿交叉难以外展，手臂僵硬不易伸直和弯曲，头和肩部后仰；不随意运动型患儿常见头和躯干控制能力差，不自主动作多。应让患儿参与合作，采用侧卧位、坐位训练。

(3) 如厕训练　脑瘫患儿大小便的最大困难往往是不能坐和不能放松自己，因此，合适的便器和患儿的位置及姿势很重要。

(4) 沐浴训练　不自主动作较多、平衡功能差的患儿，可将一条宽带子穿过其腋下两头固定，维持其坐位平衡；给患儿一些玩具，让他边洗边玩，使紧张的姿势得到缓解。

(5) 梳洗训练　让脑瘫患儿发挥主观能动性，养成良好的生活习惯。挑选适合患儿使用的梳洗工具，依次学习洗手、洗脸、拧毛巾、使用肥皂、梳头、刷牙、开关水龙头等。

（三）言语治疗(speech therapy，ST)

(1) 言语障碍的发生机制及特点　脑瘫患儿80%左右的都具有不同程度的言语障碍。其言语障碍的特点是：言语发育迟缓、发音器官功能障碍、呼吸发音异常、构音运动异常、听觉障碍、交流意欲障碍、对外界刺激的反应异常等。脑瘫患儿的言语障碍主要是由于大脑损伤所致，其大部分言语输入系统与言语输出系统都有不同程度的障碍。在讨论脑瘫的语音障碍时，仅仅以输出系统障碍为重点进行讨论是不够全面的。从脑瘫的言语发生机制来看，除了运动性构音障碍之外，还有听觉、视觉等感觉系统异常，智能异常，发育性言语迟缓，行为异常等。

(2) 言语障碍训练的原则　对脑瘫患儿进行言语训练，必须在全面评价之后进行，根据评价结果，制定训练计划，应该对患儿进行综合性系统训练，使言语的各个侧面都能得到改善与提高。言语训练包括听力、发音、言语和咀嚼吞咽功能的协同矫正。

(3) 言语障碍训练内容　言语障碍训练内容包括日常生活交流能力的训练、进食训练、言语训练、抑制异常姿势反射训练、构音器官运动训练、构音训练、言语发音迟缓训练、特殊教育等。

（四）辅助器具及矫形器

为了更好地促进脑瘫患儿的康复，可应用矫形器，通过力的作用预防和矫正畸形、治疗骨关节及神经肌肉疾病、补偿其功能。目前在临床上应用的有支具、支架、夹板及矫形鞋等。

(1) 矫形器的作用　矫形器有稳定和支持作用、固定和保护作用、预防和矫正畸形作用、减轻承重作用、抑制痉挛作用、改进功能作用、减轻患儿的心理障碍作用、增强患儿的自信心作用等。

(2) 矫形器的分类及应用　临床上最常应用的是上肢矫形器、下肢矫形器和脊柱矫形器。①髋内收外展矫形器：适用于痉挛性脑瘫。②扭转式髋膝踝矫形器：适用于脑瘫患儿在步行、站立时造成下肢内旋的矫正。③矫形器加助行器：该系统是由下肢矫形器和四轮助行器组成，适用于脑瘫患儿室内活动，锻炼肌力。④矫形器加轮椅：该系统是由脊柱矫形器加轮椅组成，适用于双下肢瘫痪无法坐立的患儿。⑤固定式踝塑料矫形器：该矫形器主要是减轻脑瘫患儿在站立、步行中，前足承重时引起的小腿三头肌的痉挛。⑥矫正性矫形器：根据患儿的畸形症状选择合适的矫形器，以防止和矫正畸形。

(3) 辅助器具　辅助器具包括坐位、立位、步行、移动、日常生活等不同用途的器具。辅助器具和矫形器的配备要根据不同类型、年龄、瘫痪部位、目的等进行配备。

(4) 应用矫形器及辅助支具的注意事项　一般穿在身上的矫形器，重量要尽量轻，以塑料原料制作为好；穿戴时间不宜过长，并坚持每天清洗矫形器和患肢，避免矫形器发臭和患肢患皮肤病。

(五) 传统医学康复疗法

中医学认为，脑瘫属于五迟、五软、五硬范畴，治疗方法有针刺疗法的头针、体针、耳针，按摩疗法的各种手法，中药疗法，穴位注射等。临床上多采用头针和按摩疗法。

1. 针刺疗法

针刺疗法的基本手法有提插法、捻转法、其他手法（为了针后得气或增强针感使用的辅助手法）。针刺疗法一般分为以下三种。

(1) 头针法　国际标准化头针定位 A 顶颞前斜线，在头顶部、头侧部，从头部经外穴前神聪至颞部胆经悬厘引一斜线，即运动区；B 顶旁 1 线，在头顶部，督脉旁 1.5 寸，从膀胱经通天穴向后引一直线，长 1.5 寸，即足运感区；C 额中线（自神庭穴向下刺 1 寸）；D 顶中线 ，在头顶部，即从督脉百会穴至前顶穴的一段；E 枕上正中线，在后头部，即督脉强间穴至脑户穴的一段；F 枕下旁线，在后头部，枕外粗隆即督脉脑户穴外侧 1.17寸(3.5 cm)向下引一垂直线，长 1.33 寸(4 cm)，即平衡区；G 运用区，从顶骨结节起分别引一垂直线和与该线夹角为 40°的前后两线，长度均为 3 cm。

(2) 体针法　用毫针刺激躯干及四肢的穴位，通过针感的传导达到疏通经络、调整肢体功能的目的。常用穴位有大椎、身柱、神道、至阳、筋缩、中枢、命门、腰阳关、夹脊穴、肾俞、关元俞、三间、后溪、劳宫、合谷、神门、内关、外关、手三里、曲池、肩髃、肩贞、肩髎、涌泉、太冲、足临泣、丘墟、解溪、太溪、申脉、昆仑、三阴交、悬钟、足三里、阴陵泉、血海、阳陵泉、承山、委中、承扶、犊鼻、梁丘、风市、髀关、环跳。

(3) 耳针法　用耳针刺激或皮内针埋于相应的耳穴以调整经络和脏腑的功能。临床上，小儿常用王不留行或小磁珠贴压相应耳穴表面，持续刺激达到治疗疾病的目的。

2. 按摩疗法

1) 上肢按摩法

(1) 双臂相交　患儿呈仰卧位，治疗师两手握住患儿双手，大拇指轻压患儿劳宫穴，食指压合谷穴，中指压大棱穴，使患儿双臂外展，手心向上，在胸前双臂缓慢交叉，使双肘关节相交再缓慢恢复原状。如此反复 40～60 次。该法适用于上肢痉挛、肘关节屈曲、前臂内旋、外展、双拳紧握的患儿。

(2) 松肩法　治疗师使患儿双手置于身体两侧，治疗师大拇指压患儿劳宫穴，食指压合谷穴。固定左侧上肢，使右上肢尽量缓慢伸展、上举过头顶后，再缓慢恢复原位固定。左侧上肢也可同样缓慢伸展，上举过头顶后再恢复原状。如此反复40～60次。

(3) 双手叩肩法　治疗师使患儿双臂平行于双肩，双手掌心向上，治疗师双手大拇指压穴位（劳宫、合谷、大棱），使患儿双臂重叠双手触及双肩，再缓慢恢复原位。如此反复40次。此法适用于肘关节活动障碍的患儿。

(4) 抬肩曲肘法　治疗师手握患儿前臂，使其双手向下、向上推与体干相平，肘关节呈90°，再缓慢拉直恢复原位。如此反复40次。此法适用于肘、肩关节障碍的患儿。

(5) 松腕法　使患儿双臂外展、外旋后，治疗师双手大拇指推拿患儿手掌部，由手心向大鱼际肌、小鱼际肌方向推进，以缓解手掌内大小鱼际肌痉挛。再沿拇、食、中、环指的掌面，由指根部向指端推拿，以矫正手指屈曲痉挛。最后使腕关节做屈伸被动活动40次，以防治腕关节屈曲畸形。

2) 下肢按摩法

(1) 分髋法　患儿取仰卧位，使髋膝关节呈屈曲状，治疗师以双手扶患儿双膝内侧，推拿痉挛的股内收肌群，以缓解内收肌痉挛。双手扶按患儿双侧大腿内侧，缓慢将双膝分开，使髋关节分到较大程度。如此反复做40～60次。此法适用于髋关节内收痉挛。

(2) 髋(股骨头)内外旋转法　患儿取仰卧位，膝关节呈屈曲位，使患儿右腿向内屈曲，踝关节置于左腿的膝部固定，手向下压，如此反复40次。左腿用同样方法做40次。治疗师左手握患儿右脚踝关节，右手握其膝关节，同时拇指按压阳陵泉穴位，使患儿右腿屈曲外展，向内下方压其膝部，再缓慢恢复原状，如此反复40次。左下肢做法同右下肢。此法主要适用于双下肢内收、内旋，髋关节屈曲挛缩的患儿。

(3) 髂股束松解法　患儿取侧卧位，屈曲患儿一侧髋、膝关节，使另一腿伸直。治疗师一手扶髂嵴固定，另一手沿痉挛的髂胫束，由上向下按摩20～30次。此法主要矫治膝关节屈曲痉挛的患儿。

(4) 按臀法　患儿取俯卧位，治疗师左手握住患儿双小腿踝关节，右手压其腰部的肾俞穴。向下按压20次。术者左手左右轻轻摆动患儿双腿40次。该法适应于髋关节挛缩的患儿。

(5) 直腿抬高三指按摩法　治疗师一手握患儿一侧下肢，使其伸展向上抬高，与身体呈90°，另一手食指、中指、环指并拢，沿小腿后面的腓肠肌起端向下按摩达跟腱止端。反复按摩40次。此法适用于双下肢屈曲痉挛的患儿，可缓解腓肠肌痉挛，矫正足下垂畸形。

(6) 压膝整足法　治疗师使患儿一侧下肢屈曲，右手使踝关节呈90°固定，拇指紧压解溪穴，左手按压膝部，向前下方按压，再恢复原状，如此反复做40次。此法主要矫治踝关节运动障碍以及足尖着地站立的患儿。

(7) 搬足法　患儿仰卧位，治疗师左手拇指按压解溪穴，并固定踝关节，右手握前足，拇指紧压涌泉穴，向前、向外推揉30次，以矫正足内翻畸形。如足外翻畸形，则向下、向内推揉。

(8) 捏脊疗法　患儿取俯卧位，治疗师双手食指紧贴皮肤向上推，拇指向下按压。沿督脉由下(长强穴)至上(大椎穴)缓慢推拿共7次。并捏拿下肢牵拉趾关节疏通血脉，贯通经气。此法主要用于颈软不能竖头，腰背软弱不能独坐的患儿。

(六) 引导式教育疗法

引导式教育疗法又称Peto法，是国际公认的治疗小儿脑瘫最有效的方法之一，其显著特点是最大限度地引导、调动患儿自主运动的潜力，以娱乐性和节律性意向激发患儿的兴趣及参与意识。通过治疗师不断地给予的诱导和口令，让患儿主动地进行训练，从而大大地提高了康复效果；同时将运动、言语、理解、智力开发、社会交往和行为矫正等有机地结合在一起进行全面的康复训练，使患儿在德、智、体、个性气质培养和行为塑造等方面得到全面的康复和发展。引导式教育是一个综合教育与康复的整合系统，按引导式教育的理念，中枢神经系统受创者不应被视为患有一系列弱能的残障者；相反，他们仍是完整的个体，需要一些引导方法来帮助他们学习如何掌握自己的身体机能，从而能像常人一样地生活。

(1) 引导式教育的特点　引导式教育的理论背景是神经心理学的理论体系。心理和神经有着非常密切的联系，脑瘫患儿良好的心志和性格发展是可以帮助脑瘫患儿克服自己的行动障碍的。而引导式教育的中心思想就是如何使有行动障碍的脑瘫患儿达到良好的性格发展。

(2) 引导式教育的实施方法　引导式教育将脑瘫患儿分为不同的班，如按疾病类型分为痉挛型班、不随意运动型班、运动失调型班等，按病情轻重分为重症班、轻症班等。每班5～8人，每班配有2名以上治疗师。根据各班的不同特点，制定一定的课题，将这些课题有机地串联起来，形成一连串的日课。这些课题包括：床上训练、卧位训练、坐位训练、步行训练、言语训练等。另外还有日常生活动作的课题，如洗漱、就寝、就餐、穿脱衣服、排泄、洗浴等。还有为手的精细动作及学习准备的课题，如辨色、分左右手、拼图、书写绘画等。总之，一切有利于功能障碍患儿康复、教育，使他们重返社会的活动都可成为引导式教育的课题。

(七) 脑瘫心理康复

儿童的心理发育包括认知、注意力、记忆、思维、想象、意志、情绪、情感、个性的发育。脑瘫患儿不仅有肢体运动障碍，还可能伴有情绪、性格的问题和障碍。随着肢体康复渐渐好转，逐渐建立起正常的心理和心态，激发他们学习知识、接触周围人和事的欲望，参加集体活动，感受社会大家庭的温暖。

对注意力不集中、多动的患儿，心理分析和智商辅导效果皆不佳，必须使用行为治疗。该方法经过如下三个阶段。①控制：通常指环境的控制，即将患儿限制在某一种环境中，如固定于坐位上。②处理：比前项缓和，治疗师可对患儿要求安静下来，如不按要求做，就剥夺其一部分享乐的权利，如糖果等。③治疗：在患儿多动、注意力不集中时，治疗师以手势表示要求安静，以这种信号训练患儿的自我控制能力，此项是真正的治疗目标。

（八）脑瘫的社区家庭康复

社区康复为脑瘫患儿提供了方便、价廉的康复条件，能充分发挥患儿自己的积极性，并有利于家庭成员的参与，使患儿得到连续不断的持久的康复训练，达到理想的康复效果。

家庭是脑瘫患儿生存的最主要环境，但毕竟家庭相对于专门的康复机构来说，缺乏一定的环境支持与器械帮助，家庭训练主要通过功能训练在不同程度上改善患儿的功能。对脑瘫患儿进行功能训练的目的：一是改善坐、立平衡能力，改善对身体姿势的控制；二是改善步行能力，鼓励多活动；三是通过日常生活活动的训练，提高生活自理能力；四是训练说话交流能力，改善与家中各人的相互沟通；五是通过心理辅导和行为训练，增强信心，克服畏难情绪。

（九）脑瘫的康复护理

康复护理的最终目的是使脑瘫患儿的各项生存功能得到最大限度的恢复或代偿，重建部分肢体功能，降低其残障程度、改善生活质量，以解除或减少家人及社会的负担。

1. 脑瘫患儿正确的抱姿、卧姿、坐姿

（1）抱起方法　按容易抱起的方法抱并预防异常体位。将患儿翻向一侧并扶着他的头，弯腿，抱起靠近身体，用同样的方式放下，如图 3-4-16 所示。

（2）抱的方法　用可以纠正异常体位的方式抱着患儿。将患儿双上肢放前，尽量抱得直一些，头竖直以便眼看四周，如图 3-4-17 所示。

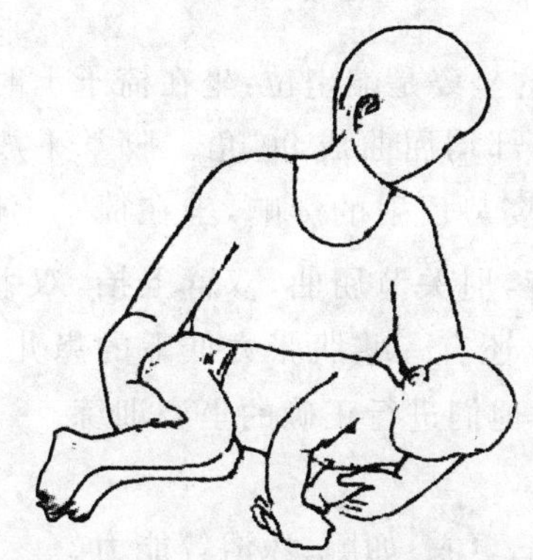

图 3-4-16　脑瘫患儿正确的抱起方法

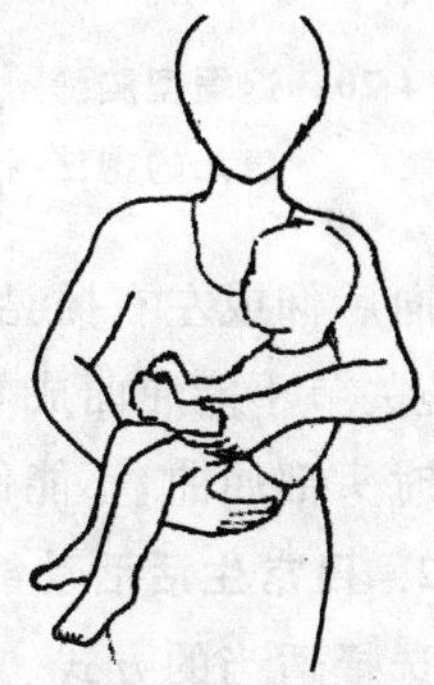

图 3-4-17　脑瘫患儿的抱法

（3）痉挛型脑瘫患儿的抱法　让患儿双臂伸直，髋部和膝盖弯曲，将患儿翻向一侧并扶着他的头，使患儿的双臂围着抱者的颈部或伸向背部，双腿分开放在抱者的腰部两侧，如图 3-4-18 所示。长期处于僵直状态的患儿，先把身体蜷曲起来，也就是把双腿先分开，再弯起来，双手分开，头略微下垂，以利于与患儿进行交流。

（4）不随意运动型脑瘫患儿的抱法　让患儿双手合在一起，双腿靠拢，关节屈曲，并尽量贴近胸部，做好这姿势后，再将患儿抱在胸前，也可以抱在身体的一侧，如图 3-4-19

所示。

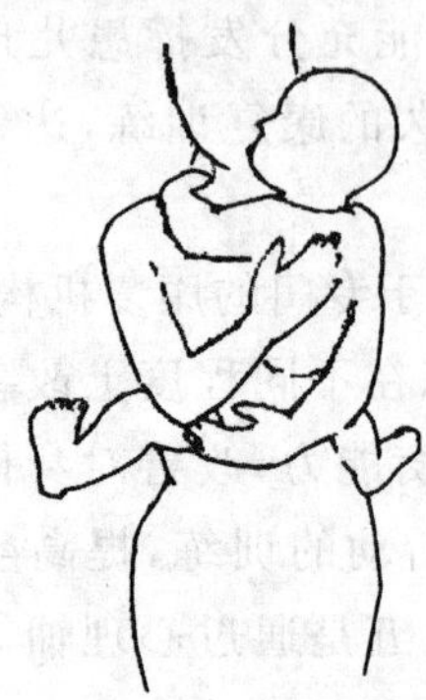
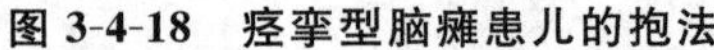
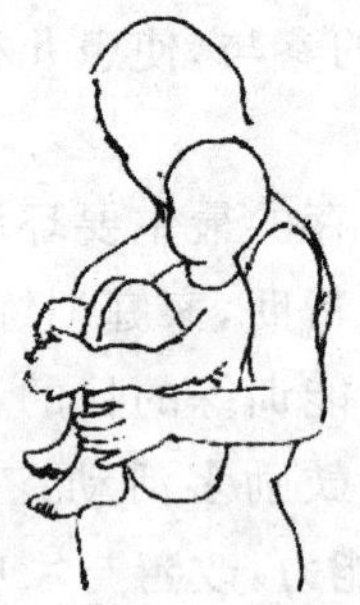
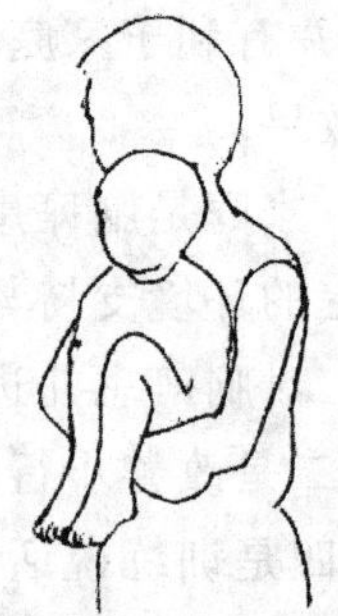

图 3-4-18 痉挛型脑瘫患儿的抱法　　图 3-4-19 不随意运动型脑瘫患儿的抱法

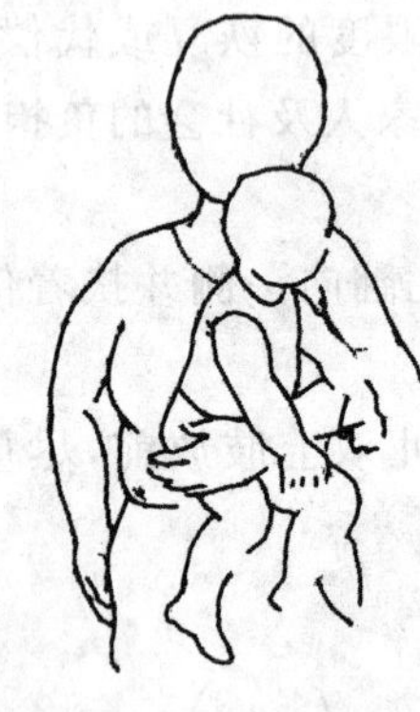

图 3-4-20 迟缓型脑瘫患儿的抱法

(5) 迟缓型脑瘫患儿的抱法　患儿头颈部无自控能力，抱时除了帮助他把双腿卷起，头微下垂外，最重要的是给他一个很好的依靠。方法是，抱者把一手从患儿腋下穿过，另一手掌托住他的臀部。这种抱法使患儿双手活动范围增大，以利于自主活动，同时躯干的控制能力也会得到提高。迟缓型脑瘫患儿的抱法如图 3-4-20 所示。

(6) 卧姿　适宜的卧姿为侧卧位，能抑制全身伸肌痉挛，改善全身痉挛状态。

(7) 坐姿　脑瘫患儿正确的坐姿是端坐位：坐在椅子上时头保持正直，胸背挺直，髋、膝、踝部均屈曲成 90°角。脚掌平放在地面上。但有少数患儿因异常姿势反射的影响，坐在椅子上时，头部向后仰或左右摇晃，肩胛带痉挛收缩，肩关节外旋，肘关节屈曲，双臂上抬，双手握拳，髋关节不能屈曲成 90°，双下肢内收内旋，足跖屈。还有一些肌张力低下的患儿，在坐位时头部屈曲，不能伸直腰背部。因此，很有必要对他们进行正确的坐姿训练。

2. 日常生活活动能力护理

选择适当的方式、方法帮助和培养患儿饮水、进食、更衣、如厕、沐浴等能力。

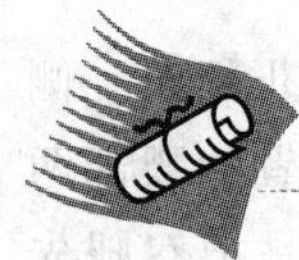

知识链接

脑瘫康复预后和结局

1. 正确认识小儿脑瘫的康复结局，采取有效措施进行小儿脑瘫的预防，将小儿脑瘫的医疗康复与教育康复、社会康复相结合，才能对小儿脑瘫进行全面康复，达到最佳康复治疗效果。

康复预测：

(1) 偏瘫患儿大都在18～21个月会行走。

(2) 24个月前出现降落伞反应者87%可行走。行走能力在7岁达到一个平台。

(3) 4岁仍不能独坐，或6岁仍不能独立跪位行走，是将来不能独立行走的可靠指征。

(4) 有以下七项，年龄在12个月或更大时进行检查来估计步行预后：① 非对称性紧张性颈反射(ATNR)；②颈调正反应；③拥抱反射；④对称性紧张性颈反射；⑤伸肌伸张反射；⑥紧张性迷路反射；⑦足放置反射。上述七项中，每项有反应计1分，在2分或2分以上的步行预后不良。1分的预后要慎重考虑。0分的预后良好。

(5) 3岁前如果还没有形成优势手或上肢仍不能超过躯干中线活动时，上肢功能预后不良。智力与上肢功能指数相平行。

(6) 年龄越小，预后越好。一般不要大于9岁。

(7) 智商IQ大于70为好。IQ大于80预后更佳。

(8) 智力低下，视觉障碍也将影响步行能力。

2. 小儿脑瘫的早期发现、早期干预、早期康复治疗，是抑制异常运动发育，促进正常运动发育，防止挛缩和畸形的关键。

做好脑瘫的三级预防和并发、继发损伤的预防，对于脑瘫的预后十分重要。三级预防：①防止脑瘫的产生，研究和采取正确的措施，预防能够导致脑瘫的各种原因；②对已经造成损害的脑瘫患儿，采取各种措施防止发生残疾；③对已经发生残疾的脑瘫患儿，应通过各种措施，预防残障的发生，力争保存现存机能，并提供教育及职业康复机会，以减少残障给个人、家庭、社会造成的不利影响。

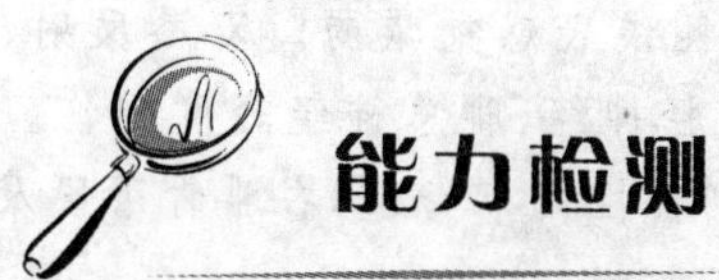

1. 痉挛型脑瘫患儿的运动疗法操作要点。
2. 不随意运动型脑瘫患儿的运动疗法操作要点。
3. 脑瘫患儿的抱姿、卧姿、坐姿。

(刘　静)

任务五　周围神经损伤的康复

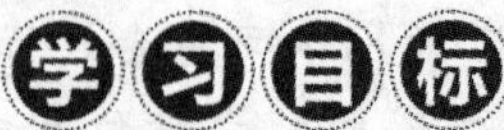

掌握　周围神经损伤的康复评定、康复治疗的步骤和方法；周围神经损伤常见并发症的康复处理；正中神经损伤、桡神经、尺神经、腓总神经损伤的病因、临床表现和康复治疗。

熟悉　神经纤维分类和电生理特性、神经损伤因素、周围神经损伤的分类、周围神经损伤的临床特点、康复治疗的目标。

周围神经；损伤；康复评定；康复治疗

典型病例

患者，男，36岁，因“右小腿外伤后右踝疼痛、右足乏力10月”入院。患者缘于去年11月10被叉车压伤右小腿，当时右小腿流血、畸形、肿痛，入院就诊。诊断为：①右小腿严重压榨伤；②右小腿严重皮肤撕脱伤；③右腓骨下段及内踝开放性粉碎性骨折；④右踝关节开放性脱位；⑤右侧腓总神经、胫神经损伤。经清创缝合、跟骨牵引术，术后外敷黄药水、夹板固定、理疗、营养神经等治疗后骨折愈合，右踝肿疼减轻，右足乏力好转，现转入康复医学科进行康复治疗。专科情况：右大腿下段肌肉轻度萎缩，右小腿肌肉轻度萎缩，右小腿内侧见外伤性瘢痕，右小腿后侧见术口愈合瘢痕。右踝轻度肿胀，右踝关节前缘压痛，背伸时尤甚，右足背伸力稍差，右小腿内侧浅感觉差，右足背外侧浅表感觉减弱。双膝反射、跟腱反射对称存在，病理反射未引出。肌电图示：右胫神经、腓总神经轻度损伤。入院诊断：①右腓总神经、胫神经损伤；②右踝关节创伤性关节炎；③右腓骨下段及内踝陈旧性骨折。

请思考下列问题：

1. 该患者目前存在哪些功能障碍？
2. 如何对该患者进行康复评定？
3. 如何为该患者制定康复目标及详细的康复治疗计划？

第一节　概　　述

周围神经分为脑神经、脊神经和自主神经，遍及全身皮肤、黏膜、肌肉、骨关节、血管及内脏等。周围神经损伤(peripheral nerve injuries,PNI)是指周围神经干或其分支受到外界直接或间接力量作用而发生的损伤。常见周围神经损伤原因有压砸伤、挤挫伤、牵拉伤、枪弹伤、切割伤、手术误伤、注射伤等。周围神经损伤后可致其支配的靶器官运动、感觉和自主神经功能障碍。

一、病理机制

周围神经损伤后,其病理变化取决于其损伤的原因与程度。

1. 神经牵拉损伤病理机制

周围神经干具有很强的抗牵拉性,其主要张力承受部位是神经束膜及外膜。其组织学特性决定了其具有可牵长的特性。但是,张力大小、速度决定了对神经功能的影响。急性牵张达到一定程度时,可出现神经传导功能阻滞,而进一步牵拉则造成神经形态学改变,直至轴突和束膜变性或断裂。普遍认为,张力对于神经的影响,是通过血液供应及机械损伤两个途径造成的。组织学观察,神经损害最敏感的是髓鞘,较重的损害在电镜下表现为中层变性并呈双环状。变性的髓鞘甚至脱失形成髓球状改变。有的退变成环状小体压迫轴突,严重的形成分离。

2. 神经压迫损伤病理机制

神经压迫产生轴索内正向和逆向的轴浆运输障碍,细胞体破坏,从而导致神经功能障碍。同时,神经压迫也是一机械性缺血过程,神经内水肿压力升高,由此导致神经束内血流变化。继之产生组织学改变,即内、外膜髓鞘变薄,髓鞘球体形成,吞噬细胞内有髓鞘的残骸、碎片等。

3. 神经断伤及再生的病理机制

神经被切割断裂后,断裂处远段的神经在3～4天内发生华勒氏退行性变。轴索及髓鞘先后裂解成碎片,约5天后出现吞噬细胞,将崩解的碎片吞噬、消化、清除掉,只留下中空而塌陷的Schwann's鞘。神经早期出现炎症反应,神经干肿胀稍粗,待髓鞘塌陷后,神经鞘才萎缩变细。近端轴突也发生类似的病变,但仅局限于1～2个郎飞氏结。这些可能是由于钙内流激活了钙依赖性蛋白所致。雪旺氏细胞的大量增殖,数天内可达原有的10倍以上,吞噬清除轴突及髓鞘碎块。于1周内沿神经干纤维排列,相互结合形成Bungner带(Bngners band),包裹再生轴芽,形成生长锥,生长锥可释放蛋白酶,溶解远端基质,以1～2 mm/d的速度向远端生长。肌肉失去神经支配后,很快发生萎缩,随着时间延长,肌横纹逐渐消失,代之以脂肪及纤维组织。轴索退变后,肌纤维中的运动终板至少可以保存一年,以后逐渐消失。感觉神经纤维的终末接收器,如Meissner小体,在失神经离断30周后基本上完全退变。

二、分类

临床上一般按Sunderland分类法(1968)对神经损伤进行分类,具体如下。

(1) 第一度损伤　主要表现为神经损伤处出现暂时性神经传导功能中断,而神经

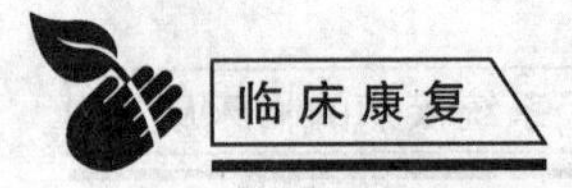

纤维在其胞体与末梢器官之间的连续性仍保持完整，神经损伤的远段不出现 Wallerian 变性，对电刺激的反应正常或稍减慢。其功能可于 3～4 周内获得完全恢复。

(2) 第二度损伤　主要表现为轴突中断，即轴突在损伤处发生坏死，但轴突周围的结构仍保持完整，损伤的轴突远段出现 Wallerian 变性，但不损伤神经内膜管的完整性。因此出现神经暂时性传导功能障碍，神经支配区感觉消失，运动肌麻痹、萎缩。第二度损伤的神经可自行恢复，预后良好，恢复的时间取决于轴突从损伤处至支配区感觉和运动末梢器官的距离，即以 1～2 mm/d 的再生速度向远端生长。

(3) 第三度损伤　主要表现为轴突断裂，损伤的神经纤维远段发生 Wallerian 变性，神经内膜管损伤、不完整，但神经束的连续性仍保持完整。损伤可致神经束内部出血、水肿、血液微循环受损，缺血和神经束内的神经内膜管发生纤维性变，影响神经的再生。发生第三度损伤的神经束，其损伤范围既可以是局限性的，也可以沿着神经束影响到相当长的距离。第三度损伤的神经虽可自行恢复，但神经纤维数量有所减少，从而导致其在功能上不能完全恢复。

(4) 第四度损伤　神经束遭到严重破坏或发生广泛断裂，神经外膜亦受到破坏，神经束与神经外膜相嵌在一起，两者无明显分界，但神经干的连续性保持完整。神经损伤处变成以结缔组织替代的纤维化条索，神经膜细胞和再生轴突可以扩展，与纤维组织交织在一起形成神经瘤。损伤神经远段仍发生 Wallerian 变性。第四度损伤的神经，因所有神经束广泛受累，其支配区的运动肌功能和感觉、交感神经功能基本丧失，故需要进行手术修复。

(5) 第五度损伤　整个神经干完全断裂，断裂两端完全分离，或仅以细小的纤维化组织形成瘢痕索条相连。其结果是，损伤神经所支配的运动肌、感觉神经和交感神经功能完全丧失。第五度损伤的神经需通过手术修复。

三、临床特点

1. 主要临床表现

(1) 运动功能障碍　损伤神经支配的肌肉呈弛缓性瘫痪，主动运动、肌张力及反射均消失，肌肉萎缩，萎缩的程度和范围与损伤的程度和部位有关。

(2) 感觉功能障碍　可因神经损伤的部位和程度不同而有不同的表现。主要表现为皮肤感觉(如触觉、痛觉和温度觉等)、两点辨别觉和实体觉的障碍。患者可能出现局部麻木、灼痛、刺痛、感觉过敏、实体感缺失等。

(3) 自主神经功能障碍　受累部位表现为局部皮肤光润、发红或发绀、无汗、少汗或多汗，指(趾)甲粗糙脆裂等。

2. 常见并发症

(1) 肿胀　其原因如下：①周围神经损伤可损及血管周围的交感神经，使血管张力丧失，可引起肢体水肿、循环障碍、组织液渗出增多；②肌肉瘫痪时，肌肉对内部及附近血管的交替挤压与放松停止，“肌肉泵”的作用消失，从而阻滞了静脉血液与淋巴回流。

(2) 挛缩、畸形　由于肿胀、疼痛、肢位不良、受累肌与其拮抗肌之间失去平衡等因素的影响常易出现肌肉、肌腱挛缩。

(3) 灼性神经痛　在周围神经部分性损伤病例中有1%～5%发生灼性神经痛，表现为患肢远端顽固的烧灼样疼痛，原因尚未十分明确。可能与交感神经的传导异常有关。

(4) 继发性外伤　因病损神经所支配的皮肤、关节的感觉和运动功能的降低或丧失，使其障碍区容易发生灼伤、外伤。

(5) 假性神经瘤　发生在神经近侧断端，常有剧烈疼痛和触痛，触痛放射至该神经支配区。

3. 临床诊断

(1) 病史　有无明确的外伤史。

(2) 体征　检查患者的运动感觉障碍的分布区域。

(3) 神经干叩击试验(Tinel 征)　沿神经干远端向近心端叩击，当相应平面出现神经支配区的放射痛或过电现象时，称 Tinel 征阳性。Tinel 征可帮助判断神经损伤的部位，亦可检查神经修复后，再生神经纤维的生长情况。

(4) 汗腺功能的检查　汗腺功能的检查对神经损伤的诊断和神经功能恢复的判断有重要的意义。

① 碘-淀粉试验　在手指掌侧涂 2% 碘溶液，干后涂抹一层淀粉，然后用灯烤，或让患者饮热水后适当运动使其出汗，出汗后变为蓝色。

② 茚三酮指印试验　将患指或趾在干净纸上按一指印(亦可在热饮发汗后再按)。用铅笔画出手指足趾范围，然后投入 1% 茚三酮溶液中。如有汗液即可在指印处显示紫色点状指纹，用硝酸溶液浸泡固定，可长期保存。因汗中含有多种氨基酸，遇茚三酮后变为紫色。通过多次检查对比，可观察神经恢复情况。

(5) 神经电生理检查　主要包括肌电图检查和诱发电位检查，周围神经损伤时会出现特有的表现。

四、治疗原则

治疗方法包括非手术治疗和手术治疗。

1. 非手术治疗

非手术治疗的目的是为神经和肢体功能恢复创造良好的条件。对周围神经损伤，不论手术与否，均可采取下述措施，保持受累肢体的血液循环、关节活动度和肌肉的张力，预防其畸形的发生和二次损伤。

(1) 解除神经受压　临床骨折常引起邻近的神经损伤，且多为压迫性损伤，此时首先应采用非手术疗法，将骨折手法复位后固定，以解除骨折端对神经的压迫，观察 1～3 月后，如神经未恢复再考虑手术探查。

(2) 肢体固定　选用适当夹板保持肌肉在松弛位置，防止瘫痪肌肉过度伸展。

(3) 维持关节活动度　应尽早进行关节的被动运动，预防因肌肉失去平衡而发生畸形。

(4) 肌肉功能锻炼　利用肌力训练等运动疗法锻炼肌肉，改进肢体功能。

(5) 物理因子疗法　电刺激、磁疗等物理因子疗法，可保持肌肉张力，减轻肌萎缩及纤维化，同时还可促进神经纤维的再生。

(6) 针刺和推拿　研究表明，针刺能稳定电场，促进神经的再生；推拿能促进血液循环，防止肌肉萎缩。

(7) 药物治疗　临床上常用维生素 B_1、维生素 B_{12}、弥可保（甲基维生素 B_{12}）、神经生长因子及黄芪、当归、人参、丹参、川芎等药物进行治疗，对促进神经再生具有一定的临床意义。

2. 手术治疗

周围神经损伤后，原则上越早修复越好，恢复神经的连续性是至关重要的，这包括神经外形上的连续性及感觉、运动和交感神经的轴突能与其远端效应器重新建立正确的联系。①闭合性神经损伤一般宜做一期手术修复，在无骨折的闭合损伤中，需观察 3 个月，通过临床检查、电生理学检查，如证实神经可以自行恢复，则继续观察并行康复治疗。如 3 个月后未恢复，或恢复不理想，可行手术探查。神经损伤伴有骨折时，如骨折为手法复位的，损伤的神经可观察 3 个月；如需切开进行内固定时，则同时进行神经探查术。②开放性神经损伤均应进行手术探查，锐器伤应争取一期修复，火器伤早期清创时不作一期修复，待伤口愈合后 3～4 周行二期修复。神经修复的主要手术方式如下。

(1) 神经松解术　如神经瘢痕组织包埋应行神经松解术，包括神经外松解术和神经内松解术。如有骨折端压迫，应予解除。术毕将神经放置在健康组织内，加以保护。

(2) 神经吻合术　缝合方法有神经外膜缝合法和神经束膜缝合法。

(3) 神经转移术和移植术　因神经缺损过多，采用屈曲关节、游离神经等方法仍不能克服缺损，对端吻合有明显张力时，应做神经转移术或移植术，但神经移植的效果总不如对端吻合满意。

(4) 肌肉转移术　在神经伤不能修复时，施行肌肉转移术重建功能。

(5) 术后处理　用石膏固定关节后屈曲位，使吻合的神经不受任何张力。一般术后 4～6 周去除石膏，逐渐伸直关节，练习关节活动，按摩有关肌肉，促进功能恢复。但伸直关节不能操之过急，以免将吻合处拉断。还应注意保护患肢，防止外伤、烫伤和冻伤。

五、治疗进展

由于人们对周围神经解剖、生理及代谢的认识不断增加，显微外科技术不断发展，神经修复的方法日益改进，神经的修复效果也更为理想，使周围神经损伤的临床治疗效果有了很大的提高，但由于目前尚无促进神经功能恢复的特效药物，康复医学的干预仍具有重要意义，尤其在手术治疗后的早期康复更加重要。积极、合适的康复处理不仅能预防或减轻并发症，而且能促进神经的修复与再生，最快地恢复实用的功能，减少残疾的发生。

第二节 康复评定

针对周围神经损伤的患者，通过详细的病史采集和体格检查，可初步判断神经受损的部位和程度，为了进一步确定神经受损的性质、作出预后判断、确定康复目标、制定康复计划、评价康复疗效，还必须进行一系列的康复评定。周围神经损伤常见的康复问题有：运动障碍、感觉障碍、反射性交感性神经营养不良、心理障碍、日常生活活动能力障碍等。常见的康复评定项目和方法如下。

一、运动功能的评定

1. 运动功能的评定

(1) 视诊　观察受损肢体畸形、肌肉萎缩、肿胀的程度及范围，可选用皮尺、容积测量仪等测量，需与健侧肢体对比。

(2) 肌力评定　可用徒手肌力检查法(MMT)和器械检查(如捏力计、握力计、张力计等)测定肌力。

(3) 关节活动度评定　一般需进行主动和被动关节活动度的测量，主要用量角器进行测量。

2. 运动功能恢复的评定

英国医学研究院神经外科学会将神经损伤后的运动功能恢复情况分为6级，简单易行，是评定运动功能恢复最常用的方法，具体见表3-5-1。

表3-5-1　周围神经损伤后的运动功能恢复等级评定表

恢复等级	评定标准
0级(M0)	肌肉无收缩
1级(M1)	近端肌肉可见收缩
2级(M2)	近、远端肌肉均可见收缩
3级(M3)	所有重要肌肉能抗阻力收缩
4级(M4)	能进行所有运动，包括独立的或协同的运动
5级(M5)	完全正常

二、感觉功能评定

周围神经病损后感觉消失区往往较实际损伤小，且感觉消失区边缘存在感觉减退区。

1. 感觉功能评定

(1) 浅感觉,包括触觉、浅痛觉和温度觉等。

(2) 深感觉,包括运动觉、位置觉、振动觉、压觉和深痛觉等。

(3) 复合感觉,在浅感觉无明显异常时测定复合感觉,常采用 Moberg 提出的两点辨别觉试验来测定。

2. 感觉功能恢复评定

英国医学研究院神经外科学会将神经损伤后的感觉功能恢复情况也分为六级,具体见表 3-5-2。

表 3-5-2 周围神经损伤后的感觉功能恢复等级评定表

恢复等级	评定标准
0 级(S0)	感觉无恢复
1 级(S1)	支配区皮肤深感觉恢复
2 级(S2)	支配区浅感觉和触觉部分恢复
3 级(S3)	皮肤痛觉和触觉恢复,且感觉过敏消失
4 级(S3+)	感觉达到 S3 水平外,二点分辨觉部分恢复
5 级(S4)	完全恢复

三、自主性神经功能评定

周围神经损伤后,其交感神经纤维支配的血管舒缩功能、出汗功能和营养性功能发生不同程度的障碍,具体与损伤的程度及时间有关。开始时出现血管扩张,汗腺停止分泌,皮温升高,皮肤潮红和干操。两周后,血管发生收缩,皮温降低,皮肤苍白。其他的营养性变化有皮肤干燥、粗糙、变薄,皮纹变浅,皮肤光滑发亮,指甲增厚并出现纵形的嵴、弯曲和变脆,指(趾)腹变扁。

四、电生理评定

对周围神经损伤,电生理学检查具有重要的诊断和功能评定价值。常用的方法有以下几种。

1. 强度-时间曲线检查

强度-时间曲线检查通过时值测定和曲线描记判断肌肉是否为完全失神经支配、部分失神经支配及正常神经支配。凡直流-感应电诊断和强度-时间曲线检查时呈正常反应、正常曲线者,病损为神经失用症,多在 3 个月内恢复。如为部分变性、呈部分失神经曲线,多为轴索断裂,病程恢复一般需 3~6 个月或更长时间,视轴索断裂的部位高低而定。如检查结果为完全变性反应,呈完全失神经曲线,则多为神经断裂或严重的轴索断裂,恢复多在 6 个月以上,甚至不能恢复。

2. 神经传导检查

神经传导检查可以确定传导速度、动作电位幅度和末端潜伏时间，可用于运动神经和感觉神经的功能评定。具有绝缘作用的髓鞘，可因变薄或节间段的退化变性而受损，使传导速度减慢。如果病变主要是轴索损伤，传导速度通常为正常或轻度减慢。有些周围神经病损时，其髓鞘与轴索均受损，神经传导检查结果是上述两类的混合表现：传导速度减慢、末端潜伏时间延长、动作电位幅度下降。

3. 肌电图检查

采用同心圆针电极检查肌肉电活动，记录其静止及不同程度自主收缩时所产生的动作电位及声响的变化，分析肌肉、运动终板及其支配神经的生理和病理状况。如可用来确定有无神经损伤及损伤的程度，鉴别神经源性或肌源性损害，观察神经再生情况等。一般可比肉眼和手法检查早1～2个月发现肌肉重新获得神经支配。

4. 体感诱发电位检查

体感诱发电位(SEP)是刺激从周围神经上行至脊髓、脑干和大脑皮层感觉区时在头皮记录的电位，具有灵敏度高、可对病变进行定量估计、可对传导通路进行定位测定、重复性好等优点。对常规肌电图难以查出的病变，用SEP比较容易作出诊断，如周围神经靠近中枢部位的损伤、在重度神经病变和吻合神经的初期测定神经的传导速度等。

五、日常生活活动能力评定

周围神经病损，不管是单神经或多神经，均会部分地或全部地，轻度或严重地影响患者的日常生活活动。日常生活活动能力评定对了解患者的能力，制定康复计划，评价治疗效果，安排重返家庭或就业都十分重要。

第三节　康复治疗

一、康复目标

周围神经损伤临床康复的总目标是预防和治疗并发症，促进损伤神经的再生，保持肌肉质量，促进运动、感觉功能和自主神经功能的恢复，改善患者的日常生活活动能力和工作能力，提高其生活质量。具体应根据患者的病程而有不同，一般临床上将其康复分为早期康复、恢复期康复和后遗症期康复。

1. 早期康复

消除炎症和水肿，促进损伤神经再生，预防患肢肌肉萎缩和关节挛缩等失用性改变，调整患者心理，使其积极主动参与康复训练。

2. 恢复期康复

促进损伤神经的再生，促进运动、感觉和自主神经功能的恢复。

3. 后遗症期康复

促进神经肌肉的功能代偿，或通过矫形器和自助具等辅助技术最大程度地恢复患者的日常生活活动能力和工作能力，使患者早日回归家庭、社会和工作岗位。

二、康复治疗措施

(一) 早期的康复

神经损伤早期的康复主要是去除病因，消除炎症、水肿，预防肌肉萎缩和关节挛缩，为神经再生准备一个良好的环境。

1. 病因治疗

尽早去除神经损伤的因素，防止神经损伤进一步加重。

2. 运动疗法

动作要轻柔，运动量不能过大，防止医源性损伤。

(1) 主动运动　对于神经损伤程度较轻，患肢骨肉肌力在 2～3 级以上的，在早期也可进行主动运动。

(2) 保持功能位　为了预防关节挛缩，保留受累部位最实用的功能，应使用矫形器、石膏托，甚至毛巾等将损伤部位及神经所支配的关节保持在良姿上。如垂腕时将腕关节固定于背伸 20°～30°功能位，垂足时将踝关节固定于 90°功能位等。常见的周围神经损伤及其主要症状所适用的夹板见表 3-5-3。

表 3-5-3　常见周围神经病损及其矫形器的应用

症状或功能障碍部位	神经损伤	矫形器
肩关节	臂丛神经	肩关节外展夹板
全上肢麻痹	臂丛神经	肩外展夹板、上肢组合夹板
指间关节、腕关节	桡神经	上翘夹板、Oppenheimer 夹板
指关节伸直挛缩	正中、尺神经	正向屈指器
指关节屈曲挛缩	桡神经	反向屈指器
拇对掌受限	正中神经	对掌夹板
猿手畸形	正中神经	对指夹板、长拮抗夹板
爪形手	尺神经	短拮抗夹板、反向屈指器
下垂足、马蹄内翻足	腓总神经	足吊带、踝足矫形器、踝支具
膝关节	股神经	膝踝足矫形器、膝矫形器、膝框支具
屈膝挛缩	股神经	膝矫形器、膝踝足矫形器、膝铰链伸直位制动
外翻足、踝背伸挛缩	胫神经	踝足矫形器、矫正鞋

(3) 被动运动　由于肿胀、疼痛、不良肢位、肌力不平衡等因素，周围神经损伤后常易出现关节挛缩和畸形，故受累肢体各关节早期应做全范围各轴向的被动运动，每天至

少1～2次，以保持受累关节的正常活动范围。被动运动时应注意：①只在无痛范围内进行；②在关节正常活动范围内进行，不能过度牵拉麻痹肌肉；③运动速度要慢；④周围神经和肌腱缝合术后，要在充分固定后进行。

3. 物理因子治疗

(1) 电刺激　用电流刺激神经或神经肌肉传导点，能减缓失神经支配肌肉的萎缩，抑制肌肉的纤维化，改善神经兴奋与传导功能。常用的有低频脉冲电疗法、中频电疗法等。

(2) 激光疗法　采用He-Ne激光照射，此法可改善微循环、促进神经细胞修复、增强神经兴奋性。

(3) 红外线疗法　主要是热辐射，改善神经组织血液循环、加快组织代谢、促进水肿炎症吸收。

(4) 水疗法　用温水浸浴、旋涡浴，可以缓解肌肉紧张，促进局部循环，松解粘连。在水中进行被动运动和主动运动，可防止肌肉挛缩。水的浮力有助于瘫痪肌肉的运动，水的阻力使瘫痪肌肉在水中的运动速度变慢，从而可防止运动损伤。

(二) 恢复期的康复

急性期(5～10天)炎症水肿消退后，即进入恢复期，早期的治疗措施仍可有选择地继续使用。此期的重点是促进神经再生、保持肌肉质量、增强肌力和促进感觉功能恢复。

1. 促进神经再生

(1) 物理因子治疗　对保守治疗或神经修补后患者早期应用超声波、微波、紫外线、超短波、磁疗等物理方法进行辅助治疗，不仅可以促进水肿的吸收、改善组织营养状况，还可有利于病损神经的再生，促进神经功能的恢复。

(2) 药物　维生素B_1、维生素B_{12}、烟酸、辅酶A、ATP等药物具有营养神经的作用，早期应用可以促进神经再生。近年来神经生长因子(NGF)制剂肌内注射或静脉滴注对刺激神经细胞的再生也取得了很好的效果。

2. 减慢肌肉萎缩

在受累肌肉瘫痪时可采用电刺激、按摩、被动运动等方法，以防止、延缓和减轻失神经肌肉的萎缩。

(1) 神经肌肉电刺激疗法　神经肌肉电刺激疗法是周围神经损伤后最主要的康复治疗，此法虽不能防止肌萎缩，但却可延迟肌萎缩的发生，并可以防止肌肉大量失水，保留肌肉中结缔组织的正常功能，防止肌肉挛缩，抑制肌肉的纤维化。

(2) 按摩　主要作用是改善血液循环、防止软组织粘连，也能减慢肌肉萎缩的速度。但手法要轻柔，应该注意不能过度牵拉和按压完全瘫痪的肌肉。强力的按摩对软瘫的肌肉多有不利，长时间的按摩也有加重肌肉萎缩的危险。

3. 增强肌力和促进运动功能恢复

受累神经支配肌肉肌力为0～1级时，进行被动运动、肌电生物反馈等治疗；受累神

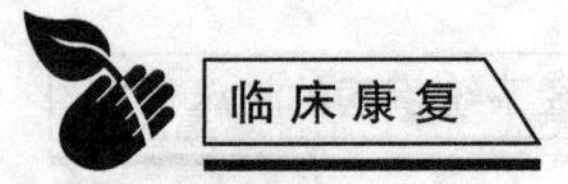

经支配肌肉肌力为2～3级时，进行助力运动、主动运动及器械性运动，但应注意运动量不宜过大，以免肌肉疲劳。随着肌力的增强，逐渐减少助力；受累神经支配肌肉肌力为3^+～4级时，可进行抗阻练习，以争取肌力的最大恢复。同时进行速度、耐力、灵敏度、协调性与平衡性的专门训练。

(1) 运动疗法　根据病损神经和肌肉瘫痪程度，编排训练方法，运动量按助力运动、主动运动、抗阻运动循序渐进，动作应缓慢，范围应尽量大。

(2) 生物反馈疗法　对于肌肉收缩力弱，无法用肉眼看出的患者，可配合肌电生物疗法。肌电图生物反馈仪可以将肌电图的变化转化为声音、光亮和仪表上刻度的变化使患者看到，以增强患者的信心，患者还可以设法通过主观意志加强这种信号，使之向理想的方向发展。

(3) 作业疗法　根据功能障碍的部位及程度、肌力和耐力的检测结果，进行有关的作业治疗。应注意防止由于感觉障碍而引起机械摩擦性损伤。

4. 促进感觉功能的恢复

(1) 局部麻木感、灼痛　局部麻木感、灼痛有非手术疗法和手术治疗。非手术疗法包括药物(镇静、镇痛剂，维生素)、交感神经节封闭(上肢作星状神经节、下肢作腰交感神经节封闭)、物理疗法(经皮神经电刺激疗法、干扰电疗法、超声波疗法、磁疗、激光照射、直流电药物离子导入疗法、电针灸等)。对非手术疗法不能缓解者，可以选择手术治疗，而对保守治疗无效和手术失败者，可采用脊髓电刺激疗法。

(2) 感觉过敏　感觉敏感是神经再生过程的必然现象和过程，脱敏治疗首先是教育患者使用敏感区，反复刺激敏感区可以克服敏感现象；其次是在敏感区逐渐增加刺激。具体方法有旋涡浴、按摩，用各种不同质地不同材料的物品刺激或叩击敏感区以增加耐受力。

(3) 感觉丧失　在促进神经再生的治疗基础上，采用感觉重建方法治疗，使大脑对新的刺激模式作出相应反应。方法如下：开始让患者识别不同形状、大小的木块，然后用不同织物来识别和练习，最后用一些常用的家庭器皿，如肥皂、钥匙、别针、汤匙、铅笔等来练习。

对实体感缺失者，当指尖感觉有所恢复时，可在布袋中放入上述物体或用某种材料(如纸、绒布、皮革等)卷成的不同圆柱体，让患手探拿，以训练其实体感觉。此外，可用轻拍、轻擦、叩击、冲洗患部，让患者用患手触摸各种图案、擦黑板上的粉笔字及推挤装入袋中的小球等方法来进行感觉训练。

5. 维持和改善关节活动度

及早进行关节的主动和被动运动，牵伸关节周围的纤维组织防止挛缩，辅以必要的支具保持关节在良姿位，可有效地防止关节活动度的障碍及畸形的发生。注意保护瘫痪的肌肉，避免过度牵伸。另外，也要注意避免受损神经的过度牵拉，影响其愈合。

6. 作业治疗

根据功能障碍的部位及程度、肌力及耐力的检测结果，进行有关的作业治疗。上肢周围神经损伤患者可进行木工、编织、泥塑、打字、修配仪器、套圈、拧螺丝等操作，下肢周围神经损伤患者可进行踏自行车、缝纫机等练习。

7. 日常生活活动能力训练

在进行肌力训练时应注意结合功能性活动和日常生活活动性训练。如上肢练习洗脸、梳头、穿衣、伸手取物等动作；下肢练习踏自行车、踢球动作等。治疗过程中不断增加训练的难度和延长训练时间，以增强身体的灵活性和耐力。

8. 矫形器的应用

应根据患者的具体情况选择合适的矫形器，防止不必要的固定而导致关节的僵硬。

(1) 在周围神经损伤的早期，常用矫形器(夹板)将关节固定于良姿位，使用矫形器的目的主要是为了防止发生挛缩。

(2) 在周围神经损伤的恢复期，矫形器的使用目的还有矫正畸形和助动功能，包括上下肢的固定性、矫形性、承重性及功能性矫形器。适当应用这些矫形器可以明显地改善肢体活动功能，并可能避免施行某些矫形修复手术。若关节或肌腱已有挛缩，矫形器的牵伸作用具有矫正挛缩的功能，动力性矫形器可以提供或帮助瘫痪肌肉运动。

9. 解除心理障碍

周围神经损伤患者，因不同程度及类型的功能障碍，导致其日常生活、工作、学习的能力要受到不同程度的影响，患者往往伴有心理问题，最常见的是焦虑、抑郁等，故需要对患者进行心理康复治疗。可采用医学宣教、心理咨询、集体治疗、游戏疗法等方式来消除或减轻患者的心理障碍，使其发挥主观能动性，积极地进行康复治疗。

(三) 后遗症期康复

恢复期的治疗措施在后遗症期仍可有选择地继续使用。此期的重点是促进神经肌肉的功能代偿，或通过矫形器和自助具等辅助技术最大程度地恢复患者的日常生活活动能力和工作能力，回归家庭、社会和工作岗位。

三、常见并发症的康复处理

1. 肿胀

(1) 抬高患肢　将肢体抬高至心脏水平以上，可促进静脉回流。

(2) 向心性按摩和被动运动　可促进静脉和淋巴回流，减轻水肿。

(3) 顺序充气式四肢血液循环治疗　几个气囊按顺序依次从远端向近端充气挤压肢体，促进血液回流，对肢体肿胀疗效较好。

(4) 热疗　温水浴、蜡疗、电光浴等，必须注意温度不能太高，以免烫伤感觉丧失的部位。

(5) 高频透热疗法　短波、超短波、微波等，能改善局部血液循环，促进水肿吸收。

(6) 其他疗法　可用弹力绷带压迫，但压力不能太高。

2. 关节挛缩和僵硬

挛缩一旦发生治疗就比较困难，故重点在于预防。挛缩发生后，可采用下述方法治疗。

(1) 被动运动和牵伸手法　牵拉缩短的肌肉、肌腱、韧带、关节囊等组织，可以拉伸其长度、剥离新的粘连，增加活动性。每次牵拉持续 15～30 s，重复 4～6 次。

(2) 器械锻炼和牵引　利用重锤、沙袋、弹簧、机器的力量持续地或间歇地牵拉挛缩的组织，增加其活动性。每次牵拉 20～30 min，甚至更长时间。也可选用持续被动活动。

(3) 主动运动　增加或保持关节活动性的主动运动是预防关节挛缩最有效的手段。只要肌力在 3 级以上，就应鼓励患者在全范围内、逐渐超过关节现有的活动度反复运动。方法可用体操棒、肋木、肩肘关节旋转器或徒手体操等。

(4) 物理因子疗法　温热疗法可以增加结缔组织的弹性。在被动运动、牵伸手法治疗前进行温热治疗，可以减轻疼痛、缓解肌紧张，增强疗效。超声波疗法、音频电疗可以松解粘连、软化瘢痕、增加纤维组织的弹性和柔韧性。直流电碘离子、透明质酸酶导入也能软化瘢痕、促进慢性炎症吸收，适用于浅组织的瘢痕或粘连。

(5) 关节松动技术　关节疼痛、粘连或僵硬时可采用关节松动技术。

(6) 矫形器　合理使用矫形器，可矫正和预防畸形。

四、出院计划及家庭康复措施

周围神经病损后的恢复过程较长，治疗费用较高，故在制定康复治疗计划时要全面考虑患者的情况，如肢体功能、经济状况等。在出院计划中，医生应根据患者的神经病损程度、范围、部位、目前的功能状况、院外治疗的条件等，详细制定院外康复计划。计划中应包括以下内容。

1. 随访

有条件的患者可以每天或隔天来医院治疗，以后可以一周或两周来一次，接受医生或治疗师的指导。一旦出现病情加重、矫形器不适、皮肤破损等，就应立即就诊。

2. 患者的再教育

(1) 主动、积极、长期的康复训练是保证其康复疗效的关键。

(2) 无感觉区的保护是一项长期要做的工作，经常检查患处皮肤有无发红、水疱、烫伤、青肿、抓伤、切伤等。

(3) 自主神经功能障碍者的皮肤会出现一系列障碍，每天可在温水内浸泡 20 min，然后涂上油膏，防止皮肤干燥和皲裂。

3. 社区康复和家庭康复

患者出院后可利用社区康复站的条件继续进行康复治疗，另外患者回家后应积极参与一些力所能及的家务活动，同时进行一些简单的康复训练。

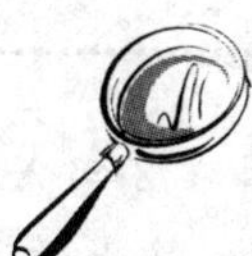

能力检测

患者，男，40 岁，于 2009 年 1 月 20 日晚执行公务时被人用刀砍伤左肘鹰嘴处，当时鹰嘴处皮肤软组织部分游离，剧烈疼痛、流血，左肘关节活动受限，左手环指、小指麻木，不能活动。无头晕、昏迷等。送至当地医院在全麻下行"左肘部刀砍伤探查清创＋尺神经断裂缺损前置吻合术＋肱三头肌肌腱断裂修补术＋任意皮瓣形成术"，予抗炎、神经营养、创面换药及石膏外固定等治疗。术后左上肢活动受限，左前臂及左手感觉减退，现为进一步康复治疗入院。专科检查：①ROM：左肩关节主动前屈 90°，外展 80°，外旋 20°，内旋 75°～80°。②MMT：左肩各肌群 4^- 级，蚓状肌 4 级，左指深屈肌 4^- 级，指浅屈肌 4^+ 级，左拇长屈肌、拇收肌 4 级。③肢体形态：左肘关节石膏固定，左上臂肌围度无法检查，观察无明显肌萎缩。④疼痛：左肩前屈/外展至末端（主动）时左肘关节内侧轻度牵拉痛。⑤感觉：左手掌尺侧麻木感，轻触觉残留 30％，深触觉残留 60％，左小指及环指尺侧感觉消失。⑥其他：左肘关节内侧 Tinel's 征（＋）。临床诊断：①尺神经断裂术后；②肱三头肌肌腱断裂术后。功能诊断：①左肩及肘关节活动受限。②左肩及手部肌群肌力下降。

请对该患者的病情进行分析并制定详细的康复治疗计划。

（陈庆亮）

任务六　帕金森病的康复

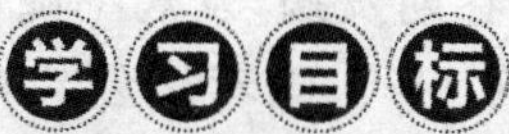

掌握　帕金森病的康复评定、康复治疗方法。

熟悉　帕金森病的临床特点、康复治疗的目标。

帕金森病；康复评定；康复治疗

典型病例

患者,男,62岁,因右侧肢体活动不灵伴写字困难2年入院。患者缘于2年前发现在情绪紧张或做精细工作时右手不自主地颤动,静止时明显,活动不灵便并伴有系鞋子困难,字越写越小,曾就诊于多家医院,给予美多巴治疗,患者症状有所好转,服用半月后自行停药,后上述症状再次加重,且逐渐出现行动迟缓,肢体僵硬,走路开步困难,拖地行走,步伐变小,走不快,转身困难。曾做头颅MRI检查未见异常。为求进一步诊治来我院以"帕金森病"收入治疗。入院查体:神清,说话发音模糊,面部表情呆板,双眼凝视,伸舌居中,颈部肌张力稍增强。四肢肌力正常,右侧肢体肌张力增强,双侧巴宾斯基征阴性。给予神经营养、改善循环、磁刺激等联合治疗,15天后患者症状明显好转,进入康复治疗室,行进一步康复治疗。

根据上述病案,请思考下列问题:

1. 该患者有哪些康复问题?
2. 针对这些问题如何评定?
3. 如何进行康复治疗?

第一节 概 述

帕金森病(Parkinson's disease,PD)又称震颤麻痹(paralysis agitans),是中老年人最常见的黑质和黑质纹状体通路上神经变性疾病,主要表现为动作缓慢,静止性震颤,肌强直和姿势步态异常等,1817年由英国医师詹姆士·帕金森首先描述并因此而得名。帕金森病的致残率较高,国外报道发病1～5年后,致残率为25%;5～9年时达66%;10～14年时超过80%。

帕金森病也可在儿童期或青春期发病,发病率随年龄增长逐渐增高,40岁以上发病率为0.4%,60岁以上发病率为1%。随着社会老龄化进程的加快,此病发病率逐年增高,每年的4月11日也被定为"世界帕金森日"。随发病率、致残率的增高,有关此病的财政支出以及疾病对人类健康的影响将会逐步加剧,因此帕金森病已成为康复领域的重要内容。

一、病因

帕金森病的病因至今尚未明了,可能与年龄老化、遗传和环境因素有关。

位于中脑黑质细胞发生变性坏死后,多巴胺的合成减少,乙酰胆碱的兴奋作用相对增强,两者失衡便出现了"震颤麻痹"。原因不明的多巴胺减少导致的震颤麻痹,在医学上称为"原发性震颤麻痹",即帕金森病。此外,震颤麻痹还继发于某些神经系统的其他疾病,如脑血管疾病、脑外伤、颅内炎症、脑肿瘤等。震颤麻痹由毒物、药物所引起的,称为继发性帕金森病，或称为帕金森综合征。神经系统等其他疾病伴有帕金森病的某些症状的，被称为帕金森叠加综合征。帕金森综合征的脑的病理改变是大脑、中脑黑质-纹状体通路遭到已知病因的病变破坏，使多巴胺神经元变性，以致多巴胺产生不足或不能传输多巴胺来维持正常神经功能所致。

二、临床表现

帕金森病起病隐袭，发展缓慢，病情逐渐加重，其主要表现有如下几点。

1. 静止性震颤

震颤往往是发病最早期的表现，通常从某一侧上肢远端开始，以拇指、食指及中指为主，表现为手指像在搓丸子或数钞票一样的运动，然后逐渐扩展到同侧下肢和对侧肢体，晚期可波及下颌、唇、舌和头部。震颤在患者情绪激动或精神紧张时加剧，睡眠时可完全消失。初期震颤可控制，随病情进展可发展成为持续性。震颤仅于肢体静止和休息时出现，这是帕金森病震颤的最主要的特征。震颤频率是每秒钟 4～7 次，有一定的节律性，这个也是帕金森病区别其他疾病的一个重要特征，如舞蹈病、小脑疾病、甲状腺功能亢进症等。

2. 肌肉僵直

早期多自一侧肢体开始，初期感到某一肢体运动不灵活，有僵硬感，并逐渐加重，出现运动迟缓，甚至做一些日常生活的动作都有困难。肌强直波及肢体和躯干的肌群，伸肌和屈肌同时受累，被动活动关节时有均匀一致的阻力感，像在来回折一根铅管一样，即所谓“铅管样强直”。如果患肢同时有震颤，则有断续的停顿感，就像两个咬合的齿轮转动时的感觉，被称为“齿轮样强直”。肌肉僵直可引起疼痛，表现为肩颈部痛、头痛、腰痛，出现最多的症状是手臂或腿的酸痛。

3. 运动迟缓

尤其动作启动缓慢，上臂肌肉和手指肌的强直，精细的动作完成困难，如解系鞋带、扣纽扣等动作缓慢，或者根本不能顺利完成。写字也变得困难，字行不整，笔迹弯曲，越写越小，称为“小写症”。面部肌肉运动减少，患者很少眨眼睛，双眼凝视，表情呆板，称为“面具脸”。

4. 姿势步态异常

患者全身肌肉均有肌张力增高，但静止时屈肌增高张力较伸肌明显，故患者出现特殊姿势：头前倾、躯干前屈、上臂内收、肘关节屈曲、腕略伸、指掌关节屈曲而指间关节伸展，拇指、小指对掌，髋及膝关节轻度弯曲。行走时起步困难，双足像粘在地上一样迈不开，称“凝滞步态”或“冻结步态”。一旦开步，身体前倾，步伐小且越走越快，拖步，不能及时停步和拐弯，患侧上肢的协同摆动减少或消失，即“慌张步态”。转身困难，表现为连续数个小碎步或原地踏步，头、躯干和下肢同一轴线一起旋转。

5. 其他

有些帕金森病患者还会在身体的某些部位出现异常的温热或寒冷的感觉。因口、舌、腭及咽部肌肉的运动障碍，患者不能自然咽下唾液，导致大量流涎。在帕金森病的晚期，会出现吞咽困难。同时还伴有言语减少、低沉、音调平淡、节奏单调等言语障碍。可有自主神经功能紊乱现象，如唾液和皮脂腺分泌增多，油脂面，出现汗分泌增多或减少，大、小便排泄困难和直立性低血压。少数患者可合并痴呆或抑郁等精神症状。

三、诊断

具有帕金森病典型症状的患者诊断是不困难的。如果有静止性震颤、肌肉强直和运动迟缓、姿势步态异常中的任何两个症状，同时排除了其他帕金森综合征的临床症状，服用左旋多巴制剂后症状改善明显，在临床上可以诊断为帕金森病。患者血、脑脊液常规检查无明显异常，脑 CT 扫描或者核磁共振成像，可以排除其他一些能导致帕金森病症状的疾病。病理检查可在脑组织的切片中能找到路易小体，这是帕金森病的特异性病理改变。

四、临床治疗

帕金森病目前提倡采用综合治疗，常用的治疗方法有药物治疗、外科治疗和康复治疗等。

1. 药物治疗

(1) 抗胆碱能药物　主要是控制震颤和强直的症状，常用药物有苯甲托品、苯海索、丙环定、环戊丙醇等。

(2) 左旋多巴及复方左旋多巴　主要发挥多巴胺的替代治疗效果，是目前治疗帕金森病的最基本、最有效的药物，对震颤、强直和运动迟缓均有较好疗效。

(3) 金刚烷胺　可促进多巴胺在突触前的合成和释放，阻止其再摄取，并有抗胆碱能作用以及可能的神经保护性作用。早期轻度帕金森综合征病例的治疗中可使用，多与其他药物联合使用。

(4) 多巴胺受体激动剂　常用的有溴隐亭与培高利特，通过激活多巴胺受体 D_2 而起作用。

(5) 单胺氧化酶抑制剂　司立吉林能抑制与脑内多巴胺降解有关的酶，从而使左旋多巴的作用时间有所延长。

(6) 其他　心得安对某些病例中出现的动作性震颤或意向性震颤有用。神经营养因子对神经元的发育、分化及存活起重要作用，可选择性作用于多巴胺能神经元的神经营养因子，有助于帕金森病的防治。

2. 外科治疗

苍白球毁损术、丘脑毁损术、脑起搏器深部脑刺激术等可用于药物治疗无效或无法耐受、出现异动症的患者。

此外，细胞移植、基因治疗等还在研究摸索之中，这为帕金森病的治疗提供了新的思路。

3. 康复治疗

由于帕金森病的致残率高，康复治疗在帕金森病的综合治疗中也越来越重要，早期康复对提高患者的身体功能和生活自理能力、生活质量有益。

第二节 康复评定

一、帕金森病常见的功能障碍和康复问题

1. 静止性震颤

早期震颤比较轻，晚期严重时可使动作的协调性受影响，从而影响日常生活。

2. 肌肉强直

肌肉强直限制了帕金森病患者的活动程度，在早期表现为明显的笨拙，患者心理上有残疾感，后期逐渐出现木僵、甚至植物状态，因此全身肌肉的僵硬成为主要的问题。

3. 运动障碍

主动运动减少，动作缓慢，动作启动及躯干旋转及分节运动困难，执行连续性运动时发生困难，并且不能随意控制运动速度。

4. 姿势和步态异常

主要有特殊屈曲姿势；可出现拖行步态、慌张步态，并随着步行的继续而逐渐加剧；难以停步及拐弯，行走时头和躯干前倾而不能自控，上肢无摆动，下肢的髋、膝、踝关节的屈伸动作减少，足蹬地力量减弱，骨盆横向移动及骨盆与躯干之间的转动也明显减少，使步幅降低，容易跌倒；随着病情的加重，行走障碍将进一步加重，颈和胸部的弯曲加重，步态更加不稳，容易跌倒和损伤，最终，患者会丧失行走能力。

5. 协调平衡功能障碍

表现为姿势不稳，易跌倒。主要原因为动作减少、重心转换困难及步态异常；丧失调正反应而出现姿势不稳；平衡反应障碍；屈肌强直导致的特殊姿势及姿势反射调节受损等而导致容易跌倒。

6. 吞咽功能障碍

帕金森病患者口、舌、腭及咽部肌肉有运动障碍，食物在口腔和喉部停留时间延长，进食速度减慢，唾液分泌功能紊乱而出现吞咽功能障碍；进食过快时可引起噎塞和呛咳，甚至导致吸入性肺炎；左旋多巴可使吞咽困难加重。

7. 自主神经功能障碍

唾液和皮脂腺分泌增多，出现油脂面。汗分泌增多或减少。大小便排泄困难和体位性低血压、心动过速等自主神经功能障碍的症状而影响日常生活能力及质量。体位性低血压也是导致患者易跌倒的原因，严重者卧床不起。

8. 高级脑功能障碍

(1) 言语障碍　语速快，从句子的开始到句尾吐字逐渐加速，无任何停顿；音量低

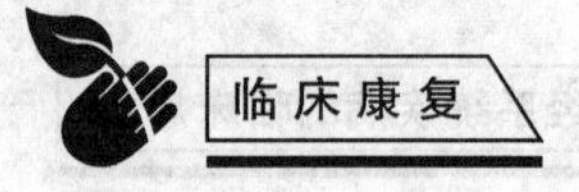

沉，语调衰减，单音调；音质变化表现为声音像气丝，发颤或高音调或嘶哑等；难以控制的模糊发音，吐字不清。

（2）认知功能障碍　注意力缺乏，记忆力障碍，空间定向能力丧失，信息处理能力低下等。

（3）神经心理障碍　神经心理障碍主要表现为丧失自信，因逐渐增加的残疾出现抑郁、甚至自杀倾向。

9. 活动和参与受限

帕金森病的早期（临床分期的1～2级），仅表现为手足震颤，姿势的改变，并不影响患者的日常生活活动能力，临床分期3级以上的患者可以出现活动受限，有并发症者活动和参与受限明显，且易产生疲劳。

10. 继发性功能障碍

主要有：肌肉萎缩、无力，关节僵硬及挛缩；骨质疏松；营养不良；压疮；下腔静脉回流不畅；心输出量减少及心动过速、体位性低血压；循环障碍；肺活量明显降低或运动时呼吸急促等。

二、康复评定的目的

主要是确定患者现有的各种功能障碍，阐明功能障碍的原因，制定相应的康复治疗目标及措施。

三、康复评定的方法和内容

（一）单项评定

（1）身体功能评定：

① 关节活动范围测量　由于肌肉强直僵硬，活动减少，使关节及周围组织粘连挛缩，导致关节活动受限。可使用普通量角器进行测量，分别测量主动关节活动度和被动关节活动度。

② 肌力评定　通常采用徒手肌力检查法来评定肌肉的力量，例如，采用等速测试等动态的测试装置能敏感地发现帕金森病患者的肌力减退。

③ 肌张力评定　大多采用改良 Ashworth 痉挛量表进行评定，帕金森病患者屈肌张力较伸肌张力高。

④ 平衡能力评定　主要采用观察法及功能性评定法，临床上常用的平衡量表主要有 Berg 平衡量表。平衡功能评定有助于康复治疗和预防患者跌倒。

⑤ 步行能力评定　常采用目测分析和定量分析法，可提示步态异常的性质和程度，为行走功能评定和矫治步态提供依据。帕金森病患者的步长、步幅、步速、耐力等多个参数均可表现异常。

（2）吞咽功能评定　可进行反复唾液吞咽测试（RSST）及饮水试验。

（3）认知功能评定　可采用简明精神状态检查法（MMSE）筛查及 Rivermead 行为

记忆能力测验(RBMT)等进行评定。

(4) 日常生活活动能力评定　常用评定方法为改良的 Barthel 指数法和功能独立性评定(FIM)法。也可采用专为帕金森病设计的 Hoehn-Yahr 分期法进行评定。Hoehn-Yahr 分期是从患者的病情、功能障碍和日常生活活动能力的角度设计的,障碍分期的评定方法共分为 5 级三期。该方法简单实用,但在功能障碍评估量化的方面有不足之处。

(5) 心理功能评定:

① 智力评定　可采用韦氏智力量表(Wechsler intelligence scale)进行评定。

② 情绪评定　常用的抑郁评定量表有:汉密顿抑郁量表(HRSD)、抑郁自评量表(SDS);常用的焦虑评定量表有:焦虑自评量表(SAS)、汉密顿焦虑量表(HAMA)等。

(二) 综合评定

在对帕金森病患者单项功能评定的基础上可进行综合评定,常用的综合评定方法如下。

1. 统一帕金森病量表

由 Fahn 等人在 1987 年制定的统一帕金森量表(unified Parkinson's disease rating scale,UPDRS)(表 3-6-1),现已广泛应用于临床评估中。其内容包括精神状态、日常生活能力、运动指数和治疗的并发症。其中精神状态、日常生活能力、运动指数每部分分为 4 级,即从 0 级至 4 级,0 级为正常,4 级为严重。此量表常用于评估患者的病情进展。

表 3-6-1　统一帕金森病评定量表(unified Parkinson's disease rating scale,UPDRS)

Ⅰ.精神、行为和情绪
1.智力损害 0=无 1=轻微智力损害,持续健忘,能部分回忆过去的事件,无其他困难 2=中等记忆损害,有定向障碍,解决复杂问题有中等程度的困难 3=严重记忆损害伴时间及(经常有)地点定向障碍,解决问题有严重困难 4=严重记忆损害,仅保留人物定向,不能作出判断或解决问题,生活需要他人帮助
2.思维障碍(由于痴呆或药物中毒) 0=无 1=生动的梦境 2="良性"幻觉,自知力良好 3=偶然或经常的幻觉或妄想,无自知力,可能影响日常活动 4=持续的幻觉、妄想或富于色彩的精神病,不能自我照料

续表

3.抑郁

0=无

1=悲观和内疚时间比正常多,持续时间不超过1周

2=持续抑郁(1周或以上)

3=持续抑郁伴自主神经症状(失眠、食欲减退、体重下降、兴趣降低)

4=持续抑郁伴自主神经症状和自杀念头或意愿

4.动力或始动力

0=正常

1=比通常缺少决断力,较被动

2=对选择性(非常规)活动无兴趣或动力

3=对每天的(常规)活动无兴趣或动力

4=退缩,完全无动力

Ⅱ.日常生活活动

5.言语(接受)

0=正常

1=轻微受影响,无听懂困难

2=中度受影响,有时要求重复才听懂

3=严重受影响,经常要求重复才听懂

4=经常不能理解

6.唾液分泌

0=正常

1=口腔内唾液分泌轻微但肯定增多,可能有夜间流涎

2=中等程度的唾液分泌过多,可能有轻微流涎

3=明显过多的唾液伴流涎

4=明显流涎,需持续用纸巾或手帕擦拭

7.吞咽

0=正常

1=极少呛咳

2=偶然呛咳

3=需进软食

续表

4＝需要鼻饲或胃造瘘进食
8.书写 0＝正常 1＝轻微缓慢或字变小 2＝中度缓慢或字变小，所有字迹均清楚 3＝严重受影响，不是所有字迹均清楚 4＝大多数字迹不清楚
9.切割食物和使用餐具 0＝正常 1＝稍慢和笨拙，但不需要帮助 2＝尽管慢和笨拙，但能切割多数食物，需要某种程度的帮助 3＝需要他人帮助切割食物，但能自己缓慢进食 4＝需要喂食
10.着装 0＝正常 1＝略慢，不需帮助 2＝偶尔需要帮助扣扣子及将手臂放进袖里 3＝需要相当多的帮助，但还能独立做某些事情 4＝完全需要帮助
11.个人卫生 0＝正常 1＝稍慢，但不需要帮助 2＝需要帮助淋浴或盆浴，或做个人卫生很慢 3＝洗脸、刷牙、梳头及洗澡均需帮助 4＝需导尿或其他机械帮助
12.翻身和整理床单 0＝正常 1＝稍慢且笨拙，但无需帮助 2＝能独立翻身或整理床单，但很困难 3＝能起始，但不能完成翻身或整理床单

续表

4＝完全需要帮助
13.跌跤(与冻结“freezing”无关) 0＝无 1＝偶有 2＝有时有,少于每天1次 3＝平均每天1次 4＝多于每天1次
14.行走中冻结 0＝无 1＝少见,可有启动困难 2＝有时有冻结 3＝经常有,偶有因冻结跌跤 4＝经常因冻结跌跤
15.行走 0＝正常 1＝轻微困难,可能上肢不摆动或倾向于拖步 2＝中度困难,但稍需或不需帮助 3＝严重行走困难,需要帮助 4＝即使给予帮助也不能行走
16.震颤 0＝无 1＝轻微,不常有 2＝中度,感觉烦恼 3＝严重,许多活动受影响 4＝明显,大多数活动受影响
17.与帕金森病有关的感觉主诉 0＝无 1＝偶然有麻木、麻刺感或轻微疼痛 2＝经常有麻木、麻刺感或轻微疼痛,不痛苦 3＝经常的痛苦感

续表

4＝极度的痛苦感
Ⅲ. 运动检查
18. 言语(表达) 0＝正常 1＝表达、理解和(或)音量轻度下降 2＝单音调，含糊但可听懂，中度受损 3＝明显损害，难以听懂 4＝无法听懂
19. 面部表情 0＝正常 1＝略呆板，可能是正常的"面无表情" 2＝轻度但肯定是面部表情差 3＝中度表情呆板，有时张口 4＝面具脸，几乎完全没有表情，口张开在 1/4 in(0.6 cm)或以上
20. 静止性震颤： 20a. 面部、嘴唇、下颌 0＝无 1＝轻度，有时出现 2＝幅度小而持续，或中等幅度间断出现 3＝幅度中等，多数时间出现 4＝幅度大，多数时间出现
20b. 右上肢 0＝无 1＝轻度，有时出现 2＝幅度小而持续，或中等幅度间断出现 3＝幅度中等，多数时间出现 4＝幅度大，多数时间出现
20c. 左上肢 0＝无 1＝轻度，有时出现

续表

2＝幅度小而持续，或中等幅度间断出现
3＝幅度中等，多数时间出现
4＝幅度大，多数时间出现
20d. 右下肢
0＝无
1＝轻度，有时出现
2＝幅度小而持续，或中等幅度间断出现
3＝幅度中等，多数时间出现
4＝幅度大，多数时间出现
20e. 左下肢
0＝无
1＝轻度，有时出现
2＝幅度小而持续，或中等幅度间断出现
3＝幅度中等，多数时间出现
4＝幅度大，多数时间出现
21. 手部动作性或姿势性震颤：
21a. 右上肢
0＝无
1＝轻度，活动时出现
2＝幅度中等，活动时出现
3＝幅度中等，持物或活动时出现
4＝幅度大，影响进食
21b. 左上肢
0＝无
1＝轻度，活动时出现
2＝幅度中等，活动时出现
3＝幅度中等，持物或活动时出现
4＝幅度大，影响进食
22. 强直（患者取坐位，放松，以大关节的被动活动来判断，可以忽略“齿轮样感觉”）：
22a. 颈部

续表

0＝无 1＝轻度,或仅在镜像运动及加强试验时可查出 2＝轻到中度 3＝明显,但活动范围不受限 4＝严重,活动范围受限
22b.右上肢 0＝无 1＝轻度,或仅在镜像运动及加强试验时可查出 2＝轻到中度 3＝明显,但活动范围不受限 4＝严重,活动范围受限
22c.左上肢 0＝无 1＝轻度,或仅在镜像运动及加强试验时可查出 2＝轻到中度 3＝明显,但活动范围不受限 4＝严重,活动范围受限
22d.右下肢 0＝无 1＝轻度,或仅在镜像运动及加强试验时可查出 2＝轻到中度 3＝明显,但活动范围不受限 4＝严重,活动范围受限
22e.左下肢 0＝无 1＝轻度,或仅在镜像运动及加强试验时可查出 2＝轻到中度 3＝明显,但活动范围不受限 4＝严重,活动范围受限
23.手指拍打试验(拇食指尽可能大幅度、快速地做连续对掌动作)

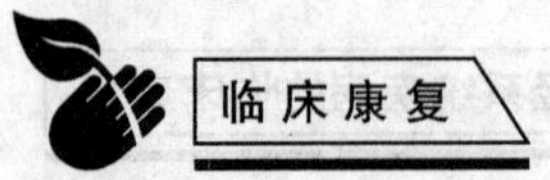

续表

23a. 右手 0＝正常(≥15 次/5 秒) 1＝轻度减慢和(或)幅度减小(11～14 次/5 秒) 2＝中等障碍，有肯定的早期疲劳现象，运动中可以有偶尔的停顿(7～10 次/5 秒) 3＝严重障碍，动作起始困难或运动中有停顿(3～6 次/5 秒) 4＝几乎不能执行动作(0～2 次/5 秒)
23b. 左手 0＝正常(≥15 次/5 秒) 1＝轻度减慢和(或)幅度减小(11～14 次/5 秒) 2＝中等障碍，有肯定的早期疲劳现象，运动中可以有偶尔的停顿(7～10 次/5 秒) 3＝严重障碍，动作起始困难或运动中有停顿(3～6 次/5 秒) 4＝几乎不能执行动作(0～2 次/5 秒)
24. 手运动(尽可能大幅度地做快速连续的伸掌握拳动作) 24a. 右手 0＝正常 1＝轻度减慢或幅度减小 2＝中度障碍，有肯定的早期疲劳现象，运动中可以有偶尔的停顿 3＝严重障碍，动作起始时经常犹豫或运动中有停顿 4＝几乎不能执行动作
24b. 左手 0＝正常 1＝轻度减慢或幅度减小 2＝中度障碍，有肯定的早期疲劳现象，运动中可以有偶尔的停顿 3＝严重障碍，动作起始时经常犹豫或运动中有停顿 4＝几乎不能执行动作
25. 轮替动作(两手垂直或水平做最大幅度的旋前和旋后动作) 25a. 右手 0＝正常 1＝轻度减慢或幅度减小 2＝中度障碍，有肯定的早期疲劳现象，偶在运动中出现停顿

续表

3＝严重障碍，动作起始时经常犹豫或运动中有停顿 4＝几乎不能执行动作
25b. 左手 0＝正常 1＝轻度减慢或幅度减小 2＝中度障碍，有肯定的早期疲劳现象，偶在运动中出现停顿 3＝严重障碍，动作起始时经常犹豫或运动中有停顿 4＝几乎不能执行动作
26. 腿部灵活性（连续快速地脚后跟踏地，腿完全抬高，幅度约为 2 cm） 26a. 右下肢 0＝正常 1＝轻度减慢或幅度减小 2＝中度障碍，有肯定的早期疲劳现象，偶在运动中出现停顿 3＝严重障碍，动作起始时经常犹豫或运动中有停顿 4＝几乎不能执行动作
26b. 左下肢 0＝正常 1＝轻度减慢或幅度减小 2＝中度障碍，有肯定的早期疲劳现象，偶在运动中出现停顿 3＝严重障碍，动作起始时经常犹豫或运动中有停顿 4＝几乎不能执行动作
27. 起立（患者双手臂抱胸从直背木椅或金属椅子站起） 0＝正常 1＝缓慢，或可能需要试 1 次以上 2＝需扶扶手站起 3＝向后倒的倾向，必须试几次才能站起，但不需帮助 4＝没有帮助不能站起
28. 姿势 0＝正常直立 1＝不很直，轻度前倾，可能是正常老年人的姿势

续表

2=中度前倾，肯定是不正常，可能有轻度的向一侧倾斜

3=严重前倾伴脊柱后突，可能有中度的向一侧倾斜

4=显著屈曲，姿势极度异常

29.步态

0=正常

1=行走缓慢，可有曳步，步距小，但无慌张步态或前冲步态

2=行走困难，但还不需要帮助，可有某种程度的慌张步态、小步或前冲步态

3=严重异常步态，行走需帮助

4=即使给予帮助也不能行走

30.姿势的稳定性（突然向后拉双肩时所引起的姿势反应，患者应睁眼直立，双脚略分开并做好准备）

0=正常

1=后倾，无需帮助可自行恢复

2=无姿势反应，如果不扶可能摔倒

3=非常不稳，有自发的失去平衡现象

4=不借助外界帮助不能站立

31.躯体少动（梳头缓慢，手臂摆动减少，幅度减小，整体活动减少）

0=无

1=略慢，似乎是故意的，在某些人可能是正常的，幅度可能减小

2=运动呈轻度缓慢和减少，肯定不正常，或幅度减小

3=中度缓慢，运动缺乏或幅度小

4=明显缓慢，运动缺乏或幅度小

Ⅳ.治疗的并发症

A.异动症

32.持续时间（异动症存在时间所占一天觉醒状态时间的比例（病史信息））

0=无

1=1%～25%

2=26%～50%

3=51%～75%

4=76%～100%

续表

33.残疾(异动症所致残疾的程度(病史信息,可经检查修正)) 0=无残疾 1=轻度残疾 2=中度残疾 3=严重残疾 4=完全残疾
34.痛性异动症所致疼痛的程度 0=无痛性异动症 1=轻微 2=中度 3=严重 4=极度
35.清晨肌张力不全 0=无 1=有
B.临床波动
36."关"是否能根据服药时间预测 0=不能 1=能
37."关"是否不能根据服药时间预测 0=不是 1=是
38."关"是否会突然出现(如在数秒内出现) 0=不会 1=会
39."关"平均所占每天觉醒状态时间的比例 0=无 1=1%~25% 2=26%~50%

续表

3＝51％～75％
4＝76％～100％
C. 其他并发症
40. 患者有无食欲减退、恶心或呕吐
0＝无
1＝有
41. 患者是否有睡眠障碍(如失眠或睡眠过多)
0＝无
1＝有
42. 患者是否有直立性低血压或头晕
0＝无
1＝有

2. Hoehn-Yahr 分期(表 3-6-2)

表 3-6-2 Hoehn-Yahr 分期

分级	临床表现	分期	日常生活能力
Ⅰ级	仅一侧障碍、障碍不明显,相当于韦氏量表总评分0分	一期	日常生活不需帮助
Ⅱ级	两侧肢体或躯干障碍,但无平衡障碍,相当于韦氏量表总评分1～9分		
Ⅲ级	出现姿势反射障碍的早期症状,姿势有些不稳,身体功能稍受限,相当于韦氏量表总评分10～19分	二期	日常生活需部分帮助
Ⅳ级	病情全面发展,功能障碍严重,但仍勉强可进行不用辅助的站和走,相当于韦氏量表总评分20～28分		
Ⅴ级	除非辅助,否则只能卧床或限于轮椅上活动,相当于韦氏量表总评分29～30分	三期	日常生活完全需要帮助

现在也有用修订的 Hoehn-Yahr 分期：

0 期　无症状

1 期　单侧疾病

1.5 期　单侧＋躯干受累

2 期　双侧疾病,无平衡障碍

2.5 期　轻微双侧疾病，后拉试验可恢复

3 期　轻度至中度双侧疾病，某种姿势不稳，可独立生活

4 期　严重残疾，仍可独自行走或站立

5 期　无帮助时只能坐轮椅或卧床

3. 改良的 Webster 评分法(Webster scale)

Webster 评分法是 1968 年由 Webster 首先提出，是比较经典的帕金森病评定方法，国内多用改良 Webster 计分。共分 10 个项目，每项分为 4 级，即"0 分＝正常，1 分＝轻度不正常，2 分＝中度不正常，3 分＝重度不正常"。将 10 个项目得分累计，1～10 分为轻症，11～20 分为中等，重症 21～30 分。分级标准见表 3-6-3。

表 3-6-3　改良的 Webster 评分法评分标准

1. 双手动作减少（包括书写） 0 分 无影响 1 分 患者可使用工具，扣纽扣，或写字，发现旋前-旋后动作稍减慢 2 分 一侧或双侧旋前-旋后动作中度减慢，上述手功能有中度障碍，书写时有明显障碍，有"写字过小症" 3 分 旋前-旋后速度严重减慢，不能扣纽扣或写字，使用工具极度困难
2. 强直 0 分 无发现 1 分 颈及肩发现有强直，单侧或双侧手臂静止时有轻度强直，但活动现象（activation phenomenon)存在 2 分 颈及肩有中度强直，有明显静止性强直，但在用药后可逆转 3 分 颈及肩有严重强直，强直现象不能被药物逆转
3. 姿势 0 分 正常 1 分 开始有僵直姿势，头有轻度前曲 2 分 头轻度前曲，站立时肘关节屈曲，但手的位置仍在腰以下 3 分 头颈严重俯曲，站立时肘关节屈曲明显，手已处于腰以上，指间关节伸直；膝关节亦屈曲
4. 行走时上肢摆动 0 分 行走时两上肢摆动良好 1 分 手臂摆动幅度逐渐减少 2 分 单侧手臂无摆动 3 分 双侧手臂无摆动

续表

5.步态

0分 跨步距离正常，转身自然

1分 跨步距离轻度缩短，行走时有一足拖地，转身缓慢

2分 跨步距离中度缩短，行走时有双足底有明显拖地现象

3分 步距极小，拖曳步态，转身极慢

6.震颤

0分 无震颤

1分 静止或行走时肢体或头部有轻度震颤现象

2分 手、头部或肢体有较严重的震颤但不是持续的震颤

3分 有严重而且持续的震颤，无法写字或自己进食

7.面容

0分 正常

1分 口闭合，开始出现焦虑或抑郁面容

2分 表情呆板，口唇有时分开，流涎，焦虑抑郁表情明显

3分 明显面具样面容，平时口张大，有严重流涎

8.坐、起立运动

0分 正常

1分 坐、起立运动能单独完成，但较正常人差，或用一只手支撑才能完成

2分 坐、起立运动时需要两只手支撑才能完成

3分 坐、起立运动时两只手支撑也不能完成，或仅能勉强完成

9.言语

0分 清晰，易懂。

1分 讲话开始出现音量降低，走音，无共鸣，但能听懂

2分 讲话声音明显降低，高低音不分，音节不变，开始有构音障碍、呐吃

3分 讲话声音极低，难以听懂

10.自我照顾

0分 无障碍

1分 能自我照料及独立生活，各种活动速度减慢，但尚能胜任工作

2分 活动明显减慢，有些动作需帮助，如床上翻身、起坐等

3分 不能照料自己，生活不能自理

结果分析：进步率 =（治疗前得分－治疗后得分）÷治疗前得分×100%；进步率<20%为稍好，21%～50%为进步，>51%为显效，治疗前后得分相同者为无效，负数者为恶化。

第三节 康复治疗

目前多采取综合性的治疗方法，康复治疗不能改变疾病本身的进程结局，但可延缓病情发展，减轻功能障碍的程度，预防和减少畸形及并发症的发生；改善患者的心理状况；维持或提高日常生活活动能力；延长寿命、提高生命质量。

一、帕金森病的康复目标

（一）康复治疗的短期目标

（1）促进关节在最大范围内运动。

（2）预防痉挛和纠正不正常姿势。

（3）预防或减轻废用性肌萎缩和无力。

（4）改善运动和姿势控制、增强平衡反应和安全意识。

（5）改善步态。

（6）维持或增加肺活量以及说话能力。

（7）维持或改善耐力。

（8）教会患者和家属能量节约及工作简化技术。

（9）维持或增强患者独立能力。

（10）帮助患者调整心理，重新认识生活方式发生的改变。

（二）康复治疗的长期目标

（1）延缓病情进展，预防和减少继发性功能障碍。

（2）教会患者代偿策略。

（3）发挥患者最大功能，维持其最大限度的独立能力。

（4）帮助患者和家属调整心理状态。

（5）延长寿命，提高生活质量。

二、帕金森病的运动疗法

（一）运动治疗的原则

（1）抑制不正常的运动模式，学会正常的运动模式：在训练中应通过大量重复简单的正常动作来让患者学会正常的运动方式。

（2）充分利用帕金森病患者自身的良好的视、听反馈来帮助运动训练。

（3）让患者积极主动地参与治疗：在治疗过程中应善于调动患者的积极性。

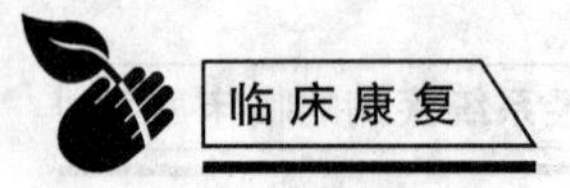

(4) 避免劳累:帕金森病患者易发生劳累,而且一旦发生很难恢复。

(5) 避免抗阻运动:抗阻运动易引起肌紧张并且消失缓慢,导致帕金森病患者产生不愉快的感觉,不利于调动患者的积极性。

(二) 帕金森病的运动治疗目的

(1) 改善震颤、肌强直、运动徐缓和姿势与平衡障碍等运动功能障碍。

(2) 预防继发性功能障碍,如肌萎缩、骨质疏松、心肺功能下降、驼背、周围循环障碍、压疮、体位性低血压等。

(三) 训练内容及方法

(1) 松弛训练　松弛训练的主要目的是缓解强直,这是帕金森病患者进行运动疗法的前提。

① 头、下肢反向运动　仰卧,双膝屈曲,双手自然交叉放置于上腹部,头缓慢左转,双下肢同时右转,复原位;头向右转,双下肢左转,交替进行。

② 腰部旋转运动　仰卧,双膝屈曲,双手自然交叉放置于上腹部,上半身缓慢左转,双下肢保持不动,复原位;上半身右转,双下肢仍保持不动,交替进行。此活动也可在坐位下进行。如患者刚开始时自己不能活动,也可在侧卧位下进行,家属可站在患者背侧,一手扶患者肩部,另一手扶髋部,双手分别向前、向后按相反的方向推拉。注意,仍以患者自主用力为主,患者不能有被牵拉的感觉。

③ 肩、胸部前伸、后退运动　右侧卧位,左侧肩部和胸部同时向前活动,复原位,接着同时向后活动,复原位;然后改左侧卧位,右侧肩部和胸部如左侧一样活动。

(2) 关节活动范围训练　被动和主动训练脊柱和四肢各个关节和各个方向上的全关节活动范围,可以维持和改善帕金森病的全身各关节的关节活动度,防止关节和周围组织粘连和挛缩,保持运动功能。针对屈肌张力较高的特点,关节活动范围训练应强调伸展训练,如俯卧位伸髋,双肘支撑过渡到双手支撑;立位上肢平举推墙或墙角或沿墙壁尽量摸高以促进躯干伸展。也可利用体操棒(立位或坐位上举体操棒尽量向后伸展)或体操球(立位或坐位下双手抱球过头)完成躯干伸展训练。

(3) 肌力训练　帕金森病患者近心端肌群早期就可受累,远心端肌群则常在晚期受累。早期应重点训练胸肌、腹肌、腰背肌及股四头肌等近心端肌群,可徒手或利用器械如拉力器、哑铃、划船器等进行相关肌群的肌力训练。还可在常规肌力训练的基础上采用渐进抗阻的训练方法,以提高肌力、动作灵活性及步行功能。

(4) 口面部肌群的训练　主动有意识地做皱眉、鼓腮、撅嘴、露齿、吹哨、睁眼和闭眼、抬眉等口面部动作,辅以大声讲话、朗读和唱歌,发音尽量准确,加上呼吸训练可有效改善"面具脸"和言语功能。

(5) 呼吸训练　在后期,帕金森病患者多有呼吸功能障碍,这是导致患者死亡的主要原因。鼓励患者尽量做深而缓慢的呼吸,增大胸廓扩张度,增加肺活量。同时训练膈肌及肋间肌等呼吸肌以增强呼吸功能。

(6) 平衡训练　通过平衡训练可加强患者的本体感觉,增强躯干和下肢的力量,增加身体的灵活性和协调性，有效地预防跌倒，提高转移等日常生活活动能力。可双足分开与肩同宽，向左右、前后移动重心，并保持平衡。躯干和骨盆左右旋转，并使上肢随之进行大的摆动，对平衡姿势、缓解肌张力有良好的作用。

(7) 协调性训练　帕金森病患者双上肢之间、双下肢之间及双上肢与双下肢之间的交互运动困难，使患者难以同时做两个或两个以上的运动。可通过做以下训练改善协调性。

① 手足的往复或交互运动　训练时治疗师与患者相对而坐，让患者模仿治疗师做手足的交互运动，如果不能完成，可以先做双上肢和双下肢的交互活动，然后再上、下肢同时活动。这种训练同时也可改善患者的步行功能，增加步行的稳定性。

② 同时伸腿和击掌　患者坐位，模仿治疗师的动作，伸一侧下肢时，双上肢在另一侧的头外侧击掌，然后换另一侧。这有助于患者克服同时做两个动作的困难。

③ 上、下肢的反向运动　双上肢向左运动，同时双下肢向右运动，两侧交替进行。可以同时训练上、下肢的往复和交替运动以及重心的转移。

④ 上肢翻转交叉再复原　训练患者旋前和旋后的动作，这对患者做好的梳洗、用餐等日常生活动作十分重要。首先右手旋前、左手旋后持棒，然后翻转成左手旋前、右手旋后持棒，如此反复进行。

(8) 姿势训练　包括姿势矫正性训练和姿势稳定性训练，姿势矫正性训练主要是矫正身体屈曲姿势，多可使用身体伸展训练，保持身体直立。姿势稳定性训练旨在诱发正确的姿势反应，建立和改善平衡能力。

(9) 步行训练　帕金森病患者的步态障碍，轻者表现为拖步，走路抬不起脚，同时上肢不摆臂，没有协同动作；严重者表现为小碎步前冲，转弯、过门槛困难。步行训练的关键是要抬高脚尖和跨步要大。

① 步行锻炼时，要求两眼向前看，身体要站直，两上肢的协调摆动和下肢起步要合拍，足尖要尽量抬高，先足跟着地再足尖着地，跨步要尽量慢而大，两脚分开，两上肢在行走时做前后摆动。

② 要注意做重心转移训练，包括左右足之间的重心转移训练和前后重心转移训练。

③ 转弯训练和跨越障碍物训练：转弯时要有较大的弧度，避免一只脚与另一只脚交叉；在前方设置 5～7.5 cm 高的障碍物，让患者跨障碍物行走，可控制患者的步幅和宽度，避免小碎步。

④ 采用视觉和听觉刺激，如按音乐节拍或口令加快启动速度和改变步行速度；在地板上设置行走路线标记、转弯标记和足印标记等避免患者的冻结步和转弯困难。

⑤ 在步行锻炼时最好有其他人在场随时提醒和纠正异常的姿势。增强步行功能还可进行上下坡和上下台阶练习。有报道称，减重步行训练也可用于帕金森病的康复治疗：通过悬吊和保护装置可辅助身体直立，易于在治疗师的指导下完成步行周期的全套动作练习，提高步行能力。神经肌肉促进技术也可明显地提高步行功能，改善步态。

(10) 其他运动疗法，包括气功、瑜伽、太极拳、医疗体操等。这些运行疗法可有效改善患者的肌强直，提高肌力，缓解动作困难，纠正异常姿势，改善平衡协调功能，同时也可改善患者的心肺功能和心理状态。

三、日常生活活动能力训练

(一) 早期训练

(1) 穿脱衣服　要鼓励患者自己完成穿衣、系鞋带、系纽扣、拉拉链等日常活动。当疾病影响患者的穿衣习惯和能力时，患者应选择轻而宽松、易伸缩等易于穿脱的衣服和鞋子；治疗时要指导患者选择安全、省力、舒适的体位和技巧完成其穿脱衣服。

(2) 进食　患者进食困难、缓慢，但只要能完成，就应鼓励其自己进食。注意选择易于咀嚼、吞咽的温热食物，少量多餐；教会患者适应性技术，以减少震颤的影响；餐具适当调整，要易于操作，配合必要的辅助具；与言语治疗师合作，帮助减轻患者的吞咽困难。

(3) 移动和转移：

① 坐椅转移　选择最适合患者身体放松、进食、伏案的高度的坐椅，牢固、适当高度的椅背可以支撑头部，鼓励患者头部向后靠住椅背，有支撑前臂、方便撑起的扶手，也可将椅子后方提高，使之有一定倾斜度，便于起立。坐下时患者背对椅子，大腿后部触及坐椅前缘，双手支撑身体向后坐下；站起时将臀部移至坐椅前沿，身体前倾，屈膝将足伸到椅的下方，两足稍分开，双肩在双膝的正上方，其中一足后移，膝屈曲向前双手支撑扶手站起。

② 床上转移　床垫硬度要适中，高度要适当，睡衣轻便不影响活动。主要训练内容如下。①床上翻身(以向右侧翻身为例)：头先转向右侧，然后屈腿，用足支撑床面，同时左侧手跨过躯干用力抓住右侧床缘，随之骨盆转动，完成翻身。②从卧位转移到坐位(以向右侧坐起为例)：左手抓住右侧床缘，双下肢移向右侧床边，双小腿自然垂于床边，右侧肘用力撑起身体，左手用力拉住床边保持身体稳定坐起。③坐位转卧位：动作与②相反。还可抬高床头，在床尾系一根绳子供患者牵拉，以提高患者的起床能力。

(4) 个人卫生　尽可能保留患者的卫生、修饰习惯，保持外观整洁。抓握牙刷、梳子困难时可以增加把柄直径，可以使用电动牙刷。可以选择一些辅助具，帮助患者洗澡、梳头、剪指甲、剃胡须等。选择舒适、安全的体位洗澡，在浴室周围安装扶手及铺防滑地毯，防止洗澡时地滑摔倒。

(5) 如厕　包括移入厕所、脱裤、坐下、站起、局部清洁、整理衣裤、冲洗等过程。患者用药后易便秘，故每天应保证 3 L 的饮水量。坐站困难者可在座厕四周安装扶手。有条件者用电动升降座厕。冲厕开关及卫生用品尽量置于患者易于获取之处。

(二) 后期训练

随着病情的发展，患者的活动能力逐渐受限，应最大程度地维持其原有的功能和活动能力。具体应做好以下几项内容。

(1) 加强日常活动的监督和安全性防护，提供简单、容易操作、省力的方法完成各种活动。例如：抬高患者用餐桌面高度，减少患者头颈、躯干的弯曲；用肘支撑桌面仅凭借肘屈伸完成进食过程，这样可以减少患者肩、手、腕部的活动，使其做功减少，还可以保持躯干的伸展和稳定。

(2) 借助一些辅助装置和设施帮助患者完成活动，例如：对衣服、鞋袜做适当调整以便于患者穿戴；选择系扣器、剪甲器、穿袜器、取物器等方便患者完成自我料理。

(3) 对环境和家具进行适当改建可以提高患者自我料理的能力。

(4) 加强对家人和照料者的宣传和指导，让他们与患者之间合作默契，尽量做到照料者给予最小的帮助，患者尽可能自理。

(5) 积极采取能量节约技术，降低患者的疲劳和功能损害程度，最大程度地保留患者原有的功能。

(三) 家务照料和安全

尽量按照患者自己的习惯安全地从事家务活动。合理安排和计划家务活动，保证厨房、卫生间、拐角、楼梯口等处明亮。保持室内温暖、舒适，除去易绊倒的障碍物（地毯、脚垫等），对可能引起潜在危险的活动和装置，应予视觉告示。应用能量节约技术，尽量在坐位或其他放松体位完成家务活动；充分利用家用电器和辅助装置减少患者家务负担。

四、言语训练

言语训练包括音量训练、发音训练及呼吸训练等，可以纠正患者音量低沉、单音调、音质变化和模糊发音、吐字不清等言语功能障碍。

五、吞咽训练

训练目的旨在恢复或提高患者吞咽能力，改善身体的营养状况；增加进食乐趣，改善因不能正常进食所产生的心理恐惧与抑郁；增加进食的安全，减少食物误吸入肺、导致吸入性肺炎等并发症发生的机会。可通过感官刺激、口面部的功能训练等基础训练和摄食训练（如选择适当的体位、适当形状的食物、一口量等），指导和教会患者易于吞咽的技巧和方法等代偿技术，提高患者的吞咽功能。

六、心理治疗

针对帕金森病患者易出现丧失自信、无望感、抑郁，甚至自杀倾向等神经心理障碍，康复治疗过程中常用的心理治疗方法有合理情绪疗法、行为疗法、集体疗法等。松弛技术也常用于帕金森病的心理治疗，同时也可有效改善患者的肌肉僵直等影响运动功能的问题，常用的方法有渐进性松弛法（也称对比法、jacobson 法）、交替法、暗示法等肌肉松弛法以及意念松弛法等。通过适当的心理治疗可起到安慰和支持、疏异、自我反省作用，从而使患者更好地克服疾病带来的心理问题。

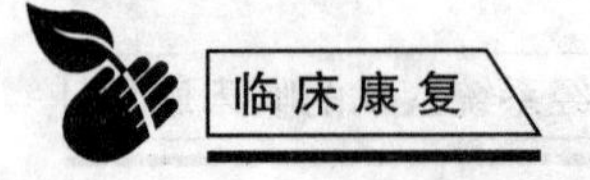

七、认知训练

认知训练包括提高记忆力的训练及智力障碍的康复治疗等。

八、辅助装置的应用和环境改造

为预防畸形，患者需穿戴必要的矫形支具。穿衣困难可以借助穿衣辅助器。为防止患者跌倒，可以给患者配备合适的助行稳定用具。鼓励患者坐位时尽量保持腰部挺直，不要长时间团坐在软沙发内。睡硬板床。写字、打字桌面高度要适合患者保持直腰和头颈部稍屈曲。尽量去掉房间内的地毯和垫子，防止绊倒。卫生间尽量无障碍，墙壁安装把手等。

九、帕金森病的康复护理

（1）创造安静的环境　保持环境安静、避免精神刺激以免加重震颤或肌强直。严重震颤或肌强直者应卧床休息。急性期应由旁人协助，指导患者自我保护，完成日常生活活动。

（2）饮食护理　少量多餐，给予低胆固醇、高维生素、易消化的食物。喂食时要缓慢，以防窒息。对流涎、呛咳者，指导患者应缓慢进食半流质饮食，必要时插鼻饲管。

（3）防止便秘　鼓励患者多做主动运动和腹部运动。定时练习腹式呼吸，以促进肠蠕动，防止便秘。

（4）加强生活护理　对动作笨拙及生活不能自理的患者要加强生活护理，防止摔伤和烫伤。晚期卧床不起的患者应做好皮肤护理和肢体的被动锻炼，以防关节僵直。

（5）观察药物副作用　应用多巴胺治疗时注意观察有无直立性低血压、心绞痛、心律失常，并观察胃肠道反应及精神症状。应用乙酸胆碱时注意观察患者的视力、胃肠道症状等。

（6）心理护理　帕金森病多发于中老年，精神障碍多表现为情绪低落，反应迟钝，行为拘谨、退缩，不愿与人交往等。尤其是忧郁应引起注意，实施心理治疗及护理，多与患者交谈，并引导患者与周围其他患者建立良好的关系。鼓励亲属多探视，细心观察，防止意外发生。

（7）智能障碍的护理　护理人员应引导患者适当参加医疗体育活动，并多说、多看、多听、多练，去除忧郁心理，提高抗病信心，提高生活质量。

（8）家庭的作用　由于帕金森病患者功能丧失逐渐加重，影响生活自理能力，患者常需要依靠配偶或已成年的中年子女，如果家庭成员在日常生活中很注意尊重患者，鼓励他参与各种活动，这样就有利于调动患者的主动性和生活的积极性。家庭成员和护理人员在与患者交谈时要注意强调患者在社会和家庭的价值，以保持患者的自信心。

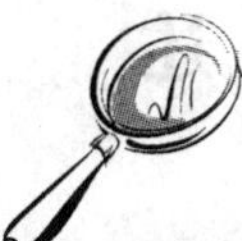

能力检测

1. 帕金森病会出现哪些功能障碍和康复问题，如何进行评定？
2. 帕金森病常用的综合评定方法有哪些？
3. 帕金森病运动疗法主要有哪些内容？
4. 如何进行帕金森病患者日常生活活动能力训练？
5. 帕金森病患者如何进行康复护理？

（罗　萍）

任务七　阿尔茨海默病的康复

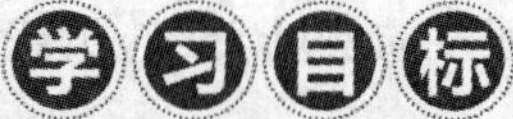

学习目标

熟练掌握　阿尔茨海默病的康复评定；阿尔茨海默病的康复治疗。

掌握　阿尔茨海默病的临床诊断。

了解　阿尔茨海默病的病因病理、临床治疗。

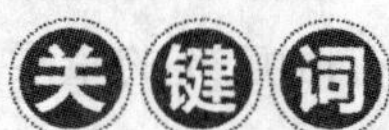

关键词

阿尔茨海默病；认知障碍

典型病例

患者，男，69岁，患者于2011年1月开始发现记忆力减退，时常丢三落四，逐渐出现刚刚做过的事情不能记起，外出时很多以前熟识的人都不认识，家属发现后将其送当地医院，MRI检查示脑萎缩，诊断为阿尔茨海默病。医生建议药物治疗和康复治疗同时进行。

请问：

1. 阿尔茨海默病的常用的康复治疗方法有哪些？
2. 阿尔茨海默病经临床康复治疗的预后如何？

第一节 概 述

一、定义

阿尔茨海默病(Alzheimer disease,AD)是一种进行性发展的致死性神经退行性疾病。其临床表现为,认知和记忆功能不断恶化,日常生活能力进行性减退,并有各种神经精神症状和行为障碍,是痴呆最常见的原因。65岁以后每增加5岁,阿尔茨海默病的发病率就会增加1倍;85岁以上的老年人中,约50%患有阿尔茨海默病。目前,由于缺乏对阿尔茨海默病早期诊断重要性的认识,并且治疗措施有限,所以阿尔茨海默病患者通常都难以得到最佳的诊断和治疗。研究显示,只有不到50%的患者进行过正规的诊断,而接受正规治疗的患者就更少。

二、病因病理和发病机制

阿尔茨海默病病因迄今不明,发病与脑内β淀粉样蛋白异常沉积有关。研究发现,β淀粉样蛋白对它周围的突触和神经元具有毒性作用,可破坏突触膜,最终引起神经细胞死亡。阿尔茨海默病可见颞、顶及前额叶萎缩,组织病理学特征主要是老年斑和神经原纤维缠结等。

随着神经元的丢失,各种神经递质也随之缺失,其中最早最明显缺失的是乙酰胆碱。随着疾病的逐步发展,阿尔茨海默病患者脑内乙酰胆碱水平迅速下降。这个发现支持了胆碱能假说:即阿尔茨海默病患者乙酰胆碱的缺失与认知功能障碍密切相关。这也是目前阿尔茨海默病治疗获得有限疗效的重要基础。

三、临床表现

在疾病早期,阿尔茨海默病患者症状轻微,呈隐袭起病。患者社交礼仪通常保持良好,一般都很善于隐藏自己的症状及缺陷。记忆力缺失常容易被忽略或仅认为是老年人爱忘事,但会逐渐开始影响和妨碍患者的日常生活,如忘记电话号码或关煤气,经常找不到东西等,有些患者可能会因此而怀疑周围的人,以为他们找不到的东西是被人拿走了。家人会逐渐注意到患者经常有重复性的行为,如反复问同一个问题等。同时,患者的言语功能也会逐步受损,早期可出现找词和找名字困难的现象。此外,部分患者还可出现地点定向力障碍,表现为对不熟悉的环境感到糊涂。

在疾病中期,患者无法再继续维持其日常生活和工作能力,常会出现迷路的情形,因而需要家人的日常监护。言语功能障碍也越来越明显,如言语不流畅、理解及复述能力差。可出现不同程度的失用,如穿衣、吃饭、猜谜语及抄写几何数字等感到困难。患者对简单的计算也感到困难,或无法说出时间,情绪此时通常会受到影响,常可以见到情绪激动,具有攻击性、易激惹、挫折感和焦虑等。事实上,有一些患者并不是因为早期进行性的记忆障碍而看病，而是由于家人发现其行为改变才就诊的。精神症状表现有时可能会比较突出，一些患者会出现幻觉和错觉，最常见的是自身的视听幻觉。

在疾病晚期，患者虽可行走，但那是无目的的徘徊，其判断力、认知力可能已经完全丧失，伴随他(她)的是幻觉和幻想。各种症状经常混合在一起，使患者的行为显得复杂古怪，如无端指责配偶、不认识自己的老朋友、认为来访者是盗贼、被镜子中的自己吓倒等等。自我约束能力的丧失会使患者显得好战，或完全相反。患者处于一种远离社会的消极状态，在各个方面(包括个人卫生、吃饭、穿衣和洗漱等)都完全需要他人照料。在此阶段，患者常常会出现帕金森病样表现，约 20%的患者可出现癫痫发作，随着病程进展，肌阵挛抽搐的发生率也越来越高。

四、辅助检查

迄今尚无直接诊断阿尔茨海默病的特殊检测方法。其一，早期阿尔茨海默病患者的脑电图是正常的。其二，头颅 CT 或 MRI 检查只是排除其他潜在颅内病变的重要的手段，MRI 检查对选择部位的体积定量可能比较有用，如海马萎缩，这是阿尔茨海默病的早期征象。脑活检并不用于阿尔茨海默病的诊断。其三，认知功能测试需要对所有主要的认知领域进行评价，包括注意力、定向力、言语、记忆力、空间构造力、操作能力及执行功能，如简易精神状态检查(MMSE)、长谷川痴呆量表(HDS)、韦氏记忆量表(WMS)、日常记忆问卷等。

五、诊断与鉴别诊断

诊断的主要依据是患者详细的病史、临床症状、精神量表检查结果等。诊断的准确性为 85%～90%。目前，阿尔茨海默病诊断标准包括如下几点：①发病年龄为 40～90 岁，多在 65 岁以后；②临床症状确认痴呆；③进行性加重的近记忆力及其他智能障碍；④必须有 2 种或 2 种以上认知功能障碍；⑤无意识障碍，可伴精神、行为异常；⑥排除可导致进行性记忆和认知功能障碍的脑病。

阿尔茨海默病应注意与以下疾病相鉴别。①轻度认知障碍(MCI)：一般仅有记忆力减退，无其他认知功能障碍；②抑郁症：表现为心境恶劣，对各种事物缺乏兴趣，易疲劳，无力，注意力难以集中而导致近记忆力减退，但抑郁症所致的所谓“假性痴呆”通常不是进行性的；③其他疾病导致的痴呆，包括健忘综合征(Korsakoff 脑病)、血管性痴呆、Pick 病、路易体痴呆、帕金森病痴呆等。

六、治疗及预后

目前尚无特效治疗方法可以逆转或阻止阿尔茨海默病的病情进展。对症治疗可用如下方法。

(1) 胆碱酯酶抑制剂(AChE-I)　有研究表明，使用多奈哌齐 6～12 个月治疗后，治疗组患者的认知水平下降比安慰剂组的有所减轻，但是却并不能减慢疾病的进程。服用此类药物的远期效果是，可能延迟家庭护理的时间，如服用多奈哌齐 9～12 个月的临床试验显示，可推迟家庭护理的时间将近 20 个月。多奈哌齐在 5 mg/d 时起效，但要达到 10 mg/d 才能达到最佳效果。常见的导致停药的副作用是胆碱能效应，如呕吐、便秘。

(2) 抗精神病药、抗抑郁药及抗焦虑药　对于控制阿尔茨海默病伴发的行为异常有作用。抗精神病药可用利培酮 2～4 mg/d 口服；抗抑郁药有氟西汀 10～20 mg/d，或舍曲林 50 mg/d 口服；抗焦虑药有丁螺环酮 5 mg/d，分 3 次口服。

(3) 神经保护性治疗　可用维生素 E 以及单胺氧化酶抑制剂司林吉兰，有延缓阿尔茨海默病进展的轻微疗效的证据。

(4) 鼓励患者尽量维持生活能力，加强家庭和社会对患者的照顾和帮助，进行康复治疗和训练。

患者最终的死亡原因多为营养不良、继发感染和心脏病。典型的阿尔茨海默病患者病程为 8～10 年，但个体间存在很大差异，有些患者可存活 20 年或更久。对于绝大多数患者来说，后期都需要他人看护、照料。

第二节　康复评定

阿尔茨海默病主要表现为认知功能障碍，认知功能属于大脑皮质的高级活动范畴，包括感觉、知觉、注意、记忆、理解和智能等。老年人认知智障问题常被漏诊，有的患者初看似乎很清醒，特别是轻型的阿尔茨海默病。虽然如此，常规收集病史、进行体格检查，加上认知功能评定等，一般不难做出正确判断。以下主要介绍几种常用的认知功能评定方法。

一、痴呆筛选量表

(一) 简易精神状态检查

简易精神状态检查量表(mini-mental state examination，MMSE)于 1975 年编制，包括时间定向、地点定向、语音即刻记忆、注意力和计算能力、短程记忆、物体命名、言语复述、阅读理解、言语理解、言语表达和图形描画等内容(表 3-7-1)。

表 3-7-1　简易精神状态检查量表(MMSE)

姓名＿＿＿＿＿＿＿＿　性别＿＿＿＿＿　年龄＿＿＿＿＿＿　病区＿＿＿＿＿

床号＿＿＿＿＿＿＿＿　住院号＿＿＿＿＿＿＿＿＿　ID 号＿＿＿＿＿

1. 现在我要问您一些问题来检查您的记忆力和计算力，多数都很简单。

□0 分或 1 分＝(1)请说出今年的年份

□0 分或 1 分＝(2)现在是什么季节

□0 分或 1 分＝(3)现在是几月份

□0 分或 1 分＝(4)今天是几号

续表

□0 分或 1 分=(5)今天是星期几

□0 分或 1 分=(6)这是什么城市(名)

□0 分或 1 分=(7)这是什么区(城区名)

□0 分或 1 分=(8)这是什么医院(医院名或胡同名)

□0 分或 1 分=(9)这是第几层楼

□0 分或 1 分=(10)这是什么地方(地址、门牌号)

2. 现在我告诉您三种东西的名称,我说完后请您重复一遍。请您记住这三种东西,过一会儿我还要问您(请说清楚。每样东西一秒钟)。

告诉这三种东西是:“树”、“钟”、“汽车”。请您重复。

□0 分或 1 分=树

□0 分或 1 分=钟

□0 分或 1 分=汽车

3. 现在请您算一算,从 100 中减去 7,然后从所得的数算下去,请您将每减一个 7 后的答案告诉我,直到我说“停”为止。

□0 分或 1 分=100 减 7=93

□0 分或 1 分=93 减 7=86

□0 分或 1 分=86 减 7=79

□0 分或 1 分=79 减 7=72

□0 分或 1 分=72 减 7=65

停止!

4. 现在请您说出刚才我让您记住的是哪三种东西?

□0 分或 1 分=树

□0 分或 1 分=钟

□0 分或 1 分=汽车

5. 检查者出示手表问患者这是什么。

□0 分=能正确说出

□1 分=不能正确说出

检查者出示铅笔问患者这是什么

□0 分=能正确说出

□1 分=不能正确说出

6. 请您跟我说“四十四只石狮子”。

□0 分=能正确说出

□1 分=不能正确说出

7. 检查者给受试者一张卡片,上面写着“请闭上您的眼睛”。请您念一念这句话,并按上面的意思去做。

□0 分=能正确说出并能做到

□1 分=不能正确说出,也不能做到

续表

8. 我给您一张纸,请您按我说的去做。现在开始。 □0 分或 1 分=用右手拿着这张纸 □0 分或 1 分=用两只手把它对折起来 □0 分或 1 分=放在您的左腿上 9. 请您给我写一个完整的句子。 □0 分=能正确写出 □1 分=不能正确写出 在此写: 10. 请您照着下面图案样子把它画下来。 □0 分或 1 分 图案样子如下　　　在下方照样子画 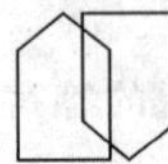 注:正常为 1 分,错误为 0 分

总分范围 0～30 分,正常与不正常的分界值与受教育程度有关:文盲(未受教育)组 17 分;小学(受教育年限≤6 年)组 20 分;中学或以上(受教育年限>6 年)组 24 分。分界值以下为有认知功能缺陷,以上为正常。

(二) 长谷川痴呆量表

长谷川痴呆量表(Hastgawa dementia scale, HDS)(表 3-7-2)也是一种简易实用的量表。由于我国仍有部分文盲,我国学者同样将其评分按文化程度标准化,这更切合我国国情。

表 3-7-2　长谷川痴呆量表(HDS)

1. 今天是几月几号(或星期几)(任意一个回答正确即可)	(1)正确	(2)错误
2. 这是什么地方	(1)正确	(2)错误
3. 您多大岁数(±3 年为正确)	(1)正确	(2)错误
4. 最近发生什么事情(请事先询问知情者)	(1)正确	(2)错误
5. 你出生在哪里	(1)正确	(2)错误
6. 中华人民共和国的成立年份(±3 年为正确)	(1)正确	(2)错误
7. 一年有几个月(或一小时有多少分钟)(任意一个回答正确即可)	(1)正确	(2)错误
8. 国家现任总理是谁	(1)正确	(2)错误
9. 计算 100－7	(1)正确	(2)错误
10. 计算 93－7	(1)正确	(2)错误
11. 请倒背下列数字:5-9-2	(1)正确	(2)错误

续表

12.请倒背下列数字:7-3-5-9	(1)正确　(2)错误
13.先将纸烟,火柴,钥匙,表,钢笔五样东西摆在受试者前,令其说一遍,然后把东西拿走,请受试者回忆 (1)完全正确　(2)正确 4 项　(3)正确 3 项　(4)正确 2 项　(5)正确 1 项或完全错误	

二、记忆功能评定

记忆是人对于过去经历过的事物的一种反应,可分为长时记忆、短时记忆和瞬时记忆三种。记忆功能是人脑的基本认知功能之一。在临床上,老年痴呆患者认知障碍首发表现为记忆功能障碍,这就要求对患者的记忆状况进行客观的评定。简易精神状态检查量表和长谷川痴呆量表中均包括记忆测验的内容,韦氏记忆量表(Wechsler memory scale,WMS)是应用较广的成套记忆测验方法,也是神经心理测验方法之一。韦氏记忆量表(表 3-7-3)共有 10 项分测验,分测验 A～C 测长时记忆,D～I 测短时记忆,J 测瞬时记忆,MQ 表示记忆的总水平。韦氏记忆量表也有助于鉴别器质性和功能性记忆障碍。

表 3-7-3　韦氏记忆量表

测试项目	内　容	评 分 方 法
A 经历	5 个与个人经历有关的问题	每回答正确一题记 1 分
B 定向	5 个有关时间和空间定向的问题	每回答正确一题记 1 分
C 数字顺序关系	①顺数 1～100 ②倒数 100～1 ③累加从 1 起每次加 3～49 为止	限时记错、记漏或退数次数,扣分分别按记分公式算出原始分 限时记错、记漏或退数次数,扣分分别按记分公式算出原始分 限时记错、记漏或退数次数,扣分分别按记分公式算出原始分
D 再认	每套识记卡片有 8 项内容,呈现给受试者 30 s 后,让受试者再认	根据受试者再认内容与呈现内容的相关性分别记 2、1、0 或 1 分,最高分 16 分
E 图片回忆	每套图片中有 20 项内容,呈现 90 s 后,要求受试者说出呈现内容	正确回忆记 1 分、错误扣 1 分,最高得分为 20 分
F 视觉再生	每套图片中有 3 张,每张上有1～2 个图形,呈现 10 s 后让受试者画出来	按所画图形的准确度记分,最高分为 14 分

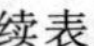
续表

测试项目	内　容	评分方法
G 联想学习	每套卡片上有 10 对词，分别读给受试者听，同时呈现 2 s	5 s 内正确回答 1 词记 1 分，3 遍测验的容易联想分相加后除以 2，与困难联想分之和即为测验总分，最高分为 21 分
H 触觉记忆	使用一副槽板，上有 9 个图形，让受试者蒙眼用利手、非利手和双手分别将 3 个木块放入相应的槽中再睁眼，将各木块的图形及其位置默画出来	计时并计算正确回忆和位置的数目，根据公式推算出测验原始分
I 逻辑记忆	3 个故事包含 14、20 和 30 个内容。将故事讲给受试者听，同时让其看着卡片上的故事，念完后要求复述	回忆第 1 内容记 0.5 分，最高分为 25 分和 17 分
J 背诵数目	要求顺背 3～9 位数，倒背 2～8 位数	以能背诵的最高位数为准，最高分分别为 9 分和 8 分，共计 17 分

也可以采用问卷的方式对记忆障碍进行更为接近日常生活活动的测验(表 3-7-4)。

表 3-7-4　日常记忆问卷

1. 在日常生活中会忘记把一些日常用品放在何处
2. 认不出曾经到过的地方
3. 忘记到商店买什么东西
4. 忘记在近几天别人告诉的事情，或需要别人的提示才能记起
5. 认不出时常接触的好友或亲人
6. 有“提笔忘字”、“话到嘴边说不出”的情况，需要别人提示
7. 忘记了日前发生的重要事情及细节
8. 刚说的话或事情，转身的功夫就忘
9. 忘记了与自己有关的一些重要信息，如生日、住址等
10. 忘记了在家里或工作单位常做事情的细节
11. 忘记了在一般情况下可找到某些东西的地方，或在不适当的地方找东西
12. 在所熟识的行程、路线或建筑物内迷失方向或走错路
13. 重复地向某人说其刚说过的内容或重复问同一个问题
14. 无法学习新事物、新游戏的规则
15. 对生活中的变化无所适从等

三、注意力评定

注意是对事物的一种选择性反应。根据参与器官的不同,可以分为听觉注意、视觉注意等。

四、知觉障碍评定

知觉障碍是感觉传入系统未受损,但对感觉信息的识别及分析受损。皮质水平的损害可引起知觉障碍,常常是非主侧半球顶叶。有关知觉障碍的检查内容较多,常用的有失认症评定和失用症评定。

第三节 康复治疗

一、预防性康复

(一)一级预防

一级预防即病因预防,其目的是消除病因,减少致病因素的影响。一级预防的措施如下。

(1)开展健康教育,普及预防阿尔茨海默病的相关知识,提高人群对阿尔茨海默病相关知识的知晓率,并进行疾病危险因素的监测,掌握相关信息与动态。

(2)提高自我保健意识和自我保健能力,增强抗病能力,患者养成良好的生活习惯,戒烟戒酒,合理安排饮食,加强营养,科学锻炼身体,注意劳逸结合,确保健康的身体和乐观向上的精神状态。

(3)消除病因,避免或减少危险因素的影响,保护易感人群。即对阿尔茨海默病阳性家族史者、头部外伤者及高血压、糖尿病、高脂血症者及脑血管疾病患者及有抑郁症病史者进行重点保护,开展健康状况及疾病监测,及时进行医疗干预。

(4)药物干预:主要针对有血管性危险因素患者进行相应的药物干预,目前尚不主张对轻度认知功能障碍的患者使用胆碱酯酶抑制剂。

(二)二级预防

二级预防是指对患者进行早期筛查,以便早发现、早就医、早诊断、早治疗。具体措施如下。

(1)提高人群对阿尔茨海默病的早期识别能力,指导特定人群的家庭成员、亲属、居委会等人员掌握阿尔茨海默病常见的早期症状,讲解阿尔茨海默病的预防知识,指导特定人群定期进行精神状态即智能状态的自我评价,力争做到阿尔茨海默病的早期发现。

(2)可疑患者要做好其本人和家属的工作,就近及时到专科医疗机构进行检查,早期明确诊断,接受系统的治疗,定期家庭访问,提供相应的咨询服务和健康指导。

（三）三级预防

三级预防是指对患者进行临床管理和生活照料，目的是使患者得到系统的治疗和照料，提高生活质量。具体措施如下。

（1）进行积极的系统治疗，阻止或延缓病情进展，提供较好的医疗条件和休养环境，进行科学、合理、及时的治疗，患者及家属要主动配合治疗和护理。

（2）尽力保持患者的生活自理能力，使其获得最大可能的个人需求的满足和尊严，具体措施是创造良好的生活环境，预防跌倒，多与患者进行语言、情感交流，使其体会到亲人的关爱。

（3）改善患者的一般状况，保持身心健康，提高生活质量，积极预防治疗并发症，保证营养，适当锻炼，注意休息。

（4）增强照料者的照料能力。提高照料水平。

（5）加强对专科医院、养老机构的管理，减轻家庭和照料者的负担，定期对在家庭中康复的患者的情况进行检查，及时修整治疗和康复计划。

二、康复训练

对于有记忆、感情、心理和行为障碍的老人，应由物理因子治疗师（PT）、作业治疗师（OT）、文体治疗师（RT）等治疗人员专门从事老年痴呆患者的康复训练。对于有严重记忆障碍的老年患者，可运用环境影响其行为。如保持恒定的常规环境，多次重复性刺激，采用背诵、帮助分析、联系概念、联系自身、听说读写并用、编故事、记日记、看图片、看电视等方法训练记忆力。对于严重的阿尔茨海默病患者，则需要长期的、持续的生活护理照顾。

（一）记忆力康复方法

阿尔茨海默病患者近期记忆受损，但大部分远期记忆仍然保存。通过有意识反复的记忆训练，可延缓衰退，促进智力的恢复。具体方法如下。

（1）瞬时记忆　康复治疗师可以念一串不按顺序排列的数字，从三位数起，每次增加一位。如：174，2689，62839……念完后立即让患者复述，直至不能复述为止。

（2）短时记忆　给患者看几件物品，如手机、茶杯、书本、铅笔等等，然后马上收起来，让他回忆刚才看到了什么东西。物品数量可由少到多，逐渐增加，观看的时间可由长到短。

（3）长时记忆　不时让患者回忆一下家里亲戚朋友、原来单位同事的姓名，前几天看过的电视内容，家中发生的事情等。

（二）注意力康复方法

注意障碍的康复是认知康复的中心问题，虽然它只是认知障碍的一个方面，但只有纠正了注意障碍，记忆、学习、交流、解决问题等认知障碍的康复才能有效地进行。

（1）示范训练　康复治疗师将要展现的活动通过多种感觉方式显示在患者眼前，

并加以言语提示以便患者集中注意力。如打太极拳,一边让患者看到舒展流畅的动作,一边抑扬顿挫地讲解动作要领,使患者视觉、听觉都调动起来,以加强注意力的训练。

(2) 分类训练　其目的是提高患者不同难度的注意力,操作方式多以纸笔练习形式为主,要求患者按指示完成规定的图案描绘,或对录音带、电脑中的指示执行适当的动作。分类训练内容还可按照注意力的分类分别进行持续性、选择性、交替性及分别性注意项目的训练。

(三) 计算能力训练

数字大小、多少的概念和计算能力的训练:如将筷子分成两堆,让患者比较哪堆多,哪堆少。还可以让患者进行一些简单的家庭消费账目计算,如去商场购买回一些日用品后,让他们算一算每样物品各花费了多少钱,共消费了多少钱,还剩下多少钱。

(四) 言语训练

对阿尔茨海默病患者来说,言语功能受损具有很大的负面影响。针对受损程度不同,策略和目标就有所不同。对病情较轻的,可以进行简单的谈话。对经常忘词或词不达意的患者,康复治疗师或家属不妨多鼓励患者多讲,不要怕说错,更不能因此取笑患者。对用词很贫乏的,教其一些日常生活的简单用词,表达想法的简单用词,促进患者慢慢吸收。对病情较重的,如发音不清楚,可教其简单的单词,要求尽量发音清楚,也可让患者看实物,比如水杯,鼓励其说出名称。总之,一定要鼓励患者多交流、多表达、多理解等,这是尽量修复言语能力的关键。不能操之过急,方法和进度要因人而异,循序渐进。

(五) 其他有益的智力训练

智力活动的内容非常丰富。常用的训练方法如下。

(1) 逻辑联想、思维灵活性训练　从儿童玩具中去寻找一些有益于智力的玩具,如按照图纸用积木搭出各种造型等。

(2) 分析和综合能力训练　经常让患者对一些图片、实物、单词作归纳和分类。比如拿出一些小孩用的图画卡片,让患者将动物、植物、生活用品等分开归类。

(3) 理解和表达能力训练　给患者讲述一些事情或故事,讲完后可以提一些针对性的问题让患者回答。

(六)日常生活活动训练

主要训练内容有更衣、饮食、用厕、出行、服药等。在训练过程中尽量让患者独自完成各种任务。如果患者能独自完成指定任务,再要求患者尽量缩短完成任务的时间。

三、康复护理

将患者安置在良好的生活环境和保护环境中是非常重要的,不论是在养老机构或社区家庭中,康复护理都起着重要的作用。康复护理是患者改善功能状态、维持良好日常生活活动必不可少的支持。

(1) 情感支持，掌握交流　尊重患者的人格很重要，千万不要伤害患者的自尊心。应使用亲切的话语，给予患者关心和爱护。谈话时语调要降低，态度要和蔼，吐词清晰、缓慢，不要嘲笑患者，也不要轻易否定患者的要求。

(2) 日常生活，合理安排　患者的饮食应丰富多样，定时定量，以高蛋白、低脂肪、高纤维素、易消化的软食为主。

(3) 加强防护，防止意外　对病情重者做到全天有人陪伴，轻者在患者活动的时间里加强看护。患者不单独外出，以免迷路走失。在患者口袋里放置有患者名字、年龄、家庭地址、联系电话以及患者所患疾病的安全卡。另外，家中要有安全措施，比如防滑软底鞋，浴室、卫生间安装扶手，卧床患者的床边加床栏等。

(4) 对晚期患者，其生活起居护理更为重要　有的老人可能卧床不起，应定期翻身拍背，防止压疮发生；对言语困难或含糊的患者，可通过眼神或手势交流；对进食慢或费力的，要慢慢喂食，尽量避免呛咳或噎食，实在无法进食的，最好给予鼻饲管。家人要经常督促和协助患者搞好个人卫生。让他们做一些力所能及的简单家务，如泡茶、洗碗、扫地、买东西等。充分利用看电视、听音乐、看报纸、读杂志，给予视听方面的外界刺激。经常有意识地让患者记忆、判断以锻炼患者大脑思维能力。

对于有异常行为的患者，应反复进行强化训练。如患者有随地大小便现象，家人就应掌握其大小便规律，定时督促其上厕所。训练患者有规律地生活，活动时间不宜过长，周围环境要相对清静。当患者有过高或不合理要求时，要劝阻或分散其注意力。

重症患者要做好口腔护理，以及会阴部、皮肤的清洁护理。要经常给卧床患者翻身、拍身、晒被褥，每天定时通风。另外，给患者做一些肢体关节的被动活动。保持肢体的正常功能位置，防止关节畸形和肌肉萎缩。

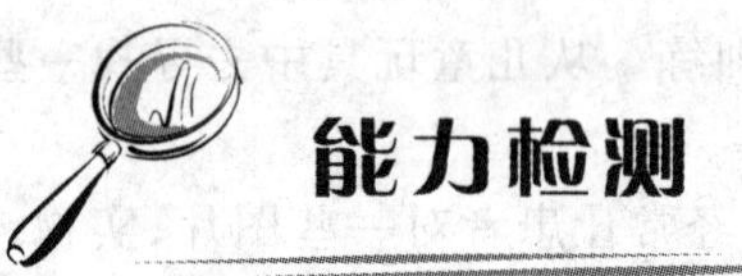

能力检测

1. 阿尔茨海默病的临床表现有哪些？
2. 阿尔茨海默病的诊断标准有哪些？
3. 阿尔茨海默病的康复治疗有哪些？

（刘启雄）

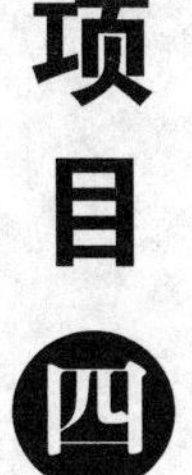

骨关节系统疾病的临床康复

任务一　骨折后的康复

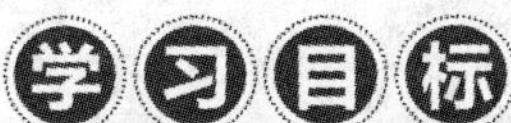

熟练掌握　骨折的概念、临床表现、康复评定、康复治疗原则。

掌握　康复治疗的作用、常见骨折的康复要点。

了解　成人常见骨折临床愈合时间。

骨折；复位；固定；康复评定；骨折康复治疗

典型病例

患者，男，42岁，农民。患者于14天前因出租车撞伤左下肢，不能站立行走，经"120"急救送往医院。X线片提示左股骨粉碎性骨折，骨科医师行钢板内固定手术治疗，切口甲级愈合，现转入康复理疗科行骨折后康复治疗。

根据上述病案，请思考下列问题：

1. 什么是粉碎性骨折？
2. 骨折的治疗原则是什么？
3. 骨折康复方法有哪些？

第一节　概　　述

一、骨折的定义

骨折(fracture)是指骨质的完整性或连续性发生中断。

二、骨折的分类

(1) 按皮肤、黏膜的完整性，骨折可分为开放性骨折和闭合性骨折。

(2) 按骨折的程度，骨折可分为完全性骨折和不完全性骨折。

(3) 按骨折端稳定程度，骨折可分为稳定性骨折和不稳定性骨折，不稳定骨折如斜形骨折等。

(4) 按骨折发生的原因，骨折可分为外伤性骨折和病理性骨折，如骨肿瘤导致的骨折为病理性骨折。

(5) 按骨折线形态，骨折可分为斜形骨折、横形骨折、粉碎性骨折、凹陷性骨折、压缩性骨折、螺旋性骨折、嵌插性骨折等，其中所谓粉碎性骨折是指骨质碎裂成三块以上的骨折。

三、骨折的临床表现与诊断

(1) 全身表现：如低热、脉搏增快、血压波动等。

(2) 局部表现：

① 一般局部表现：局部疼痛、肿胀、压痛、运动功能障碍等。

② 骨折的特有体征：畸形、异常活动、骨擦音或骨擦感。

③ 并发症表现：感染、休克、内脏损伤、血管损伤、神经损伤、缺血性骨坏死、缺血性肌挛缩，关节僵硬，创伤性关节炎等表现。

④ X 线检查：可帮助确定骨折的部位、程度和类型。

四、治疗原则及要点

(1) 治疗原则：复位、固定和康复功能锻炼。

(2) 治疗要点：

① 复位　复位是治疗骨折的基础。复位可分为解剖复位和功能复位。解剖复位是指复位后达到完全对位、对线，没有任何移位和成角畸形。功能复位是指复位后有轻度移位或轻度成角，愈合后不影响肢体的运动功能。

② 固定　固定是治疗骨折的关键。固定可分为外固定和内固定。外固定是在骨折皮肤外所采取的固定方法，如小夹板、牵引及石膏绷带等。内固定是指通过手术将内固定材料固定于骨折的断端的方法，如钢板内固定等。

③ 康复功能锻炼　康复功能锻炼是患者恢复功能的保障。可根据不同部位、不同情况采取合理有效的方法进行的功能恢复锻炼。

第二节　骨折康复评定

一、评定内容

(1) 对位、对线情况，骨痂形成情况。

(2) 有无合并症,如有无感染不愈合、骨坏死、创伤性关节炎、骨化性肌炎、畸形愈合等。

(3) 关节活动度。

(4) 肌力。

(5) 肢体长度及周径。

(6) 感觉功能。

(7) 日常生活活动能力,其中:上肢的评定重点是生活自理能力,如穿衣、进食、洗漱等;下肢的评定重点是评定步行、负重等功能。

二、骨折愈合的评定标准

1. 骨折愈合时间

骨折愈合时间(表 4-1-1)因年龄、营养状况、部位、处理方法、局部血运情况、骨折类型等的不同而异。

表 4-1-1 成人常见骨折临床愈合时间

上肢骨折	时间/周	下肢骨折	时间/周
锁骨骨折	5～7	股骨颈骨折	12～24
肱骨骨折	4～6	股骨粗隆间骨折	8～10
肱骨干骨折	5～8	股骨干骨折	12～14
肱骨髁上骨折	4～5	胫腓骨骨折	10～12
尺桡骨干骨折	8～12	踝部骨折	6～10
桡骨远端骨折	4～6	跟骨骨折	6～8
掌指骨骨折	3～4	髌骨骨折	4～6
腕舟骨骨折	10～12	脊柱椎体压缩骨折	10～12

注:小儿一般较成人提前 2 周愈合。

2. 临床愈合标准

(1) 骨折局部无压痛。

(2) 局部无纵轴叩击痛。

(3) 骨折局部无异常活动。

(4) X 线片显示新骨痂通过骨折线,并且骨折线模糊。

(5) 外固定解除后上肢能向前平举 1 kg 重物持续 1 min;下肢能不扶拐在平地上连续步行 30 步,时间达 3 min。

(6) 连续观察 2 周骨折处去除外固定不变形。

3. 骨性愈合标准

(1) 具备临床愈合的所有条件。

(2) X 线显示骨痂通过骨折线处,且骨折线消失。

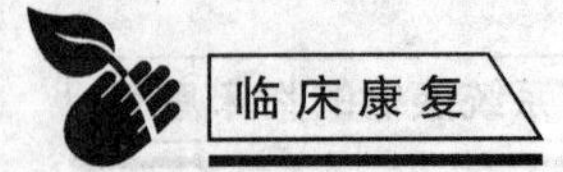

第三节　骨折康复治疗

骨折康复治疗可解决固定与运动障碍所导致的肌肉萎缩，促进血液循环，促进骨折早期愈合和防止关节粘连、僵硬，预防并发症、继发症，从而有利于患者身心功能恢复，早日重返社会。骨折康复的原则和方法如下。

一、骨折康复的一般原则

(1) 尽量减少因创伤或骨折疾病所致的不良后果，使其功能最大限度地恢复。

(2) 预防或避免并发症。

(3) 康复应尽早开始，愈早功能恢复愈好。

(4) 康复治疗以患者的积极主动运动为主，被动运动为辅。

(5) 应有针对性，应因人而异，循序渐进。

二、骨折康复的方法

1. 骨折固定期康复方法

(1) 患肢抬高，骨折远端高于近端，近端高于心脏水平。

(2) 适当活动，促进血液及淋巴液循环。功能锻炼应根据骨折的稳定程度，从轻微活动开始逐渐增加活动量和活动时间，不能操之过急，若骤然作剧烈活动可使骨断端再移位。同时也要防止有些患者在医务人员的正确指导下不敢进行锻炼。一般夹板固定1周后患处可酌情主动活动，以不引起疼痛为原则，4～5天后肿胀逐渐消退，应每天紧缩一点布带。若内固定下肢，固定可靠者可于2周后离床，但不负重行走。对健肢及躯干应尽早活动，于伤后即可酌情活动。

(3) 用物理治疗方法促进康复。有金属板内固定者禁用中、高频电疗法或低频磁疗法。

(4) 可使用活血化淤药物。

(5) 主张高蛋白、高维生素饮食。

(6) 注意观察病情，定期复诊。通常于伤后2周、6～8周拍片，以明确骨折对位及愈合情况。

2. 骨折临床愈合期康复方法

(1) 恢复关节活动度　循序渐进地恢复关节活动度，每日多次，每次10～15 min，时间由短到长，幅度由小到大。

(2) 恢复肌力训练　肌力为0～1级时进行被动或助力运动，肌力为2～3级时以主动运动为主，肌力为4级以上时以阻抗运动为主。

(3) 应用物理疗法　按摩时，做向心性按摩，并酌情行各种电疗、超声波疗法。

(4) 逐渐恢复日常活动。

3. 常见骨折的康复要点

(1) 肱骨干骨折　复位固定后即可做伸指、握拳活动，将肘关节固定于屈曲 90°，前臂中立位，悬吊颈腕带于胸前。通常外固定时间为 4～6 周。而内固定者于术后 1 周可适当进行肘关节伸屈活动和肩部的主动活动，但应避免肩的直立位外展练习。

(2) 肱骨髁上骨折　伸展型骨折复位后，石膏托固定患肢 90°于屈肘位 4～6 周；屈曲型则固定于肘关节伸直位。早期禁止暴力被动屈伸活动，以免引发骨化性肌炎。术后内固定者，通常于术后 4～5 天开始无痛可动范围的肘关节 CPM 机活动，每组练习 10 次，每天 2～3 组；术后 7～10 天骨折固定牢固者可于疼痛耐受范围内被动活动，每天一组，练习 3～4 次/组，活动后冰敷肘 10～15 min；术后 12～14 天拆线，渐进性练习肘关节活动。

(3) 尺、桡骨干双骨折　外固定时间一般为 4 周左右，去除外固定后而骨折未愈合前，禁止进行前臂旋转练习；内固定者于术后 5～7 天开始肘、腕关节一定范围的主动屈伸练习。无内固定者可进行超短波治疗以消肿止痛。骨折愈合后可进行针对性作业治疗。

(4) 柯雷(colles)骨折　固定后即可做伸指和握拳练习及肘、肩关节活动。第二周后，可做屈腕练习，但禁止做伸腕及桡侧背伸活动。第三周可行屈指、对指、对掌练习。外固定于 4～6 周解除后，可逐渐进行背伸腕关节活动。

(5) 股骨颈骨折　为防止关节脱位，不可过度负重，不做盘腿动作，不坐矮凳子。避免在髋关节内收、内旋位时突然站起。避免在双膝并拢、双足分开时身体向患侧倾斜取东西、接电话等。避免在不平整或很光滑的路面上行走。出院 4 周后，根据患者功能恢复情况，可扶双拐下地练习行走。上楼时健肢先上，拐随其后；下楼时拐先下，患肢随后，健肢最后。术后 8 周至 3 个月，重点进行髋关节伸展、直腿抬高(平卧，下肢伸直抬高)和单腿站立平衡练习。每日 10～15 次，每次 1～2 min。出院后 8 周内，可做：①双侧大腿肌肉的舒缩运动(有意识地收缩、放松肌肉)，15～20 次为一组；②屈伸、旋转双侧踝关节，10 次为一组；③抬高臀部运动。利用床上吊环，屈曲健膝关节，用健足蹬床，保持患肢在牵引下抬高臀部，5 次为一组。抬高时要求保持整个臀部平衡，不能倾斜，抬离床面 15°～30°。手术 3 个月以后，如无疼痛、跛行，可弃拐行走(但应避免外出或长距离行走)，并可从事日常较轻的家务劳动，逐渐恢复转移行走能力。

(6) 股骨干骨折　康复重点是防止膝关节伸膝装置粘连，应尽早进行股四头肌伸缩练习和膝关节功能活动。内固定者于术后 48 h 开始膝关节练习，每次 30 min，每日 2 次，同时行股四头肌的等长肌收缩和踝关节的主动活动，但骨折未临床愈合时禁止行直腿抬高运动。内固定者于术后 2 周后，考虑患者扶拐不负重行走。股骨干畸形愈合，即骨折成角超过 15°，旋转畸形超过 20°以及缩短畸形长于 2.5 cm 均应再次手术。

(7) 胫腓骨骨折　患肢缩短应小于 1 cm，成角畸形应小于 15°。骨折未愈合前禁止平卧位行直腿抬高练习，但可行下肢等长肌收缩训练，以防肌萎缩，并有助于骨折愈合。

外固定时间一般不超过 12 周，并注意保持膝关节伸直中立位。根据愈合程度一般 8～10 周后主动扶双拐下肢负重行走进行功能恢复训练。

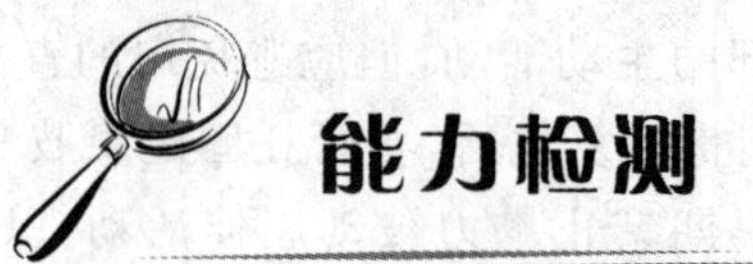

能力检测

1. 什么是骨折康复？
2. 简述骨折康复的作用。
3. 简述骨折康复的理论依据。

（刘兴军）

任务二　关节炎的康复

第一节　类风湿关节炎的康复

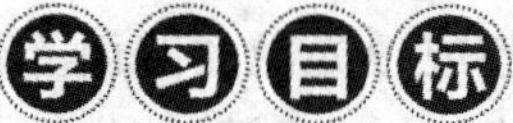

学习目标

熟练掌握　类风湿关节炎的康复评定、康复治疗原则。
掌握　类风湿关节炎的概念、临床表现。
了解　类风湿关节炎的病因及临床治疗方法。

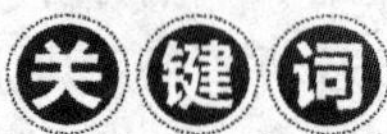

关键词

类风湿关节炎；非甾体类抗炎药

典型病例

患者，女，53 岁，四肢关节疼痛 15 年，加重 4 个月，以类风湿性关节炎收住入院。自述 15 年前在无明显诱因下，出现膝关节第一指间关节疼痛，呈对称性，伴晨僵。今年 1 月起，关节活动痛，上肢活动范围缩小，且下肢无力，不能站立，半年未曾离床。

入院检查见：双肩活动受限，活动范围5°～10°，肘、腕、掌指、近端指间关节屈曲固定，双手尺侧偏斜，手部关节皮温高，红肿，双手指呈鹅颈样畸形，膝关节红肿，呈145°屈曲，活动略可，踝趾关节无红肿，全身肌肉萎缩明显。X线片显示：双手掌指关节、近侧指间关节骨质疏松，间隙消失，骨质侵蚀。伴半脱位；双膝僵直，钙化，骨疏松，软骨已完全破坏，肩关节脱钙明显。血沉70 mm/h。

治疗经过：内科用药（小剂量激素、免疫抑制剂及对症补钙）外，治疗应以康复治疗为主，帮助恢复肌力和改善关节活动度。物理因子治疗、运动疗法、心理治疗、康复教育同时参与。首先给予患者心理疏导及告诉患者如何正确保护受累的关节，更好地协助治疗，给予患者适当的全身和局部休息，配合肌电按摩（低频电疗）和等长练习，2次/天，每次20 min，等长练习从每天1～2回过渡至每天6回，每回1～3 s，2次过渡至7～8次。血沉正常，疼痛减轻，增加等张练习和表浅热疗。晨僵不明显，各关节肿胀、疼痛明显改善，且活动度好转，配以一定的牵伸，日常生活活动能力训练。

患者出院前后日常生活活动能力的对比：治疗前不能床上活动，不能室内行走，不能坐椅，不能用厕，不能用电话，不能用电灯，不能穿衣，不能进食；治疗后能独立床上活动，能上下床，在帮助下能室内短时间行走，能坐椅，在帮助下能用厕，能用电话，能用电灯，依赖穿衣，需要极大帮助进食。

根据上述病案，请思考下列问题：

1. 该患者康复训练的目标是什么？

2. 为何该患者经治疗后手功能仍然恢复不佳？

3. 除了上述治疗方法之外，康复还有什么措施可提高患者的日常生活活动能力？

一、概述

（一）概念

类风湿性关节炎（rheumtoid arthritis，RA）是一种病因不明的以对称性、多发性周围关节炎为特征的慢性全身自身免疫性疾病。

本病主要病理表现为小关节滑膜炎所致的关节肿痛，继而软骨破坏、关节间隙变窄，晚期因严重骨质破坏、吸收导致关节僵直、畸形、功能障碍。可严重影响患者的日常活动，甚至生活不能自理。

关节炎表现：大多数为对称性的多关节发炎，极少从一个关节开始。以双手食指、中指、环指、小指的掌指关节及近侧指间关节最多，其次为拇指关节。膝、腕、足等关节最常受累，其次也可以波及踝、肘、肩、髋等关节。此外，炎症反应还可存在于心、肺、血管等器官和组织内。

类风湿性关节炎发病率高，分布于所有的种族和民族。在各年龄段皆可发病，我国类风湿性关节炎患病率约为0.36%，可以发生在任何年龄，但发病高峰在35～50岁，成人中多发于中年女性，女性与男性患本病的比例为(2～3)∶1。北方地区的发病率高于南方。

（二）病因

类风湿性关节炎是一个与环境、细菌、病毒、遗传、免疫、性激素及神经精神状态等因素密切相关的疾病。其中遗传因素、免疫因素已经得到大部分学者的认同。寒冷、潮湿、疲劳、营养不良、创伤、精神因素等，是本病的诱发因素，但多数患者常无明显诱因可查，且发病与机体素质有一定的关系。

(1) 遗传倾向　调查结果显示，在类风湿性关节炎患者家族中，类风湿性关节炎的发病率比健康人群家族中高2～10倍。曾报道29对单卵双胎子女中，有两对患类风湿性关节炎，另一对虽分居两地，但在53岁和56岁时也都发生类风湿性关节炎。由此可见，类风湿性关节炎发病有轻微的家族聚集倾向和孪生子共同患病的现象，提示遗传因素在类风湿性关节炎的发病中起一定的作用。临床研究表明，类风湿性关节炎患者有一种共同的HLA-DR4（人类白细胞抗原DR4）遗传基因，说明类风湿性关节炎和HLA-DR4相关，但并不是具有这种基因的人都会患类风湿性关节炎。

类风湿性关节炎有遗传易感性，但不是唯一的因素，其发病是多种因素综合作用的结果。

(2) 感染因子　微生物感染诱发的反应性关节炎有时酷似类风湿性关节炎；EB病毒的VCA抗原与免疫球蛋白Fc段有交叉反应性，可能与类风湿性关节炎的发病有关。另外，在类风湿性关节炎的滑膜组织中检测到含有逆转录病毒的GAG蛋白。

(3) 内分泌因素　类风湿性关节炎，女性发病率高于男性，妊娠期病情减轻，而产后又加重，这提示各种性激素对类风湿性关节炎的病情有影响。

(4) 免疫因素　有专家认为，类风湿性关节炎起病为：感染原（细菌、病毒、支原体等）侵入关节腔，以病原体作为抗原刺激滑膜或局部引流淋巴结中的浆细胞，产生特异性免疫球蛋白G抗体；抗原抗体复合物形成后，抗体即转变为异体，再刺激浆细胞就会产生新的抗体，这就是类风湿因子；抗原抗体复合物能促进吞噬和引起溶酶中酶的释放，滑膜细胞的溶酶体膜很易脆裂，其释放的酶导致关节组织损伤和发炎。

（三）临床表现及实验检查

1. 关节炎的临床表现

(1) 常见的局部症状　关节疼痛、肿胀、功能障碍、晨僵等。

(2) 常见的体征　受累关节呈红、肿、热、痛等炎症表现，呈对称性、多发性，手、腕、膝、踝、肘、趾依次受累。

(3) 典型畸形　常见的畸形有“类风湿手”、“类风湿足”等。类风湿手的畸形特征如下。

① 鹅颈畸形　掌指关节屈曲，近端指关节过伸和远端指关节屈曲，从侧面看，手指

的形状很像鹅的颈部。

② 扣眼畸形 近端指关节屈曲，远端指关节过伸，手呈扣眼状。

③ 鳍形手 初起仅见掌指关节与近端指关节梭形肿胀，以后逐渐向尺侧偏斜，形如鱼鳍，严重者可向腕关节发展。

2. 关节外表现

(1) 早期的全身表现 低热、倦怠、乏力、肌肉酸痛、纳呆、消瘦、贫血。

(2) 类风湿结节 多见于类风湿高度活动，血沉持续增快和类风湿因子阳性时，是确定类风湿与判断病变活动的标准之一。类风湿皮下结节的发病率为20%～30%，其大小为0.2～3 cm，犹如扁豆、花生米、胡桃，呈圆形或卵圆形，通常如骨样坚硬，无痛，可活动。其数目一至数十个不等，多见于关节周围，尤其是肘关节鹰嘴处、腕关节、指关节伸侧。另外，全身的结缔组织均可出现。

(3) 关节附近肌肉萎缩及肌无力 关节附近的肌肉萎缩和肌无力出现的速度较快，有的于10～12天即可发生，数周后多半是明显的，并以伸肌萎缩为著。肌萎缩常伴有疼痛、灼热感、僵硬、无力、知觉过敏或减退、肌肉紧张或压痛。肌无力常表现为握力减退，两下肢行走不能持久、发软或膝有突然跪倒现象。因此，临床上将双手握力和步行时间作为治疗效果的指标。在肌萎缩的基础上，会发生肌硬化和挛缩。由于肌萎缩、挛缩和关节脱位，致使指、趾或四肢关节向外侧偏位。

(4) 类风湿性血管炎 可以发生在关节外的任何组织，常累及中小动脉或静脉，管壁有淋巴细胞浸润、纤维素沉着、内膜增生、导致血管腔的狭窄或堵塞。表现为远端血管炎，包括手指动脉炎、外围神经病变、表皮溃疡，可摸性紫斑、心包膜炎、内脏的动脉炎。

(5) 其他并发症：

① 眼睛疾病：干眼症、巩膜炎、虹膜炎等。

② 呼吸系统：肺膜炎、肺结节、肺血管炎、动脉炎并肺动脉高压、细支气管炎、肺部结节、肺间值纤维化、肋膜炎、肺部纤维化等。

③ 皮肤方面：类风湿结、皮下结节、干燥症候群、脚部溃疡、皮肤疹及坏疽等。

④ 肾脏疾病：类风湿性关节炎很少侵犯肾脏，多数是间接的原因使肾脏受伤，如药物治疗的副作用所致等。

⑤ 心脏：心包膜炎、心肌炎、心内膜发炎、心肌瓣膜病变等，多与心血管炎或肉芽组织增生有关。

⑥ 神经系统：末梢神经炎。

3. 实验室检查

(1) 血常规表现 红细胞红色素性贫血，淋巴细胞及血小板增多为活动期表现。血沉加快。嗜酸细胞增多是类风湿性关节炎伴严重全身性并发症的象征。病变后期常发生血栓性血小板减少性紫癜。

(2) 类风湿因子 类风湿性关节炎患者关节滑膜中的淋巴细胞和浆细胞能产生大

量的类风湿因子，有 IgM、IgG 和 IgA 类风湿因子。其中以 IgM 类风湿因子含量较多（故目前多测定 IgM 类风湿因子）。类风湿因子阴性，并不意味着不存在本病。因为它可被其他血清蛋白所掩蔽，或由于在血清中被有高度亲和力的抗体所结合而不易检出。

（3）血沉和 C 反应蛋白　类风湿关节炎疾病活动期，常常伴有血沉增快和血清 C 反应蛋白实验阳性。

4. 关节 X 线表现

X 线检查不适合类风湿性关节炎的早期诊断，晚期可作为诊断标准。目前临床上以美国风湿病学会制定的解剖学分期标准为诊断标准，具体见表 4-2-1。

表 4-2-1　类风湿关节炎 X 线进展的分期

Ⅰ期	（早期——骨质疏松期）
1*	X 线检查无破坏性改变
2	可见骨质疏松
Ⅱ期	（中期——破坏期）
1*	骨质疏松，可有轻度的软骨破坏，有或没有轻度的软骨下骨质破坏
2*	可见关节活动受限，但无关节畸形
3	邻近肌肉萎缩
4	有关节外软组织病损，如结节和腱鞘炎
Ⅲ期	（晚期——严重破坏期）
1*	骨质疏松加上软骨或骨质破坏
2*	关节畸形，如半脱位，尺侧偏斜，无纤维性或骨性强直
3	广泛的肌萎缩
4	有关节外软组织病损，如结节或腱鞘炎
Ⅳ期	（强直期——末期）
1*	纤维性或骨性强直
2	Ⅲ期标准内各条

注：标准前冠有 * 号者为病期分类的必备条件。

（四）诊断标准

目前国内外均引用美国风湿病学会 1998 年修订的标准，敏感性和特异性均较高，见表 4-2-2。

表 4-2-2 美国风湿病学会 1998 年修订的标准

(1) 晨僵超过 1 h
(2) 由医生观察到的 3 个或 3 个以上关节部位的软组织肿胀(关节炎)
(3) 腕、掌、指和近端指关节肿胀(关节炎)超过 6 周
(4) 对称性关节肿胀(关节炎),即身体两侧相同关节同时或先后发病
(5) 风湿结节
(6) 类风湿因子阳性
(7) X 线片显示手或腕关节软骨面呈糜烂样和(或)关节周围骨质稀疏改变

注:以上 1～4 条必须持续出现至少 6 周,具备 4 条或 4 条以上者,可诊断为类风湿性关节炎。

二、类风湿性关节炎的康复评定

(一) 类风湿关节炎活动性、稳定性评价

类风湿性关节炎活动性标准见表 4-2-3。类风湿性关节炎稳定性评估标准见表 4-2-4。

表 4-2-3 类风湿性关节炎活动性标准

评价项目	轻度活动	中度活动	明显活动
晨僵时间/h	0	1.5	>5
关节疼痛数	<2	12	>34
关节肿胀数	0	7	>23
(男)握力/kPa(mmHg)	>33.3(250)	<18.66(140)	<17.33(55)
(女)握力/kPa(mmHg)	>23.9(180)	<13.33(100)	<5.99(45)
16.5 m(50 尺)步行秒数/s	<9	<13	>27
血沉率(魏法)mm/h	<11	<41	>92

表 4-2-4 类风湿性关节炎稳定性评估标准

1. 晨僵持续时间不超过 15 min
2. 无疲劳感
3. 关节无疼痛
4. 关节无压痛或无运动痛
5. 关节无软组织或腱鞘鞘膜肿胀
血沉,女性不超过 30 mm/h,男性不超过 20 mm/h,连续 2 个月或以上具有 5 项或更多者为稳定期

(二) 肌力、关节活动度、疼痛的评定

1. 关节活动度的评定

类风湿性关节炎患者的主要症状是关节疼痛、肿胀、僵硬,早期会出现软组织炎症,后

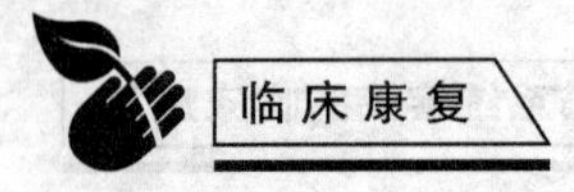

期会出现关节软骨的破坏，关节的纤维性或骨性强直，这些都会引起关节的活动度受限。

关节活动度的评定可以判断哪段关节受损，关节是否存在半脱位或脱位，鉴别是否是因为疼痛限制了活动。应该结合 X 线片显示的双侧关节间隙表现，和患者关节被动运动情况来评估关节可能恢复的潜力。

关节活动度的评定一般采用关节量角法。例如，手腕部的活动范围如下。

① 腕关节：掌屈 70°～80°，背屈 50°～60°，尺偏 30°～40°，桡偏 20°～30°。

② 掌指关节：屈 90°，伸 0°；食指、小指外展 50°～60°，中指、环指外展 30°～40°。

③ 近端指间关节：屈 110°，伸 0°。

④ 远端指间关节：屈 80°～90°，伸 0°。

⑤ 拇指：外展 60°，内收 0°；掌指关节屈曲 30°～40°，伸 0°；指间关节屈曲 80°～90°，伸 0°；拇指对掌是掌指关节屈曲与指间关节屈曲的联合运动。

2. 肌力评定

疲劳，疼痛，关节肿胀、畸形，痉挛等因素都会导致类风湿关节炎患者肌力下降，所以肌力检查也是一个重要评定项目。临床上因为类风湿患者手部掌指关节和指间关节受限，常用徒手肌力(MMT)评定方法评定，简单易行。其他方法有握力计法、捏力计法、拉力计法、血压计法。

(1) 握力计法　常用握力计法测定抓握的力量，以握力指数评定。握力指数＝握力(kg)/体重(kg)×100。握力指数高于 50 为正常。

(2) 捏力计　用捏力计测定拇指与其他手指间的捏力大小。检测时调整好捏力计，用拇指和另外一手指的指腹捏压捏力计的两臂，可从捏力计上得出读数，其正常值约为握力的 30％。

(3) 血压计法　因手的小关节畸形，常改用血压计法测定握力。将水银柱式血压计袖带卷折后再充气达压力 4 kPa(30 mmHg)，令患者用手在无依托情况下紧握气囊，将得出的读数减去 4 kPa(30 mmHg)即为实测握力数，取连续测量 3 次的平均值。以同样的方式可测出手指握力和夹力。

3. 疼痛评定

疼痛是类风湿性关节炎患者的关节症状之一，痛作为一种主观感觉，要客观判定疼痛的轻重程度比较困难。目前常用的方法有如下几种。

1) 口诉言词评分法(verbal rating scales，VRS)

此法通过患者描述自身感受的疼痛状态，一般将疼痛分为四级：①无痛；②轻微疼痛；③中度疼痛；④剧烈疼痛。此法虽很简单，患者也易理解，但不够精确。

另有五点口述分级评分法(VRS 5)，此方法将疼痛分为五级：①轻微的疼痛；②引起不适感的疼痛；③具有窘迫感的疼痛；④严重的疼痛；⑤剧烈的疼痛。此法因简单常用于临床。

2) 视觉模拟评分法(visual ana 10 g scales，VAS)

方法是在纸上画一条直线，长度为 10 cm，两端分别标明有“0”和“10”字样。“0”端代表无痛,“10”端代表最剧烈的疼痛。让患者根据自己所感受到的疼痛程度,在直线上标出相应的位置,然后用尺量出起点至记号点的距离长度,即为评分值。评分值越高,表示疼痛的程度越重。目前临床上多采用 VAS 疼痛定量方法。

Ritchie 关节指数:这个指数记录各关节压痛级别的总和。关节记分与关节大小无关,这是由于 Ritchie 及其同事制定本标准时认为在类风湿性关节炎中,小关节受累的概率和程度远远高于大关节,并且本指数旨在评估关节疼痛程度的改变,少数大关节疼痛减轻并不表明比相同数量的小关节疼痛减轻改善更多。为了更客观地评价疼痛程度,本指数采取了 3 级疼痛分级,即压痛(tender)、压痛伴畏缩(tender and winced),以及压痛、畏缩和躲避(tender winced and withdrew),分别记 1 分、2 分和 3 分。积分减少代表症状的改善。Ritchie 指数与影像学的结果相关,低指数者关节侵蚀较轻。

(三)美国风湿病协会的残疾分级标准

美国风湿病协会的残疾分级标准见表 4-2-5。

表 4-2-5 残疾分级标准

级 别	特 点
Ⅰ级	功能完好,能无困难地进行各种活动
Ⅱ级	虽有单个或多个关节不适或功能受限,但仍能完成日常生活活动
Ⅲ级	功能受限,部分或不能完成正常工作或仅能完成部分生活活动
Ⅳ级	大部分或完全功能丧失,需卧床或限于依靠轮椅活动,生活自立丧失或仅保留极少部分

(四)日常生活能力评定

日常生活活动(activities of daily living,ADL)能力是指人们为了维持生存和适应生存环境而每天必须反复进行的、最基本的、最具有共性的活动能力,包括运动方面、自理方面、交流方面、家务劳动方面的活动能力。评定日常生活活动能力的方法很多,常用的有 katz 指数法、Barthel 指数法(表 4-2-6)等。另外,美国风湿病学会(ACR)也推荐了相关标准(表 4-2-7)。

表 4-2-6 日常生活活动能力简易 Barthel 指数法

进 食	10 分	小 便	10 分
洗澡	5	上厕所	10
修饰	5	床椅转移	15
穿衣	10	行走	15
大便	10	上下楼	10

注:Barthel 指数法总分为 100 分,得分越高,独立性越强,依赖性越小。

评分结果

不足 20 分的,生活完全需要依赖;20～40 分的,生活需要很大帮助;40～60 分的,生活需要帮助;超过 60 分的,生活基本自理。

表 4-2-7 美国风湿病学会(ACR)修订的日常生活活动能力评定标准

	一般生活自理	职业活动	业余活动
Ⅰ级	√	√	√
Ⅱ级	√	√	×
Ⅲ级	√	×	×
Ⅳ级	×	×	×

注:①“一般生活自理”包括穿衣、进食、洗澡、梳妆、修饰和如厕等;

②“职业活动”包括工作、学习、家务活动;

③“业余活动”包括娱乐(消遣性)和(或)闲暇活动。

④ Ⅰ级:功能接近健康人,活动不受限,能无困难地进行各种日常活动。

⑤ Ⅱ级:活动中度受限,单个或多个关节不适感或功能受限,但无需别人协助,仍能完成正常的日常活动。

⑥ Ⅲ级:活动明显受限,不能完成或仅能部分完成正常工作,生活部分自理,常需他人协助。

⑦ Ⅳ级:大部分或全部功能丧失,卧床或仅限于轮椅活动,生活不能自理,大部分或全部需他人协助。

(五)步态评定

类风湿性关节炎患者常见异常步态是减痛步态,属于对疼痛的保护性反应,表现为跛行。患肢支撑相缩短,重心迅速从患腿移向健腿。为了避免足跟着地疼痛加剧,常常足尖着地。随疼痛减轻,异常步态渐趋正常。可通过时相测定作出评估。具体步态如下。

(1) 髋关节活动受限步态　腰段出现代偿运动,骨盆和躯干倾斜,腰椎和健侧髋关节出现过度活动。

(2) 膝关节活动受限步态　膝关节屈曲挛缩大于 30°,慢走时呈短腿跛行。膝关节伸直位强直,为了摆动患肢,健腿做环形运动,髋关节升高,踮足行走,站立位因膝不能屈曲至 15°,结果骨盆和重心升高。

(3) 马蹄足畸形步态　为跨阈步态,患腿相对变长,摆动期髋、膝弯曲增加,这是由于跟骨的畸形影响有效后蹬动作。

三、康复治疗

类风湿性关节炎病程长,病情变化多,目前无特效疗法,关节在没有变形之前经过系统治疗是可以治愈的。如果关节已经变形也就意味着关节软骨受到损害,就不能彻底根治,但可以用多种治疗方法控制疾病病情不发展。所以,合理的康复治疗计划就非常重要。

现代类风湿性关节炎的治疗理念是休息与运动相结合,缺一不可。在适当休息的基础上,结合物理、运动、作业及心理治疗的综合康复手段。

类风湿性关节炎的主要治疗原则是缓解疼痛,控制炎症,控制病情的进展,维持或改善肌力、耐力和活动度；最大限度地保持关节的功能，防止和纠正关节的畸形，提高自理生活的能力。

（一）药物治疗

目前关于类风湿性关节炎的治疗药物分类很多。我们将它分为一线药物、二线药物、三线药物及免疫治疗药物。

（1）一线药物　非甾体类消炎止痛药，又称一线药物。常用的有阿司匹林、吲哚美辛、布洛芬、双氯芬酸、萘普酮、吡罗昔康等。

（2）二线药物　包括改变病情的药物和细胞毒药物。前者包括氯喹、金制剂、青霉胺、柳氮磺胺吡啶和雷公藤，后者包括甲氨蝶呤、环磷酰胺、环胞素 A、硫唑嘌呤、来氟米特等。

（3）三线药物　免疫抑制剂。凡对一、二线药物治疗无效或有严重反应者可用此类药物，具体有硫唑嘌呤和环磷酰胺。

（4）四线药物　肾上腺皮质激素。

（二）康复治疗

根据类风湿性关节炎的病情变化，临床上将其分为急性期和慢性期两个阶段，每个阶段的治疗目的和方法是不同的。

1. 急性活动期

本期治疗宜在适当的药物治疗下进行，康复治疗的重点是关节休息，尽可能使关节处于接近功能位的舒适位置上，以减轻疼痛、控制炎症、避免关节负重。

1）休息

（1）全身性休息：

① 类风湿性关节炎患者在急性发作期间，关节肿胀、疼痛，且常伴有发热、乏力等全身症状，此期患者应该完全卧床休息，可以减轻全身性炎症反应，限制关节过度活动。休息时间至症状基本消失，病情改善两周后应逐渐增加活动，以免过久的卧床导致关节废用。

② 卧床宜卧硬板床，枕头宜低，或不用枕头。在卧床中要尽量保护各关节处于接近功能位的舒适位置，防止髋、膝关节屈曲。仰卧时上肢采取外旋位，下肢保持伸直中立位，膝关节不能处于屈曲位，踝关节处于 90°功能位，每日要俯卧 1～2 h，使躯干和四肢都得到伸展。经常变换体位。

（2）局部关节制动（局部休息）　在急性发作期间，类风湿性关节炎患者关节肿胀、疼痛。为了缓解症状，减轻疼痛，防止关节发生畸形，宜进行短期的或间断性的局部关节的功能位置的外固定，关节固定姿势见表 4-2-8。材料可选取石膏，夹板、低温热塑高分子材料等。

表 4-2-8　夹板固定各个关节的姿势

病变关节	关节固定姿势
手	掌指关节略屈曲呈 25°,防止手指尺偏
腕	伸腕 30°～45°
肘	屈曲 100°,前臂中立位
肩	前屈 30°,外展 45°,外旋 15°
脊柱	正常生理弧度
髋	屈曲 20°,轻度外展,不旋转
膝	伸直 0°位
踝	屈曲 90°位
足	正常位,跖趾关节稍屈曲,趾间关节伸直位

2）运动疗法(急性期受累关节适当的、轻微主动关节活动度训练)

为防止制动期间关节周围组织挛缩、粘连,出现关节畸形,白天应该每 2～4 h 取下固定装置进行无负重、无痛性主动关节活动度训练和肌力练习。也可做关节被动活动训练和按摩周围软组织。

3）物理疗法

急性活动期不宜用热疗,主要采取关节局部冷疗法。

局部应用的冷疗法有冰袋、冰垫、冰水浸浴、冰块按摩、低冷却剂喷雾等。其作用有如下几点。①消炎:冷使血管收缩,细胞通透性改变,局部渗出及出血减少,局部炎性水肿减轻。②镇痛:冷使神经兴奋性下降、传导速度减慢,故能缓解疼痛。③解痉挛:这是肌肉兴奋性及收缩力减低的结果。④退热。⑤当关节内温度低于 30 ℃时,有明显抑制软骨降解酶的作用,避免关节软骨损伤。

2. 慢性稳定期

类风湿性关节炎进入慢性稳定期时,应在急性期药物治疗的基础上,结合运动疗法、物理疗法、作业疗法、心理疗法进行综合康复治疗。

1）运动疗法

运动疗法的作用:一是预防肌萎缩,肌粘连,维持关节活动范围,增加或保持关节活动,满足各项功能需要;二是增加或维持肌力,增加受累关节稳定性;三是增加各种功能活动的耐力;四是改善步态的效率和安全性;五是增加骨密度,减轻疼痛和僵硬,防止出现畸形;六是改善日常生活活动能力和健康,增加社会交往能力。

运动疗法的治疗原则:一是有关节活动受限时,进行被动牵伸加主动关节活动度训练;二是无关节活动受限时,进行助力牵伸、主动关节活动度训练→等长收缩训练→等张收缩训练→有氧运动训练→娱乐训练(如园艺、步行、游泳、骑自行车等)。

(1) 维持关节活动度的训练:

① 牵张训练　紧张的肌腱、肌肉和关节囊的挛缩,使患者关节活动度受限,此时应

做牵张训练。牵张训练常先于其他训练之前。用滑轮或体操棒等来促进牵张。牵张分主动、主动协助和被动三种。关节不稳定或出现中等到大量关节积液引起关节生物力学紊乱时，应避免做强力牵张。

② 被动运动　炎症消退、疼痛不明显时可进行被动运动。被动运动可为不能活动的关节进行关节活动度训练做好锻炼前准备，适用于减轻水肿需保持功能的情形。

③ 主动和主动助力活动　由肌肉主动收缩所产生的关节活动为主动活动。

肌肉的主动收缩能更好地维持生理的柔软性和收缩性等良性效应，能对骨组织产生必要的应力刺激。能更好地促进淋巴与血液循环，有利于关节功能的保持。

在受累关节可耐受范围内进行，每日宜3～4次，每次活动不同的关节。

(2) 肌力训练：

① 等长训练适用于急性炎症期局部关节制动的患者；

② 等张训练适用于运动痛减轻的患者，提倡进行低重量、低强度练习，亦可在水中进行降低关节应力。

(3) 耐力(有氧耐力)训练：

耐力训练包括行走、慢跑、骑自行车、游泳、划船以及太极拳、太极剑等。通常采用50％最大摄氧量。每次运动持续15～60 min。对于在陆上训练有困难者，可推荐试行水中运动，因水浮力作用，可增加无痛性的运动。在水中完成步行、体操等有氧训练，比陆上训练更容易。

2) 物理治疗

物理治疗类风湿性关节炎的作用是镇痛、解痉、增加软组织伸展性、改善血液循环。主要治疗方法有热疗法和电疗法。热疗法适用于慢性炎症期，温度在38～40 ℃，其中：全身热疗法有温泉水疗、泥疗、砂浴、蒸汽浴；局部热疗法有蜡疗、热袋疗、红外线疗、高频电疗。电疗法的作用是解痉、镇痛、消肿，包括中低频电疗、超短波疗、微波疗等。

3) 作业疗法及日常生活活动训练

作业疗法可增加类风湿性关节炎患者的关节活动度和肌力，预防及矫正畸形，提高体力和耐力。作业疗法主要包括作业活动和日常生活活动训练。作业活动如编织、刺绣、弹琴、脚踏自行车、脚踏缝纫机等。日常生活活动训练包括梳头训练、穿脱衣服训练、开关水龙头训练、上下楼梯训练等。

4) 矫形器的应用

类风湿性关节炎患者除了合理地应用运动疗法外，还应采用矫形器。通过力的作用防治畸形。矫形器具有稳定和支持、助动、矫正、保护等功能。

类风湿性关节炎患者以手、足畸形为多见，适用的上肢矫形器有固定性手指矫形器、活动性手指矫形器、腕手固定性矫形器、腕手活动性矫形器。

5) 心理康复疗法

神经和内分泌系统对于免疫系统功能的影响是不可低估的。临床经验证明，精神刺激，长期紧张、过度劳累、不良情绪等都会诱发类风湿性关节炎并使其恶化。关节疼

痛、害怕残废或已经面对残废、生活不能自理、经济损失、家庭关系改变、朋友关系改变、社交娱乐活动停止等诸多因素不可避免地给类风湿性关节炎患者带来精神压力。

因此，在进行药物治疗的同时，还必须给患者进行心理治疗。

（1）支持疗法　使患者对医务人员有高度的信赖和合作。医务人员要同情患者，深入解释病情变化，安慰、鼓励、说服、开导甚至在某些问题上做出保证。

（2）心理疏泄　给患者以安静、舒适的环境。无任何干扰，使患者无所顾虑地倾诉其内心的烦恼、苦闷、委屈、忧虑甚至对他人的怨恨，对生活的看法等。当患者内心之苦充分发泄之后，心情反而会舒畅些。此时可再给予其他心理治疗方法。

（3）认知调整　对患者的错误认识、无端的焦虑，给予解释。灌输正确的新认识，使患者在认识上进行自我调整，逐渐消除旧的错误认知，建立新的认知，从而达到治疗目的。

（三）外科手术治疗

（1）滑膜切除术　适用于膝关节无破溃损害的年轻患者。

（2）软组织松解术　适用于类风湿性关节炎多关节受累的幼年患者和有挛缩畸形倾向的患者。

（3）截骨术　用来矫正颈椎及胸腰椎、脊柱屈曲畸形，四肢非功能位强直亦可采用。

（4）关节置换术　适用于上肢、下肢各关节受累者。

（四）关节自我保护

1. 日常活动中尽可能减少病变关节所受的应力和外力

（1）日常活动或工作中，尽可能让各病变关节轮流交替进行。

（2）日常活动或工作中，尽可能减少对病变关节的影响。例如，上肢取物时，以掌心、前臂同时将物件托起，使重量分布于手掌和手臂。用手握持瓶壶把手时，前臂和手应成一线，避免掌指关节、腕关节尺侧偏。开启瓶盖时，用腕力，右手开瓶盖，左手关瓶盖，以免增加腕关节尺偏畸形。

（3）搬运物体时，膝、踝关节受累，应化整为零使搬运物件重量每次不超过体重的10%。

（4）拿取物件时，应采用“抱”的方式，即所拿物件贴近身体，挺直腰背。物体越接近人体重力线、重臂越短，就越省力、越安全。

（5）髋关节病变，尽量减少上下楼活动，因其对髋关节应力较大。同理，膝关节病变避免快走。当负重关节疼痛加重时，多数为长期站立、快走或行走在不平整场地所致，因此应尽量避免，超重患者应减肥。

（6）避免长期采用同一体位，同一体位一般不超过半个小时。良好的姿势可以尽量减少对特殊关节的应力。

（7）保持关节活动度、肌力和良好关节组合。减轻炎症、疼痛。避免关节过度使用。

(8) 需要时采用合适的辅助装置、夹板,改变工作性质、程序以减少对关节的应力。

2. 避免出现不良姿势

(1) 坐椅宜用直角靠背硬椅。椅高以双足平置地面为准。同时髋膝应力争取功能位、不可以坐沙发。

(2) 坐位时,避免双膝交叉,防止双下肢出现畸形。

3. 坚持必要的运动

坚持进行关节活动度和肌力锻炼。

4. 注意保持体能

最大限度地增加关节的生物力学效率。提高手的功能,使用各种自助具。衣着应合适,以免影响能量的消耗。

要避免不必要的重复劳动、无效劳动。日间应有休息时间,保持关节活动度和肌力,注意正确姿势,姿势明显改变会使肌肉对抗重力、牵拉力而付出更多能量。例如,与坐位相比,站位要多付出 25%的能量。

5. 注意保暖

寒冷可引起肌肉痉挛,因此应避免在寒冷环境中锻炼。

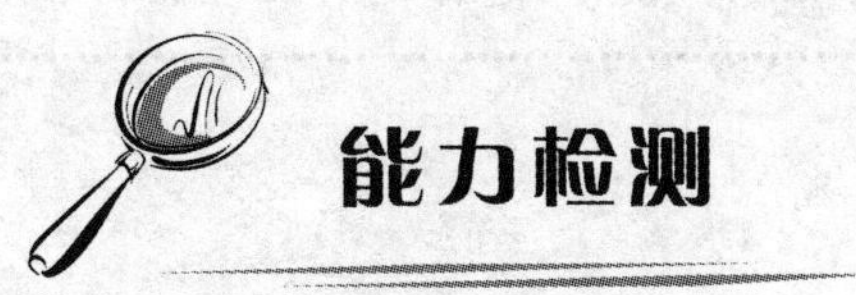

1. 简述类风湿性关节炎的康复治疗原则。
2. 简述矫形器在类风湿性关节炎中的作用。
3. 简述类风湿性关节炎的关节自我保护知识。

(黄　炜)

第二节　强直性脊柱炎的康复

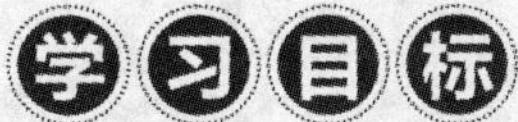

熟练掌握　强直性脊柱炎的康复治疗原则和方法。

掌握　强直性脊柱炎评定方法。

了解　强直性脊柱炎的病因及临床治疗方法。

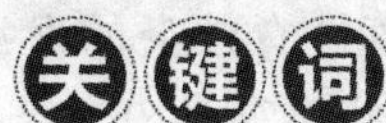

强直性脊柱炎;非甾体类抗炎药

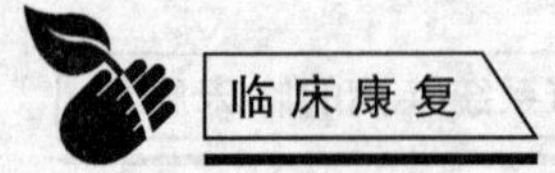

典型病例

患者，男，43岁。患者8年前受潮后开始出现双肩、髋部、腰背部疼痛，活动后减轻，未予重视，之后逐渐出现足跟部、胸肋软骨疼痛及弯腰活动受限。3年前就诊于当地医院，考虑为“强直性脊柱炎”，2年前开始出现驼背畸形及颈背部活动受限；双肩、髋、腰背部疼痛加重，严重时不能下床活动，口服止痛药物无明显效果。

查体：跛行，驼背畸形，弯腰受限，枕墙距15 cm，指地距约20 cm，腰椎前屈、背伸、侧弯均受限，颈部活动受限，向左可旋转30°，向右可旋转20°，抬头、低头均受限，脊柱各椎体均压痛，双下肢“4”字试验（＋），骶髂关节压迫试验（＋）。X线示：①双侧骶髂关节间隙消失，骨性融合；②腰椎小关节间隙模糊，部分消失，T_{12}～L_2双侧椎旁韧带可见骨化，红细胞沉降率（ESR）为75 mm/h，人类白细胞抗原（HLA-B27）（＋），类风湿因子（RF）乳胶凝集法试验（－）。

根据上述病案，请思考下列问题：

1. 强直性脊柱炎是什么样的病？
2. 康复治疗重点是什么？
3. 怎样对患者进行疾病知识教育，怎样进行心理治疗？

一、概论

1. 概念

强直性脊柱炎（ankylosing spondylitis，AS）是以中轴关节慢性炎症为主的疾病，病变主要累积在骶髂关节和脊柱，骶髂关节炎是本病的标志。其特征性病理变化为肌腱、韧带附着点炎症。常见症状为腰背、臀区疼痛及僵硬，活动后可以缓解；晚期可发生脊柱强直、畸形甚至严重功能受损，引起残疾。

2. 流行概况

该病在世界各地患病率各不相同，如美国为0.13%～0.22%，日本为0.05%～0.2%，中国为0.3%。本病多发于10～40岁人群，高峰年龄为20～30岁，男女之比为（2.5～4.1）∶1，一般来说，男性发病比较重，进展快，女性发病年龄较男性晚，病情较轻。

3. 病因

本病多见于青壮年，有明显家族聚集性，和人类白细胞抗原HLA-B27强相关，但病因尚不清楚。总的来说，遗传因素以及感染因素引发强直性脊柱炎是目前临床医生较为认可的原因。

（1）遗传因素　遗传因素在强直性脊柱炎的发病中具有重要作用。据流行病学调查，强直性脊柱炎患者HLA-B27阳性率高达90%～96%，而普通人群HLA-B27阳性率仅为4%～9%；HLA-B27阳性者强直性脊柱炎发病率为10%～20%，而普通人群为

0.1%～0.2%，相差约100倍。HLA-B27阳性健康者，亲属发生强直性脊柱炎的概率远比HLA-B27阳性强直性脊柱炎患者亲属低。所有这些说明，HLA-B27在强直性脊柱炎发病中是一个重要因素。但是应当看到，一方面，HLA-B27阳性者并不全部都发生强直性脊柱炎，另一方面，有5%～20%的强直性脊柱炎病患者检测HLA-B27呈阴性，这提示除遗传因素外，还有其他因素影响强直性脊柱炎的发病。因此，HLA-B27在强直性脊柱炎的发病中是一个重要的遗传因素，但并不是影响本病的唯一因素。

(2) 细菌感染因素　有些学者经过大量观察，发现不少强直性脊柱炎男性患者合并有前列腺炎。另外还有一些研究发现，本病患者中溃疡性结肠炎和局限性肠炎的发病率较一般人的高，从而推测致病因素可能是细菌感染。最近有学者研究认为，感染源可能是肠道肺炎克雷白杆菌。他们在实验中发现，无论是强直性脊柱炎患者大便肺炎克雷白杆菌培养阳性率，还是血清抗肺炎克雷白杆菌抗体水平，均显著高于对照组。

(3) 其他致病因素　其他致病因素包括病毒感染、外伤、甲状腺疾病、肺结核、局部感染等，但都缺乏足够的证据。

二、临床表现

(一) 症状

起病缓慢而隐匿，全身症状轻微，少数患者有低热、疲劳、厌食或体重下降、贫血。

1. 关节表现

早期症状是腰骶、下腰背或臀部酸痛，为难以定位的钝痛。初为单侧或间断性，数月内逐渐变成持续性，双侧受累，伴下腰区僵硬和疼痛。

背部发僵，以晨起时为重，休息时加重，轻微活动或用热水淋浴后晨僵可减轻。维持一个姿势过久可加重腰痛和僵硬感。夜间疼痛明显，严重时可从沉睡中痛醒。晨僵为病情活动的指标之一。

外周关节炎为首发症状者占43%，表现为髋，膝、踝大关节，非对称性，反复发作与缓解交替。

关节外或近关节骨压痛，其部位有：脊肋关节、脊柱棘突、肩胛、髂骨翼、股骨大转子、坐骨结节、胫骨粗隆或足跟，这些症状由肌腱端炎引起。

典型表现为腰背痛、晨僵、腰椎各方向活动受限和胸廓活动度减少。随着病变的进展，整个脊柱发生自下而上的僵硬，逐渐出现腰椎前凸消失，腰椎变平，胸廓变硬，驼背畸形。其他症状有足跟痛、足掌、肋间肌痛等。

肋脊和横突关节受累引起扩胸和呼吸受限，呼吸渐变成主要靠膈肌运动维持，但很少出现肺通气功能明显受限。随着病变的发展，整个脊柱日益僵硬，逐渐出现腰椎变平和胸椎过度后突。

2. 关节外表现

强直性脊柱炎除累及脊柱和外周关节外，还可累及其他器官。如急性虹膜睫状体炎或结膜炎；升主动脉根部和主动脉(升主动脉炎，主动脉瓣闭锁不全)病变和心脏传导系统受累。

(二) 实验室检查

(1) 血常规，白细胞正常或稍高，15%的患者有正色素性贫血。

(2) 血沉和C反应球蛋白升高，后者与疾病活动相关。

(3) 免疫球蛋白IgA轻度升高。

(4) 约90%强直性脊柱炎患者的HLA-B27为阳性，阴性者不能除外。

(5) 类风湿因子阴性。

(三) X线检查

X线检查对强直性脊柱炎的诊断有重要价值。

(1) 骶髂关节病变　骶髂关节病变是强直性脊柱炎最早侵犯的部位，根据X线检查结果进行分类，结果见表4-2-9。

表4-2-9　骶髂关节病变分类

级别	X线表现
0级	正常骶髂关节
Ⅰ级	骨质疏松，关节间隙增宽，可疑的骨质侵蚀和关节面模糊
Ⅱ级	有微小的关节面破坏，关节边缘模糊，略有硬化，可见囊性变
Ⅲ级	为关节破坏和重建的表现，间隙明显变窄，边缘模糊，明确的囊性变，关节两侧硬化，密度增高
Ⅳ级	以硬化为主，关节间隙消失，融合强直

(2) 脊柱表现　早期骨质普遍疏松，椎小关节模糊，椎旁韧带钙化，腰椎正常前凸消失变直，压缩骨折。病变进一步发展出现方椎畸形、骨桥、竹节样变和脊柱畸形。

(3) 周围关节　髋关节可表现为侵蚀性病变，晚期强直，足跟、坐骨结节和耻骨联合的附着点炎，X线表现为跟骨骨刺，及局部骨膜炎。

(四) 诊断要点

目前强直性脊柱炎的诊断标准，仍使用1984年修订的美国纽约标准(表4-2-10)。

表4-2-10　1984年修订的强直性脊柱炎美国纽约标准

1. 下背疼痛至少3个月，疼痛随活动改善，但休息不减轻
2. 腰椎在前后和侧屈方向活动受限
3. 胸廓扩展小于同龄相同性别人群的正常值(1966年纽约标准为不超过2.5 cm)
4. 双侧骶髂关节炎Ⅱ～Ⅳ级，或单侧骶髂关节炎Ⅲ～Ⅳ级
患者具备第4条并附加1～3条中的任何一条即可诊断为强直性脊柱炎

三、康复评定

（一）脊柱运动功能评定

(1) Schober法　让患者直立，在背中线髂后上嵴水平做一标记“0”，再向上10 cm做一标记，嘱患者大幅度弯腰后测量两点间距离，若伸展小于5 cm，提示腰椎活动度下降。

(2) 指-地距离(F-F间距)　患者直立位，膝伸直，腰前屈，测量患者中指指尖与地面的距离，此距离的大小可表示脊椎功能状态。指-地距越小说明功能越好。

(3) 枕墙距　主要评定颈椎、胸椎后凸程度。其方法是让患者靠墙站立，足跟必须贴紧墙面。测量后枕部与墙之水平的距离。正常人枕墙距应为0。

(4) 下颌胸骨距　此法主要评定颈椎前屈功能。患者取坐位，颈部前屈，测量下颌至胸骨体上缘的距离。正常人应为0。

(5) Keitel功能试验　包括指-地距离、枕墙距、胸围呼吸差、单腿站立、下蹲等项内容。最高分为18分，0分为正常，分数越高表明功能障碍越严重。

（二）胸廓活动度的评定

由于脊肋关节受累及肌腱末端炎症，使胸廓活动受限。其测定方法：前方可在第四肋骨与胸骨交接处(女)，或在乳头上缘(男)的水平面上，后方在肩胛骨的下角作为测量标准水面。测量深吸气及呼气时的胸围，两次测量胸围之差称为呼吸差。正常青壮年胸廓呼吸差为4～7 cm，一般不应少于2.5 cm。

四、康复治疗

强直性脊柱炎目前尚无根治办法，治疗的关键在于早期诊断、综合治疗。若延误病情至晚期则关节损害难以逆转。

（一）药物治疗方法

药物治疗除了具有止痛，维持关节功能正常活动的作用外，还能进一步改善病情。中医治疗强直性脊柱炎以补肾壮腰为主要治疗原则，兼以清理痰火。偏于肾阳虚者以右归丸合二陈汤加减，偏于肾阴虚者以知柏地黄丸合二陈汤加减。热甚者，可加黄柏、知母、生地、玄参、石膏以清热滋阴；痛甚者，加细辛、桂枝、延胡索以通络止痛。单味雷公藤煎剂有一定疗效。局部可用舒筋活络药膏如宝珍膏、定痛膏外敷，或用麝香风湿油涂擦。局部用药可起到一定的止痛效果。现将目前治疗该病的西药介绍如下。

1. 快作用药物(非甾体类抗炎药)

这类药物可迅速改善患者腰背部疼痛和僵硬，减轻关节肿胀和疼痛，增加关节活动范围，无论对早期或晚期患者都是首选药物。应根据患者病情，选用其中的一种药物。若一种药物治疗2～4周，疗效不明显，则可改用其他品种。

非甾体抗炎药的主要不良反应是胃肠道不适和肾间质受损。同时使用两种或更多的非甾体类抗炎药会增加不良反应，甚至有可能造成严重后果。常用的药物包括：吲哚美辛（消炎痛）、萘普生、布洛芬、扶他林等。

2. 慢作用药物

（1）柳氮磺胺吡啶　一般认为，该药对伴发外周关节炎的强直性脊柱炎患者的腰背痛、发僵、血沉和C反应蛋白的变化均有明显的治疗作用，但对中轴关节炎为主的强直性脊柱炎疗效不甚明显。柳氮磺胺吡啶为片剂，每片0.25 g，服用方便，安全性好。为了减少不良反应，一般采用逐渐增加剂量的方法给药。

（2）甲氨蝶呤　此药疗效与柳氮磺吡啶相似。副作用有胃肠反应、骨髓抑制、口腔炎、脱发等，用药期间定期查肝功能和进行血常规检查，忌饮酒。部分专家认为，此药对生殖系统有不良反应，对青、幼年强直性脊柱炎患者不宜作为首选药物。

（3）雷公藤多苷　该药对控制关节痛，减轻晨僵有一定效果，但对生殖系统有一定影响，因此青年患者使用时间宜短，剂量宜小。

慢作用药物联合用药较单一用药疗效好。由于雷公藤多苷的不良反应较多，所以临床有报道，认为柳氮磺氨吡啶加甲氨蝶呤是治疗强直性脊柱炎的较佳选择。

（二）运动疗法

运动疗法治疗强直性脊柱炎的意义是：维持脊柱生理曲度，防止畸形；保持良好的胸廓活动度，避免影响呼吸功能；防止或减轻肢体因废用而导致的肌肉萎缩；维持骨密度和强度，防止骨质疏松等。

适用的治疗性运动主要包括三大类型：一是维持胸廓活动度的运动，如深呼吸、扩胸运动等；二是保持脊柱活动度的运动，包括颈、腰各个方向的运动、转动等；三是肢体运动，肢体运动种类繁多，最简单的肢体运动如散步、俯卧撑等。

从某种意义上讲，运动治疗比药物治疗还重要。运动治疗应循序渐进、持之以恒。即使病情严重，也应注意尽可能做些力所能及的活动。个别患者因疼痛而卧床不起，不愿活动，这样只能使病情进展加快。对此，医务人员应做好充分的解释工作。

运动可能增加疼痛，但如经短期休息即能缓解，应视为正常，不必中止。如运动后新增加的疼痛持续2 h以上，或运动后出现的不适、疲劳难以恢复，则说明运动过度，应适当调整运动量、运动类型或暂停休整。

根据患者受累关节的部位不同选择适合患者的训练方法，每天训练3次，时间安排在起床后、午睡前、晚饭后各1次，每次训练20～30 min。

（三）其他治疗方法

（1）物理治疗和中医按摩　物理因子治疗和按摩对本病的治疗均有辅助作用。它们均能起到活血化淤、放松肌肉、扩张血管、改善血运、促使炎性产物吸收的作用。常用的物理因子治疗方法有红外线照射治疗、超声波治疗、微波治疗、蜡疗、热水浴治疗、离子导入治疗等。

（2）水疗　具有一定温度的水可缓解疼痛、解除肌痉挛、增加关节活动范围。借助水的浮力，可进行各种水中运动，以增强肌腱、韧带的柔韧性，而且使关节部位的炎症消退。水的浮力作用也可使关节运动时所受的压力明显减少。水疗一般 3 次/周。

(3) 作业疗法　训练重点在于解决脊柱、髋关节、肩关节功能障碍所造成的日常生活能力不足或丧失。

(4) 心理治疗　患者一般有自卑与悲观情绪,不良情绪会使康复锻炼的积极性降低,不良心态引起的负性心理应激作用于自主神经系统支配的器官与系统,通过内分泌系统影响全身,不利于疾病恢复。治疗师应多向患者解释、给予鼓励,以帮助患者建立战胜疾病的信心,并教会有关强直性脊柱炎的预防及康复知识,努力创造条件使疾病得到缓解。

(5) 手术治疗　强直性脊柱炎出现局部严重畸形(特别是髋、膝等部位)时,可采用全关节置换术。

(6) 医疗体操　掌握合理的锻炼方法对于控制病情有着至关重要的作用。在强直性脊柱炎病情许可的情况下,做有针对性的矫形体操是预防和矫正脊柱畸形的主要措施。

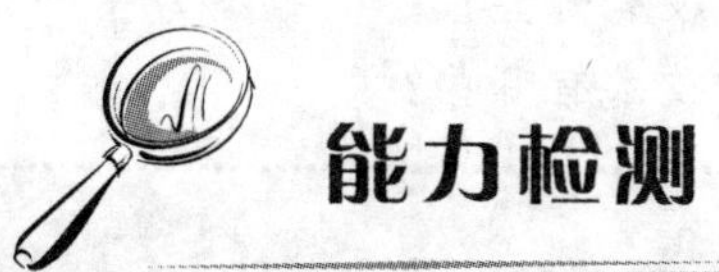

1. 简述强直性脊柱炎的康复治疗原则。
2. 简述强直性脊柱炎康复锻炼方法。
3. 学会对强直性脊柱炎患者进行日常生活卫生健康教育。

(黄　炜)

第三节　骨关节炎的康复

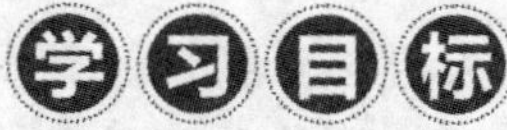

熟练掌握　骨关节炎的康复治疗原则和方法。
掌握　骨关节炎的评定方法。
了解　骨关节炎的病因及临床治疗方法。

骨关节炎;康复评定

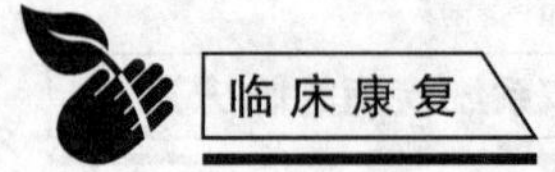

典型病例

患者，女，60岁，患者5年前无明显诱因出现左膝关节疼痛，活动行走后疼痛明显，不负重和休息后疼痛可缓解，有晨僵现象，疼痛明显时伴关节肿胀。近1年来左膝疼痛、肿胀加重，伴跛行及左膝活动受限。

入院体格检查：左膝内翻畸形，较对侧明显肿胀，浮髌试验(+)，左膝内侧压痛(++)。屈↔伸(100°↔0°)，双下肢基本等粗等长，双下肢肌力、肌张力正常，感觉正常，生理反射存在，病理反射未引出。

膝关节X线片：①左膝胫骨平台内侧骨缺损明显，骨性关节面凹陷边缘可见不规则骨质硬化；②左膝内侧关节间隙变窄，髌上囊肿胀；③左膝软组织肿胀；④左膝内翻约10°。诊断：左膝关节骨关节炎。

根据上述病案，请思考下列问题：

1. 何谓骨关节炎？
2. 骨关节炎的康复治疗手段有哪些？
3. 骨关节炎患者关节保护技术有哪些？

一、基本概念

骨关节炎(osteoarthritis，OA)是一种慢性、渐进性、退行性关节病变，是中老年人的常见疾病。主要病变是关节软骨的慢性退行性病变和继发性骨质增生，最终引起关节疼痛和僵硬。

其病理特点为关节软骨变性破坏(纤维化、皲裂、溃疡、脱失)、软骨下骨硬化或囊性变、关节边缘骨质增生、滑膜增生、关节囊挛缩、韧带松弛或挛缩、肌肉萎缩无力等。骨关节炎的发病无地域及种族差异。年龄、肥胖、炎症、创伤及遗传因素可能与本病有关。

骨关节炎好发于负重大、活动多的关节，如膝、脊柱(颈椎和腰椎)、髋、踝、手等关节。

骨关节炎以中老年患者多见，女性多于男性。其发生率随年龄的增长而升高，据统计，我国50岁以上人群发病率为5%，膝关节骨关节炎的发病率为9.56%；60岁以上人群发病率为20%，膝关节骨关节炎发病率为78.5%。保守估计，我国不同程度的骨关节炎患者至少在3000万以上，骨关节炎是致残的重要原因之一，很多患者后期只能选择关节置换。

二、分类

(1) 原发性骨关节炎　原发性骨关节炎多发生于中老年，无明确的全身或局部诱因，与遗传和体质因素有一定的关系。

(2) 继发性骨关节炎　继发性骨关节炎可发生于青壮年，可继发于创伤、炎症、关节不稳定、慢性反复的积累性劳损或先天性疾病等。

三、临床表现

(一) 症状和体征

1. 一般症状、体征

骨关节炎主要表现为受累关节疼痛、肿胀、晨僵、关节积液及骨性肥大,可伴有活动时的骨擦音、功能障碍或畸形。

(1) 关节疼痛及压痛　骨关节炎最常见的表现是关节局部疼痛和压痛。负重关节及双手最易受累。一般早期为轻度或中度间断性隐痛,休息时好转,活动后加重,随病情进展可出现持续性疼痛,或导致活动受限。关节局部可有压痛,在伴有关节肿胀时尤为明显。

(2) 关节肿胀　早期为关节周围的局限性肿胀,但随病情进展可有关节弥漫性肿胀、滑囊增厚或伴关节积液。后期可在关节周围触及骨赘。

(3) 晨僵　患者可出现晨起时关节僵硬及黏着感,经活动后可缓解。骨关节炎的晨僵时间较短、一般数分钟至十几分钟,很少超过半小时。

(4) 关节摩擦音　主要见于膝关节的骨关节炎。由于软骨破坏,关节表面粗糙,出现关节活动时骨摩擦音(感)、捻发感,或伴有关节局部疼痛。

2. 不同部位的骨关节炎

(1) 手　以远端指间关节受累最为常见,表现为关节伸侧面的两侧骨性膨大,称赫伯登(Heberden)结节。而近端指间关节伸侧出现者则称为布夏尔(Bouchard)结节。可伴有结节局部的轻度红肿、疼痛和压痛。第一腕掌关节受累后,其基底部的骨质增生可出现方形手畸形,而手指关节增生及侧向半脱位可致蛇样畸形。

(2) 膝关节　膝关节受累在临床上最为常见。危险因素有肥胖、膝外伤和半月板切除。主要表现为膝关节疼痛,活动后加重,休息后缓解。严重病例可出现膝内翻或膝外翻畸形。

(3) 髋关节　髋关节受累多表现为局部间断性钝痛,随病情发展可成持续性疼痛。部分患者的疼痛可以放射到腹股沟、大腿内侧及臀部。髋关节运动障碍多在内旋和外展位,随后可出现内收、外旋和伸展受限。

(4) 脊柱　颈椎受累比较常见。可有椎体、椎间盘以及后突关节的增生和骨赘,引起局部的疼痛和僵硬感,压迫局部血管和神经时可出现相应的放射痛和神经症状。颈椎受累压迫椎-基底动脉,出现脑供血不足的症状。腰椎骨质增生导致椎管狭窄时可出现间歇性跛行以及马尾综合征。

(5) 足　跖趾关节常有受累,除了出现局部疼痛、压痛和骨性肥大外,还可以出现 踇外翻等畸形。

(二) 实验室检查

血常规、蛋白电泳、免疫复合物及血清补体等检查,其判断指标一般在正常范围。

伴有滑膜炎的患者可出现C反应蛋白(CRP)和血细胞沉降率(ESR)轻度升高。继发性骨关节炎患者可出现原发病的实验室检查异常。

(三) X线检查

非对称性关节间隙变窄,软骨下骨硬化和(或)囊性变,关节边缘增生和骨赘形成或伴有不同程度的关节积液,部分关节内可见游离体或关节变形。

四、诊断要点

根据患者的临床表现、体征和影像学等辅助检查,骨关节炎的诊断并不困难。目前,国内多采用美国风湿病学会1995年的诊断标准(表4-2-11至表4-2-14)。

表4-2-11 手骨关节炎的分类标准(临床标准)

1. 近1个月大多数时间出现手痛、发酸、发僵
2. 10个指间关节中,骨性膨大关节多于1个
3. 掌指关节肿胀少于3个
4. 远端指间关节骨性膨大多于2个
5. 10个指间关节中,畸形关节多于0个
满足1、2、3、4条,或1、2、3、5条可诊断为手骨关节炎

注:10个指间关节为双侧第二、三远端及近端指间关节,双侧第一腕掌关节。

表4-2-12 膝骨关节炎分类标准(临床标准)

1. 近1个月大多数时间有膝痛
2. 有骨摩擦音
3. 晨僵不超过30 min
4. 年龄不小于38岁
5. 有骨性膨大
满足1、2、3、4条,或1、2、5条,或1、4、5条者可诊断为膝骨关节炎

表4-2-13 膝骨关节炎分类标准(临床+放射学标准)

1. 近1个月大多数时间有膝痛
2. X线片示已形成了骨赘
3. 关节液检查符合骨关节炎
4. 年龄不小于40岁
5. 晨僵时间不超过30 min
6. 有骨摩擦音
满足1、2条,或1、3、5、6条,或1、4、5、6条者可诊断为膝骨关节炎

表 4-2-14　髋骨关节炎分类标准(临床、放射学标准)

1. 近 1 个月大多数时间髋痛
2. 血沉速率不大于 20 mm/h
3. X 线片有骨赘形成
4. X 线片髋关节间隙狭窄
满足 1、2、3 条,或 1、2、4 条,或 1、3、4 条者可诊断为髋骨关节炎

五、骨关节炎的康复评定内容

1. 疼痛的评定

疼痛是骨关节炎的常见首发症状。常采用视觉模拟评分法(visual analogue scale,VAS)。此法是在纸上画一条直线,长度为 10 cm,两端分别标明"0"和"10"字样。"0"端代表无痛,"10"端代表最剧烈的疼痛。让患者根据自己所感受到的疼痛程度,在直线上标出相应的位置,然后用尺量出起点至记号点的距离长度,即为评分值。评分值越高,表示疼痛的程度越重。目前临床上多采用此法。

此法简单且易行,相对比较客观,而且敏感。目前临床上常用的 VAS 尺的正面"0"端和"10"端之间有一游动标,背面有"0"至"10"的刻度,实用方便。

2. 关节活动范围测定

骨关节炎可致关节活动障碍,用量角器测量关节活动范围以作为康复治疗前后的对比。关节活动范围(ROM)测定是骨关节炎的一个重要评定方法,可用于判断患病后的关节障碍程度以及康复治疗后关节功能的恢复情况。

3. 肌力评定

肌力测定是测定患者在主动运动时肌肉和肌群的力量。肌力测定对骨关节炎患者十分重要。骨关节炎患者肌力的评定以徒手肌力检查(MMT)为主。

例如:膝关节骨关节炎主要检测股四头肌和腘绳肌肌力;髋关节骨关节炎主要检测髋屈肌、髋伸肌群肌力,髋内收肌、髋外展肌群肌力,髋内外旋肌群肌力。

4. 日常生活活动能力评定

日常生活活动能力评定常用 Barthel 指数法。Barthel 指数法将日常生活活动能力分或为 3 级:大于 60 分或为良;60～41 分为中,此级患者有功能障碍,稍依赖;小于 40 分为差,此级患者依赖较明显或完全依赖。

六、骨关节炎的康复治疗

治疗的目的在于减轻或缓解关节疼痛;减轻关节肿胀;保持关节活动度;增加关节稳定性,增强患肢肌力,矫正关节畸形、阻止和延缓疾病的发展,改善生活质量。

(一) 宣传教育

一旦患了骨关节炎,患者首先应对该病有充分的认识,首先应从调整和改变生活方式入手。要让患者认识到,正确的适当的锻炼可以预防、延缓和减慢骨关节炎的进程,并防止僵硬;不正确的过度的锻炼可加重骨关节炎。

(1) 避免不良姿势:长期持续屈膝作业,长期姿势不调整的电脑操作等,可导致关节软骨长期受压,加速关节软骨的磨损,引起姿势性损伤。

(2) 避免举重物、合理饮食:体重超重者应进行减肥;将体重控制在标准体重范围之内,减少关节的负荷;节食加运动的方法进行减肥,以改善膝关节功能;研究发现,老年妇女减轻体重 5 kg,可使发生膝症状性骨关节炎的危险性降低 50%。

(3) 避免增加关节扭力,避免关节面负荷过大:爬山、爬楼梯或下蹲起立等活动不宜时间过长,用力太猛。

(4) 避免跑跳等剧烈活动形式:剧烈运动会加速和加重关节的退变。减少每次步行距离和时间,避免长时间跑、跳、蹲。

(5) 注意保暖,防止受凉受潮。

(6) 防止关节过度使用,若与职业有关应设法调换工作。

(7) 使用护膝、护腰、软底鞋。平底鞋未必是最佳选择,骨关节炎患者最好选择穿松软、鞋底有弹性的鞋子。

(8) 使用辅助装置。

(二) 运动疗法

(1) 时间　运动疗法通常在关节疼痛减轻和缓解后进行。

(2) 作用　运动疗法可增加关节周围肌肉的力度和耐力,使关节趋于稳定,可保持或增加关节的活动范围。

(3) 形式　运动疗法有被动运动、主动运动等形式。

(4) 原则　因人而异,循序渐进、持之以恒;主动运动为主,被动运动为辅;局部运动与全身运动相结合;舒适,无痛,避免过度运动。

(三) 关节松动术

骨关节炎急性期关节肿胀、疼痛明显时,可采用关节松动术的Ⅰ、Ⅱ手法;慢性期伴关节僵硬、关节周围组织粘连、挛缩要改善关节活动度时,可采用关节松动术的Ⅲ、Ⅳ手法,具体手法见相关参考书。

(四) 针灸、按摩

祖国医学认为,骨关节炎是骨痹、筋痹、痹证的范畴,主要用活血通络、消炎止痛的药物进行治疗,辅以针灸、按摩、拔罐、刮痧、中药熏蒸、腿浴疗法、中药导入等疗法。其中针灸在急性期缓解疼痛效果明显。

(五) 矫形器或者助行器的使用

骨关节炎使用的矫形器或助行器有手杖、护膝、轮椅。

(六) 本体感觉神经肌肉促进技术

本体感觉神经肌肉促进技术(PNF 法)治疗骨关节炎导致的功能障碍以及肌群无

力，效果较好。

（七）物理因子治疗

物理因子治疗在骨关节炎的方法有电刺激法、中频电疗法、热疗法、水疗法、红外线疗法、超短波疗法、离子导入疗法等。这些治疗方法可改善局部血液循环、缓解肌紧张、减轻疼痛、改善关节功能。

（八）药物

药物治疗骨关节炎能缓解疼痛、暂时改善关节功能，但不能阻止骨关节炎的进展。药物治疗骨关节炎不良反应多，不宜长期应用。具体药物介绍如下。

1. 改善症状的药物

1）镇痛剂

（1）对乙酰氨基酚（醋氨酚、扑热息痛） 解热镇痛效果好，对胃肠黏膜、肝、肾较安全。

（2）阿片类镇痛剂（曲马朵） 止痛效果强，适用于非甾体类抗炎药有禁忌或无效者。副作用有呼吸抑制、心悸、恶心、依赖性等。

2）非甾体抗炎药

非甾体类抗炎药用于骨关节炎的炎症期，对于关节肿胀、疼痛、积液及活动受限有较好的治疗作用，但有的非甾体类抗炎药物如阿司匹林、吲哚美辛（消炎痛）等，对软骨基质的合成有抑制作用，长期应用虽然能改善关节疼痛，但是，骨关节炎的基本病变反而会加重。所以不宜选用对关节软骨基质蛋白聚糖合成有抑制作用的非甾体类抗炎药，如阿司匹林、水杨酸、保泰松、吲哚美辛、萘普生等。

3）糖皮质激素

糖皮质激素不主张全身应用，一般选用在关节腔内局部注射。其缺点是副作用较大，使用不方便，易造成感染。

2. 改变病情的药物

1）透明质酸

关节腔内注射透明质酸（黏弹性补充疗法）治疗骨关节炎越来越被人们所接受。透明质酸是关节液的主要成分，使用它进行关节内注射的优点是可以恢复滑液流变学特性——黏弹性，从而能作为关节屏障起保护及润滑减振作用，并能抑制滑膜炎症，降低痛觉敏感性，促进关节软骨的愈合与再生，缓解疼痛，增加关节的活动度，改善关节功能。其缺点：一是不够方便；二是只对局部关节起作用；三是易发生感染。

2）氨基葡萄糖

氨基葡萄糖是构成关节软骨基质中聚氨基葡萄糖（GS）和蛋白多糖的最重要的单糖，正常人可通过葡萄糖的氨基化来合成聚氨基葡萄糖，但在骨关节炎患者的软骨细胞内聚氨基葡萄糖合成受阻或不足，导致软骨基质软化并失去弹性，胶原纤维结构破坏，软骨表面腔隙增多使骨骼磨损及破坏。

氨基葡萄糖可阻断骨关节炎的发病机制，促使软骨细胞合成具有正常结构的蛋白多糖，并抑制损伤组织和软骨的酶(如胶原酶、磷脂酶 A2)的产生，减少软骨细胞的损坏，改善关节活动，缓解关节疼痛，延缓骨关节炎症病程。口服 1 次 250～500 mg，每日 3 次，就餐服用最佳。

3）其他软骨保护剂

其他软骨保护剂有双醋瑞因、氨基葡萄糖、鳄梨大豆未皂化物、多西环素等。

（九）手术治疗

治疗骨关节炎的手术方式有关节镜手术、截骨术和人工关节置换术。

软骨碎片脱落到关节腔内，形成游离体，就是我们平时说的“关节鼠”，可采用关节镜手术清除。关节镜手术可以很好地鉴别和估计关节的病变程度，对关节腔进行灌洗和清理，能清除关节腔内的游离体，使患者的活动能力得到一定程度的改善。

各种矫形截骨术是用以改善关节力线的平衡。胫骨截骨术主要用于膝关节内、外翻畸形(即“O”形腿或“X”形腿)的患者，通过手术使弯曲的腿尽量恢复到正常状态。

如果患者病情发展到严重阶段，关节软骨丢失严重，关节间隙过小，关节功能丧失，严重影响日常生活，经保守治疗无效，应考虑人工关节置换。主要手术方式有人工膝关节置换术和人工髋关节置换术。通过关节置换能比较好地恢复关节的活动能力，提高患者的生活质量，但人工关节置换手术创伤较大，置换的人工关节的使用寿命也有一定限度，并且手术费用较高。

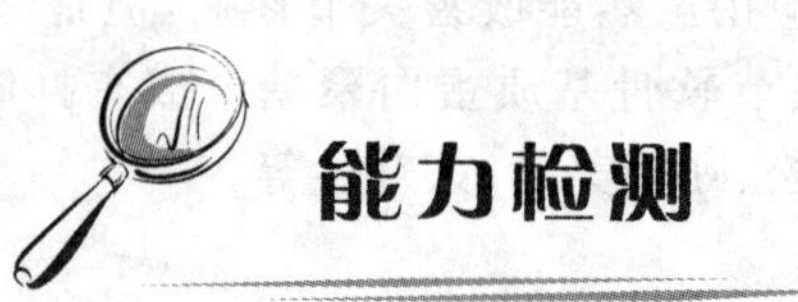

1. 简述骨关节炎康复治疗的目的。
2. 试给膝关节骨关节炎患者制定运动训练计划。

（黄　炜）

任务三　颈肩腰腿痛的康复

第一节　颈椎病的康复

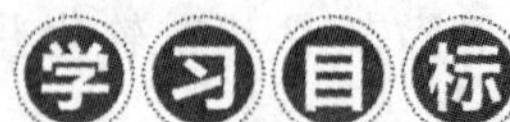

熟练掌握　颈椎病的康复治疗原则和方法。

掌握 颈椎病的评定方法。

了解 颈椎病的病因及分类。

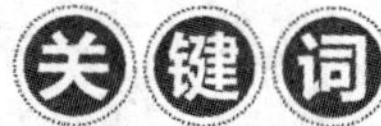

颈椎病；康复评定

典型病例

患者，女，46岁，干部，因颈背部酸痛伴右肩关节酸痛两年入院。两年前，患者因长期伏案工作(10 h/d)致枕部、整个颈背部、双侧肩胛骨脊柱缘酸、困、沉，头顶部发沉，记忆力减退，时有恶心、心悸、胸闷、双眼视物模糊、眼皮发紧，右肩关节痛。2010年行X线检查示：颈椎棘突交错，连线略右偏，C_2和C_3间隙后缘略增宽，C_5和C_6前缘增生，C_3和C_4、C_4和C_5、C_5和C_6间隙变窄。入院时症状：颈背部酸、困、痛；肩胛骨脊柱缘酸、沉、困；有T_2～T_7棘突连线僵硬感；头顶部发沉；右肩痛，外展、后伸受限；记忆力减退；时有恶心、心悸、胸闷、双眼视物模糊、眼皮发紧。颈功能活动：前屈15°、后伸20°、左侧屈10°、右侧屈10°、左侧旋45°、右侧旋45°、压顶试验(＋)、椎间孔挤压试验(＋)、神经根挤压试验(＋)、颈牵引试验(＋)、斜方肌疲劳试验(＋)。软组织检查：上项线、项平面有肿胀样病灶，喜按，有痛感；T_1～T_{10}棘突连线、横突连线、关节突连线之间有条状、结节样病灶，喜按；C_2～C_7棘突连线、横突连线、关节突连线之间及斜方肌上部有增厚、条索样病灶，按之舒适酸沉，松手有轻松感。

根据上述病案，请思考下列问题：

1. 该患者疾病诊断、分型及依据各是什么？
2. 为该患者制定近期康复治疗目标。

一、概述

（一）定义

颈椎病(cervical spondylosis)是由于颈椎椎间盘退行性改变及其继发的颈椎组织病理改变累及其周围组织结构（颈部肌肉和筋膜、颈神经根、脊髓、椎动脉、交感神经等）而引起的一系列临床表现。仅有颈椎的退行性改变而无临床表现者，则称为颈椎退行性改变。颈椎病是一种常见病和多发病，其患病率为3.8%～17.6%，男女之比约为6∶1，高发年龄为30～50岁。目前颈椎病的患病率不断上升，且发病年龄有年轻化趋势。

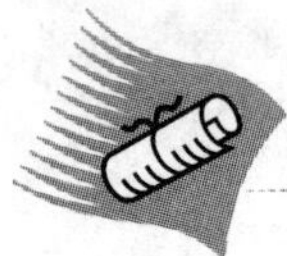

知识链接

1. 颈椎的解剖特点

颈在头和躯干之间，较为窄细，在结构上是人体较为脆弱的部位。颈椎就是颈部脊椎，颈椎的下部是脊柱活动度较大的部位，也是脊柱中最早出现退行性改变征象的部位。颈椎由7块颈椎骨借软组织、韧带和关节连接而成，是脊椎中体积最小、活动量最大、灵活性最强的节段。颈椎的横突短而宽，横突的中央有一圆形的孔，称横突孔，除较小的C_7横突孔外，颈椎其他横突孔都有椎动脉、椎静脉丛和交感神经丛通过。

C_1又名寰椎，呈环形，无椎体、棘突和关节突。C_2又名枢椎，椎体向上伸出一指状突起，称为齿突，与寰椎齿凸凹相关联形成寰枢关节。

C_3～C_7椎体上面两侧缘向上突起称为钩突，与相邻椎体下面侧方的斜坡形成钩椎关节。此关节构成椎间孔前壁，其外侧与椎动脉相毗邻，故椎间盘突出伴钩椎关节骨赘时可挤压神经根或椎动脉而出现相应的临床症状。

2. 颈椎椎骨间的连接

椎体借椎间盘和前、后纵韧带紧密相连接。椎间盘位于相邻椎体之间，前、后纵韧带分别位于椎体的前、后方。前纵韧带是人体内最长的韧带，厚而宽，较坚韧。后纵韧带较细长，虽也坚韧，但较前纵韧带弱，位于椎体的后方，为椎管的前壁。在颈部脊柱、椎体的侧后方有钩椎关节，为椎间孔的前壁。钩椎关节的后方有颈脊神经根、根动静脉和窦椎神经；其侧后方有椎动脉、椎静脉和椎神经。

椎弓由椎间关节和韧带所连接。相邻椎骨的上下关节面构成椎间关节，由薄而松弛的关节囊韧带连接起来，其内有滑膜。横突之间有横突间肌，对颈脊柱的稳定性所起的作用很小。椎板之间有黄韧带，呈扁平状，黄色，弹性大，很坚韧，由弹力纤维组成。棘突之间有棘间韧带和棘上韧带，使之相互连接。棘小韧带发育很好，形成项韧带。颈椎骨间的连接既有保护和支持颈椎及脊髓的作用，又能使颈椎自如地做前屈、后伸、侧屈和旋转运动。

椎间盘由纤维环、髓核和透明软骨组成。寰椎与枢椎之间无椎间盘，其余均有。椎间盘富有弹性，因此相邻椎体间有一定限度的活动，能使其下部椎体所承受的压力均等，起到缓冲外力的作用，并减轻由足部传来的外力，使头颅免受振荡。随年龄增长，髓核含水量逐渐下降，髓核无神经和血管，依靠淋巴液渗透软骨终板和纤维环供应营养，因而损伤后无修复能力。

3. 脊髓及神经根

椎骨的椎体和椎弓围成一孔，称为椎间孔。椎间孔内有神经根、椎间静脉和脂肪。颈神经在椎间孔内，前方与椎间盘和椎体相邻，后方为关节突关节和韧带。

颈椎管横断面近似三角形，横径大于矢径。颈椎管的内容物主要有脊髓颈段及其被膜、硬膜囊、硬膜外腔及其内的结缔组织和椎内静脉丛、蛛网膜下腔及其内的脑脊液。先天性或发育性颈椎椎管狭窄者，脊髓容易受挤压。颈膨大是脊髓最粗大的部分，是臂丛神经(C_5～T_1)发出的部位。

4. 椎动脉与颈部交感神经

椎动脉发自锁骨下动脉，自第6颈椎横突孔穿入，跨经上位6个颈椎横突孔上行，位于颈椎钩椎关节的外方。自寰椎横突孔穿出后，绕过寰椎侧后方，跨过寰椎后弓的椎动脉沟，转向上经枕骨大孔进入颅腔。头部旋转时椎动脉可扭曲变形而影响血流速度。

颈脊神经没有交感神经节前纤维，只有来自颈交感神经节的节后纤维。颈交感神经节前纤维来自上部胸脊神经的白交通支，其节后纤维组成灰交通支，分别与所有的颈脊神经连接，并有吻合支与有关脑神经相连接。由灰交通支至脊神经的节后纤维，随脊神经分布到周围的器官，如血管、腺体和竖毛肌等。颈交感神经的分布范围极为广泛，既分布到头部和颈部，也分布到上肢。颈交感神经还分布到咽部和心脏。颈内动脉周围的交感神经，伴随动脉的分支，分布到眼神经，支配扩瞳肌和上睑的平滑肌。椎动脉周围的交感神经，进入颅内后伴随迷路动脉，分布到两耳；也伴随椎骨部椎动脉的分支，进入椎管内，分布到脊膜和脊髓。当交感神经受刺激或受压迫时，以上部位可产生相应的症状。

5. 颈部的肌肉

颈是头与躯干之间的部分；在解剖上，将颈部划分为前后两部分。在斜方肌前缘后方的部分为后部，称为项部；在斜方肌前缘前方的部分为前部，即平时所说的颈部。在颈后部的肌肉，称为项部诸肌；在颈前部的肌肉，称为颈部诸肌。颈部肌肉的发生来源比较复杂：起源于腮弓的肌肉有下颌舌骨肌、二腹肌、茎突舌骨肌、颈阔肌、斜方肌和胸锁乳突肌；由躯干肌节腹侧部向上延伸的肌肉有肩胛舌骨肌、胸骨舌骨肌、胸骨甲状肌和甲状舌骨肌；起源于颈部肌节腹侧部的肌肉有斜角肌和椎前肌；颈后部深层的肌肉是颈部肌节的固有肌。

(二) 病因病理

1. 颈椎病的致病因素

(1) 外伤　颈椎是人体脊柱活动最大的部位，易遭受外伤。损伤可以加剧颈椎退变，破坏颈部脊柱原有的平衡。

(2) 慢性劳损　慢性劳损可造成颈椎小关节、椎体局部韧带发生退行性变。此后，椎间盘突出、骨赘形成等可刺激颈部的血管神经而发生颈椎病。

(3) 先天性因素　颈椎的先天性畸形，如先天性颈椎椎体融合、C_1发育不全、颅底凹陷症、可随着年龄增长的先天性颈椎管狭窄、颈椎的退变。特别是颈椎再受到外伤，更易发生颈椎病。

(4) 咽部炎症　当咽部有急、慢性感染时，可直接刺激邻近肌肉、韧带，或通过丰富的淋巴系统使炎症在局部扩散，以致造成该处肌张力低下、韧带松弛和椎间关节内外平衡失调，椎体的稳定性遭到破坏，从而产生颈椎病。

2. 颈椎病发病机制

发病机制至今尚不清楚，一般认为颈椎病的发生与椎间关节退变、骨质增生压迫脊髓或神经根、椎动脉等因素有关。颈椎间盘退行性变及由此继发的椎间关节退变是本病的发病基础。颈椎受累的节段以 C_5～C_6、C_6～C_7 最为常见，其次是 C_4～C_5。

(1) 关节退变　椎间盘、钩椎关节及关节突关节的退变是一种随年龄增长而进行的长期病理过程，颈椎间盘变性从 20 岁就可能开始，30 岁以后退变明显。首先发生在活动量最大的 C_5～C_6 椎间盘。退变的椎间盘含水量及蛋白多糖逐渐减少，胶原类型改变，细胞、基质纤维异常改变，结构紊乱。髓核及纤维环失去原来的生物力学性能。椎间盘的承载能力及应力分布异常，椎间隙逐渐变窄。

(2) 骨质增生　椎体后缘增生及突出的椎间盘组织可以压迫硬脊膜、脊髓前动脉、脊髓及神经根、根动脉、椎动脉及其伴行的交感神经。

(3) 椎动脉受压　椎动脉受压几乎都是因钩椎关节增生或变位所致。颈椎过伸位不稳定使椎管矢状径及椎间孔变狭窄加重压迫程度。节段性不稳定存在时，往往因头颈位置偶然变动而引起椎间错动，可能刺激交感神经或椎动脉。

(三) 临床表现与诊断

中老年以上的患者，有较典型的颈、肩、上肢疼痛不适及头痛、头晕等症状和颈椎的 X 线片改变时，颈椎病的可能较大。颈椎病的诊断不难。特殊患者可行 CT、MRI、肌电图、热像图等检查。

根据受累组织和结构与临床表现的不同，颈椎病分为颈型(软组织型)、神经根型、脊髓型、椎动脉型、交感型及其他型(目前主要指食管压迫型)。如果两种以上类型同时存在，称为“混合型”。

1. 颈型(软组织型)颈椎病

颈型颈椎病是在颈部肌肉、韧带及关节囊急、慢性损伤，椎间盘退化变性，椎体不稳，小关节错位等的基础上，机体受风寒侵袭、感冒、疲劳、睡眠姿势不当或枕高不适宜，使颈椎过伸或过屈，颈项部某些肌肉、韧带、神经受到牵张或压迫所致。颈型颈椎病为颈椎病早期型。多在夜间或晨起时发病，有自然缓解和反复发作的倾向。30～40 岁女性多见。

(1) 临床表现　颈项强直、疼痛，可有整个肩背疼痛发僵，不能做点头、仰头及转头活动，呈斜颈姿势。需要转颈时，躯干必须同时转动，也可出现头晕的症状。少数患者可出现反射性肩臂手疼痛、胀麻，咳嗽或打喷嚏时症状不加重。

(2) 临床检查　急性期颈椎活动绝对受限，颈椎各方向活动范围近于零度。颈椎旁肌、T_1～T_7 旁或斜方肌、胸锁乳突肌有压痛，冈上肌、冈下肌也可有压痛。如有继发性前斜角肌痉挛，可在胸锁乳突肌内侧，相当于 C_3～C_6 横突水平，扪到痉挛的肌肉，稍用力压迫，即可出现肩、臂、手放射性疼痛。颈项强直、疼痛，可有整个肩背疼痛呈板状，约半数患者颈部活动受限或强迫体位。

(3) 影像学检查　X线片正常体位(正位、侧位)一般无异常，或可有颈椎曲度变直。功能位片(过屈、过伸位片)可见颈椎节段性不稳定。MRI检查示椎间盘退变。

(4) 鉴别诊断　本型颈椎病应与颈肩肌筋膜炎、肩周炎、项韧带炎、枕神经痛等相鉴别。

2. 神经根型颈椎病

神经根型颈椎病是由于椎间盘退变、突出、节段性不稳定、骨质增生或骨赘形成等原因在椎管内或椎间孔处刺激和压迫颈神经根所致。该型发病率最高，占颈椎病的60%～70%，好发于C_5～C_6和C_6～C_7间隙，是临床上最常见的类型。多为单侧、单根发病，但是也有双侧、多根发病者。多见于30～50岁，一般起病缓慢，但是也有急性发病者。该病患病率男性比女性多1倍。

(1) 临床表现　颈痛和颈部发僵，常常是最早出现的症状。有些患者还有肩部及肩胛骨内侧缘疼痛。上肢放射性疼痛或麻木。这种疼痛和麻木沿着受累神经根的走行和支配区放射，具有特征性，因此称为根型疼痛。疼痛或麻木可以呈发作性，也可以呈持续性。有时症状的出现和缓解与患者颈部的位置和姿势有明显关系。颈部活动、咳嗽、打喷嚏、用力及深呼吸等，可以造成症状的加重。患侧上肢感觉沉重、握力减退，有时出现持物坠落。可有血管运动神经的症状，如手部肿胀等。晚期可以出现肌肉萎缩。

(2) 临床检查　查体可见颈部僵直、活动受限。患侧颈部肌肉紧张，棘突、棘突旁、肩胛骨内侧缘以及受累神经根所支配的肌肉有压痛。椎间孔部位出现压痛并伴上肢放射性疼痛或麻木，或者使原有症状加重。椎间孔挤压试验(压头试验)阳性。臂丛神经牵拉试验阳性。仔细、全面的神经系统检查有助于定位诊断。

(3) 影像学检查　X线片可出现颈椎生理曲度异常、椎间孔狭窄、钩椎关节增生等。MRI显示受累椎间盘变性、髓核突出偏向一侧，神经根受压迫。CT显示钩椎关节、后关节突部位增生，椎间孔前后径狭窄。

(4) 鉴别诊断　本型颈椎病应与臂丛神经受损、肩周炎、胸廓出口综合征、颈椎结核、肿瘤、神经根炎等相鉴别。

3. 脊髓型颈椎病

脊髓型颈椎病的发病率占颈椎病的12%～20%，主要由于脊髓受到压迫或刺激而出现感觉、运动和反射障碍，特别是出现双下肢的肌力减弱是诊断脊髓型颈椎病的重要依据。由于可造成肢体瘫痪，因而致残率高。通常起病缓慢，以40～60岁的中年人为多。合并发育性颈椎管狭窄时，患者的平均发病年龄比无颈椎管狭窄者小。多数患者无颈部外伤史。

(1) 临床表现　多数患者首先出现一侧或双侧下肢麻木、沉重感，随后逐渐出现行走困难，下肢各组肌肉发紧，抬步慢，不能快走。继而出现上下楼梯时需要借助上肢扶着拉手才能登上台阶。严重者步态不稳、行走困难。患者双脚有踩棉花感。有些患者起病隐匿，往往是自己想追赶即将驶离的公共汽车，却突然发现双腿不能快走。出现一

侧或双侧上肢麻木、疼痛，双手无力、不灵活，写字、系扣、持筷等精细动作难以完成，持物易落。严重者甚至不能自己进食。躯干部出现感觉异常，患者常感觉在胸部、腹部，或双下肢有如皮带样的捆绑感，称为“束带感”。同时下肢可有烧灼感、冰凉感。部分患者出现膀胱和直肠功能障碍。如排尿无力，尿频、尿急、尿不尽、尿失禁或尿潴留等排尿障碍，大便秘结。性功能减退。病情进一步发展，患者须拄拐或借助他人搀扶才能行走，直至出现双下肢呈痉挛性瘫痪，卧床不起，生活不能自理。

(2) 临床检查　颈部多无体征。上肢或躯干部出现节段性分布的浅感觉障碍区，深感觉多正常，肌力下降，双手握力下降。四肢肌张力增高，可有折刀感。腱反射活跃或亢进，包括：肱二头肌、肱三头肌、桡骨膜、膝腱、跟腱反射；髌阵挛和踝阵挛阳性。病理反射阳性：如上肢 Hoffmann 征、Rossolimo 征，下肢巴宾斯基征、查多克征。浅反射如腹壁反射、提睾反射减弱或消失。

(3) 影像学检查　X 线片可见椎管有效矢状径减小、椎体后缘明显骨赘形成、后纵韧带骨化等征象。CT、MRI 显示有椎间盘突出、脊髓受压，重者有脊髓变性的表现。

(4) 鉴别诊断　本型颈椎病应与肌萎缩性侧索硬化症、脊髓空洞症、多发性神经炎、蛛网膜炎、肿瘤等相鉴别。

4. 椎动脉型颈椎病

正常人当头向一侧歪曲或扭动时，其同侧的椎动脉受挤压，椎动脉的血流减少，但是对侧的椎动脉可以代偿，从而保证椎-基底动脉血流不受太大的影响。当颈椎出现节段性不稳定和椎间隙狭窄时，可以造成椎动脉扭曲并受到挤压：椎体边缘以及钩椎关节等处的骨赘可以直接压迫椎动脉，或刺激椎动脉周围的交感神经纤维，使椎动脉痉挛而出现椎动脉血流瞬间变化，导致椎基底供血不全而出现症状。

(1) 临床表现　发作性眩晕，复视伴有眼震。有时伴随恶心、呕吐、耳鸣或听力下降。这些症状与颈部位置改变有关。偏头痛，常因头颈部突然旋转而诱发，以颞部、顶枕部明显，多为跳痛或刺痛。下肢突然无力猝倒，但是意识清醒，多在头颈处于某一位置时发生。偶有肢体麻木、感觉异常。可出现一过性瘫痪，发作性昏迷。其他可见神经衰弱、记忆力减退、胃肠不适及呼吸道、心血管系统症状。

(2) 临床检查　患者头部转向健侧时头晕或耳鸣加重，严重者可出现猝倒。

(3) 影像学检查　X 线片可见椎间隙狭窄，钩椎关节增生，斜位片椎间孔狭小，颈椎节段性不稳(梯形变)。MRI 可出现椎间盘突出或退变的表现，颈椎两侧横突孔不对称，内径变窄。

(4) 鉴别诊断　本型颈椎病应与枕大神经痛、梅尼埃病、脑外伤后遗症等相鉴别。

5. 交感型颈椎病

椎间盘退变和节段性不稳定等因素，可对颈椎周围的交感神经末梢造成刺激，产生交感神经功能紊乱。交感型颈椎病症状繁多，多数表现为交感神经兴奋症状，少数为交感神经抑制症状。椎动脉表面富含交感神经纤维，当交感神经功能发生紊乱时，常常累及椎动脉，导致椎动脉的舒缩功能异常。因此，交感型颈椎病在出现全身多个系统症状的同时，还常常伴有椎基底动脉系统供血不足的表现。

(1) 临床表现　头晕或眩晕、头痛或偏头痛、颈肩背部痛。眼胀、干涩或多泪，视力变化、视物不清、眼前好像有雾等。耳鸣、耳堵、听力下降。面部麻木或半身麻木，针刺觉迟钝，某一肢体多汗、无汗、畏寒或发热。心悸、胸闷、心率变化、心律失常、血压变化等。恶心甚至呕吐、腹胀、腹泻、消化不良、嗳气以及咽部异物感等。以上症状往往与颈部活动有明显关系，坐位或站立时加重，卧位时减轻或消失。颈部活动多、长时间低头、在电脑前工作时间过长或劳累时明显，休息后好转。

(2) 临床检查　颈部活动多正常，颈椎棘突间或椎旁小关节周围的软组织压痛。有时还可伴有心率、心律、血压等的变化。

(3) 影像学检查　X线片可见椎间隙狭窄，钩椎关节增生，颈椎节段性不稳。MRI显示椎间盘变性。

(4) 鉴别诊断　本型颈椎病应与自主神经功能紊乱、肩手综合征、冠心病等相鉴别。

6. 食管压迫型颈椎病

食管压迫型颈椎病主要由椎体前方骨质增生，骨刺明显突出压迫食管引起。

(1) 临床表现　进食尤其是进硬质食物后有哽咽感，部分患者有进食后胸骨后烧灼样疼痛感。

(2) 影像学检查　X线片显示椎骨前方骨赘形成，骨赘突出。钡餐检查显示食管狭窄，钡剂通过缓慢。

7. 混合型颈椎病

临床上混合型颈椎病比较常见。常以某一类型为主，其他类型不同程度地合并出现，病变范围不同，其临床表现也各异。

二、康复评定

(一) 功能评定

1. 颈椎活动度

颈椎病最易引起颈椎活动度受限。神经根水肿或受压时，颈部出现强迫性姿势，影响颈椎的活动范围。令患者做颈部前屈、后伸、旋转与侧屈活动，正常范围：伸屈前后各35°～45°，旋转左右各60°～80°，侧屈左右各45°；老年患者活动度会逐渐减少。

2. 肌力、肌张力评定

肌力、肌张力评定主要依据颈、肩部及上肢的检查，包括胸锁乳突肌、斜方肌、三角肌、肱二头肌、肱三头肌、大鱼际肌、小鱼际肌等。有脊髓受压症状者，要进行下肢肌肉的肌力、肌张力、步态等检查。常用方法有如下几种。徒手肌力评定法(MMT)：对易受累的肌肉进行肌力评定，并与健侧对照。握力测定法：使用握力计进行测定，测试姿势

为上肢在体侧下垂，用力握2～3次，取最大值。此法反映屈指肌肌力，正常值为体重的50%。

3. 感觉检查

感觉检查对神经受损节段的定位有重要意义。主要包括手部及上肢的感觉障碍分布区的痛觉、温度觉、触觉及深感觉等检查，均按神经学检查标准进行。

如疼痛是最常见的症状，疼痛的部位与病变的类型和部位有关，一般有颈后部和肩部的疼痛，神经根受到压迫或刺激时，疼痛可放射到患侧上肢及手部。若头半棘肌痉挛，可刺激枕大神经，引起偏头痛。常用的疼痛评定方法有：①视觉模拟评分法，②数字疼痛评分法，③口述分级评分法，④麦吉尔疼痛调查表。

4. 反射检查

反射检查包括相关的深反射、浅反射及病理反射。可根据患者的具体情况选用。

5. 特殊检查

(1) 前屈旋颈试验　令患者头颈部在前屈状态下左右旋转，出现颈部疼痛者为阳性。阳性结果一般提示颈椎小关节有退变。

(2) 臂丛牵拉试验　患者取坐位，头稍前屈并转向健侧(颈部无症状的一侧)，检查者立于患侧，一手抵于患侧顶部，并将其推向健侧，另一手握住患者的手腕将其牵向相反方向，如患者出现麻木或放射痛时，则为阳性，表明患者可能是神经根型颈椎病。

(3) 椎间孔挤压试验　椎间孔挤压试验又称压头试验。先让患者将头向患侧倾斜，检查者左手掌心向下平放于患者头顶部，右手握拳轻轻叩击左手背部，使力量向下传递。如患者有神经根性损伤，则会因椎间孔的狭小而出现肢体放射疼痛或麻木等感觉，此即为阳性。

(4) 椎间孔分离试验　椎间孔分离试验又称引颈试验。与椎间孔挤压试验相反，疑有神经根性痛，可让患者端坐，检查者两手分别托住其下颌，并以胸或腹部抵住其枕部，渐渐向上牵引颈椎，以逐渐扩大椎间孔。如上肢麻木、疼痛等症状减轻，或颈部出现轻松感，则为阳性。神经根型颈椎病患者一般上述两个试验均为阳性。

(5) 旋颈试验　旋颈试验又称椎动脉扭曲试验，主要用于判断椎动脉状态。让患者头部略向后仰，做向左、向右旋颈动作，如出现眩晕等椎基底动脉供血不全症时，即为阳性。该试验有时可引起患者呕吐或猝倒，故检查者应密切观察，以防意外。

(二) 专项评定

专项评定有颈椎稳定性评定、颈椎间盘突出功能损伤的评定和脊髓型颈椎病的功能评定等。日本骨科学会(Japan Orthopedic Association，JOA)对脊髓型颈椎病的17分评定法应用较为普遍。17分为正常值，分数越低表示功能越差，以此评定手术治疗前、后功能的变化。脊髓型颈椎病的康复治疗效果评定也可采用此法(表4-3-1)。

表 4-3-1　颈椎病患者脊髓功能状态评定(17 分法)

内　　容		评　分		
Ⅰ.上肢运动功能	自己不能持筷或勺进餐	0		
	能持勺,但是不能持筷	1		
	虽然手不灵活,但是能持筷	2		
	能持筷及可做一般家务劳动,但手不灵活	3		
	正常	4		
Ⅱ.下肢运动功能	不能行走	0		
	即使在平地行走也需用支持物	1		
	在平地行走可不用支持物,但上楼时需用	2		
	平地或上楼行走时不用支持物,但下肢不灵活	3		
	正常	4		
Ⅲ.感觉障碍		明显	轻度	正常
	上肢	0	1	2
	下肢	0	1	2
	躯干	0	1	2
Ⅳ.膀胱功能	尿潴留	0		
	高度排尿困难,排尿费力,尿失禁或淋漓	1		
	轻度排尿困难,尿频,尿潴留	2		
	正常	3		

三、康复治疗

(一) 康复治疗原则

由于颈椎病的病因复杂,症状体征各异,而且治疗方式多种多样,因此在治疗时,应根据不同类型颈椎病的不同病理阶段,选择相应的治疗方案。

(1) 颈型颈椎病的康复治疗原则　以非手术方法治疗为主。牵引、按摩、理疗、针灸均可选用。

(2) 神经根型颈椎病的康复治疗原则　以非手术治疗为主。牵引有明显的疗效,但要掌握牵引角度、时间和重量。药物治疗能缓解疼痛和减轻神经根水肿,疗效也较明显。推拿手法应用得当,可明显减轻神经根压迫症状,但切忌操作粗暴而引起意外。

(3) 脊髓型颈椎病的康复治疗原则　对于症状和体征较轻者,主张以非手术治疗为主,若出现脊髓受损的体征时,应尽早手术治疗。该类型较重者,禁用牵引治疗,特别是大重量牵引,手法治疗多视为禁忌证。

(4) 椎动脉型颈椎病的康复治疗原则　以非手术治疗为主。90%的病例均可获得满意疗效。具有以下情况者可考虑手术：有明显的颈性眩晕或猝倒发作；经非手术治疗无效者。

（二）康复治疗方法

我国多采用中西医综合疗法治疗颈椎病，大多数患者通过非手术疗法可获得较好的疗效，只有极少数病例因神经、血管、脊髓受压症状进行性加重，或反复发作，严重影响工作和生活，才需手术治疗。

1. 卧床休息

卧床休息可减少颈椎负载，有利于椎间关节的创伤性炎症消退，症状可以消除或减轻。卧床休息要注意枕头的选择与颈部姿势。枕头应该是硬度适中、圆形或有坡度的方形枕头。习惯于仰卧位休息，可将枕头高度调至 12～15 cm，将枕头放置于颈后，使头部保持略带后仰姿势；习惯于侧卧位休息，将枕头调到与肩等高水平以维持颈椎的生理曲度，使颈部和肩胛带的肌肉放松，解除颈肌痉挛。

2. 颈围领及颈托

颈围领和颈托可起到制动和保护颈椎，减少对神经根的刺激，减轻椎间关节创伤性反应，并有利于组织水肿的消退和巩固疗效，防止复发的作用。长期应用颈托和颈围领可以引起颈背部肌肉萎缩，关节僵硬，所以穿戴时间不可过久。

3. 颈椎牵引治疗

颈椎牵引治疗主要适用于椎间盘突出或膨出的神经根型颈椎病，也可用于椎动脉型和交感型。颈椎牵引通过牵引装置对颈椎施加牵张力，使其发生应变，从而有助于：解除颈部肌肉痉挛，使肌肉放松，缓解疼痛；松解软组织粘连，牵伸挛缩的关节囊和韧带；改善或恢复颈椎的正常生理弯曲；使椎间孔增大而解除神经根的刺激和压迫；拉大椎间隙而减轻椎间盘内压力；调整小关节的微细异常改变而使关节嵌顿的滑膜或关节突关节的错位得到复位。该疗法对颈椎病是较为有效且应用广泛的一种治疗方法，但必须掌握牵引力的角度、重量和牵引时间三大要素，以保证牵引的最佳治疗效果。

(1) 牵引方式　常用枕颌布带牵引法，通常采用坐位牵引，但病情较重或不能坐位牵引时可用卧式牵引。可以采用连续牵引，也可采用间歇牵引或两者相结合。

(2) 牵引角度　一般按病变部位而定，原则是上颈椎疾病前倾度数小些，下颈椎疾病前倾度数大些。如病变主要在上颈段，牵引角度宜采用 0°～10°，如病变主要在下颈段（C_5～C_7），牵引角度应稍前倾，可在 15°～30°之间，同时注意结合患者的感觉舒适与否来调整角度。

(3) 牵引重量　间歇牵引的重量可以按患者体重的 10%～20%确定，持续牵引则应适当减轻。一般初始重量较轻，多数报道为 6～15 kg，根据患者体质及颈部肌肉发达情况逐步增加牵引重量，牵引重量过度（超过 20 kg）可能造成肌肉、韧带、关节囊等软组织的损伤。

(4) 牵引时间　牵引时间以 20～30 min 为宜，每日 1 次，10～15 次为 1 个疗程。

(5) 注意事项　应充分考虑个体差异，年老体弱者牵引重量应轻些，牵引时间应短些，年轻力壮者牵引重量应重些，时间应长些。牵引时要注意观察、询问患者的反应，如患者出现不适或症状加重，应立即停止牵引，查找原因并调整、更改治疗方案。

（6）禁忌证　牵引后有明显不适或症状加重，经调整牵引参数后仍无改善者；脊髓受压明显、节段不稳且严重者；年迈且椎骨关节退行性变严重者；椎管明显狭窄、韧带及关节囊钙化、骨化严重者。

4. 物理因子治疗

在颈椎病的治疗中，物理因子治疗可起到多种作用，也是较为有效和常用的治疗方法。其作用：镇痛，消除炎症组织水肿，减轻粘连，解除痉挛，改善局部组织与脑、脊髓的血液循环，调节自主神经功能，延缓肌肉萎缩并促使肌肉恢复。常用方法如下。

（1）直流电离子导入疗法　常用冰醋酸、维生素 B_1、维生素 B_{12}、碘化钾、普鲁卡因等西药或乌头、威灵仙、红花等中药进行导入，作用极置于颈后部，非作用极置于患侧上肢或腰骶部，每次通电 20 min，每日 1 次，7～10 次为 1 个疗程，适用于各型颈椎病。

（2）低频调制中频电疗法　颈后并置或颈后、患侧上肢斜对置，使用时按不同病情选择处方，如止痛处方、调节神经功能处方、促进血液循环处方等。每次治疗 20 min，每日 1 次，7～10 次为 1 个疗程，适用于各型颈椎病。

（3）高频电疗法　常用的有短波、超短波及微波疗法。短波及超短波治疗时，颈后单极或颈后、患侧前臂斜对置，微热量，每次 12～15 min，每日 1 次，10～15 次为 1 个疗程。微波治疗时，将微波辐射电极置于颈部照射，微热量，每次 12～15 min，每日 1 次，7～10 次为 1 个疗程。

（4）超声波疗法　颈后及肩背部接触移动法，每次 8 min，每日 1 次，7～10 次为 1 个疗程。

（5）磁疗　脉冲电磁疗，颈部和（或）患侧上肢，每次 20 min，每日 1 次，7～10 次为 1 个疗程。

（6）石蜡疗法　颈后盘蜡法，温度 42 ℃，每次 30 min，每日 1 次，7～10 次为 1 个疗程。

（7）红外线疗法　各种红外线仪器均可，颈后照射，每次 20～30 min，每日 1 次，7～10 次为 1 个疗程。用于颈型颈椎病，或配合颈椎牵引治疗（颈椎牵引前先做红外线治疗）。

（8）其他疗法　如水疗、泥疗、电兴奋疗法、音频电疗、干扰电疗、激光照射等治疗也是颈椎病物理因子治疗经常选用的方法，选择得当均能取得一定效果。

5. 推拿等手法治疗

（1）推拿　中国传统推拿疗法对颈椎病有较好的疗效。在颈、肩及背部施用揉、拿、捏、推等手法，神经根型推拿部位还包括患侧上肢，椎动脉型和交感型推拿部位还包括头部。常用穴位有风池、太阳、印堂、肩井、内关、合谷等。每次推拿 15～20 min，每日 1 次。推拿治疗颈椎病对手法的要求高，不同类型的颈椎病，其方法、手法差异较大。另外，颈部拔伸、扳法等动作存在一定风险，操作时要注意轻重。

（2）关节松动术　关节松动术治疗颈椎病的手法主要有拔伸牵引、旋转复位、松动棘突和横突。

6. 针灸治疗

针刺法常取绝骨穴和后溪穴，再配以阿是穴、大椎、风府、天柱等局部穴位，每次留针 20～30 min，每日 1 次。灸法施用艾条或艾炷，点燃后熏烤穴位进行刺激。

7. 运动疗法

运动疗法可增强颈与肩胛带肌肉的肌力，保持颈椎的稳定，改善颈椎各关节功能，防止颈部僵硬，矫正不良体姿或脊柱畸形，促进机体适应代偿的能力，防止肌肉萎缩，恢复肌肉功能，巩固疗效，减少复发。功能锻炼的方法要因人而异，应在医师或治疗师的指导下进行，急性发作期限制活动，尤其是脊髓型和椎动脉型的患者，动作应缓慢，幅度应由小逐渐增大，肌力训练多进行等长收缩。

8. 药物治疗

药物在颈椎病的治疗中可以起到辅助的对症治疗作用，常用的药物有：非甾体类消炎止痛的药物，扩张血管的药物，营养和调节神经系统的药物，解痉类药物。

外用中药对减轻因肌肉筋膜炎和肌肉劳损所引起的疼痛有良好的效果。

9. 注射疗法

注射疗法主要有局部痛点封闭、颈段硬膜外腔封闭和星状神经节阻滞等。

10. 颈椎病的手术治疗

（1）手术疗法适应证　①经合理的保守治疗，半年以上无效，或反复发作，并影响正常生活或工作者；②颈椎间盘突出经非手术治疗后根性疼痛未得到缓解或继续加重，严重影响生活及工作者；③上肢某些肌肉无力、萎缩，经保守治疗 4～6 周后仍不见好转者；④颈椎病有脊髓受累症状，经脊髓碘油造影有部分或完全梗阻者；⑤颈椎病患者突然发生颈部外伤或无明显外伤而发生急性肢体痉挛性瘫痪者；⑥颈椎病引起多次颈性眩晕、晕厥或猝倒，经非手术治疗无效者；⑦颈椎病椎体前方骨赘引起食管或喉返神经受压症状者。

（2）手术方式　①前路手术：经颈前入路切除致病的椎间盘和骨赘并行椎体间植骨；此法适用于 1～3 个节段的椎间盘突出或骨赘所致的神经根或脊髓腹侧受压者，以及节段性不稳定者。②后路手术：经颈后入路将颈椎管扩大，使脊髓获得减压；常用的术式是单开门和双开门椎管扩大成形术；此法适用于脊髓型颈椎病伴发育性或多节段退变性椎管狭窄者，多节段后纵韧带骨化者，颈椎黄韧带肥厚或骨化所致的脊髓腹背受压者。

（3）注意事项　老年体弱不能耐受手术者，或伴有高血压、糖尿病、结核病、慢性肝炎及心、肾功能不全者，不宜手术治疗。

（三）颈椎病的预防及预后

颈椎病是一种良性疾病，具有自限性倾向，一般预后良好。但脊髓型颈椎病治疗不当时，容易出现不同程度的残疾，应引起注意。

预防颈椎病的方法主要是避免各种诱发因素，养成良好的姿势，改变不良的工作和生活习惯，避免增加颈部负荷。经常做颈部体操，可治疗和预防颈椎病的发生。

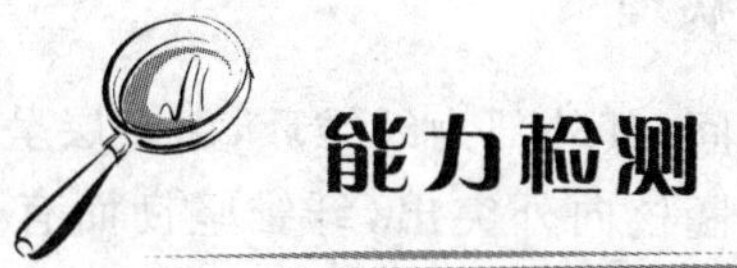

1. 颈椎病分哪几型？
2. 颈椎病各型的康复治疗原则是什么？
3. 试述颈椎牵引治疗的具体方法和注意事项。

（刘　静）

第二节　腰椎间盘突出症的临床康复

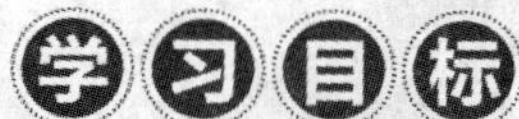

掌握　腰椎间盘突出症的诊断及其临床分型的特点、表现。

熟悉　常用的康复疗法对本病实施康复治疗。

了解　国外本病研究的新进展、新方法。

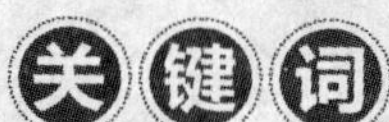

腰椎间盘突出症；牵引治疗；直腿抬高试验

典型病例

患者，男，38岁，患者于2011年5月16日因抬重物突然出现腰部左侧疼痛，继而出现左侧下肢放射性麻木疼痛，弯腰、排便和咳嗽时腰痛加重，休息后稍缓解，并自觉右下肢无力。现患者行走时身体前倾，臀部凸向一侧伴跛行。

体格检查：直腿抬高试验（+），直腿抬高加强试验（+），挺腹试验（+）。

根据上述病案，请思考下列问题：

1. 本病诊断要点是什么？
2. 本病主要的康复措施有哪些？
3. 本病的发生与年龄有何关系？

腰椎间盘突出症是指由于纤维环破裂后髓核突出压迫神经根，造成以腰腿痛为主要表现的疾病。近年来本病发生率不断增高，治疗手段也多样化，但康复治疗仍然是本病的根本治疗手段。

一、腰椎间盘突出的病因病理

腰椎间盘位于相邻两椎体之间，其外部为纤维环，由多层呈环状排列的纤维软骨环组成，围绕在髓核的周围，可防止髓核向外突出，纤维坚韧而有弹性；其内部为髓核，是一种富有弹性的胶状物质，有缓冲的作用。腰椎间盘退行性改变和损伤是本病的主要原因，一般 20 岁以后人体的腰椎间盘就开始退变，主要表现为髓核及纤维环含水量逐渐减少，髓核张力下降，椎间盘的高度逐渐降低。另外，髓核中的多糖蛋白含量下降，胶原纤维增多，髓核弹性下降。在以上病理基础上，纤维环中的纤维变粗，发生玻璃变性以致最后破裂，使椎间盘失去原有的弹性，不能担负原来承担的压力。在过度劳损、体位骤变、猛力动作或暴力撞击下，纤维环即可向外膨出，从而髓核也可经过破裂的纤维环的裂隙向外突出，最终导致本病的发生。腰椎间盘突出如图 4-3-1 所示。

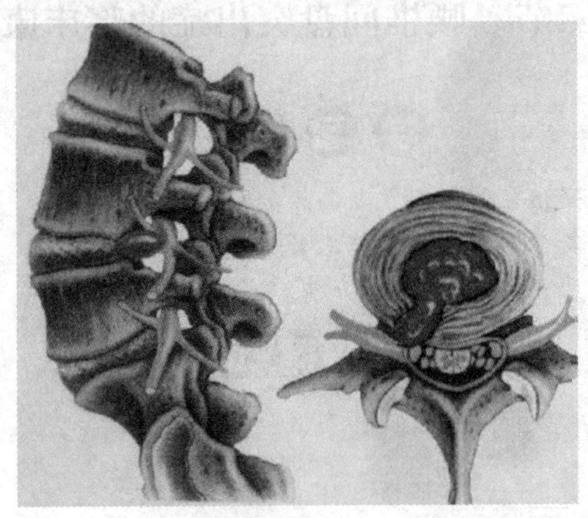

图 4-3-1　腰椎间盘突出示意图

二、临床分型

（1）膨出型　纤维环没有完全破裂，髓核从破损处凸出压迫神经根。一般症状较轻，保守治疗均有效。

（2）突出型　纤维环破裂，髓核从破裂处挤出，压迫神经根，症状较明显。

（3）脱出型　纤维环破裂，髓核从破裂处挤出后，突破后纵韧带，游离到椎管内，压迫神经根脊髓。一般保守治疗效果不佳。

（4）游离型　破裂的椎间盘碎块穿透纤维环及后纵韧带，游离于椎管内，压迫神经根或马尾，腰痛严重或有大小便障碍。必须手术治疗方能奏效。

三、临床表现

(1) 腰部腰痛及下肢的放射痛。腰部的压痛一般位于突出间隙的棘突旁，并向同侧下肢沿坐骨神经分布区域放射。

(2) 脊柱因腰痛而侧弯。根据突出物与神经根的位置关系可凸向患者或健侧。

(3) 脊柱活动受限。

(4) 患侧下肢感觉异常，肌力和腱反射异常。一般下肢感觉异常区域与髓核突出位置呈对应关系。

(5) 神经根受累与下肢对应症状区域关系见表 4-3-2。

表 4-3-2　神经根受累与下肢对应症状区域关系

神经根受累情况	下肢对应症状区域
L_5神经根受累	小腿前外侧和足内侧感觉障碍，踇指背伸肌力减退
S_1神经根受累	外踝部和足外侧以及足底部感觉障碍，跟腱反射减弱或消失
L_4神经根受累	大腿前外侧、小腿内侧、足后侧感觉障碍，膝反射减弱

四、腰椎间盘突出症的临床康复治疗流程

(一) 评估

主要收集对诊断有帮助的资料，包括患者发病的诱因、体征和患者行走姿势等。同时测量腰椎前屈、后伸、侧屈活动度，观察患者腰椎各方向的功能障碍程度以及结合下肢感觉障碍判断受累神经根的位置。另外，本病的体格检查也是评估的重要内容，具体检查项目如下。

(1) 直腿抬高试验(SLR)　患者取仰卧位，治疗师缓缓抬起患者伸直的患侧下肢，在抬高 70°以内即沿坐骨神经区出现疼痛为阳性。

(2) 直推抬高加强试验　在直推抬高试验的基础上，稍下降患肢，待下肢疼痛的症状消失后再背伸患侧踝关节，如再次出现放射性疼痛，称直推抬高加强试验阳性。

(3) 弓弦试验　弓弦试验又称腘窝加压征，先进行直腿抬高试验，出现疼痛时轻度屈膝，待疼痛减轻，然后用手指压迫腘窝，疼痛再次出现为阳性。

(4) Strumpell 试验　该试验又称跟臀试验。患者俯卧位，治疗师为患者屈患侧膝关节使脚后跟触及臀部，若股前方疼痛为阳性。

(5) Neri 征　让患者站立，下肢伸直，被动前屈其颈，若出现坐骨神经痛为阳性。

(6) Vanuetti 征　患者虽有脊柱侧弯，但骨盆仍保持水平为阳性。

(7) Kering 征　患者仰卧，屈膝、屈髋 90°，然后被动伸膝，若伸膝困难并伴腰痛为阳性。

(8) 挺腹试验阳性　患者仰卧，向上挺腹并屏住呼吸，引起患侧腿串麻痛为阳性。

（二）计划

根据以上评估结果，制定本病临床康复治疗计划和相关准备工作，准备工作包括如下几点。

（1）设备仪器的准备　PT 床；电动牵引床；按摩床；超短波治疗仪；中频治疗仪；磁疗仪；G6805-Ⅱ针灸治疗仪；神灯治疗仪；75％酒精 50 mL；1.5 寸、2 寸毫针若干（一次性消毒针具）；药艾条或清艾条 2 根。

（2）患者准备　告知患者治疗方案、治疗方法及手段，治疗时间及治疗期间注意事项。

（3）环境准备　治疗室应清洁、通风、采光良好，保持安静。

（三）实施

本病的康复治疗包括牵引治疗、物理治疗、针灸推拿治疗，对于严重患者可考虑封闭治疗。主要治疗手段如下。

（1）牵引治疗　临床上多用骨盆牵引法，可分为持续骨盆牵引法和间断骨盆牵引法。

① 持续骨盆牵引法　患者俯卧于硬板床上，把骨盆牵引带固定于腰部，两侧连接牵引绳，两侧牵引力量控制在 15 kg 左右，要求床脚抬高 10～15 cm，同时患者两侧髂前上棘、股骨大粗隆部放置棉垫以防止压疮。

② 间断骨盆牵引法　患者仰卧于电动牵引床上，骨盆及下胸部戴牵引带，两侧牵引绳分别通过头、尾滑轮。牵引重量应由体重的 60％逐渐增至 100％。要求膝部垫枕，每次牵引 30 min，每日 1～2 次，2 周为 1 个疗程。

（2）物理治疗　物理治疗对于本病主要具有消炎、消肿、止痛解痉的功效。常用的方法有如下几种。

① 直流电药物离子导入法　选择合适药物，如中药红花、当归、威灵仙，或西药 10％的碘化钾、普鲁卡因等，将浸透药液的作用电极置于腰部（椎间盘突出部位），辅助电极置于大腿后外侧部。要求成人电流密度为 0.04～0.1 mA/cm^2，儿童为 0.02～0.08 mA/cm^2。每日 1 次，每次 20～30 min，20 次为 1 个疗程。

② 中频电疗法　选择合适处方，调节合适剂量，每日 1～2 次，每次 20 min。但急性炎症期、有出血倾向、活动期结核、安装了心脏起搏器的患者禁用。

③ 超短波电疗法　采用并置法防止两电极，一电极置于腰部，一电极置于臀后横纹处或大腿后外侧部。每日 1 次，每次 20 min，10 天为 1 个疗程。体内有节育环等金属物品及心脏起搏器的患者禁用。

（3）针灸治疗　根据传统康复理论取膀胱经及阳明经腧穴为主。主要操作步骤如下。

① 选取肾俞、腰阳关、大肠俞、环跳、承扶、居髎、殷门、委中、阳陵泉、承山、绝骨、昆仑等腧穴并消毒。

② 采用常用进针法并快速进针。

③ 根据中医辨证进行行针，以患者得气为度。一般针刺得气后，病情短者用泻法，病情久者(三个月以上)用补法。

④ 在针刺得气后运用电针治疗。一般在疼痛急性期用连续波以止痛、镇静、缓解肌肉和血管痉挛，在缓解期可选用疏密波以增加代谢，促进血液循环、改善组织营养，消除炎性水肿。

⑤ 用悬灸法灸上述腧穴。

⑥ 把针灸治疗仪电量旋钮归位，关闭电源，根据补泻要求抽针。

(4) 推拿治疗　先用滚、揉、捏法解除腰臀部肌肉痉挛；再用按、点法以增加盘外压力；然后用拔伸牵引法以拉宽椎间隙，降低盘内压力；同时用扳法调节后关节、松解粘连；最后用抖法、叩击法和摇法以促使受损神经根恢复功能。

(四) 评价

(1) 考查学生是否掌握了本病的诊断。

(2) 考查学生所列治疗方案是否科学合理。

(3) 考查学生的各项操作是否规范。

(4) 与患者沟通，了解患者对该病的认识水平。

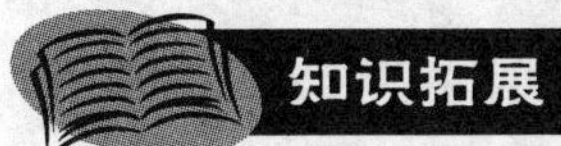

腰椎间盘突出症的功能锻炼

经常进行腰背肌肉锻炼，可增强腰部、背部肌肉弹性，巩固康复治疗效果。常用的锻炼方法有以下几种。

(1) 昂胸练习　取俯卧位，用双手支撑在床上，先将头抬起，同时支撑手渐渐撑起上半身，并将头尽量后伸使胸昂起，尽量使下腹部贴近床面，每次动作之后平卧休息片刻，重复做 20 次左右。

(2) 燕飞动作练习　取俯卧位，两手和上臂后伸，躯干和下肢都同时用力后伸，要求膝关节不能屈曲，使身体呈反弓状，并在此姿势下尽量多维持一会，平卧后稍作休息，然后再做。重复 10 次左右。

(3) 伸腰练习　取站位，两腿分开与肩同宽，两手扶腰，身体做后伸动作，并逐渐加大幅度，动作还原稍稍休息后再做，重复 20 次左右。

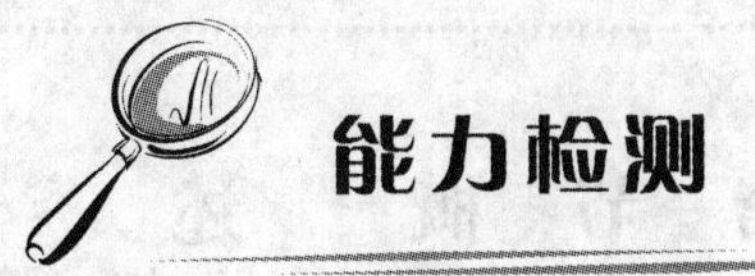

患者，男，大学教师，38 岁。一月前因迎接教学评估工作连续伏坐工作后出现腰

痛。

腰痛时不能弯腰，并出现左侧臀部及下肢放射痛和麻木感。行走时有明显的腰椎侧弯。现患者精神、睡眠欠佳，有便秘，小便正常。

体格检查：直推抬高试验及加强试验(＋)，Neri 征及挺腹试验(＋)。

1. 根据以上病案为患者拟定康复治疗方案。

2. 在实训教学中，从社区选择本病患者，并为其进行康复治疗操作，结合评价体系进行考核。

（叶新强）

任务四　关节置换术后的康复

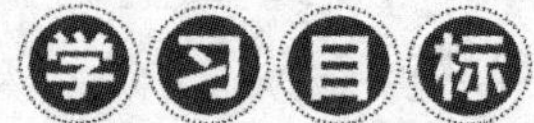

熟练掌握　关节置换术后的康复治疗原则和方法。

掌握　关节置换术后的评定方法。

了解　关节置换术后的主要功能障碍。

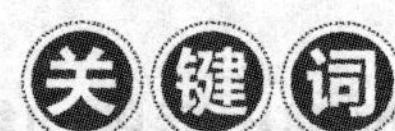

关节置换术后；康复评定

典型病例

患者，女，65 岁。患者患左膝骨关节炎 8 年，因左膝活动时疼痛剧烈，行走困难就诊。患者长期以轮椅代步，根据医生建议，入院拟行左膝全关节置换手术。X 线片检查显示：左膝关节内骨质严重增生，关节间隙狭窄，接近消失。

术后患者经过严格的康复训练，疼痛消失，关节功能恢复良好，恢复了正常的行走功能。

根据上述病案，请思考下列问题：①关节置换术康复训练的作用是什么？②如何进行关节置换术后的康复？

第一节　概　　述

关节置换术是指用人工关节替代和置换病损关节。国内外越来越多的患者接受了关节置换手术。人工关节是用一些生物材料或非生物材料制成的关节假体。目前，常用的生物医学工程材料大致分为四种：一是金属材料，如钴铬钼合金，钛及其合金，不锈钢等；二是高分子聚乙烯；三是陶瓷材料；四是炭质材料等。关节置换术是用人工制造的关节代替和置换病、伤关节，使僵硬、强直或畸形的关节恢复到无痛且具有运动功能的一种手术方法。关节置换术适用于关节强直、严重骨关节炎、破坏性类风湿性关节炎、创伤性关节炎、外伤或肿瘤切除术后形成的大块骨缺损的治疗。该手术可使受关节病痛折磨的患者再次获得“新生”，手术后患者可以像正常人一样行走甚至跑步。美国一研究机构对全膝关节置换术后康复5～7年的随访资料显示，95％的骨关节患者和80％的类风湿性关节炎患者实际上完全解决了疼痛，97％的患者平地步行无痛，83％的患者最低限度能步行4～6个街区，80％的患者能不用手杖上楼梯，50％的患者能用交替式步伐上楼梯。

1891年德国人GLUCK用象牙做成的股骨头置换髋关节是最早的关节置换术。在20世纪60年代初，英国医生John Charnley设计的低磨损全髋关节假体，把高密度聚乙烯髋臼和直径为22 mm的股骨头组成全髋人工关节，并用骨水泥(甲基丙烯酸脂)固定，获得较满意的效果。这种方法极大地提高了手术效果，使该手术得以在全球范围内迅速推广，全世界成千上万人从中受益，开创了全髋关节置换术的新时代。John Charnley也被誉为现代全髋关节置换术之父。

我国自1958年起开始研究与应用关节置换术。近年来，因人口老龄化、关节病和骨质疏松症发病率高而导致关节置换术数量不断增多。目前应用效果较好且应用较广泛的人工关节是髋关节和膝关节。

随着人工关节置换术的广泛开展，术后的康复治疗越来越受到重视。手术只是治疗的一部分，康复训练是不可缺少的，只有在手术的基础上，术后进行科学的康复治疗，才能使患者获得更快更好的康复。

关节置换术后患者的功能障碍主要有如下两种。

(1) 疼痛　接受关节置换术的患者术前因长期患有骨性关节炎、类风湿性关节炎、外伤后关节炎等关节疾病而出现反复的进行性加重的慢性疼痛，药物和其他保守治疗效果不明显。关节置换术后，由于手术等创伤，患者也会感受较为剧烈的术后急性疼痛。

(2) 关节活动障碍　术后短期的关节制动和疼痛使关节活动受到限制，并进一步影响患者转移、行走、上下楼梯等日常生活活动能力。

第二节　关节置换术的康复评定

康复评定，包括术前、术后评定，主要目的是了解手术前后患病关节的肌肉力量、关节活动范围、步态及功能性情况，以指导康复训练计划的制定。

一、术前评定

(1) 上、下肢肌力　可采用徒手肌力(MMT)评定法了解患肢肌肉力量，特别是关

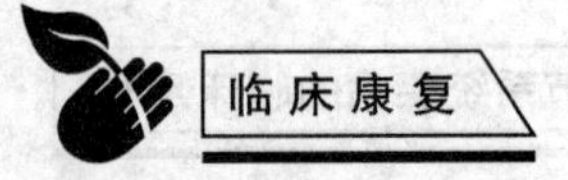

节置换术的关节周围肌肉的评定，对制定术前、术后康复训练计划尤为重要。

(2) 关节活动度　各关节，尤其是置换术的关节的活动度，确定有无关节挛缩畸形。

(3) 步态　观察患者的步态类型，了解患者是否使用了助行器。

(4) X线检查　X线片能提供病损关节的影像，显示关节形状、大小的变化。骨刺、骨囊肿、凹陷情况。X线片是医生进行手术前诊断时重要的参考依据。

二、术后评定

术后1～2天，住院患者术后1周、2周，门诊患者术后1个月、3个月和半年，应对患者进行评测。评定内容包括如下几点。

(一) 关节水肿

手术后患肢水肿常常困扰患者，甚至术后半年水肿也不消退，这对术后肢体功能的恢复影响较突出。水肿原因如下。

(1) 正常术后水肿反应　手术创伤可导致术后半个月之内髋关节或膝关节出现不同程度的水肿，这是机体对手术创伤的一种正常修复反应，此反应一般在术后3天达到高峰，其后逐渐消退，可伴有淤斑。

(2) 下肢深静脉血栓(DVT)　这是下肢手术常见的一种并发症，表现为整个下肢严重肿胀，皮肤张力较高。其原因可能是：长期卧床，血液循环减慢，容易形成血栓；手术创伤的刺激，使血液出现高凝状态等。症状严重的患者因为栓子脱落可以并发肺栓塞。肺栓塞有致命危险。

(3) 淋巴水肿　深静脉通畅，组织淋巴液汇流困难，表现为凹陷性下肢水肿，在踝关节周围和小腿部位明显，活动后水肿加重。

(二) 关节疼痛

术后可发生关节疼痛，随着功能活动的增加可出现活动后疼痛。疼痛的评定可采用视觉模拟评分法(visual analogue scale，VAS)。该方法简单、快速、精确、易操作，在临床上得到广泛应用。

(三) 上、下肢肌力

采用徒手肌力评定法(MMT)了解术后患肢肌肉力量，并以此评估肌肉力量对关节稳定性的影响，从而指导制定康复训练计划。

(四) 关节活动度

术后评定关节被动和主动活动度情况，指导制定康复训练计划。

(五) 体位转移能力

在患者手术后的不同阶段，评估患者在床上的活动或者转移能力，以及患者站立、行走、上下楼梯、走斜坡等的能力，指导制定康复训练计划。

（六）步态分析

训练患者行走时，要评测患者的步态，包括步长、步频、行走速度、步态周期等。确定患者步态类型。还应观察患者行走时站立相和摆动相步态，以了解是否有影响步态的因素存在，如疼痛、肌肉力量问题、本体感觉等。

三、综合评定量表

目前 Harris 标准已成为国际会议上普遍应用的髋关节置换术后评定标准。其内容主要包括疼痛、功能、关节活动度及畸形四个方面，具体见表 4-4-1。

自 20 世纪 80 年代以来，各国骨科医生采用的膝关节置换术评定标准渐趋统一，其中以 HSS 评分法最为常用。HSS 评分法包括六项得分项目（疼痛、功能、关节活动度、肌力、屈膝畸形和关节稳定性）和一项扣分项目（内容涉及是否需要支具、内外翻畸形和伸展滞缺程度），具体内容见表 4-4-2。

表 4-4-1　Harris 人工全髋疗效评分标准（100 分）

内容		评分
Ⅰ. 疼痛		占 44 分
	44 无痛/不明显	
	40 轻度疼痛，偶然疼痛，活动中出现	
	30 中度疼痛，一般活动时疼痛不明显，活动过度后出现，需服一般的镇痛药	
	20 明显疼痛，能忍受，影响活动，有时需服可待因镇痛	
	10 疼痛十分明显，活动受限	
	0 完全不能活动	
Ⅱ. 功能		占 47 分
a)步态		
跛行	11 无	
	8 轻度	
	5 中度	
	0 不能行走	
助行器	11 无需	
	7 长途行走时需要手杖	
	5 行走时需手杖	
	4 需单拐	
	2 双侧手杖	
	0 双侧腋拐	
	0 不能行走	

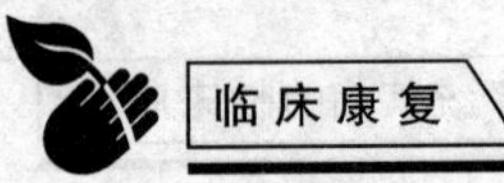

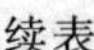
续表

内容		评分
行走距离	11 无限制	
	8　6 个街区，约 600 m	
	5　2～3 街区，2～3 m	
	2 只能在室内活动	
	0 只能在床上活动	
b)功能性活动		
上楼	4 正常	
	2 需要扶手	
	1 通过其他方式上楼	
	0 根本不能上楼	
穿脱袜/鞋	4 容易	
	2 有些困难	
	0 不能完成	
坐	5 随便什么椅子，可持续坐 1 h	
	2 坐高椅能持续 1 h	
	0 根本不能坐	
乘公交/出租车	1 能乘坐	
	0 不能乘坐	
Ⅲ. 下肢畸形		占 4 分
	1 髋内收小于 10°	
	1 下肢伸直髋内旋小于 10°	
	1 双下肢长度相差小于 3 cm	
	1 髋屈曲挛缩小于 30°	
Ⅳ. 髋关节活动范围		占 5 分
得分均乘以校正系数 0.05		
	1.0～81.0　屈曲 1°～120°或大于 120°	
	0.8～16.5　外展 1°～30°或大于 30°	
	0.2～3.0　内收 1°～20°或大于 20°	
	0.4～12.0　伸直外旋 1°～30°或大于 30°	
	0.0～0.0　伸直内旋 0°或大于 0°	

评价效果：满分为 100 分；90 分或以上为优；80～89 分为较好；70～79 分为良；低于 70 分为差。

表 4-4-2　膝关节 HSS 评分标准

项　目	评分	项　目	评分
疼痛(30 分)		优:完全能对抗阻力	10
任何时候均无疼痛	30	良:部分对抗阻力	8
行走时无疼痛	15	中:能带动关节活动	4
行走时轻度疼痛	10	差:不能带动关节活动	0
行走时中度疼痛	5	屈曲畸形(10 分)	
行走时严重疼痛	0	无畸形	10
休息时无疼痛	15	小于 5°	8
休息时轻度疼痛	10	5°～10°	5
休息时中度疼痛	5	大于 10°	0
休息时严重疼痛	0	稳定性(10 分)	
功能(22 分)		正常	10
行走站立无限制	22	轻度不稳 0°～5°	8
行走 2500～5000 m 和站立 30 min 以上	10	中度不稳 5°～15°	5
行走 500～2500 m 和站立可达 30 min	8	严重不稳大于 15°	0
行走距离小于 500 m	4	减分项目	
不能行走	0	单手杖	−1
屋内行走,无需支具	5	单拐杖	−2
屋内行走,需要支具	2	双拐杖	−3
能上楼梯	5	伸直滞缺 5°	−2
能上楼梯,但需支具	2	伸直滞缺 10°	−3
活动度(18 分)		伸直滞缺 15°	−5
每 8°得 1 分,最高 18 分	18 分	每 5°外翻	−1
肌力(10 分)		每 5°内翻	−1

注:85 分以上为优;70～84 分为良;60～69 分为中;59 分以下为差。

第三节　康复治疗

关节置换术后康复治疗的主要目的:一是降低术后并发症(静脉血栓、脱位、感染、假体松动、异位骨化);二是消除关节疼痛,恢复肌力,重建关节稳定性;三是改善置换后关节的活动范围,获得最大程度的功能恢复,增强患者日常生活活动能力;四是养成避免使人工关节过分受力的生活习惯,加强对置换关节的保护,延长关节使用的寿命。

以科学的康复评价为依据,制定出正确的康复计划,在医师和患者的密切配合下,应用合理的锻炼方法进行锻炼，可达到逐步康复的目的。

一、髋关节置换术后康复

髋关节置换术术后康复的主要原则是通过训练加强关节周围肌群的力量，重建关节的稳定性，防止粘连与组织挛缩，保持正常关节活动度。

（一）术前指导

（1）康复教育　让患者了解：自己的病情；手术的目的和方法；术后并发症；髋关节正常的活动范围及体位；术后过度活动和错误体位会导致术后脱位；术后日常注意事项；髋关节保护技术；术后复诊注意事项等。

（2）术前肌力训练　术前指导患者进行如下训练：患肢加强髋周肌群、股四头肌、腘绳肌等长收缩训练；双上肢及健肢进行力量训练（便于术后使用拐杖和助行器）；健侧下肢各关节进行主动活动和肌力练习；患侧踝关节和足趾进行主动活动训练。

（3）呼吸排痰训练　术前指导患者进行深呼吸、腹式呼吸训练，咳嗽、排痰训练，以预防卧床可能引起的肺部感染。

（4）转移活动训练　指导患者进行床-椅、坐-站、中立位及点地负重、主动、助力运动等训练。

（5）辅助器具的使用　让患者了解手杖、拐杖、轮椅、助行器的使用方法，教会患者如何使用拐杖或助行器进行不负重触地式步行。

（6）控制体重　肥胖者应注意术前控制体重。

（二）髋关节置换术后康复治疗方法

1. 体位

（1）术后当天体位摆放　①术后因患者麻醉未完全清醒，髋部肌肉处于松弛状态，为防患肢内收、内旋，关节脱位，搬运患者时，双膝之间夹三角垫捆绑好，使髋关节外展10°～20°。②术后当天晚上，患肢下加垫，将患侧髋膝关节置于稍屈曲、外展位。或者继续在双膝之间夹三角垫捆绑好，使髋关节外展。患肢也可穿矫形防外旋鞋，但要防止压伤。

（2）髋关节置换术后应避免四种危险体位　①髋屈曲超过90°；②下肢内收超过身体中线；③伸髋外旋；④屈髋内旋。

（3）前内侧入路手术　避免患侧下肢的过度伸展、内收、外旋，特别是伸展、内收、外旋的联合运动；手术后外侧入路，应避免患侧下肢过度屈曲、内收、内旋，特别是屈曲、内收、内旋的联合运动。

2. 消肿止痛

（1）冷疗　采用骨水泥固定的关节置换术可采取冰疗，因为骨水泥固定后会释放热量，使周围软组织温度升高（可持续数周）。冷疗不仅能降低软组织温度，同时能减轻术后关节周围软组织肿胀，进一步减轻疼痛。术后第一天即可使用冰袋，冰袋置于手术关节周围，每日1～2次，每次30～60 min，7～10天为1个疗程，直至关节消肿、疼痛缓解。

(2) 经皮神经电刺激　关节置换术对软组织及骨的创伤相对较大，造成的疼痛甚为严重，临床常采用静脉或口服止痛药镇痛。经皮神经电刺激作为药物的辅助止痛治疗方法在临床上被广泛采用。可用频率 100 Hz，双通路四电极分别置于手术伤口两侧，治疗时间为 30～60 min，电流强度为 2 倍的感觉阈值，每日治疗 1～2 次，7～10 天为 1 个疗程。

3. 康复训练程序

1) 术后一周内康复

(1) 术后 1～2 天：

①预防合并症练习　为预防术后伤口感染、肺部感染和深静脉血栓等并发症，患者术后应尽早开始深呼吸训练、咳嗽练习、踝关节"泵"式往返练习，转动踝关节练习和床上活动("泵"式往返练习：主动最大限度屈伸踝关节及抗阻训练。每个动作保持 5 s，重复 20 次/组，每日完成 2～3 组。转动踝关节练习：由内向外转动踝关节，每日 3～4 次，每次重复 5 遍)。

②可进行手术侧关节周围肌肉(髋关节：梨状肌、臀中肌、臀小肌、髂腰肌、股四头肌、臀大肌、股二头肌)的等长收缩，以及非手术关节下肢和双上肢主动活动和抗阻训练，以保持肌肉的力量和柔韧性。训练时，保持 5～10 s 为 1 次，20 次为 1 组，每日完成 2～3 组。手术 1 周后，可进行增强关节周围肌肉力量的主动收缩和抗阻训练。

③直腿抬高练习　肌力足够时行直腿抬高练习，膝关节保持伸直，足跟抬离床面 20～30 cm 并尽力维持数秒钟。其目的是恢复股四头肌的功能，增加腿部力量，为下地走路准备。

(2) 术后 3 天　拔除引流管后经 X 线片示假体位置无变化，将患肢置于膝关节持续被动运动装置上，进行髋膝关节的被动活动。术后早期在膝关节持续被动运动装置(以下简称装置)上进行练习既可以使刚刚更换的人工关节提前进入角色，有效地防止周围软组织粘连，又可以对于下肢深静脉血栓的预防起到一定的作用。根据患者的实际情况确定关节开始活动范围，一般将装置的最大活动角度定为 40°，此时髋关节的活动范围为 25°～45°。每日 2 次，每次 1 h，以后每天增加 5°～10°。术后有一周左右，将装置的最大活动角度定为 90°，此时髋关节的被动活动范围将超过 85°。一周或更长时间以后，由于膝关节练习器已难达到髋关节活动要求范围，因此应去掉装置。

(3) 术后 4～7 天：

①髋关节屈曲至伸直的练习　做术侧髋关节主动屈曲至伸直动作，逐渐由起初的被动运动向助力帮助的辅助主动运动，再到完全主动练习过渡。练习时屈曲膝关节使患者的脚跟滑向臀部，然后伸直。注意，不要使膝关节向两侧摆动，臀部不能离开床面，髋关节屈曲不超过 90°，可在髋下垫枕，以充分伸展屈髋肌及关节囊前部。

②上肢肌力的练习　该练习的目的是恢复上肢力量，使患者术后能较好地使用拐杖。

2) 术后 2～6 周

(1) 转移能力练习：

①翻身活动　双侧均可，多鼓励向患侧翻身，在确保安全情况下独立完成。若向健侧翻身，必须在他人帮助下维持患髋于外展中立位，以免因外展肌力不足受重力影响而髋屈曲、内收和内旋，导致脱位。患者翻身正确姿势：伸直术侧髋关节，双腿间夹一软枕，保持外展中立位，伸直同侧上肢，手掌垫在大粗隆后面，向健侧翻身，防患肢外旋。

②卧位向起坐转移　鼓励患者借助双臂支撑起坐。切忌借助床头系带双臂用力牵拉起坐，因为双臂支撑力量起坐便于控制屈髋角度，可为借助步行器或双拐行走做准备。用床头系带双臂用力牵拉起坐时，因腘绳肌紧张，患者不易控制屈髋角度，屈髋较大易伴屈膝和髋关节内旋，进而导致髋关节脱位，年长或长期卧床者尤其如此。

③长腿坐位向床旁坐位转移　向患侧转位移动(后跟进的健侧不能过中线)，便于控制患侧髋关节内收，同时利于提高髋外展肌力。方法：先移近患侧至床边，同时将身体前移并将双脚搬离床，用手支撑床边，缓慢向前移动，直至双脚接触地面，切记患腿在前。

④坐位向站位转移　健侧膝、足在后，患侧膝、足在前，将患腿移到床下，防止患髋外旋。步行器放在患侧的腿旁，向床边移动身体。健腿顺势移到床下，将身体转正。在扶步行器站立起立躯体重心移动过程中，患侧屈髋小于 90°，防止脱位。切忌利用辅助架将患者拉起。

(2) 坐姿训练：

6～8 周内，患者以躺、站、行走为主，坐的时间尽量缩短，每天 4～6 次，每次 30 min，因为坐位下髋关节最容易发生脱位、半脱位。如果患者关节稳定性欠佳，不宜进行坐位训练，但可进行伸髋训练：坐于床边，双手后撑，主动伸直、屈曲髋、膝关节。注意髋关节适当外展，置于中立位。

(3) 站立位负重训练：

① 让患者患腿站在体重秤上，健腿站在同一平面上，将重心逐渐移到患腿，直至承担全部体重维持约 5 s，注意要逐渐增加患腿负重的程度，同时保持身体重心平衡。

② 患者站立不动，在健腿前面放一矮凳，令其做上下楼梯的动作，注意保持躯干直立，身体重心放在患腿上。

(4) 步行训练：

①术后何时开始下地行走受手术假体类型、手术操作和患者体力恢复等情况的影响。

②如果是骨水泥固定型假体，又是初次髋关节置换术，术中没有植骨，也没有发生骨折等，患者在术后第 3 天即可进行步行练习，术后双拐 6 周，改单拐 4 周。

③多孔表面骨长入型假体，至少在术后 6 周才能开始步行练习。术后双拐 12 周，改单拐 4 周。

④有大粗隆截骨、术中出现股骨折的患者，行走练习更应根据 X 线片情况，推迟到术后至少 2 个月。先用步行器，再双侧用肘杖。

⑤使用拐杖到无痛及步态基本正常时，方可放弃拐杖，以免出现异常步态。

⑥步行练习前，应加强术侧下肢的单腿负重平衡能力训练，如做术侧单腿站立从静

态到动态的训练。训练顺序：先用助行器协助，待重心稳定、信心充足能使用手臂拐杖时才进行无协助步行。

(5) 踏车练习　踏车练习多在患者步行练习之后进行，一般术后 2～3 周开始。也可根据患者的具体情况进行适当调整。开始时，稍用力，保持车速 20 km/h。

(6) 上下楼练习　要"好上坏下"，即上楼时健侧先上，下楼时患侧先下；若下肢不等长，需配矫形鞋矫正，使双下肢等长；不穿系带的鞋子；坐时要两腿分开。暂时不坐沙发、低凳，要坐有扶手的椅子等。

3) 术后 7 周

患侧下肢可以完全负重，可以坐普通的椅子，但不可蹲下。

(三) 出院时标准

(1) 患者出院后有生活自理能力，扶拐能自己行走，无需他人帮助，能独立坐起。

(2) 没有任何术后早期并发症迹象。

(3) 患者及家属已经掌握或了解出院后的康复计划，并能较好地实行。

(四) 术后复诊

6～8 周第一次复诊，4 个月第二次复诊，一年第三次复诊，以后每年复诊一次。

(五) 日常生活中的注意事项

(1) 床边　睡姿以平卧位为主，3 个月后可向健侧卧位，双腿间夹三角枕，保持患肢处于中立或轻度外展位，下床时患肢缓慢滑行至床边，然后下地。

(2) 坐姿　坐位时保持双膝在髋以下水平。包括蹲便时。避免坐太矮的椅子、沙发，采取高椅，避免过度屈髋。可以用枕头垫着坐，以保持双膝在髋水平以下。坐位时应保持患肢处于中立及轻度外展位，保持双足分开 15 cm 左右。勿跷"二郎腿"，勿做"盘腿坐"，应避免极度屈髋，更不要向患侧施压。可借助长柄助穿器，避免在患髋内旋、内收时进行站、坐转换。

(3) 步行　扶拐步行至无痛、无跛行时可放弃拐杖，建议长距离步行时使用手杖、单拐等助行，勿在光滑、不平整的路面行走。不论平卧位还是行走时，尽量不要向外旋转髋关节。日常生活应避免重体力活动，避免跑、跳等需髋关节大范围剧烈运动的项目，禁止直腿从高处跳落，避免摔倒，以减少术后关节脱位、半脱位骨折及假体抬高、松动等情况发生。

(4) 如厕　加高厕位，使如厕时膝盖保持在髋以下，站、坐转换时可使用扶手等帮助，勿屈髋、并膝、分足。

(5) 洗澡　注意勿滑倒，借助长柄刷清洗下肢。因站着淋浴有一定的危险，故可坐在一个高凳子上，喷头为可移动的手持喷头，并准备一个带长柄的沐浴海绵以便能触到下肢和足。

(6) 穿脱鞋袜　请别人帮忙或使用鞋拔子，选择不系带的松紧鞋、宽松裤，行后外侧切口者可内侧提鞋，行前内侧切口者可外侧提鞋。

(7) 乘车　臀部向前坐，身体向后靠，腿尽量前伸。避免坐在普通汽车座位上，以免屈髋大于 90°。

(8) 取物　术后 2 周内不要弯腰捡地上的东西，不要突然转身或伸手去取身后的物品，吃饭时宜把饭碗放在面前。

(9) 完全康复后可进行的体育活动有散步、园艺、骑车、保龄球、乒乓球、游泳、跳舞。避免进行对新髋关节产生过度压力造成磨损的活动，如跳跃、快跑、滑雪、滑水、网球等。

(10) 患髋有异常情况随时就诊。

二、人工膝关节置换术后康复

随着关节置换手术技术的提高，人工全膝关节置换术已成为一种重要的治疗方法，其目的是解除患者影响其膝关节的疼痛和功能障碍，使膝关节恢复正常功能，提高生活质量。主要用于膝关节各种非化脓性关节炎以及创伤性关节炎等所致的关节疼痛、关节不稳、畸形，以及严重影响日常生活经保守治疗无效或效果不显著的病例。

人工全膝关节置换术是一种疗效十分确切的手术，术后优良率超过 90%，但只把手术成功寄托在手术技术上，而不进行术后康复训练，则不能达到手术应有的疗效。人工全膝关节置换术后的康复目的在于通过早期康复训练，恢复患者肢体功能及生活自理能力。

膝关节是全身最大的、结构复杂的关节之一，运动功能要求高，人工膝关节置换术后，要求有负重、伸屈、旋转功能，稳定性好。

人工膝关节置换术康复目的：一是防止手术后局部组织废用性挛缩，松解粘连，预防、矫治关节活动度受限；二是恢复关节周围肌肉群的力量，增强关节稳固性，提高关节功能；三是增强关节与骨的负重能力，平稳步伐，提高生活质量。

人工膝关节置换术康复训练的种类即功能锻炼的方法大致分为两种：膝关节活动度锻炼和肌力增强训练。

人工膝关节置换术的具体程序如下。

(一) 术前练习

患肢股四头肌的等张收缩练习，股四头肌每次收缩保持 10 s，每 10 次为 1 组，每天完成 5～10 组。以及踝关节的主动运动，要求患者坐于床上，进行患肢的直腿抬高运动及踝关节抗阻屈伸运动，次数可根据患者自身情况而定，每天重复 2～3 次。

(二) 术后康复训练

1. 手术当日至术后 3 天

此期的目的为了减轻患者的症状，促进伤口愈合，防止肌肉萎缩，改善关节活动范围，提高肌力。

(1) 伸直膝关节，做主动、被动踝关节活动。

(2) 做患肢股四头肌等长收缩训练。

(3) 做双上肢主动性活动训练。

(4) 做持续被动运动，这是早期膝关节功能锻炼的主要手段。一般在术后第 2 天拔除引流，开始给予患肢在无痛状态下的被动运动，初次活动范围为 0°～45°，每天 2 次，每次 1 h，每天增加活动范围 5°～10°，在 1 周内尽量达到或接近 90°。其作用在于牵拉挛缩的软组织，避免粘连，缩短术后恢复时间，增强患者的康复信心。

2. 术后第 4 天至 2 周

此期康复训练的主要目标是逐步恢复膝关节的活动度，恢复股四头肌、腘绳肌肌力，术后 2 周内的首要目的是关节活动度的恢复，关节活动度至少为 0°～90°，其次是肌力恢复训练。

膝关节的功能主要体现在关节活动度及股四头肌、腘绳肌的肌力，所以全膝关节置换术后康复的主要内容是关节活动度锻炼及股四头肌、腘绳肌的肌力增强锻炼。

膝关节活动范围锻炼，除恢复膝关节功能外，还有牵拉挛缩组织，避免粘连，促进下肢血液循环，防止形成深静脉血栓和栓塞。

每次锻炼强度应在患者能耐受的程度内进行，并保证在训练完毕后，肢体原有的疼痛、肿胀不加重。训练内容如下。

(1) 进行持续性被动练习。开始时运动范围为 20°～70°，逐渐达到 0°～110°。

(2) 进行主动膝关节运动训练(去掉持续被动运动器械后训练)。

(3) 进行股四头肌和腘绳肌肌力训练。

(4) 使用骨水泥者在一般情况下，术后第 4 天在帮助下练习站立、行走，对术前有严重屈膝畸形者，在此期间夜间仍需要石膏托固定于伸膝位，一般连续 4～6 周。

(5) 除持续被动运动外，还可让患者坐于床旁，双小腿下垂，利用小腿自身的重量增加膝关节的屈膝范围，然后让患者将健腿放患腿之上，压患肢小腿做膝关节屈曲练习。每次时间不要超过 15 min，否则可引起下肢肿胀，影响功能锻炼。

3. 术后 3～6 周

训练目的以增强肌力为主。训练内容如下。

(1) 继续进行关节活动度和肌力训练。

(2) 进行日常生活活动能力训练，如作业治疗、理疗等。

(3) 进行膝关节正位、侧位的 X 线片检查。

4. 术后 6～12 周

膝关节活动度为 0°～125°。可进行自行车、踏车、蹦床、散步、游泳、术侧下肢负重、斜板平衡等训练。

5. 术后 12～20 周

进行散步、灵敏性和技巧性运动、跨越障碍物、侧向运动等训练。

6. 术后 24 周

股四头肌肌力恢复到原有肌力的 70%～80%，全范围关节活动度恢复，无肿胀、平衡良好。能够缓慢跑步，穿戴限制性膝关节旋转支架，可适当地参加体育活动。术后 3

个月、6 个月、12 个月做 X 线检查。

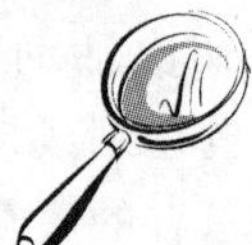

能力检测

1. 关节置换术后进行康复治疗的主要目的是什么?
2. 简述髋关节置换术后日常生活中的注意事项。

(黄　炜)

任务五　截肢患者的康复

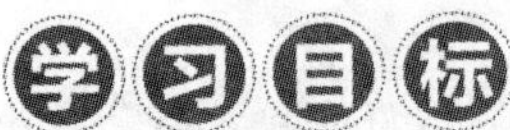

掌握　残肢的评定内容和方法;残肢的康复治疗内容和方法。

熟悉　截肢的定义、目的和适应证;截肢平面的命名和选择原则。

了解　假肢的评定、安装和训练。

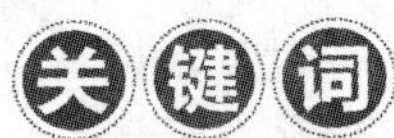

截肢;假肢;评定;康复

典型病例

患者,男,30 岁,因右上臂残端麻痛,伴活动受限两个多月入院。患者缘于两个月前在车间操作机床时不慎被压伤右上臂,当时流血、疼痛伴活动受限,送当地医院就诊,诊断为右上臂下段以远毁损伤,并行右上臂残端修整术。术后对症及抗感染治疗。发病以来,患者精神好,食欲睡眠正常,大小便正常。临床诊断:右上臂下段以远毁损伤截肢术后。专科检查:右上臂下段以远缺如,存留长度为 24 cm,左上臂长度为 26 cm,是正常长度的 92%,全长截肢。右上臂残端可见一个长约 11.5 cm 的弧形手术瘢痕,伴残端触痛、麻木。右上臂外展 100°/116°,内收正常,前屈 85°/96°,后伸 60°/70°,右上臂轻度肌肉萎缩,肌围度测量以肩峰下 15 cm 为标准,右上臂为 23.5 cm,左上臂为 25 cm。

针对该患者的病情进行分析并制定详细的康复治疗计划。

第一节 概 述

一、概念

截肢是指肢体全部或部分切除，其中经关节的截肢称为关节离断。截肢术后康复以假肢装配和使用为中心，重建丧失肢体的功能，防止或减轻截肢对患者身心造成的不良影响，使其早日回归社会。创伤、肿瘤、周围血管疾病和感染是截肢最常见的原因。截肢的目的是将已失去生存能力、危害生命安全或没有生理功能的肢体截除，以挽救患者的生命，并通过残肢训练和安装假肢，以代偿失去的功能。截肢康复是指从截肢手术前到术后的处理、康复训练、临时假肢与正式假肢的安装和使用，直到重返家庭和社会的全过程。

二、诊断要点

(1) 病史　外伤史或肿瘤、糖尿病、脉管炎等病史。

(2) 症状　肢体缺失、幻肢痛、残端肿胀、感染、瘢痕。

(3) 体征　残端肿胀、局部压痛、疼痛、肢体活动障碍。

(4) X线片检查　这是确定截肢平面及骨残端情况的常规检查。

三、截肢平面的选择

应用现代的全接触式接受腔和假肢安装技术，任何愈合良好，无压痛，构造恰当的截肢残端都可满意地佩戴假肢，因此截肢的平面主要取决于手术的需要。截肢最重要的原则是通过术中的判断尽可能地保留肢体的长度，残端为圆柱形。截肢平面主要是依据解剖学部位命名，包括上肢截肢和下肢截肢，如前臂截肢、大腿截肢等。

四、康复程序

截肢康复以康复治疗组(team work)的形式开展工作。治疗组成员包括外科医生、康复医生、护士、物理治疗师、作业治疗师、假肢技师、心理医生和社会工作者等。其中，临床康复的任务主要是截肢术后的残肢的处理、假肢安装前后的训练及其并发症的处理。截肢患者的主要康复程序如下：截肢前心理治疗、假肢咨询和康复训练→截肢手术或非理想残肢矫治手术→术后残肢评估、康复训练和并发症处理→假肢处方→安装临时假肢→临时假肢功能训练及初评→安装正式假肢→假肢适配检查→假肢装配后穿戴训练、功能训练、职能训练→终期适配检查和功能评定→回归家庭和社会→随访。

五、截肢术后的常见并发症

良好的残肢条件对假肢的佩戴与代偿功能起着重要的作用，但可因截肢技术、术后处理不当等多种原因可导致各种并发症的出现，可对假肢的佩戴和康复产生不良的影响，需预防或及早处理相关并发症。

（一）早期并发症及其处理

（1）出血和血肿　出血和血肿是造成感染和皮肤坏死的主要原因，一般是由手术处理不当引起，截肢术后床边常规备止血带，少量出血可加压包扎，大量出血需用止血带或手术止血。血肿可穿刺抽血并加压包扎。

（2）感染　造成感染的主要原因是手术清创不彻底，或伴有糖尿病等原发病。一旦感染应及时应用抗生素和彻底清创引流，同时配合超声波等物理因子治疗。

（3）皮肤坏死　小面积可进行敷药处理，大面积则需进行游离植皮或皮瓣移植等处理。

（二）晚期并发症及其处理

（1）截肢外形不良　一般为手术不适当所致，可影响假肢接受腔的适配。

（2）残端皮肤红肿、瘢痕和皮肤增生角化　患肢皮肤受到假肢接受腔壁的压迫和摩擦时容易破溃。不易愈合，留下瘢痕，影响假肢的穿戴。

（3）残肢肿胀　这主要是由于静脉及淋巴回流障碍等原因导致。

（4）关节挛缩畸形　关节挛缩多发生在上臂截肢后肩关节内收挛缩，前臂截肢后肘关节屈曲挛缩，大腿截肢后髋关节屈曲、外展、外旋挛缩，小腿截肢后膝关节屈曲挛缩，足部截肢后踝关节马蹄内翻等畸形。根据挛缩的程度可对假肢的配戴产生不同程度的不良影响。术后尽早地进行功能锻炼是预防挛缩的最有效方法。挛缩畸形的纠正方法是：①加强主动和被动关节活动；②更换体位，用沙袋加压关节；③严重者需手术治疗。

（5）残肢痛　其原因主要有如下四种：①神经断端刺激而致，神经瘤粘连或位于瘢痕内受到牵拉造成的疼痛；②残肢血液循环障碍导致疼痛；③残端肌肉异常紧张导致疼痛；④残端骨刺等导致疼痛。治疗方法：①神经瘤切除；②镇痛药对症处理。

（6）幻肢及幻肢痛　截肢术后患者存在的已被截除肢体的幻觉称幻肢，发生在幻肢的疼痛称为幻肢痛。幻肢痛常表现为痒、针刺状、火灼感、冰冷感、蚁行感等。幻肢痛可不同程度地影响患者的活动。幻肢痛的处理方法如下。①心理治疗：利用催眠、松弛、合理情绪疗法等。②物理治疗：超声治疗、低中频脉冲电疗等。③应用中枢性镇静剂：可用三环类抗抑郁药，如阿米替林、卡马西平等。④应用针灸疗法。⑤其他疗法，如尽早穿戴假肢、运动疗法等。

六、不同平面截肢造成的功能损害的特点

（1）髋部及股骨上段 10～13 cm 以内部位截肢　髋关节及其周围肌肉功能丧失，主要以腰腹肌操纵骨盆带动假肢运动。

（2）大腿截肢　髂腰肌、臀肌功能尚保留，但髂胫束、腘绳肌、股直肌、缝匠肌及内收肌功能受损；同时截肢造成肢体重量丧失，破坏髋部肌力平衡，常伴有髋关节屈曲、外

展、外旋畸形。截肢平面越高，影响越大。截肢后要求安装坐骨结节承重假肢，使得承重点从髋臼后移至坐骨结节，这对伸髋的活动范围和肌力的要求增高。使用长腿假肢步行时能耗比一般步行增加60%～70%，因此，安装长腿假肢时要求患者有较好的心肺功能。

(3) 小腿截肢　膝部和髋部容易发生屈曲挛缩和肌肉萎缩；假肢步行时，步态接近正常，但足的蹬离作用和足跟着地时的足背屈动作丧失。

(4) 肩部截肢　一般只能安装美容假肢，以肩带远端带动假肢做摆动动作。也可安装肌电功能假肢。

(5) 上臂截肢　可引起肩带肌肉萎缩，肩肱关节与肩胸关节活动受限。

(6) 前臂截肢　常出现肩关节、肘关节挛缩，肩带肌及上臂肌肉萎缩，前臂的旋转功能同时受损。

第二节　康复评定

评定是截肢康复的核心，评定应贯穿在截肢康复程序的全过程。评定的内容主要是以下四个方面，但在不同的阶段有其各自的重点。

一、截肢后的主要功能障碍

患者截肢后肢体的正常解剖结构部分缺如，缺如部分的生理功能随之丧失，缺如越多生理功能丧失也越多，功能障碍就越严重。所以，越靠近躯干水平的截肢，即截肢水平越高的截肢，其功能丧失就越严重，安装和佩戴假肢的难度就越大。下肢截肢穿戴假肢行走所消耗的能量比正常人大很多，下肢截肢水平越高，消耗的能量就越大。当条件完全相同时，以同样的速度行走同样的距离，小腿截肢者消耗的能量比正常人多30%左右，大腿截肢者消耗的能量比正常人多50%左右，双侧小腿截肢者消耗的能量比正常人多60%左右，双侧大腿截肢者消耗的能量比正常人多一倍左右。

(一) 上肢截肢后的功能障碍

上肢的主要功能是完成日常生活活动和劳动，上肢的功能主要通过手完成，手具有高度的灵巧性和协调性，可以从事精细的作业，手又是非常重要的感觉器官。上肢截肢后可不同程度地影响患者的上述功能。

(二) 下肢截肢后的功能障碍

(1) 足部截肢后的功能障碍　单独一个足趾截肢，通常对站立及步行的干扰较小。但大趾截肢后对快速行走或跑步会产生影响，对跳跃的影响更明显，第二趾截肢后会伴有大趾外翻畸形。全部足趾截肢的患者一般在慢行时影响不明显，但是当快速行走和跳跃需要足的弹性时就会表现出明显的障碍，并且对下蹲及踩脚尖站立影响较大。通过跖骨的截肢将造成足残疾，其残疾的程度与截肢的水平相关，越靠近跖骨近端部位的截肢残疾越严重，对步态会产生不同程度的影响。比通过跖骨更近水平的截肢由于失去了足前部的支撑和推开力，则对行走产生更大的影响，走路就更不方便，足前部的大部分截肢或足中部截肢将使足丧失更多的功能，仅存有足后部或踝的功能。

(2) 踝部截肢后的功能障碍　踝部截肢虽然保留了负重的残端，但由于肢体短缩、负重面积减少、稳定性降低、足对地面的缓冲机制丧失、踝关节等多种功能丧失，站立及行走功能将受到极大的影响。

(3) 小腿截肢后的功能障碍　小腿截肢比踝部截肢的功能障碍更严重，它影响双下肢的站立平衡及行走。

(4) 大腿截肢后的功能障碍　患者丧失了膝关节，假肢的代偿功能要比小腿假肢差很多，严重影响行走的安全性和步态，对日常生活活动能力产生极大影响。

二、截肢者全身状况的评定

对截肢者的全身状况进行评定，其目的是判断患者能否装配假肢，能否承受装配假肢后的功能训练。全身状况的评定主要包括患者的年龄、性别、截肢的时间、截肢的原因、截肢的部位、截肢的水平、心理水平、截肢者其他疾病状况和经济状况等。

假肢使用者的日常活动能量消耗较大，对心肺功能要求较高，因此心脏病患者应慎重。另外，视觉反馈可较好地补偿截除肢体的感觉，如果视觉障碍的程度已达到看不清自己足的位置，则假肢使用就会出现困难。

三、残肢的评定

残肢是指残缺肢体或不全肢体。残肢具有悬吊、承重和控制假肢的作用。能提供假肢正确的对线条件的残肢可充分发挥假肢的代偿功能。

一般情况下，理想残肢的标准如下：①无畸形；②具有一定的长度；③皮肤和软组织条件良好；④皮肤感觉正常；⑤关节活动正常；⑥肌力正常；⑦血运良好；⑧无幻肢痛和残肢痛。

残肢评定的内容如下：

(1) 残端形状　残肢形状以圆柱形残端为主，这可以减少因残端的血液循环较差而发生的一系列并发症。

(2) 残端畸形　如果残肢畸形明显，不宜安装假肢。如下肢残肢畸形可导致假肢负重力线不良或假肢接受腔不合适，造成患者步态异常，无法正常行走。

(3) 残肢长度　残肢长度是指残肢起点与残肢末端之间的距离。残肢的功能取决于残肢和长度，同时影响假肢的选择和装配。理想的膝下截肢长度为 15 cm 左右；膝上截肢为 25 cm 左右。

(4) 残肢的周径　通过残肢肢体周径的测量可推断残肢是否有肿胀，肌肉是否有萎缩，从而可为接受腔的制作提供依据。

(5) 皮肤情况　检查皮肤的感觉，有无感染、溃疡、窦道以及瘢痕，若皮肤条件不好，应积极进行治疗，否则不宜安装假肢。

(6) 残肢关节活动度　关节活动度可影响假肢的代偿功能，根据截肢水平，分别检查肩、肘、腕、髋、膝、踝等关节的活动度。

(7) 肌力检查　检查患肢的肌力，肌力的强弱对假肢的佩戴和功能影响极大。主要肌群的肌力至少在3级或以上方可安装假肢。

(8) 神经瘤情况　有无神经瘤及其大小、所在部位、疼痛程度等。必要时，可行手术切除后安装假肢。

(9) 疼痛　患者可伴有残肢痛或幻肢痛，这些都会影响假肢的佩戴和功能，如有疼痛应及早处理，为假肢的装配创造良好的条件。

四、临时假肢的评定

临时假肢是用临时接受腔和假肢的基本部件装配而成的简易假肢。临时假肢主要在患者截肢术后残肢尚未完全定型时使用。临时假肢可促进残肢定型，为正式装配假肢做好准备。一般截肢术后切口拆线、愈合良好时即可安装临时假肢，时间一般为术后3周。安装临时假肢一般是在手术台上完成的。临时假肢评定内容如下。

(1) 临时假肢接受腔适应情况的检查　所谓接受腔是指假肢上用于容纳残肢，传递残肢与假肢间的作用力，连接残肢与假肢的腔体部件。评定内容包括接受腔的松紧是否适宜，是否全面接触，能否全面承重，有无压迫、疼痛等。

(2) 假肢悬吊情况的检查　观察是否有上下窜动现象。可通过站立位残肢负重与不负重时拍摄残肢X线片，测量残端皮肤与接受腔底部的距离变化来判断。如负重与不负重位的距离变化超过2 cm则为悬吊不良，应对假肢进行修正。

(3) 假肢对线检查　评定生理力线是否正常，站立时有无身体向前或向后倾倒的感觉等。

(4) 穿戴假肢后残肢情况的检查　观察皮肤有无红肿、硬结、破溃、皮炎，残端有无接受腔接触不好，腔内有无负压等。

(5) 上肢假肢　检查上肢假肢悬吊带与操纵索系统是否合适，假手的开闭功能、协调性、灵活性，尤其是日常生活活动能力的情况。

(6) 下肢假肢　检查患者步态，发现是否有异常步态，分析其原因，并予以纠正。

五、正式假肢评

残肢定型良好并基本稳定，且穿戴临时假肢的功能训练良好，即可安装正式假肢，即永久假肢。正式假肢一般是用耐用性强的材料制作接受腔，并且其支持部和外部装饰也可选择能长期使用的材料。

(一) 重点检查内容

除了对临时假肢的穿戴情况进行评定外，应重点检查：①上肢假肢日常生活能力，如果是一侧假手，则应观察其辅助正常手动作的功能；②下肢假肢的步态；③行走能力，一般应评定行走的距离、上下阶梯及过障碍物的情况等；④假肢部件及整体质量。

（二）评定标准

Ⅰ级，完全康复：仅略有不适感，能完全自理生活，恢复原工作，照常参加社会活动。Ⅱ级，部分康复：仍有轻微功能障碍，生活能自理，但不能恢复原工作，需改换工种。Ⅲ级，完全自理：生活能完全自理，但不能参加正常工作。Ⅳ级，部分自理：生活仅能部分自理，相当部分需依靠他人。Ⅴ级，仅外观、美容改善，功能无改善。

第三节 康复治疗

一、心理康复

心理康复贯穿康复治疗的整个过程，包括术前和术后两个时期。

（1）术前心理康复　术前做好患者及其家庭成员的健康教育，介绍截肢的原因、截肢手术的方式、截肢后伤残程度和假肢的选择、可能发生的并发症，同时要介绍康复的计划、方法、所需的时间和费用等。

（2）术后心理康复　截肢患者术后心理状态的变化一般要经过震惊、回避、承认和适应等四个阶段。在前两个阶段，患者主要表现为悲观、沮丧和自我孤立。此期心理康复的目的在于帮助患者迅速度过前两个阶段，认识自我的价值，重新树立自尊、自信、自强、自立，正确面对现实，积极投入到功能恢复的训练中去。

二、残肢处理及训练

促使残端消除肿胀，早日定型，预防并发症，保持残端关节的活动范围和肌力，为装配假肢创造良好的残肢条件。

1. 弹性绷带包扎

术后残肢持续进行弹性绷带包扎，是预防或减少残肢肿胀及出现过多的脂肪组织，促进残肢成熟定型的关键步骤。包扎时需行对角线缠绕，不能水平缠绕，其要点如下。

（1）小腿采用 10 cm 宽、大腿采用 12.5 cm 宽的弹性绷带，长度为 2～4 m。

（2）先沿着残肢长轴方向包绕 2～3 次，然后再尽可能地缠向斜上方绕成螺旋状。大腿残肢，应缠绕至骨盆部；小腿残肢，应缠绕至大腿部。

（3）绷带应 24 h 包扎，但每天应解开换气再重新包扎 4～5 次。

（4）弹性绷带松紧度，越向近心端越放松，越向远心端越紧，但不能影响残端血液循环。

2. 残端的护理

指导截肢者在日常生活中如何对残肢进行护理，以防止擦伤、水疱、汗疹及感染等：第一，残端皮肤保持清洁、干燥；第二，残肢每晚使用水和肥皂清洗，洗后擦干；第三，套筒、衬垫及弹性绷带等应进行清洁处理。

3. 功能训练

截肢者在装配假肢前应进行恢复关节活动范围的训练、增强肌力的训练，上肢截肢者还应进行与日常生活活动相关的训练，下肢截肢者进行站立平衡训练、步行训练等。

(1) 保持良好的体位　截肢后，由于残肢主动肌与拮抗肌的肌力不平衡以及肢体重力的不平衡，易引起关节挛缩、骨盆倾斜和脊柱侧弯等畸形，从而影响假肢功能的发挥。因此，应通过镜前矫正训练和采用早期装配临时假肢等方法来解决。由于截肢切断了相拮抗的肌肉，大腿截肢后，髋关节常有屈曲、外展的趋势，小腿截肢后，膝关节常有屈曲的趋势。为了减少疼痛，患者往往不自觉地采取上述不良体位，这极易产生关节屈曲位挛缩。因此，从截肢术后第一天起，必须每日坚持数次俯卧，以预防产生不良姿势。

(2) 恢复体力的训练　截肢者由于活动量减少，体力明显下降，患者应及早活动，提高其心肺功能，维持肌肉及关节的功能。下肢截肢者可进行腹肌与股四头肌的等长收缩、仰卧起坐、残肢髋关节屈曲、伸展、外展、内收及旋转等活动。上肢截肢者可进行双上肢肩关节屈曲、伸展、内收及内外旋等活动。

(3) 残端的训练　对残端进行综合物理治疗，以消除残端感觉过敏、改善其皮肤的承重力和下肢对压力的适应能力。主要措施如下：①根据皮肤的情况采用不同材料(如治疗泥、纱布、细砂和米粒等)对残端进行挤压、搓擦等训练；②从近心端到远心端对残肢肌肉进行按摩；③拆线后及早对残端瘢痕进行按摩；④进行残端负重训练。

(4) 维持与改善关节活动范围的训练　无论是上肢截肢者还是下肢截肢者，为保持正常的关节活动范围，防止关节挛缩、肌肉萎缩及肌力下降，应尽早进行关节活动范围的训练，训练方式主要有主动运动、主动辅助运动、被动运动等。训练时以主动运动为主，运动量由小到大，每日2～3次，做全范围的关节活动，对挛缩的关节可采用牵伸手法，但均以患者能耐受为宜。

(5) 增强肌力训练　充足的肌肉力量是截肢患者使用假肢完成功能活动的基础，只有良好的肌力才能很好地带动和控制假肢，所以还需要对肌力进行强化训练。上臂截肢者主要进行肩关节周围肌增强力量的训练，前臂截肢者主要对肘关节屈伸肌肌力进行训练，髋关节离断者对腹背肌和髂腰肌的肌力进行训练，大腿截肢者主要对臀大肌、臀中肌和内收肌肌群的肌力进行训练，小腿截肢者主要对股四头肌的肌力进行训练。另外还需对躯干肌的肌力进行训练。

(6) 平衡训练　大腿截肢者常伴有平衡能力下降，应对其进行平衡能力的训练。主要进行坐位平衡训练、膝手卧位平衡训练、跪立位平衡训练和站立位平衡训练。

(7) 健侧腿的训练　下肢截肢后，其残侧的骨盆大多向下倾斜，致使脊柱侧弯，往往初装假肢时总感到假肢侧较长。镜前做站立训练，矫正姿势，并以在无支撑的情况下能保持站立10 min为目标。连续单腿跳。站立位的膝关节屈伸运动，目标是至少能连续屈伸膝关节10～15次。

(8) 步行训练　下肢截肢者装配假肢前主要活动是靠拐或轮椅，故需对患者进行持双拐的站立及行走训练。训练时注意下列问题：①使用拐杖前应加强上肢肌力的训练；②使用拐杖前应对患者进行靠墙等站立平衡的训练；③拐杖的长度应适宜；④常用的步行方式为三点支撑步法、摆动步法等；⑤注意安全。

三、不同水平残肢的训练内容

（1）足部截肢　应考虑足底和距骨关节，因为残存的足底皮肤和距骨关节的本体感觉对患者以后的站立、步行具有重要意义。训练内容：①促进分泌物引流训练；②现肢肌力的训练，主要是臀大肌和股四头肌肌力训练；③活动足部残存的关节；④改善本体感觉的训练。

（2）小腿截肢　小腿截肢后保留膝关节的功能对行走具有重要意义，主要训练内容如下：①活动髌骨；②活动膝关节；③牵拉短缩的肌肉，如髂腰肌、阔筋膜张肌、腘绳肌等；④大腿和髋部肌肉力量的训练；⑤改善膝关节的协调控制能力。

（3）膝关节离断　训练内容：①大腿和髋部肌肉力量的训练；②骨盆运动的训练；③步态训练。

（4）大腿截肢　训练内容：①加强髋关节屈曲、外展和外旋肌以及躯干肌肌力训练；②对髋关节屈曲、外展和外旋肌进行牵伸；③骨盆运动和肩胛带抗旋转训练。

（5）骨盆区截肢　训练内容：①增强躯干肌的力量训练；②骨盆倾斜和直立训练；③坐位稳定性训练；④运动转移训练。

四、临时假肢的安装和训练

1. 截肢术后安装假肢的方法

（1）传统假肢安装　用传统的弹力绷带和适当的训练，使残肢肿胀消退、肌肉萎缩，再进行接受腔的取型和安装假肢。此种方法不仅需要很长的康复时间，而且由于缠绕了弹性绷带，无法得到稳定成熟的残肢。通常穿上假肢后 3 个月内，残肢会发生一定的变化，从而导致接受腔不合适，需要重新制作接受腔，这增加了截肢者的康复费用。

（2）截肢术后早期假肢装配　这是一种在残肢伤口愈合后尽可能早的安装假肢的方法。一般用石膏或热塑性树脂制作接受腔，并在下部选用适当的支撑管及假肢部件制成临时假肢，让截肢者穿上训练。

（3）截肢术后即刻假肢装配　截肢手术后在手术台上直接为患者制作石膏接受腔并安装临时假肢，让患者术后即穿上临时假肢早期在床上坐起，以及在护理人员帮助下，或借助步行器、拐杖完成上厕所等步行训练，此种方法也适用于上肢截肢者。其缺点是无菌条件高，术后不便观察，以及因不适应残肢承重而导致创面血液循环障碍等。

2. 下肢即刻临时假肢的训练

训练设施包括助行器、步行双杠、姿势矫正镜和落地式磅秤等。其训练方法如下。

（1）术后第 1 天，在治疗师指导下在助行器内练习残肢站立负重，时间为 1～5 min。磅秤所示承重不应大于 3.6 kg，然后返回床上，脱下假肢。

(2) 术后第 2 天,每次站立仍 5 min 以下,负重 3.6 kg,但次数可增多。同时进行增强上肢肌力的训练。当站立几个 5 min 而能耐受时,可在步行杠内训练站立平衡和试走,但残肢负重仍应限制,在伤口未愈合时负重不应大于 7 kg。

(3) 术后 2 周可正式在双杠内练习行走,残肢侧最大承重为 7～10 kg。

(4) 术后第 3 周,患者常已能用拐行走,但负重仍不宜大于 10 kg。术后最初几天的训练患者往往有疼痛感,可给予止痛药对症处理。

(5) 伤口愈合拆线后大约在第二个石膏接受腔更换后 1 周时进行永久性假肢的测量。

3. 下肢早期临时假肢的训练

一般术后经过 3 周左右的适应性训练,即可安装临时假肢。这时,康复训练的主要内容是:训练截肢者掌握穿戴假肢的正确方法;训练站立平衡;训练不使用辅助器具进行行走、上下台阶及跨越障碍物。通过这些训练,可提高步行能力,为安装永久假肢创造条件。

(1) 临时假肢穿戴方法的训练　现代假肢要求患者穿戴及脱卸应尽可能地简单。教会患者假肢穿戴方法,要求残肢与接受腔全面接触。

(2) 站立平衡训练　一般在双杠内进行练习,练习双下肢站立平衡、健肢站立平衡、假肢侧站立平衡,只有当假肢侧单腿能站立平衡时才能进行迈步训练。要求假肢侧单腿站立能保持合理的时间,即一次能站立 5～10 s。

(3) 迈步训练　先是假肢侧迈步,过渡到假肢侧站立健肢迈步。由双手扶杠到单手扶杠,由双杠内练习过渡到双杠外练习。双足间隔保持 10 cm 左右。

(4) 行走训练　可用拐或步行器辅助,最后到独立步行、转弯、上下楼梯、上下斜坡、跨越障碍物、地面上拾物训练以及跌倒后起立训练等内容。

4. 上肢早期临时假肢的训练

上肢假肢的使用训练比下肢假肢的训练复杂得多,也困难得多。基本操作从训练截肢者熟悉假肢和假肢控制系统开始,然后训练手部开闭动作和抓握不同形状和大小的物体。单侧上肢截肢者先进行利手交换训练。

(1) 对上肢假肢或假手先进行穿脱训练,然后对上臂截肢者进行屈肘、开手和开启肘锁训练;对前臂截肢者进行机械手的控制训练。

(2) 上肢肌电假手的训练　肌电假手的优点是根据截肢者的意念,由神经支配残端肌肉收缩产生肌电信号,然后由放置于该处的皮肤电极引出,经电子线路放大,用来控制直流电机的驱动,从而实现大脑的直接控制,使假手完成开闭和旋腕等功能。训练分三个阶段进行:第一阶段是基础肌电信号训练;第二阶段是视觉反馈训练,即以患者的视觉代替肌电仪进行训练;第三阶段是肌电手的功能锻炼,主要是日常生活活动练习,如握持动作(握持水杯、茶匙、门把手等)、夹捏动作(写字、拿钥匙开门等)。一直训练到肌电手的动作协调到位能达到预定目标,例如:拿茶匙进餐,茶匙能够到嘴;拿钥匙开门能准确到位,握住把手,能旋转开门关门等。

五、正式假肢的训练

应用临时假肢经过系统的康复训练2～3个月后，残肢已成熟定型，接受腔适配良好，不需要再修改接受腔，同时患者经过临时假肢康复训练后已达到穿戴永久假肢后能立即很好地使用假肢的条件时即可装配永久假肢。穿戴永久假肢后需继续进行康复训练，其目的是加强假肢应用的训练，进一步矫正假肢应用中存在的问题，提高协调性与灵活性，获得最佳的代偿功能。

六、穿戴假肢后的注意事项

(1) 保持适当的体重。
(2) 防止残肢肌肉萎缩。
(3) 防止残肢肿胀及脂肪沉积。
(4) 保持残肢皮肤和假肢接受腔的清洁。
(5) 下肢截肢者早期不宜长时间坐轮椅，避免髋关节发生屈曲外展畸形。

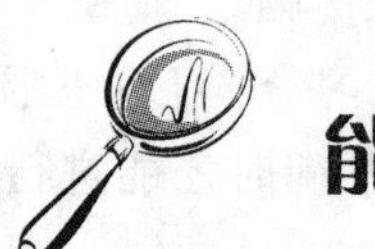

能力检测

患者，男，30岁。因右膝关节离断术后4个月，伴行走障碍，要求安装假肢入院。入院后患者行右髌骨切除残端修复术，三周后伤口一期愈合，残肢经弹力绷带训练无水肿，残端承重无压痛，残肢肌力稍差，为Ⅳ级。左下肢单腿站立位不能保持，日常生活动作部分需要帮助。患者想尽快配戴假肢。请针对该患者制定详细的康复训练计划。

（陈庆亮）

任务六 软组织损伤的康复

学习目标

掌握 软组织损伤的康复治疗方法及各个部位软组织损伤的治疗方法。
熟悉 软组织损伤的基本评定方法。
了解 软组织损伤的概念及临床表现。

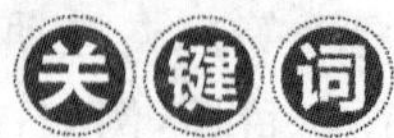

关键词

软组织损伤；物理因子治疗；目测类比法

典型病例

患者，男，43 岁。两个月前，因抗抬重物，颈部受外力突然扭伤，后经过贴膏药和休养症状好转。但疼痛症状退后仍有反复发作的颈部疼痛和不适。半月前疼痛向背、肩放射。颈部活动受限，有时可伴头痛，甚至视力模糊。治疗过程：为求进一步治疗，2010 年 3 月 20 日来我院疼痛科就诊。患者病情对其进行微创治疗，配合针灸按摩、理疗方法。术后疼痛感明显减轻，又行理疗治疗，疼痛感消失。

出院情况：随访 6 个月，无疼痛感，恢复良好，生活正常。

1. 该患者颈部疼痛的常见原因是什么？

2. 如何为该患者进行康复评定和进一步的康复治疗？

第一节　概　述

一、定义

软组织损伤是指肌肉、肌腱、韧带、筋膜、腱鞘、血管、神经等组织的损伤，可以是单纯的损伤（扭伤、挫伤、断裂、斯脱）或伴有骨折、脱位；可分闭合性或开放性损伤两种。软组织扭、挫伤是急性单纯性闭合性损伤，是在日常生活或劳动中，由于姿势不协调或遭受暴力直接撞击而引起的局部软组织肿胀、充血、渗出等炎性病理改变。软组织劳损由急性损伤治疗不当或不彻底造成。由单一劳动姿势、持久负重引起的累积性损伤在寒冷、潮湿的环境下可造成局部软组织变性、增生、粘连等病理改变，多发生在颈、肩、臂、腰、背、踝等处。

二、诊断要点

1. 病史

（1）急性扭、挫伤　有明显的外伤史，如：下楼时不慎引起足内翻跖屈踝外侧韧带扭伤；弯腰突然扭转搬重物时引起腰扭伤。病程短，一般数天至数周。

（2）慢性劳损　可有急性损伤史，但多数患者仅述慢性自发性起病或有慢性累积性损伤史，如长期不良姿势、连续弯腰或过度疲劳。病程长，数月至数年。

2. 症状

（1）急性扭、挫伤　局部肿胀或肌肉痉挛、疼痛，活动受限。

（2）慢性劳损　局部酸、胀、钝痛或刺痛，无力或沉重感，症状不剧烈、不持续，在休息或经常变换体位时减轻，活动过度、过累、弯腰过久时加重。

3. 体征

（1）急性扭、挫伤　局部皮下有淤斑或血肿，压痛，伴有活动受限或异常姿势。

(2) 慢性劳损　压痛部位不甚明确,仅能指出局部大片不适;可有相对固定的压痛点;无神经刺激征。

4. 辅助检查

(1) X线检查　急性损伤可见局部软组织阴影增大,同时可排除有无韧带断裂或撕脱性骨折;慢性劳损一般无异常发现或有退行性变。

(2) 其他检查　一般有CT、MRI、B超、血液等检查项目。在慢性劳损时,为排除腰椎间盘突出症、肿瘤等疾病时,应做相应的专科检查。

第二节　康复评定

一、疼痛的评定

疼痛的评定通常采用目测类比法(VAS)、简化McGill疼痛问卷和压力测痛法等评定方法。

二、关节活动范围评定

急性损伤可使关节局部活动范围缩小。肌腱、韧带断裂可使关节活动范围扩大。损伤部位不同,关节活动范围受限的程度也不同。慢性劳损造成的关节活动范围受限不明显。

三、步行功能评定

下肢等部位的急性扭、挫伤,目测观察分析为典型的减痛步态。由于肌肉、肌腱、韧带损伤后,患肢负重时疼痛,患者尽量缩短支撑相,造成健肢摆动呈跳跃式或快速式前进,步幅变短。另外,患者常一手按住疼痛部位,一手伸展。疼痛部位不同,表现亦有差别。

四、心理评定

慢性劳损的患者可能会有不同程度的心理问题,具体可采用抑郁量表等进行评定。

第三节　康复治疗

一、软组织急性扭挫伤的康复

软组织急性扭挫伤,可采用冰敷或冷敷、弹力绷带加压包扎、抬高患肢、制动3周,以消除肿胀,促使损伤组织愈合。前交叉韧带、跟腱断裂等肌腱、韧带断裂,一般需要手术治疗。

药物治疗可外贴止痛膏或涂双氯芬酸(扶他林)乳剂,亦可口服非甾体类消炎药,还可进行局部药物封闭治疗。

(一) 物理因子治疗

物理因子治疗软组织损伤,具有明显的镇痛、消肿和解除肌肉痉挛的作用。一般急性损伤在 24～48 h 后进行,症状较轻时可用小剂量,每日 1～2 次,短时期可痊愈;慢性损伤需较大剂量,每日 1 次或隔日 1 次,疗程较长。

1. 冷疗法

软组织损伤的急性期可采用冰敷,或采用氯乙烷制剂等制冷剂喷雾。

2. 磁疗法

软组织损伤可采用旋磁、脉动磁、脉冲磁等磁疗法,将磁铁置于患处,每次 15～20 min,每日 1～2 次,6～12 次为 1 个疗程。也可应用磁片敷贴。

3. 电疗法

(1) 干扰电、间动电、经皮神经电刺激(TENS)等中频电疗法　选择适当电极、波形、频率、强度,并置或交叉并置于患处,每次 10～20 min,每日 1～2 次,6～12 次为 1 个疗程。

(2) 超短波疗法　选择适当电极,并置或对置于局部,强度由“无热量”到“微热量”到“热量”,每次 8～15 min,每日 1 次,6～12 次为 1 个疗程。

(3) 微波疗法　根据不同部位选择辐射器,距离 10～15 cm,功率 50～120 W,每次 5～20 min,每日 1 次,5～15 次为 1 个疗程。

4. 超声波疗法

软组织损伤急性期止痛宜用小剂量,即 0.2～0.5 W/cm^2,同时可将止痛药膏调入耦合药剂中,每次 3 min,每日 1 次,5～6 次为 1 个疗程;慢性期,较大剂量(1.5 W/cm^2),每次 8 min,隔日 1 次,10～12 次为 1 个疗程。

5. 光疗法

(1) 红外线疗法　可采用红外偏振光、TDP 治疗灯等,一般用于慢性劳损,每次 20～30 min,每日 1 次,10～15 次为 1 个疗程。

(2) 紫外线疗法　用于急性期,红斑量照射,每周 1～2 次,具有止痛、消淤斑作用。

6. 蜡疗法

蜡疗法用于损伤恢复期,每次 20～30 min,每日 1 次,10～15 次为 1 个疗程。

(二) 治疗性锻炼

1. 关节活动度训练

(1) 原则　尽早、缓慢、轻柔、最大限度地进行活动。

(2) 方法　需要训练的关节每天进行 2 次被动活动,每次 3 遍。

(3) 注意事项　避免急性期活动破坏组织的修复过程;避免活动造成该部位新的损伤;避免活动加重疼痛、肿胀等症状。

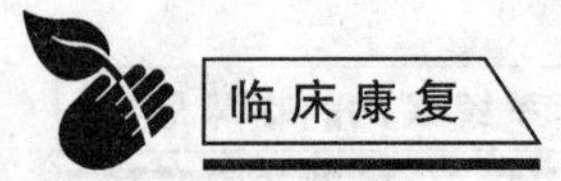

2. 肌力训练

(1) 原则　为达到增强肌力的目的,训练必须有一定的阻力,而且肌肉的负荷要超过日常活动的负荷,否则不能改善肌力。在病情允许的情况下,训练次数宜多至产生疲劳但不过度疲劳。

(2) 方法　等张训练:宜选用渐进抗阻训练方法。等长训练:简单易行,宜尽早开始训练。等速训练:须借助特定的仪器。这三种训练方法可根据病情及条件来选择。

(3) 注意事项　训练时避免屏气,最用力时宜吸气,否则加重心肺负担。选择适合患者的重量缓缓开始逐渐递增。急性期疼痛肿胀时禁忌抗阻训练。避免训练时或 24 h 后疼痛。有高血压或其他心肺疾病者慎用。

(三) 健康教育

(1) 解除患者思想顾虑,增强治疗的信心。

(2) 纠正不良姿势,维持正确体位。

(3) 注意劳逸结合,避免过度疲劳,改善工作环境,经常变换工作姿势,坚持科学的运动、锻炼方法。

二、肩部软组织损伤的康复

1. 肩袖损伤

肩部软组织损伤以肩袖损伤、肱二头肌肌腱腱鞘炎、神经(肩胛上神经、胸长神经)损伤、肩周炎为多见。

肩袖肌群由冈上肌(外展上臂)、肩胛下肌(内旋上臂)、冈下肌及小圆肌(外旋上臂)组成,其肌腱止于肱骨大、小结节及部分外科颈部。肩袖肌群好像袖子一样围绕在肱骨头周围,故称为肩袖、腱袖或旋转袖。

肩袖损伤的主要临床表现为肩痛、肩部活动受限、肌肉痉挛与肌肉萎缩。

肩袖损伤的治疗方法如下。

(1) 固定　急性炎症时疼痛剧烈,应卧床休息,并将上臂外展 30°固定,减少肌肉活动以减轻疼痛。

(2) 局部封闭　用普鲁卡因与醋酸泼尼松龙混合液进行压痛点及滑囊内注射。

(3) 物理因子治疗:

① 超短波、微波疗法　均用温热量,每次 15～20 min,每日 1 次,可止痛、消炎。

② 温热疗法加超声波疗法　先用太阳灯或红外线或蜡疗作用于患肩,再用超声波接触移动法治疗患处,功率定为 0.8～1.5 W/cm^2,每次 8～12 min,每日 1 次。此综合疗法既可止痛、消炎,又可改善关节活动范围。

③ 碘离子导入疗法　电流强度为 15～20 mA,每次 20～25 min,每日 1 次,适用于肩袖损伤慢性期。

(4) 运动疗法　急性期过后应开始肩关节活动范围练习及肩袖肌群、三角肌肌力练习,以改善血液循环,恢复关节活动范围及肌力。练习应以不痛为原则。若上述治疗无效时，可考虑手术治疗，切除部分肩峰，以减少其与肱骨大结节的摩擦。

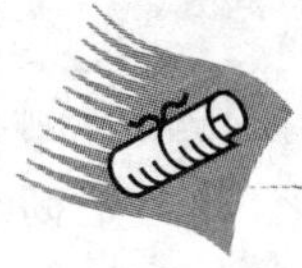

知识链接

PRICE 常规

软组织损伤的早期应实施“PRICE 常规”，即：

P(protection)——保护（用弹力绷带、夹板或矫形器固定患部）；

R(rest)——休息（局部制动、固定，以利于患部休息）；

I(ice)——冰敷（在损伤后 24～48 h 内，患部冰敷、冰水浸泡或冰按摩）；

C(compression)——加压（用弹力绷带加压包扎患部）；

E(elevation)——抬高患部。

损伤 48 h 后，患部可采用物理因子治疗（如温热疗法、低中频电疗法、高频电疗法、超声波疗法），还应及时、适当地应用运动疗法及按摩等。

2. 肱二头肌、长头肌肌腱腱鞘炎

肱二头肌、长头肌肌腱是人体中唯一在关节内穿行的肌腱，它从肱骨结节间沟上行至外科颈部进入盂肱关节，当其在结节间沟滑动过多时，即可受损而导致肌腱创伤性炎症、水肿，久之肌腱变性，最后与腱鞘粘连。

肱二头肌、长头肌肌腱腱鞘炎康复方法如下。

(1) 急性期用三角巾将上肢悬吊，以减少活动。

(2) 局部封闭　用普鲁卡因与醋酸泼尼松龙混合液进行压痛点及滑囊内注射。

(3) 物理治疗　可用超声波疗法、温热疗法（如太阳灯疗、红外线疗、蜡疗等）、直流电离子导入疗法。

(4) 运动疗法　急性期过后应进行肩关节的回环运动练习。

三、肘部软组织损伤的康复

肘部软组织损伤包括韧带损伤、肱骨内上髁炎、肱骨外上髁炎及肘关节创伤性滑膜炎等，其中以肱骨外上髁炎（网球肘）及内上髁炎最为常见。

肱骨外上髁炎及内上髁炎多因肘部肌肉附着区劳损变性所致，早期为局部疼痛与压痛，后期局部可触及肿胀硬结。康复方法如下。

(1) 局部封闭，用普鲁卡因与醋酸泼尼松龙混合液进行压痛点及滑囊内注射。

(2) 物理治疗，早期患者用蜡疗、间动电流疗法，病变处如肿胀明显，伴有炎性反应时，可采用超短波或微波疗法；后期患者可用超声波疗法、直流电碘离子导入疗法。

(3) 如非手术治疗无效，可考虑手术治疗。

四、膝部软组织损伤的康复

1. 内侧副韧带损伤

侧副韧带损伤可分为内侧副韧带损伤与外侧副韧带损伤。外侧副韧带损伤较内侧副韧带损伤少。因为外力大小及方向的不同，常常出现不同程度的病理变化，有的是韧带的过度牵拉，有的是韧带的部分或全部断裂，有的甚至是韧带上、下两端附着点的撕脱骨折。在侧副韧带损伤的同时，也常发生半月板及十字韧带的撕裂，甚至产生胫骨内、外踝的骨折，形成复杂的联合损伤。侧副韧带损伤后，一般均有局限性疼痛及肿胀、局部压痛、骨后肌群的保护性痉挛。治疗方法如下。

1）内侧副韧带不完全性断裂的治疗

（1）早期治疗主要是防止创伤部位的继续出血，加以适当固定，以防再伤。一般采用局部冷疗及弹力绷带压迫包扎固定。

（2）24～48 h 后或出血停止后治疗目标应转向如何使出血吸收，可采用温热疗法（如太阳灯疗法、红外线疗法、蜡疗法等），每次 15～20 min，每日 1 次。

（3）恢复期可用碘离子导入疗法、超声波疗法、音频电疗法。

（4）运动疗法对一切膝关节损伤都很重要，尤以股四头肌与膝屈肌的练习更为重要。进行股四头肌练习时，应循序渐进，当损伤性炎症消除时，先做静力性收缩练习，然后做直抬腿练习，以后再依次练习直抬腿运动及屈曲位抗阻伸膝运动。

（5）一旦创伤修复程度已足以允许患者站立时，就可以用粘连膏支持带及弹力绷带固定进行行走练习。

2）内侧副韧带完全性断裂的治疗

（1）目前国内外大多数学者认为手术修复断裂的韧带是最好的方法，术后将膝关节用长腿石膏夹板固定 6～8 周。如不能手术，则可用石膏固定 6～8 周，但效果较差，易遗留膝关节侧方不稳。

（2）无论是否手术，固定期间均应进行股四头肌的静力性收缩练习。拆除固定后继续进行肌力练习，方法与内侧副韧带不完全性断裂的方法相同。

（3）此外，还应配合应用物理治疗，如超声波疗法、直流电碘离子导入疗法、音频电疗法等。

2. 脂肪垫损伤

脂肪垫是髌腱后、胫股关节前的一种缓冲组织，当伸膝过度时，可导致其损伤变性，从而引起患者伸膝痛及髌腱两侧肿胀与压痛。脂肪垫损伤的康复方法如下。

（1）微波、超短波、短波疗法　微热量或温热量，每次 10～15 min，每日 1 次，但均忌剂量过大，以免脂肪垫过热反而导致脂肪变性坏死。

（2）直流电碘离子导入疗法　每次 20～25 min，每日 1 次。

（3）超声波疗法　采用移动接触法，功率为 0.8～1.2 W/cm^2，每部位 3～5 min，每日 1 次。治疗期间，应避免过度伸膝动作。

(4) 如上述治疗无效，可行手术治疗，术后应加强股四头肌肌力练习及关节活动范围练习。

五、足踝部软组织损伤的康复

1. 踝关节韧带损伤

当踝关节过度内翻、内收或过度外翻、外展时，易导致踝关节外侧或内侧韧带损伤，以外侧韧带损伤多见，尤其以距腓前韧带损伤最为常见。

踝关节韧带损伤治疗方法如下。

(1) 损伤后迅即出现局部疼痛、肿胀及明显压痛，伤后约 12 h 内出现皮下出血。

(2) 伤后应立即进行冷疗以止血、防肿、镇痛，约半小时后可包扎固定，切忌揉捏伤区，以免出血与损伤加重。

(3) 受伤 24～48 h 后，出血停止，可开始进行物理治疗。早期用蜡疗法，每次 20～30 min，每日 1～2 次，不便打开敷料者可行超短波疗法，微热量，每次 10～15 min，每日 1 次。恢复期用超声波疗法：采用移动接触法，功率为 0.8～1.2 W/cm^2，每部位 3～5 min，每日 1 次；或用音频电疗法，中等强度，每次 15～25 min，每日 1 次。

(4) 伤后 2～3 天开始按摩，并进行踝关节活动，以消肿、止痛、防止粘连，并有助于踝关节功能早期恢复。

2. 跟腱腱周炎

跟腱腱周炎多数是由跑跳过多、局部劳损所致，伤后在跑跳时跟腱部疼痛，跟腱梭形变粗，局部压痛。

跟腱腱周炎治疗方法如下。

(1) 早期局部休息，方法为穿高跟鞋，活用支持带将踝关节保持在稍跖曲位置。

(2) 辅以泼尼松龙腱周注射、物理治疗（如蜡疗法、超声波疗法、间动电流疗法等）及按摩。

(3) 经上述处理无效时，可考虑手术治疗。

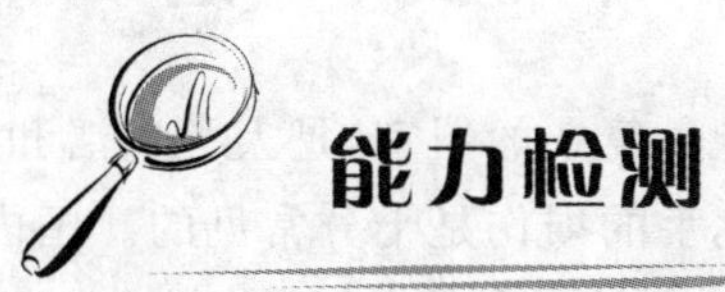

能力检测

1. 简述软组织损伤的康复治疗方法。

2. 简述膝关节内侧副韧带损伤的康复方法。

（凌　楠）

任务七　手外伤的康复

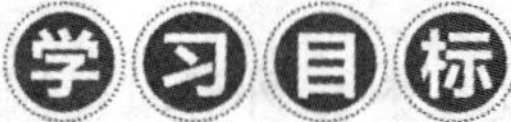

掌握　手外伤的康复评定内容和康复治疗措施。

了解　手外伤的种类。

手外伤;康复

典型病例

患者,女,38 岁,纺织女工,因“右手断肢再植术后 1 个月入院”。患者于 1 个月前工作时被纺织机器绞断前臂中部以下的上肢部分,至整形医院予以断肢再植手术,手术后肢体远端血供恢复,但出现运动感觉功能障碍,为进一步康复治疗,转来康复科。

根据上述病案,请思考下列问题:

1. 对该患者如何进行评定?
2. 患者的康复治疗措施有哪些?
3. 患者的康复目标是什么?

第一节　概　　述

人类的手是结构最精细、功能最复杂的器官,是人类生活和工作的重要器官。人类活动每时每刻都要使用到手,因此手的损伤是十分常见的。国内临床统计资料表明,手外伤占外科急诊总数的 20%以上,占骨科急诊总数的 40%。机器制造业、木工、建筑业等体力劳动者发病率高,损伤类型以切割伤和压砸伤为多见。手外伤根据伤及组织部位的不同,可以分为手部肌腱损伤、手部骨折、手部神经损伤。

一、手部肌腱损伤

(一)手部肌腱分区

每个手指都有伸肌腱和屈肌腱,所以手指能够做屈伸动作。在指背和手背的肌腱称为伸肌腱,能使手指伸直;在手指掌面和手掌内的肌腱称为屈肌腱,能使手指屈曲。目前,国内外通用的手部肌腱分区是把手的屈指肌腱分为五区(表 4-7-1,图4-7-1),将手的伸指肌腱划分为 8 个区(表 4-7-2),伸拇指肌腱划分为 6 个区。不同部位的解剖结构,其治疗原则和方法不尽相同。

表 4-7-1 手的屈指肌腱分区

肌腱分区	手 指	拇 指
Ⅰ	远侧指间关节近端至肌腱止点	拇指近节中部至肌腱止点
Ⅱ	鞘管起始部至远侧指间关节近端	鞘管部
Ⅲ	手掌部	大鱼际部
Ⅳ	腕管区	腕管区
Ⅴ	肌肉肌腱交界处至腕管近侧缘	肌肉肌腱交界处至腕管近侧缘

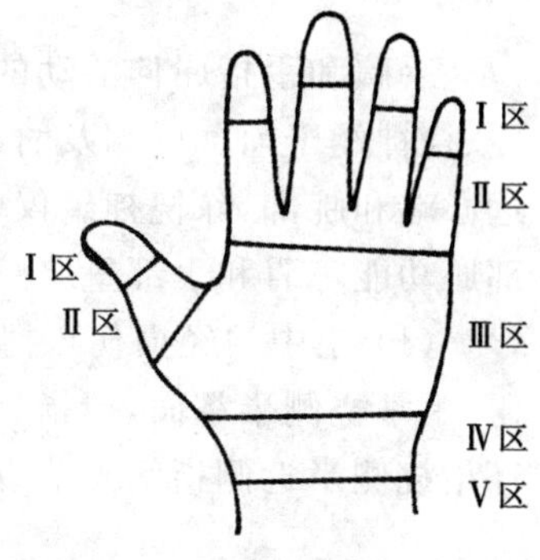

图 4-7-1 手的屈指肌腱分区

表 4-7-2 手的伸指肌腱分区

肌腱分区	手 指	拇 指
Ⅰ	远侧指间关节部	指间关节背侧
Ⅱ	中节指骨部	近节指骨部
Ⅲ	近侧指间关节部	掌指关节背侧
Ⅳ	近节指骨部	第一掌骨部
Ⅴ	掌指关节部	腕横韧带部
Ⅵ	手背部	腕及前臂部
Ⅶ	腕背横韧带部	—
Ⅷ	前臂远端	—

(二)手部肌腱损伤

肌腱是关节活动的传动装置,是手部功能正常发挥的重要环节。肌腱损伤后,即使手部各关节的功能均正常,手部的功能也会部分或完全丧失。如:指深屈肌腱损伤,则远端指间关节不能屈曲;指深浅屈肌腱均损伤,则远近端指间关节均不能屈曲;多根屈肌腱伤断,则手指不能握拳。指伸肌腱不同位置伤断后,相应关节不能伸展,并可出现畸形。若肌腱为不完全性损伤,则关节虽可小范围活动,但抗阻试验时会出现无力、疼痛。

二、手部骨折

手部骨折包括指骨骨折、掌骨骨折和腕骨骨折,指骨骨折又有末节的、中节的、近节的，另外还有一些特殊类型的骨折。手部骨关节损伤易发生肌腱粘连、关节僵直及畸形愈合。骨折处理不当会给手的功能带来很大影响。如固定范围过大、打石膏范围过大、时间过长都会造成关节的广泛粘连而影响其功能。

三、手部神经损伤

手腕和手指屈伸活动的肌肉及其神经支配的分支均位于前臂近端，正中神经、尺神经、桡神经于前臂近端及肘部损伤可致屈指和伸指功能障碍。手部外伤时，常累及前臂远心端和腕部，除桡神经仅引起虎口部感觉减退外，正中神经、尺神经损伤可导致手内部肌功能障碍和手部重要感觉障碍。其主要表现如下。

(1) 正中神经损伤　拇短展肌麻痹所致拇指外展功能障碍及拇、食指捏物功能障碍，手掌桡侧半掌面，拇指、食指、中指和环指桡侧半掌面，拇指指间关节和食指、中指及环指桡侧半近侧指间关节以远的感觉障碍，主要表现为食指感觉消失(图 4-7-2)。

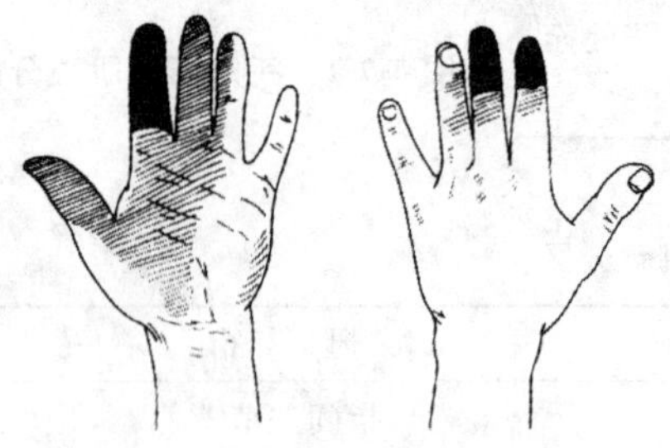

图 4-7-2　正中神经感觉支配区

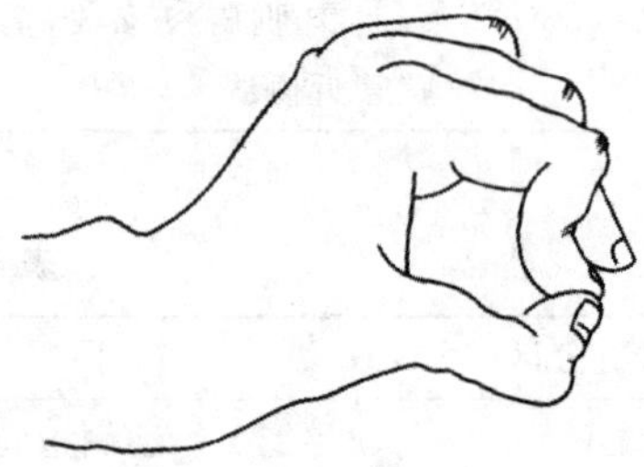

图 4-7-3　Froment 征

(2) 尺神经损伤　骨间肌和蚓状肌麻痹所致环指、小指爪形手畸形，即掌指关节过伸、指间关节屈曲畸形；骨间肌和拇收肌麻痹所致的 Froment 征(图 4-7-3)，即食指用力与拇指对指时，呈现食指近侧指间关节明显屈曲、远侧指间关节过伸及拇指掌指关节过伸、指间关节屈曲；以及手掌尺侧、环指尺侧半和小指的掌侧，手背尺侧和尺侧 1 个半手指背侧的感觉障碍，主要表现为小指感觉消失(图 4-7-4)。

(3) 桡神经　桡神经在腕部以下无运动支，仅表现为手背桡侧及桡侧 3 个半手指近侧指间关节近端的感觉障碍，主要表现为虎口部背侧局部感觉减退或消失(图 4-7-5)。

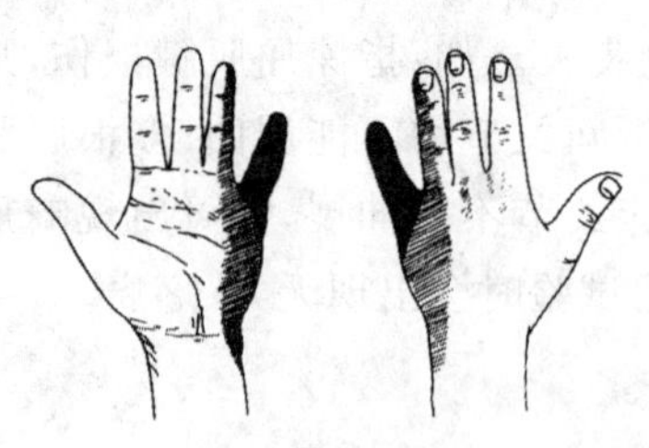

图 4-7-4　尺神经感觉支配区

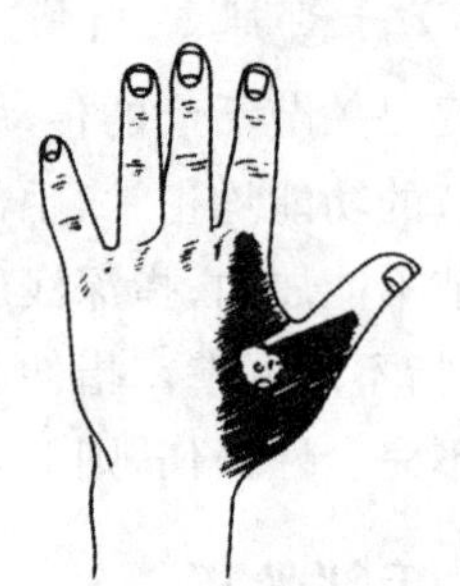

图 4-7-5　桡神经感觉支配区

第二节　手外伤康复评定

手外伤后需要对手部的功能进行全面的评定，以了解功能障碍的部位、性质、范围和程度，并以此为依据制定康复治疗计划。全面的手功能评定包括手一般检查、手运动功能评定、手感觉功能评定、手整体功能评定。

一、手一般检查

在检查前首先了解病史、受伤的原因、机制、手术记录、手部X线检查、组织愈合情况。

一般检查包括望诊、触诊、动诊和量诊四部分。通过一般检查可对肢体结构与功能变化有个总体的评价。

(1) 望诊　包括皮肤的营养情况，皮肤的色泽、纹理，皮肤有无瘢痕、伤口，皮肤有无红肿、溃疡及窦道，手及手指有无畸形等。

(2) 触诊　可以感觉皮肤的温度、弹性、软组织质地，可以检查皮肤毛细血管反应，判断手指的血液循环情况。

(3) 动诊　这是对手部关节活动的检查。动诊又可分为主动及被动活动。

(4) 量诊　包括关节活动度、肢体周径、肢体长度和容积的测定。

二、手运动功能评定

1. 手部肌力评定

(1) 徒手肌力评定　观察肢体主动活动的范围和感觉肌肉收缩的力量，确定所检肌肉的力量和等级。

(2) 手握力评定　方法：用握力计评定，评定时上肢在体侧下垂，握力计表面向外，将把手调节到适宜的宽度。评定标准：握力指数＝手的握力(kg)/体重(kg)×100。正常值应大于50。测试2～3次，取最大值。

(3) 指捏力评定　用握力计或捏力计(图4-7-6)评定。分别评定拇指与其他四指的指腹相对捏的力量，其值约为握力的30%。捏的种类和力量见图4-7-7。

2. 关节活动度评定

(1) 指关节角度测量　主动屈曲手指，使用量角器分别测量手指的掌指关节(MP)、近侧指关节(PIP)、远侧指关节(DIP)的主动被动关节活动范围。正常值：MP90°，PIP80°～90°，DIP70°～90°。

(2) 手指关节总活动(total active movement，TAM)评定　屈曲角度(MP＋PIP＋DIP)－伸直受限角度(MP＋PIP＋DIP)＝TAM。该评定法可较全面地反映手指肌腱功能情况，实用价值大，但测量与计算较烦琐。

(3) 标准化评定方法　屈曲测量：手握拳，测量指尖距近端掌横纹或远端掌横纹的

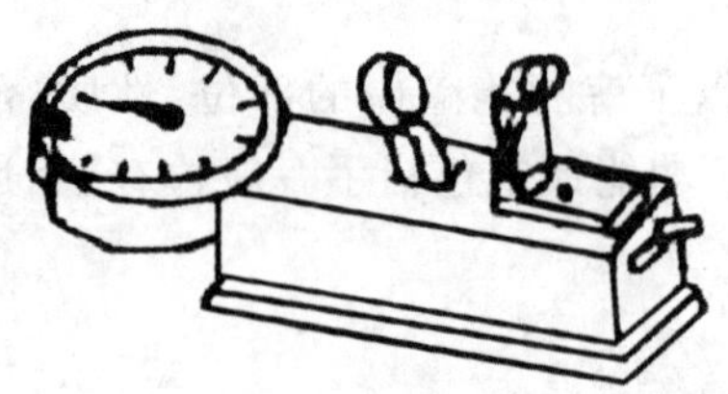

图 4-7-6 捏力计

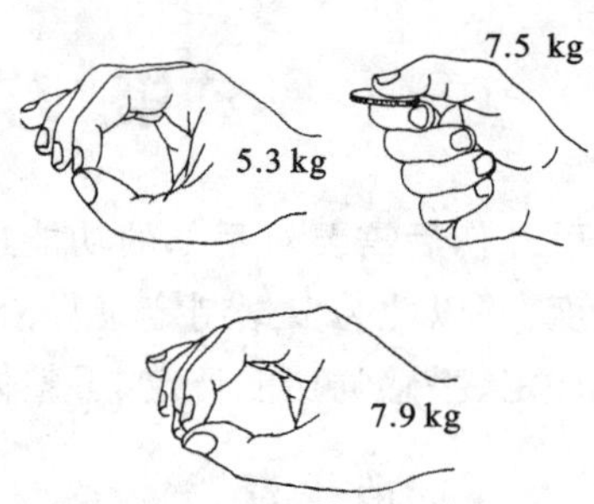

图 4-7-7 捏的种类和力量

距离;手损伤后,该距离在 0.5～1.5 cm 范围内即可认为疗效满意。伸展测量:伸指,手背贴于桌面,测量指尖距离桌面的距离。拇指测量:反映拇指外展和对掌的能力,即测量拇指指尖至食指指尖或小指根的距离。

三、手感觉功能评定

(1) 手指触觉、痛觉、温度觉和实体觉的测定。

(2) 两点辨别试验　正常人手指末节掌侧皮肤的两点区分试验距离为 2～3 mm,中节为 4～5 mm,近节为 5～6 mm。本试验是神经修复后常采用的检查方法。两点辨别试验的距离越小,越接近正常值范围,说明该神经的感觉恢复越好。

(3) Moberg 拾物试验　检查用具有木盒,五种常用日常小物件,如钥匙、硬币、火柴盒、茶杯、纽扣和秒表。让患者在睁眼条件下,用手拣拾物体,并放入木盒内,每次只能拣拾一件,用秒表记录患者完成操作所花费的时间。然后,让患者在闭眼下重复上述动作,并记录时间。假如患者的拇指、食指、中指感觉减退,或正中神经分布区皮肤感觉障碍,在闭目下,就很难完成该试验。

四、手整体功能评定

手整体功能评定即手的灵巧性、协调性测试。测试方法有许多种,常用的有三种标准测试方法:①Jenson 手功能测试法;②明尼苏达操作等级测试(MRMT)法;③Purdue 钉板测试(the purdue pegboard test)法。基本原理相同,即令受试者将物品从某一位置转移到另一位置,并记录完成操作的时间。手灵巧性、协调性有赖于感觉和运动的健全,也与视觉等其他感觉灵敏度有关。

第三节　手外伤康复治疗

手外伤后所带来的功能障碍是因瘢痕挛缩、肌腱粘连、肿胀、关节僵硬、肌肉萎缩、组织缺损、伤口长期不愈合等造成的运动和感觉功能障碍。手外伤康复主要针对手部的运动和感觉功能,尤其是手指的灵活协调功能。手外伤康复的措施主要有物理治疗、作业治疗和职业指导。手外伤康复的具体实施者是经过专门训练的作业治疗师。

一、运动治疗

运动治疗是手外伤康复治疗的核心部分，早期主要以被动运动（含 CPM）为主。若无肌腱损伤或损伤已愈合，应酌情进行肌肉肌腱的牵伸训练。随着患者病情的稳定，就可进行受限关节的关节松动术、手部肌肉的肌力训练等。伴有感觉神经损伤者还需要进行感觉再训练。

(1) 维持和改善关节活动度训练　患者在去除外固定之初难以自主活动，应予以各关节全范围被动活动以维持关节活动度。随着主动活动的增加，逐渐变被动活动为助力运动，慢慢减少助力直至完全主动活动。对于有组织挛缩及粘连的关节采用关节松动技术或关节功能牵伸技术以扩大关节活动度。牵伸时应平稳、柔和，不应引起明显疼痛和肿胀，切忌暴力，以免引起组织新的损伤。

(2) 增强肌力训练　早期外固定时嘱患者进行受累部分的静力性收缩（等长运动）训练。去除外固定后，肌力为 1 级时，可采用神经肌肉电刺激，进行被动活动、助力运动等训练。肌力为 2～3 级时，以主动运动为主，助力运动为辅。肌力达 4 级时，应进行抗阻运动训练，以促进肌力最大限度地恢复。抗阻训练可以由作业治疗师徒手施加阻力进行，也可以选用橡皮筋、弹簧、滑轮、弹力带和手训练器具等进行训练。

二、物理因子治疗

早期以促进伤口愈合、镇痛、预防水肿及控制感染为主；后期以控制瘢痕和组织粘连，恢复关节功能的治疗为主。

(1) 控制肿胀　可采用冰敷法、冷热交替治疗法、压力疗法、超短波疗法、微波疗法、TDP 灯疗法、按摩等。

(2) 控制伤口感染　可采用超短波疗法、紫外线疗法、微波疗法、激光疗法等。

(3) 缓解疼痛　可采用经皮神经电刺激疗法、干扰电疗法、中频电疗法、微波疗法、超声波疗法、红外线疗法、药浴水疗法等。

(4) 增生性瘢痕处理　可采用音频电疗法、蜡疗法、超声波疗法等。

(5) 促进骨折愈合　可采用超短波疗法、干扰电疗法、电脑骨折愈合仪疗法、直流电钙离子导入疗法等。

(6) 锻炼肌力，防止肌肉萎缩　可采用神经肌肉电刺激疗法、感应电疗法、电针疗法等。

(7) 促进神经生长　可采用磁疗法、超声疗法、激光照射疗法。

三、作业治疗

1. 手感觉功能训练

手外伤后，由于累及的神经种类和部位不同，患者手部感觉障碍的程度、范围和种类也不同。手的感觉恢复顺序是:痛觉和温度觉、30 Hz 振动觉、移动性触觉、恒定性触觉、256 Hz 振动觉、辨别觉。因此,感觉训练程序分为早期阶段和后期阶段。早期主要是痛觉、温度觉、触觉和定位、定向的训练。后期主要是辨别觉训练。腕部正中神经和尺神经修复术后 8 周,可以开始早期阶段的感觉训练。首先要求患者在手上画出感觉缺失区域;训练前进行感觉评定;当保护觉(痛觉)恢复时,感觉训练程序即可开始;感觉训练后的评定,每月 1 次;感觉训练时间不宜过长、过多,每日 3 次,每次以 10～15 min 为宜。假如存在感觉过敏,则脱敏治疗应放在感觉训练程序之前。

(1) 定位觉训练　治疗师在安静的房间里训练患者。用 30 Hz 的音叉让患者知道什么时候在什么部位开始出现移动性触觉,然后用铅笔擦头沿需要训练的区域,由近到远触及患者。患者先睁眼观察训练过程,然后闭上眼睛,将注意力集中于他所觉察到的感受,然后先睁眼确认,再闭眼练习。反复进行,直至患者能够较准确地判断刺激部位。当患者能够觉察到指尖的移动性触摸时,即可开始恒定性触摸练习。使用 256 Hz 音叉作为导标,以确定何时开始训练。用铅笔擦头点压,开始时压力较大,然后逐渐减轻。进行闭眼→睁眼→闭眼循环训练,直至患者能够准确地确认刺激部位为止。

(2) 辨别觉训练　在患者有了定位觉以后,就可开始进行辨别觉训练。刚开始时让患者辨别粗细差别较大的物体表面,逐渐进展到差别较小的物体表面。每项训练都采用"闭眼→睁眼→闭眼"的循环式训练方法。

(3) 感觉训练效果的评估　感觉训练效果的评估尚无一个精确的方法,临床上主要根据某些参数来进行评估。这些参数有:定位觉的错误次数减少;在限定的时间内,能够完成较多的"配对"测试或识别试验;完成各项训练的时间缩短;两点识别能力提高;患者进行日常生活能力和作业能力提高。其中最重要的评估标准是:患者在工作中和休闲活动中利用手的能力增强了。预计神经恢复无望者,可考虑功能重建手术。要特别强调的是:正规感觉再训练结束,患者恢复主动活动后,后期阶段的感觉训练是依靠患者自己双手的不断使用而得以维持的。这可能需要很长时间。

2. 手灵活性训练

手工艺训练、日常生活活动训练、家务劳动训练等。

四、中医康复治疗

(1) 针刺治疗　以疏通经络为原则,选阿是穴或循经取穴。

(2) 推拿治疗　以疏通经络为原则,以受伤部位为主要施术部位,手法施以滚法、按法、揉法、拔伸法、擦法等。

(3) 其他治疗　电针、艾灸、水针、梅花针、火罐、中药治疗、中药熏洗等。

五、康复工程

主要应用矫形器维持、改善或代偿患手功能,如手部骨折者根据骨折部位和功能情况使用舟骨骨折矫形器、掌骨骨折矫形器、指骨骨折矫形器、腕固定矫形器、手功能位矫形器；肌腱损伤者使用夜间固定矫形器、屈/伸肌腱损伤动态矫形器、锤指矫形器、腕固定矫形器等；断指再植、拇指重建可使用指固定矫形器、对掌矫形器等。

六、家庭康复技巧指导

手部功能锻炼的两个基本环节是改善关节活动度和肌力。功能锻炼常配合理疗及按摩，以促进局部血液循环，促进消肿，软化瘢痕组织，提高康复效果。手外伤患者必须在医生的指导下进行自我功能锻炼，一般在术后四周左右开始，具体方法如下。

(1) 关节的被动锻炼　用健手或外力伸、屈手关节，按照腕关节、掌指关节、近指间关节、远指间关节的顺序，循序渐进地活动关节，伸屈关节时保持外力 20 min 左右，以尽量将关节活动到正常关节活动范围。

(2) 关节的主动锻炼　手关节的主动伸屈锻炼即无阻力作用的患手自我活动，这是患者自己锻炼的主要方法：关节活动顺序与被动相反，从远指间关节、近指间关节、掌指关节到腕关节循序活动，活动上个关节时，要制动下个关节，并使上个关节在一定阻力下进行屈伸，使关节产生有效的活动。每次屈伸，使其达到最大限度；自由屈伸各关节；做对掌运动；做拇指外展和内手运动。按以上程序循环练习，直到关节部位出现轻微的酸痛为止。

(3) 虎口开大训练　可在自己的大腿上撑压或用专门的虎口牵引器进行牵引，一日数次，每次 10～20 min。

(4) 抗阻练习　可用拉皮筋的方法进行锻炼以增强手指的活动力量。训练时用力要适当，每个动作持续 3～4 s，重复 10～20 次/分，至局部有疲劳感为止，每日 1～2 次。

(5) 技能训练　除练习执笔、执筷、扣纽扣等日常活动外，还应练习使用各种生产工具。

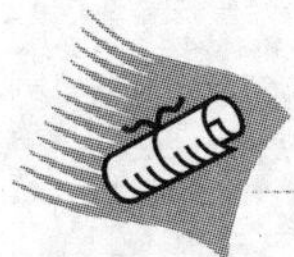

知识链接

手的休息位与功能位

手的休息位与功能位是两个不同的概念，也具有不同的临床意义。

1. 手的休息位

手的休息位(图 4-7-8)是指手处于自然静止状态的位置。此时手内在肌与外在肌的张力呈现一种相对的平衡状态。此时腕关节背伸小于功能位，屈曲 10°～15°，并轻度尺偏；掌指关节及指间关节处于半屈曲位；从食指到小指的诸手指，愈向尺侧屈曲愈多；拇指轻度外展，指腹接近或触及食指端侧指间关节的桡侧。当被动改变腕关节位置腕背伸时，手指屈曲多，掌屈时手指屈曲少。不论腕关节位于什么位置，食指到小指屈曲程度仍然保持愈向尺侧屈曲愈多的正常关系。

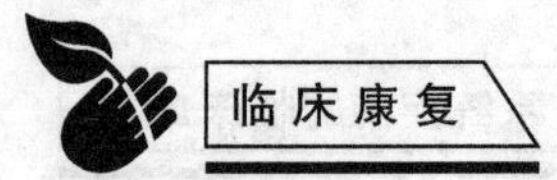

休息位是由手部各相互拮抗肌肌张力的平衡状态决定的。当损伤累及中枢神经、周围神经、肌肉或肌腱,破坏了原有的平衡时,则改变了休息位而产生畸形。有些畸形非常典型,这对诊断是很有帮助的。例如,脑瘫后遗症,肌张力较高的常是前臂屈侧的肌肉,其表现的畸形是前臂旋前、屈腕、屈指和拇指内收及屈曲。又如,某一手指的指深肌、浅屈肌肌腱损伤,则该指的掌指关节及指间关节均处于伸直状态。

手的休息位,可用于修复手术。麻醉状态和睡眠状态一样,肌肉是松弛的,是相对平衡的,各手指保持手休息位时的姿势,而腕关节则受地心引力的影响无特定的位置。当修复屈指肌腱时,其肌张力的调整,必然遵循休息位时手指的相互关系。如修复中指屈指肌腱,应将中指的位置调到食指和环指之间,无论腕关节屈曲多少,中指均比食指屈曲多而比环指屈曲少。

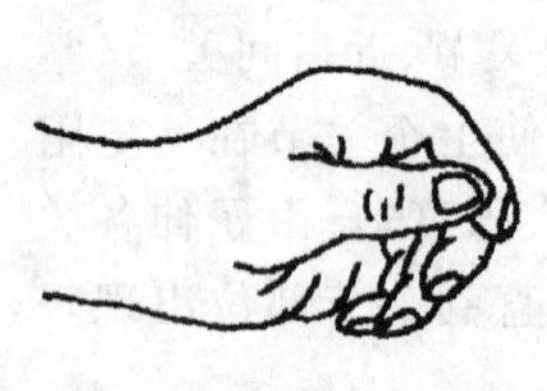
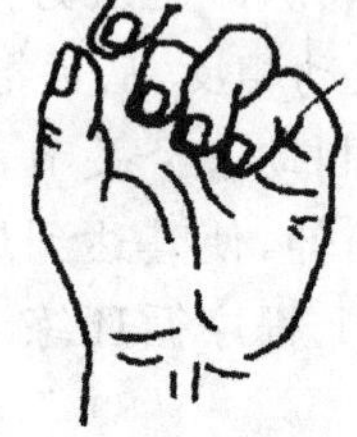

图 4-7-8　手的休息位

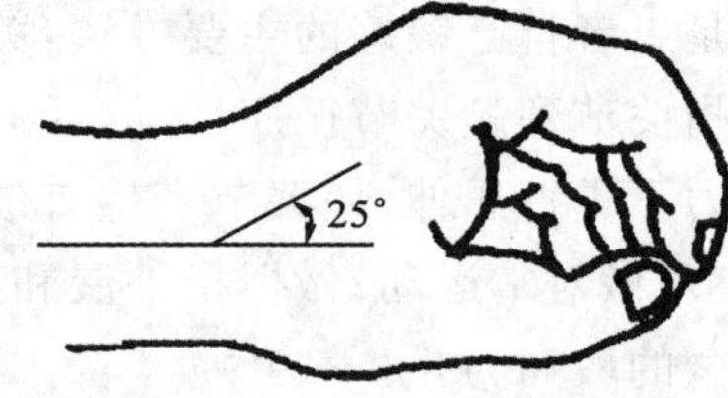

图 4-7-9　手的功能位

2. 手的功能位

手的功能位(图 4-7-9)和休息位不同,腕背伸较多,屈曲 20°～25°,这是用力握掌时腕关节所处的位置;拇指充分外展,掌指及指间关节微屈;其他手指略分开,诸指间关节的屈曲位置较为一致,即掌指关节及近端指间关节半屈曲,而远端指间关节微屈曲。

手处于功能位,便于手根据不同的需要,能很快地产生不同的动作,如张手、握拳和捏物等,以便发挥其功能。

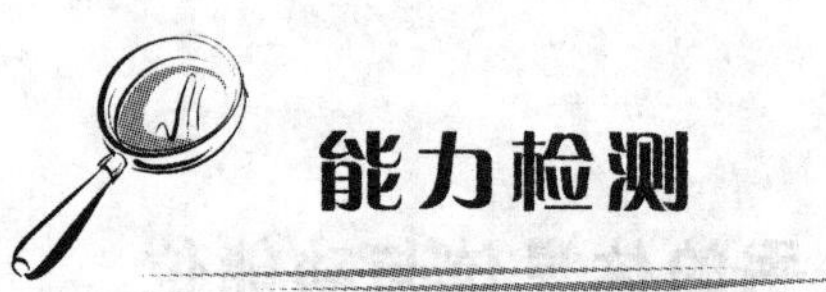

能力检测

1. 手外伤后需要进行哪些方面的评定?
2. 手外伤的康复治疗内容有哪些?

(徐琳峰)

项目

心肺等内脏疾病的临床康复

任务一　高血压的康复

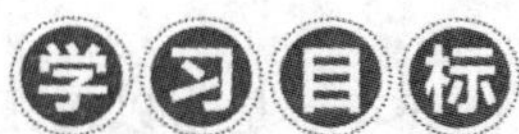

熟练掌握　高血压的康复评定。

掌握　高血压的康复治疗及康复指导。

熟悉　高血压的病因和危险因素;高血压的临床诊断及临床处理。

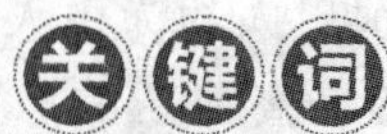

原发性高血压;危险度分层;代谢当量

典型病例

患者,男,67岁,以头晕、头痛8年为主诉入院。患者于8年前出现头晕、头胀痛及嗜睡表现,紧张时加重,当时未进行专门治疗。3年前受精神刺激后出现严重头晕、头痛,在当地医院就诊,当时血压为190/110 mmHg。给予降压治疗后,症状明显减轻。此后,间断服用降压药物控制血压,血压在(140～160)/(95～100) mmHg之间波动。患病以来快走或上楼梯等活动后出现心悸、气促,无少尿及下肢水肿,无心前区不适及疼痛等症状。

既往健康,无手术外伤史,无药物过敏史,无长期饮酒史,吸烟22年,20支/日。家族中父亲患高血压,60岁时死于急性心肌梗死。

体格检查:体温36.2 ℃,脉搏90次/分,呼吸18次/分,血压160/105 mmHg,反应敏捷;发育正常,营养良好,多血质面容;无颈静脉怒张,颈部血管无杂音,甲状腺无肿大;双肺检查正常,心界不大,心率90次/分,主动脉瓣区第二心音亢进,律齐,无杂音;腹部平软,无压痛、反跳痛,未触及异常包块,肝、脾肋下未及,肝、肾区无叩痛,移动性浊音(-),未闻及血管杂音;双下肢无水肿,双侧膝反射正常,病理反射未引出;眼底检查未见异常。

要求：

1. 根据上述临床资料，应考虑该患者患了何种疾病？如何评价其危险程度？

2. 患者的血压若长期得不到控制，可能会出现哪些严重后果？如何才能有效地预防这些情况的出现？

3. 对该患者进行康复评定。

4. 根据对该患者的评定结果，提出康复治疗方案并实施。

第一节 概 述

原发性高血压(primary hypertension)是指以血压升高为主要表现的伴有或不伴有多种心血管危险因素的综合征。其病因为多因素，主要为遗传和环境两方面的因素及其相互作用。由某些确定的疾病或病因引起的血压过高称继发性高血压，约占所有高血压的5%。高血压是全球性疾病，患病率和发病率可因国家、地区和种族不同而不同，工业化国家比发展中国家高，美国黑人约为白人的2倍。高血压在老年人中多见，尤其是单纯性高血压。我国近20年来高血压的患病率逐年上升，1959年为5.11%，1979年为7.73%，1991年为11.88%，2002年的调查资料表明，我国18岁以上成年人高血压患病率达18.8%，从南方到北方，患病率递增。2010年某研究机构报道，高血压现患病例约2亿，且每年新增1千万新发病例。高血压是冠心病及脑血管疾病的主要危险因素，严重危害了人民的生命和健康。康复医学倡导的健康生活方式(如规律运动、控制体重、心理平衡和健康教育等)对高血压的控制效果得到了肯定，已列入高血压防治指南中。

一、高血压定义与血压水平分级

在未使用降压药物的情况下，非同日3次测量，收缩压不小于140 mmHg和(或)舒张压不小于90 mmHg，可诊断为高血压。收缩压不小于140 mmHg和舒张压小于90 mmHg，为单纯收缩期高血压。既往有高血压史，目前在使用降压药物，血压虽然低于140/90 mmHg也可诊断为高血压。按照血压升高的水平可进一步对高血压进行分级，18岁以上的成年人，血压水平的分级见表5-1-1。

表5-1-1 血压水平的分级

级 别	收缩压/mmHg	舒张压/mmHg
正常血压	<120	<80
正常高值	120～139	80～89
高血压	≥140	≥90

续表

级　别	收缩压/mmHg	舒张压/mmHg
1 级高血压	140～159	90～99
2 级高血压	160～179	100～109
3 级高血压	≥180	≥110
单纯性收缩期高血压	≥140	<90

注：若患者的收缩压与舒张压分属于不同级别时，则以较高的级别为准。

二、高血压危险水平分层

表 5-1-1 所示的高血压分级方法只能反映血压水平高低，而不能反映心血管疾病危险因素、靶器官损害和并存临床疾病的影响。因此从指导治疗和预后判断的角度考虑，目前国内外主张对患者进行心血管危险程度分层，将高血压患者分为低危、中危、高危和很高危。具体见表 5-1-2。

表 5-1-2　根据心血管总体危险量化估计预后危险度分层表

其他危险因素、靶器官损害和疾病史	1 级高血压：收缩压 140～159 mmHg 或舒张压 90～99 mmHg	2 级高血压：收缩压 160～179 mmHg 或舒张压 100～109 mmHg	3 级高血压：收缩压≥180 mmHg 或舒张压≥110 mmHg
无其他危险因素	低危	中危	高危
1～2 个危险因素	中危	中危	很高危
3 个或 3 个以上危险因素，或靶器官损害	高危	高危	很高危
临床并发症或合并糖尿病	很高危	很高危	很高危

危险因素：①高血压（1～3 级）；②年龄（男 55 岁以上；女 65 岁以上）；③吸烟；④糖耐量受损和（或）空腹血糖异常；⑤血脂异常；⑥早发心血管疾病家族史（一级亲属发病年龄小于 50 岁）；⑦腹型肥胖；⑧高同型半胱氨酸。

靶器官损害：①左心室肥厚；②超声颈动脉 IMT≥0.9 mm，或出现动脉粥样斑块；③颈-股动脉脉搏波速度不小于 12 m/s；④估算的肾小球滤过率降低；⑤微量蛋白尿。

临床疾患：①脑血管疾病；②心脏疾病；③肾脏疾病；④周围血管疾病；⑤视网膜病变；⑥糖尿病。

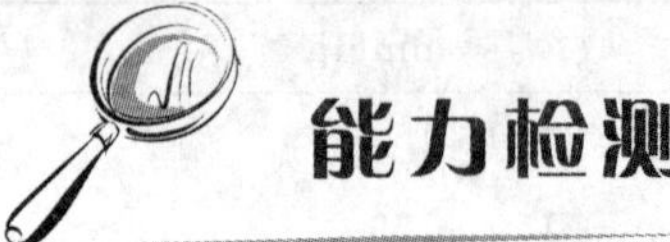

能力检测

1. 高血压的危险因素有哪些？

2. 如何进行高血压的危险分层？

第二节　康复功能评定

典型病例

接上述病例，据此请对该患者进行康复评定。

高血压起病缓慢，早期多无明显症状，或可表现为头痛、头晕、眼花、耳鸣、健忘、失眠、乏力、心悸等非特异性症状，且症状的轻重和血压的高低不呈比例，常在体检时发现。但在病情发展进程中，会出现全身小动脉病变，导致了管腔狭窄，造成心、脑、肾等重要脏器缺血，而同时伴随的危险因素可促进动脉粥样硬化，引起全身大、中、小血管的管壁硬化，最终发展为高血压心脏病、心力衰竭、脑卒中、慢性肾功能衰竭等。据报道，全球62%的脑血管疾病和49%的心肌梗死由高血压直接导致。我国心脑血管疾病发生和死亡者，一半以上与高血压有关。研究表明，低危、中危、高危患者10年内心血管疾病发生危险率分别为15%以上、15%～20%、20%以上，因此，在确立高血压的同时，根据患者的心血管危险程度分层进行分级管理，有利于提高疗效。有计划地进行成人血压普查普测，或采用机会性筛查和重点人群筛查等方法发现高血压患者，评估其危险因素、靶器官损害、并存临床疾病，做出危险水平分层，对早期有效地防治高血压，降低并发症的发生有重要意义。

一、血压和动态血压测定

严格按照血压测量规范要求进行血压测量。诊室血压是指患者在医疗单位由医护人员测量的血压，临床上常以诊室血压为诊断的依据。家庭自我测量血压简称自测血压，由于自测血压可获得日常生活状态下的血压信息，可排除白大衣性高血压，增强患者诊治的主动性、改善治疗的依从性，现已作为血压测量的方式之一，推荐使用符合国际标准的上臂式全自动或半自动电子血压计，最好有储存和打印功能的电子血压计。动态血压是指患者佩戴动态血压监测仪记录的24 h血压，对白大衣性高血压、隐蔽性高血压、难治性高血压和发作性高血压等患者有必要做动态血压监测。

二、心肺功能测定

心肺功能测定见任务二。

三、生活质量相关的评定

(1) 身体活动能力下降　高血压患者由于活动时过分忧虑或工作与生活方式上的原因，往往缺乏活动，导致心肺失健和骨骼肌失健，使运动耐力下降。

(2) 发生心血管事件危险性增大　高血压既是脑血管疾病、心肌梗死、肾功能障碍等严重合并症产生的病理基础，又是心血管事件发生的常见诱因。

(3) 药物治疗困难　高血压一般都可以用药物进行有效的控制，但有些高血压如脉压很小的舒张期高血压，药物治疗效果不佳；有些长期血压过高的患者单纯使用降压药物难以达到理想的效果。长期进行药物治疗还会出现不良反应。另外，单纯的药物治疗往往不能纠正由于缺乏运动导致的身体失健。

四、早期(或称亚临床期)靶器官损害评定

早期识别和干预早期靶器官损害已受到重视。有助于提示早期靶器官损害的检查项目有血脂异常检查、腹型肥胖检查、心电图左室高电压检查、超声左室肥厚及颈动脉斑块检查、颈-股动脉脉搏波速度检查、内生肌酐清除率检查、微量尿蛋白检查、眼底异常检查等。

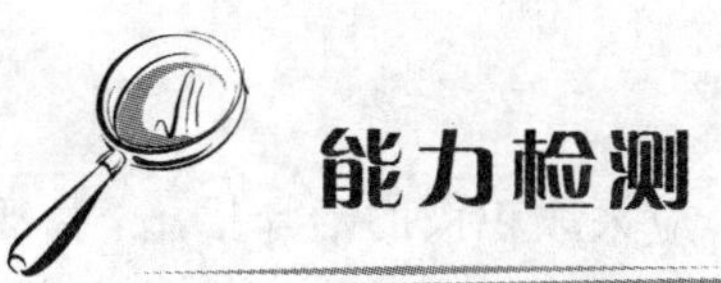

1. 如何评价诊室血压、自测血压和动态血压的测量结果？
2. 如何进行高血压靶器官早期损害的评定？

第三节　康复治疗

典型病例

接上述病例，据此请对该患者实施康复治疗。

一、康复治疗的适应证和禁忌证

康复治疗可以有效地协助药物治疗降低血压，减少药物使用量和靶器官损害，提高

体力活动能力和生活质量。

（一）适应证

康复治疗适用于1～2级高血压以及部分病情稳定的3级高血压患者。对于目前血压属于正常偏高者，也有助于预防高血压的发生，达到一级预防的目的。运动锻炼对于以舒张期血压增高为主的患者作用更为显著。

（二）禁忌证

病情不稳定属于康复治疗的禁忌证，具体包括：急进性高血压；重症高血压或高血压危象；病情不稳定的Ⅲ级原发性高血压；合并其他严重并发症的高血压，如合并严重心律失常、心动过速、脑血管痉挛、心力衰竭、不稳定性心绞痛等；出现明显降压药的不良反应而未能控制血压的患者；运动中血压过度增高（220/110 mmHg以上）者。

继发性高血压患者应针对其原发病因治疗，一般不作为康复治疗的对象。

二、康复治疗目标

将高血压患者血压降到最大耐受程度或理想水平的同时，全面降低心血管疾病的其他危险因素和高血压并发症所引起的致残率和病死率。

普通高血压患者的血压控制目标至少降至140/90 mmHg以下，老年（65岁以上）高血压患者的血压应降至150/90 mmHg以下，但舒张压不宜低于60 mmHg；合并糖尿病或肾病时，其降压目标尽量逐步降至130/80 mmHg以下，以提高患者的生活质量和延长寿命。

三、康复治疗方法

对于诊断明确的高血压患者，应采取积极的治疗措施，主要目的是将动脉血压降至正常或接近于正常，以控制并减少与高血压有关的心、脑、肾等重要器官的损害。降压药物治疗效果肯定，但副作用多而且需要终生用药。运动训练不仅可以降低高血压患者的血压，而且还可以降低患者的死亡率。患者可以根据自己的爱好选择步行、快走、慢跑、游泳、气功、太极拳等项目。太极拳、气功等不仅有运动训练的作用，而且还具有舒缓情绪、调整心理平衡的优点。除此之外，纠正危险因素、改变生活方式，可以有效地防治高血压。有学者认为，高血压的康复治疗是非药物治疗的主体，而运动则是康复治疗的主体。危险因素纠正、运动治疗、行为治疗以及药物治疗等共同构成了高血压的综合治疗。

（一）纠正危险因素

吸烟、早发性心血管疾病家族史、肥胖、缺乏体力活动、血脂异常等均为高血压的危险因素。纠正这些危险因素的目标及主要措施如下。

（1）减少钠盐摄入，建议饮食中氯化钠的摄入少于6 g/d。

（2）合理饮食，补充钙、钾，每日吃新鲜蔬菜、水果和牛奶，减少脂肪摄入。

(3) 坚持戒烟，限酒。每日摄入白酒量应少于 50 mL、葡萄酒应少于 100 mL、啤酒应少于 250 mL。

(4) 降低体重，减少热量摄入，保持规律运动及高纤维素饮食，将体重指数控制在 24 以下。

(5) 增加运动，有利于控制体重、改善胰岛素抵抗、提高心血管调节能力。

(6) 改善行为方式，避免过分情绪激动，逐步学会适当的应激处理方法，保持良好心态。

(二) 运动疗法

运动疗法是康复治疗的主体，轻症患者可以运动治疗为主，2 级以上的患者则应在使用降压药物的基础上进行运动治疗。适当的运动治疗可以减少药物用量，降低药物不良反应，稳定血压。不提倡高强度运动。

1. 运动处方

运动处方包括运动方式、运动量(强度、时间、频率)及注意事项，具体见表 5-1-3。

表 5-1-3 运动处方与药物处方的比较

药物处方	运动处方
药品名称	运动方式
每次剂量(规格/数量)	运动强度(每项运动的靶强度/时间)
用法	训练安排
每天剂量	每天运动量
治疗天数	训练频率
治疗总量	运动总量
注意事项	注意事项

(1) 运动强度　运动强度是运动处方的最主要部分，关系到运动的安全性和有效性。运动强度通常用自觉费力程度分级、心率、代谢当量、最大耗氧量四种表示方式，其中后两种比较常用。

① 自觉费力程度分级(rate of perceived exertion，RPE)　此法也称为主观用力记分(表 5-1-4)。由 Borg 最早提出的根据运动者自我感觉用力程度衡量相对运动水平的半定量指标，最早采用的记分方法为 10 级，以后改良为 15 级。此法的主要优点是，将 RPE 乘以 10 即为该用力水平时的心率(HR，次/分)。此表在医学界已广泛应用了将近 40 年。运动生理学家和医生们在为患者做运动测验时，都利用这个量表与患者保持沟通，受测者可以立即描述出当时主观上感觉的吃力程度。它可以单独使用，也可以和测量心率的方法同时使用，以监测运动强度是否适当。研究证明，RPE 与心率、摄氧量、肺通气量和乳酸水平呈线性相关，12～13 级相当最大心率的 60%，16 级相当 90%。高血压患者应在 12～16 级范围内运动，运动者在训练过程中掌握了心率与 RPE 之间关系后，可用 RPE 来调节运动强度。

表 5-1-4　Borg 的自觉运动强度分级(15 级计分表)

分　值	15 级计分法
6～7 级	非常非常轻松
8～9 级	非常轻松
10～11 级	轻松
12～13 级	有些吃力
14～15 级	吃力
16～17 级	非常吃力
18～20 级	非常非常吃力

注:Borg 自觉运动强度分级 10 级计分法的内容说明如下。

0 级——没什么感觉,如休息时的感觉,完全无疲惫,呼吸完全平缓。

1 级——很弱,在桌前工作或阅读时的感觉,丝毫不觉疲惫,呼吸平缓。

2 级——弱,穿衣服时可能出现的感觉,稍感疲惫或无疲惫感,呼吸平缓。

3 级——温和,慢慢走过房间打开电视机时可能出现的感觉,稍感疲惫,轻微地察觉到呼吸,但气息缓慢而自然。

4 级——稍强,户外缓慢步行时可能产生的感觉,感到轻微疲惫,呼吸微微上扬但依然自在,在热身的初期可能会有此感觉。

5 级——强,轻快地走向商店时可能出现的感觉,轻微的疲惫,可以察觉到自己的呼吸,气息比 4 级急促一些,热身结束时会有此感觉。

6 级——中强,约会迟到或急忙走路时可能出现的感觉,感到疲惫,但可以维持这样较快的步调,呼吸急促,可以察觉到。

7 级——很强,激烈运动时可能出现的感觉,感到疲惫,但能够维持到运动结束,呼吸急促,不太情愿说话,这是维持运动训练的底线强度。

8 级——非常强,做非常剧烈的运动时可能出现的感觉,感到极度疲惫,不确定是否能维持这样的强度到运动结束,呼吸非常急促,可以与人对话,但不想说话。

9 级——超强,做极度剧烈运动时所出现的感觉,极度疲惫,自觉不能持续到运动结束,呼吸非常吃力,而且无法与人交谈,许多专业运动员达到这个级数也非常困难。

10 级——极强,极彻底的精疲力竭,无法持久的最高运动强度。

② 心率　正常成年人安静时的心率在 60～100 次/分之间。安静或睡眠时心率减慢,运动时或情绪激动时心率加快。此外,各种病理情况或药物影响也可使心率发生加快或减慢。动力性运动时首先由于迷走神经撤退导致心率迅速增快,发生在运动后即刻甚至在运动前的瞬间。最大 HR(HRmax)与年龄相关,可以推导为:HRmax＝220－年龄(岁)。但是,这种推导有 15％的个体差异,需要在应用时加以注意。静力性运动心率变化明显低于动力性运动,亚极量运动时心率一般在 90～110 次/分,即使极量运动时心率也很少超过 130 次/分。心率与耗氧量有直接关系,且心率容易测得,所以常被当做运动强度指标。一般健康者的运动强度定为最大心率的 70％～85％(相当于 60％～80％最大耗氧量)。对于高血压患者,最大心率最好由运动试验直接测得,运动强度一般取最大心率的 60％～70％时的强度。对于使用心血管活性药物者,心率变化难以直接反映运动的情况,这时可使用代谢当量来表示运动强度。

③ 代谢当量(metabolic equivalent,MET) 这是以安静、坐位时的能量消耗为基础的,表达各种活动时相对能量代谢水平的常用指标。1 MET 相当于 VO_2 3.5 mL/(kg·min)。代谢当量可标志运动强度,制定运动处方。

④ 最大耗氧量 最大耗氧量的测定较为困难。因心率与耗氧有直接关系,且心率容易测得,所以在考虑了最大心率之后就不再考虑最大耗氧量了。

(2) 运动时间 通常70%最大心率的运动强度,持续时间为20～30 min;高于此强度,持续时间为10～15 min;低于此强度,持续时间为45～60 min。

(3) 运动频率 运动频率即运动次数,它取决于运动强度和运动持续时间。高强度、长时间的运动,次数可以减少;低强度、短时间的运动,运动次数应增多。通常中等强度的运动,每周至少3～4次。

(4) 运动形式 高血压患者的运动训练应为中小强度、较长时间、大肌群参与、具有节律性反复重复的动力性有氧运动。常见的运动形式有:以下肢为主的步行、踏车、上下楼、慢跑等;以上肢为主的运动包括无支持的上举运动,上举负荷可逐渐增加,以及上肢在支持下的抗阻运动,如上肢组合训练器、上肢功率计;还有包括上肢、下肢同时参与的运动,如游泳、划船训练器等。从疗效上看,下肢运动比上肢运动更有效,上肢、下肢均参与的运动或交替进行的运动的训练效果,比单纯上肢或下肢的运动的训练效果好。

(5) 热身运动 每次运动开始时,应先进行10～15 min的热身运动。主要包括两部分:一是低强度的有氧运动,如缓慢步行,目的是升高体温,使机体尤其是心血管系统做好准备;二是肌肉伸展和关节活动,目的是避免运动中肌肉和关节受到损伤。

(6) 运动程序 ①连续型:无间歇期的连续运动。②间断型:运动时有间歇期,间歇时,可以完全停止运动,即被动休息;亦可以进行低强度运动,即主动休息。③循环型:几种运动形式交替重复连续进行。④间断循环型:在循环运动中加入间歇期。

(7) 整理运动(冷却运动) 在每次运动训练结束时,应有恢复期,使机体逐渐恢复到运动前的状态,避免由于突然停止运动而引起并发症。整理运动包括低强度有氧运动、调整呼吸、肌肉伸展、关节活动等,一般持续5～10 min。

2. 运动方法

(1) 医疗步行 高血压患者长时间的平地步行可以使小血管扩张,血管阻力降低,血压下降,尤其是可以使舒张压明显的下降。有人研究了医疗步行对老年原发性高血压患者的康复作用:步行组坚持每周至少5天,每次步行35～45 min,每分钟100～120步。每周测一次血压,连续随访3个月。结果:步行组明显优于对照组。步行组的高血脂、高血黏度、高血糖和头痛、头晕、耳鸣等症状也比对照组明显改善。高血压患者步行时一般以80～120步/分为宜。若自觉费力程度较轻或自我感觉较好,还可以慢跑。不过,最好步行、慢跑交替进行。采用医疗步行的患者靶心率应较安静时心率增加25～30次/分,使用β受体阻滞剂的患者心率增加10～15次即可。有人主张运动开始时运动强度可以达到最大心率的60%～70%,运动过程中达到40%～50%即可,每次步行以3 000～5 000 m为宜。在运动后3～5 min或整理运动后,心率应该恢复正常,运动

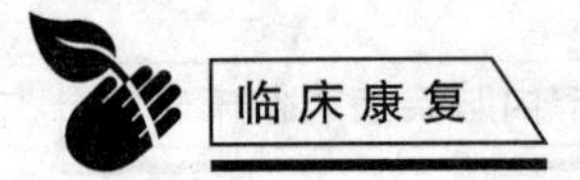

后疲劳感在1～2 h内应消除。只要运动后自我感觉良好，心跳快和疲劳感经适当休息后很快消失，就说明运动量是适宜的。

(2) 抗阻运动　采用相当于40%最大一次收缩力的运动强度，做大肌群的抗阻收缩，每节运动重复10～30 s，10～15节为一个循环，每次训练1～2个循环，每周3次，8～12周为1个疗程。有研究表明，患者在一次动力性运动数分钟后，血压可以明显低于安静水平，并可持续1～3 h，甚至可累计持续13 h。在长期训练后，甚至安静时的血压也有所下降。可见，适宜的个体化运动疗法可以有效地辅助降低血压，减少药物使用量，是高血压治疗的必要组成部分。

(3) 太极拳或体操　太极拳是低强度的持续运动，可以扩张血管，给心脏以适度的负荷。其特点是动作缓慢柔和，姿势放松，动中有静，刚柔相济，内外结合，上下相随，有类似气功的作用。练习应循序渐进，开始时可先练成套的简化的太极拳，体力较差者也可以只打半套。能连续打两套后再改练老式太极拳，也可以在练拳时，把架子打得低一些，动作幅度大一些，或延长打拳的时间，以增加运动量。简化太极拳最高可使心率达105次/分，老式太极拳可达134次/分，对多数患者而言，简化太极拳更为适合。坚持练习太极拳、八段锦或其他体操，并根据自己情况进行适当调整，常能收到事半功倍的疗效。

3. 坚持运动

当通过一定时间的运动训练产生效果后，应以较低的运动强度坚持长期训练。研究发现，若停止运动2周，体力便开始下降；若停止数月，疗效可以完全消失，体力降至训练前水平。患者不能坚持也是受"无症状表现"的影响，因为高血压患者当没有明显不适感觉时，他们治疗的依从性也就会下降。

4. 运动的安全监护

在参加运动之前应进行运动的安全教育，特别是有冠心病、脑动脉硬化等合并症的患者，在运动期间要对其进行必要的监护和指导。住院患者的康复运动，收缩压大于220 mmHg或舒张压大于110 mmHg时应停止运动。

高血压运动疗法的运动量宜小不宜大，因为大运动量活动可以使血压波动过大和心率加快，从而会引起头痛、头晕甚至出现脑血管意外。

(三) 气功和放松训练

1. 气功

气功是各种内功的总称，其特点是通过意念活动调节机体功能。因此它不仅是一种运动训练，而且可以调节心理平衡，对降低血压效果明显。据上海市高血压研究所的报告，一次气功练习，松功5 min后，血压可以降低18/16 mmHg，坚持练功1年后降压的有效率可达80%。

用于高血压的气功主要是松静功，练功的基本原则是放松、安静、自然、下降和协调。放松首先是精神松弛，同时肌肉也应松弛，肌肉的松弛可以使血流速度加快，外周血管阻力降低。练功时还要在"静"字上下功夫，使意念活动从复杂到简单，得以"入静”，使大脑皮层处于保护性的抑制状态。所谓自然，是指练功时姿势、意念和呼吸都要自然，只有自然才得以入静。下降是指血气下降，即“意守丹田”感觉血气下降，呼吸调和，头脑清醒，血压下降。协调是指练功时姿势、意识、呼吸要协调，身心放松。

练功宜采用坐位，宽衣松戴，解除大小便，选择幽静的房间，练功时间一般以 30 min 左右为宜。练功是否成功，降压是否有效，主要看是否能“入静”和“得气”。此时除注意力集中、头脑清醒外，还可感到肢端温度上升并有汗意。

2. 放松训练

(1) 目的　放松训练的目的是使患者逐步建立起一种新的健康行为反应模式，即遇到紧张刺激性事件或在不如意的处境时，能根据所学习的方法进行自我身心调节，避免过度的情绪波动影响身心健康。有研究表明，骨骼肌松弛时，高血压患者的心率、平均动脉压和外周阻力均下降，焦虑抑郁情绪减轻。身心放松训练具有改善高血压患者心理行为障碍的作用和近期降压作用。

(2) 准备工作　使患者了解：高血压与心理因素、社会因素、情绪反应及个性缺陷的密切关系；每个人可以通过反复学习和训练，掌握对自身生理活动和情绪反应进行自我调节和控制的能力，从而有利于降低血压，改善症状。

(3) 方法　静坐于舒适位置，闭目，双足分开，与肩同宽，两手放在双腿上，用默想法放松所有的肌肉，从足部开始向上至面部，保持肌肉高度放松。放松训练时通过鼻呼吸，呼吸时默念“一”字，持续 20 min，每天 1 次。

3. 生物反馈

常用的生物反馈包括：心率反馈、皮肤电位反馈以及血压反馈。即将患者的心率、血压以及自主神经功能状态通过声、光、颜色或数字反馈给患者，促使患者理解和控制自己的血压。

4. 其他

放松训练还有放松性按摩或穴位按摩、音乐疗法等。

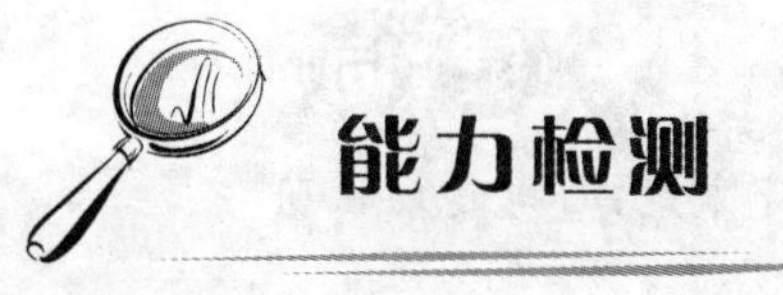

根据该患者的评定结果提出康复治疗方案并实施。

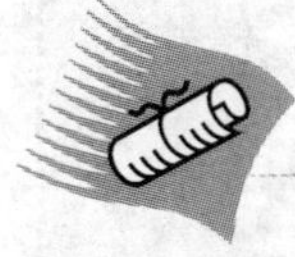

知识链接

高血压治疗的循证医学研究证据

近年来国内外进行了一系列的大规模随机对照的治疗试验，为高血压治疗提供了证据。氯沙坦干预减少高血压终点研究(LIFE)结果表明,氯沙坦士培哚普利与阿替洛尔士氢氯噻嗪相比,前者能显著降低复合心血管事件。北欧心脏结局研究(ASCOT-BPLA)结果表明,氨氯地平士培哚普利与阿替洛尔士氟苄噻嗪相比较,前者能更好地降低心血管风险。我国已完成的老年收缩性高血压试验(Cyst-China)、上海老年高血压研究(STONE)、降低高血压并发症研究(FEVER)、脑卒中后降压治疗研究(PATS)得到以下证据:尼群地平、硝苯地平、非洛地平、吲哒帕胺均可显著降低患者的血压水平,明显降低脑卒中事件。目前,正在进行的高血压综合防治研究(CHIEF)阶段报告表明,初始用小剂量氨氯地平与替米沙坦或复方阿米洛利联合治疗,可明显降低高血压患者的血压水平,高血压的控制率可达80%,为我国高血压患者的优化降压方案之一。老年高血压治疗研究(HYVET)结果表明,80岁以上高血压患者应用小剂量缓释吲哒帕胺治疗可减少脑卒中发生及死亡风险。国内外研究均表明,降低高血压患者的血压水平是减少心脑血管事件的根本。收缩压下降20 mmHg或舒张压下降10 mmHg,脑卒中风险可降低40%~50%,冠心病风险可降低15%~30%。

(严小惠)

任务二　冠心病患者的康复

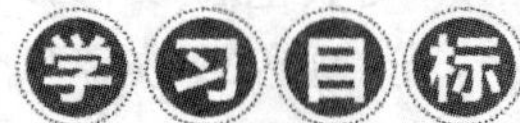

熟练掌握　冠心病的康复评定。

掌握　冠心病的康复治疗。

熟悉　冠心病的病因和危险因素;冠心病的临床诊断及临床处理方法。

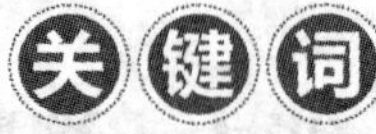

冠心病;康复评定;康复治疗方案;心电运动试验

典型病例

患者,男,50岁,陈旧性前壁心肌梗死3个月,住院过程顺利,出院后无症状,身高170 cm,体重85 kg。吸烟每日1包。安静时血压140/100 mmHg,心率80次/分,心律齐,无心脏杂音。

根据上述病案,请思考下列问题:①对该患者进行康复诊断;②确定该患者的康复分期。

第一节 概 述

冠状动脉粥样硬化性心脏病(coronary atherosclerotic heart disease),是指冠状动脉粥样硬化使管腔狭窄甚至阻塞,或(和)因冠状动脉功能性改变(痉挛)导致心肌缺血缺氧甚至坏死而引起的心脏病,统称冠状动脉性心脏病,简称为冠心病,亦称缺血性心脏病。其主要表现为心绞痛、心律失常、心力衰竭,严重时发生急性心肌梗死或猝死。

冠心病是一种最常见的心脏病,多发生于40岁以后,男性发病早于女性,脑力劳动者多于体力劳动者,北方高于南方,城市多于农村。随着生活方式的改变,近年来我国冠心病患病年龄呈现年轻化趋势,发病率也在增高。

由于心肌供血不足,严重限制了患者的体力活动和生活质量,而体力活动的降低又加剧了全身失健和脂质代谢异常,使冠状动脉粥样硬化发展加快,病情恶化,形成恶性循环。冠心病已经成为主要致死和致残的原因之一。

一、危险因素

在冠心病发病的危险因素中,最重要的因素是高血压、高脂血症、糖尿病、吸烟;其次是肥胖及精神、神经因素;还有一些不能改变的因素,如家族遗传史、年龄、性别等。

(1) 高血压 60%~70%冠状动脉粥样硬化患者有高血压,高血压患者患动脉粥样硬化比正常人高3~4倍。Framingham研究表明,收缩压每升高10 mmHg,心血管事件发生率增加16%,脉压每升高10 mmHg,心血管事件发生率增加23%。

(2) 血脂异常 血中脂质代谢异常是本病最重要的危险因素,总胆固醇、甘油三酯、低密度脂蛋白、极低密度脂蛋白都增高,高密度脂蛋白和载脂蛋白A降低,都被认为是危险因素。尤其以总胆固醇和低密度脂蛋白增高最重要。

(3) 糖尿病 糖尿病患者由于胰岛素分泌不足,作为能量来源的葡萄糖大量流失,人体靠分解脂肪供给能量,使大量的甘油三酯、胆固醇及游离脂肪酸进入血液,从而为动脉粥样硬化和糖尿病微血管病变提供了条件,促进了冠心病的发生和发展。

(4) 吸烟 吸烟能使高密度脂蛋白胆固醇降低,对冠状动脉流量、血管内皮细胞功能等产生不利效应。Framingham研究表明,每日吸10支烟,可使心血管疾病死亡率增加31%。被动吸烟也是危险因素。冠心病患者戒烟后,心绞痛发生次数明显减少。因此,戒烟对防治冠心病有积极作用。

(5) 肥胖 肥胖是心血管疾病的独立危险因素。肥胖能加重已知危险因素的作用,如高血压、胰岛素抵抗与血脂异常等。肥胖常使心脏负担加重和血压上升,肥胖后体力活动减少又妨碍了冠状动脉粥样硬化病变部位侧支循环的形成。减肥可以减轻高血压、高血脂等的危险因素,也可减轻心脏负担。因此,为了预防冠心病,应坚持运动锻炼,注意预防肥胖。

(6) 体力活动减少 定期进行体育活动能减少冠心病事件,延缓生理功能下降。

体力活动可通过增加高密度脂蛋白胆固醇、减少胰岛素抵抗、减轻体重、降低血压等而产生积极的心血管效应。

(7) 其他危险因素　家族遗传、好胜心极强、急躁的A型性格、不良的饮食方式(高热量、高脂肪、高糖和高盐)、性别、年龄等因素,都是本病的危险因素。

二、动脉粥样硬化斑块形成机制

近年来,多数学者都支持内皮损伤反应学说:内皮损伤及血小板对损伤的反应,动脉平滑肌细胞增殖和结缔组织合成增加,共同造成动脉粥样硬化斑块。现代观念认为:动脉粥样硬化斑块是动脉对内皮细胞损伤作出的炎症-纤维增生性反应的结果(图 5-2-1)。

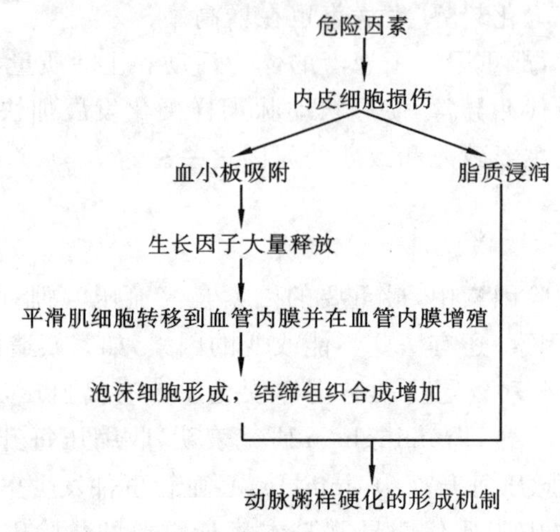

图 5-2-1　动脉粥样硬化形成示意图

三、临床分型

世界卫生组织将冠心病分为无症状性心肌缺血型、心绞痛型、心肌梗死型、缺血性心肌病型、猝死型五种类型。

(1) 无症状性心肌缺血型　此型又称为无痛性心肌缺血型或隐匿性心肌缺血型,是指有心肌缺血的客观证据(心电活动、左室功能、心肌血流灌注及心肌代谢等异常),但缺乏胸痛或与心肌缺血相关的主观症状的一种冠心病类型。

(2) 心绞痛型　心绞痛型是指由冠状动脉供血不足,心肌急剧、暂时缺血与缺氧所引起的以发作性胸痛或胸部不适为主要表现的一组临床综合征。典型发作以突然发生胸骨上段、中段压榨性、闷胀性或窒息性疼痛,可放射至心前区、左肩及左上肢,历时1～5 min,休息或含服硝酸甘油片 1～2 min 消失为其主要表现。体力劳动、受寒、饮食、精神刺激等为常见的诱因。

(3) 心肌梗死型　心肌梗死型是指冠状动脉出现粥样硬化斑块或在此基础上形成血栓,导致冠状动脉的血流急剧减少或中断,使相应的心肌出现严重而持久的急性缺血，最终导致心肌缺血性坏死的冠心病类型，属冠心病的严重类型。疼痛性质和部位类似心绞痛，但疼痛的程度较重，范围较广，持续时间也较长，休息或含服硝酸甘油不能缓解。常伴有烦躁不安、面色苍白、出冷汗、恐惧等症状。

(4) 缺血性心肌病型　缺血性心肌病型是指由于长期心肌缺血导致心肌局限性或弥漫性纤维化，从而导致心脏收缩和(或)舒张功能受损，引起心脏扩大或僵硬、充血性心力衰竭、心律失常等一系列临床表现的冠心病类型。

(5) 猝死型　目前认为，在冠状动脉粥样硬化的基础上冠状动脉发生痉挛或微循环出现栓塞导致心肌急性缺血，造成局部电生理紊乱，引起暂时的严重心律失常(特别是心室颤动)以致突然发病，造成心脏骤停而突然死亡，此即猝死型。

四、主要功能障碍

冠心病患者除了由于心肌供血不足直接导致的心脏功能障碍之外，还有一系列继发性躯体和心理障碍，这些功能障碍往往容易被临床忽视，这些功能障碍对患者的生活质量有直接影响，是康复治疗的重要目标。

(1) 循环功能障碍　冠心病患者往往减少体力活动，从而降低了心血管系统的适应性，导致循环功能降低。这种心血管功能衰退只有通过适当的运动训练才能逐渐恢复。

(2) 呼吸功能障碍　长期心血管功能障碍可导致肺循环功能障碍，使肺血管和肺泡气体交换的效率降低，吸氧能力下降，从而诱发或加重缺氧症状。因此呼吸功能训练是需要引起重视的一个环节。

(3) 运动功能障碍　冠心病患者因缺乏运动而导致机体吸氧能力减退、肌肉萎缩和氧化代谢能力降低，从而限制全身运动耐力。运动训练的适应性改变是提高运动功能的重要环节。

(4) 代谢功能障碍　代谢功能障碍主要是脂质代谢和糖代谢障碍，血胆固醇和甘油三酯增高，高密度脂蛋白胆固醇降低。脂肪和能量物质摄入过多而缺乏运动是代谢功能障碍的基本原因。缺乏运动还可导致胰岛素抵抗。胰岛素抵抗除了引起糖代谢障碍外，还可促使形成高胰岛素血症和血脂升高。

(5) 行为障碍　冠心病患者往往伴有不良生活习惯、心理障碍等，这也是影响患者日常生活和治疗的重要因素。

五、康复分期

1990 年美国心肺康复学会建议，将冠心病康复的不同发展阶段分为住院期、恢复期、持续发展维持期和维持期四期。

(1) 住院期(Ⅰ期)　急性心肌梗死发病后或心脏手术后住院阶段。主要康复内容为低水平体力活动和教育，一般为 1～2 周。

(2) 恢复期(Ⅱ期)　出院后回家或在疗养院。主要康复内容为逐渐增加体力活动，继续接受卫生宣教，以取得最佳疗效，并经职业咨询恢复工作，一般为8～12周。

(3) 持续发展维持期(监护阶段Ⅲ期) 将患者依临床情况分低危、中危、高危三个组别。其中，中、高度危险组列为必须监护和防止在康复过程中发生意外的重点对象，本期持续4～12个月。根据冠心病患者发生心肌梗死、死亡的危险程度进行危险分层，将其分为低危、中危、高危三个组别(表5-2-1)。这对于判定预后，指导冠心病预防、治疗、康复有重大意义。

表5-2-1 冠心病患者心脏康复危险性分层

组别	临床情况
低度危险	无安静或运动诱发心肌缺血表现，无安静或运动诱发心律失常，无明显左心室功能不全(LVEF≥50%)，无并发症，心电图运动试验测得患者运动能力不小于6代谢当量(MET)(发病后3周)
中度危险	运动诱发心肌缺血，中度左心室功能不全(LVEF为31%～49%)，心电图运动试验测得患者运动能力为5～6 MET，不能适应运动处方的运动强度
高度危险	安静或运动诱发复杂心律失常，运动时收缩压不升或下降，心率不增，猝死或心脏骤停的幸存者，心肌梗死并发心力衰竭、心源性休克或严重心律失常，重度冠心病或运动诱发严重心肌缺血。左心室功能不全(LVEF≤30%)，心电图运动试验测得患者运动能力小于5 MET

(4) 维持期(非监护阶段Ⅲ期) 坚持冠心病的二级预防，进行合适的体育锻炼是维持期康复的主要内容。

六、适应证和禁忌证

1. 适应证

(1) Ⅰ期患者生命体征稳定，无明显心绞痛，安静时心率小于110次/分，无心力衰竭、严重心律失常和心源性休克，血压基本正常，体温正常。

(2) Ⅱ期患者生命体征稳定，运动能力达到3 MET以上，家庭活动时无显著症状和体征。

(3) Ⅲ期临床病情稳定者包括陈旧性心肌梗死、稳定型劳力性心绞痛、隐匿性冠心病、冠状动脉分流术和腔内成型术后、心脏移植术后、安装起搏器后。过去被列为禁忌证的一些情况(如病情稳定的心功能减退、室壁瘤等)现正在被逐步列入适应证的范畴。

2. 禁忌证

凡是康复训练过程中可诱发临床病情恶化的情况都可列为禁忌证，包括原发病临床病情不稳定或合并新临床病症。稳定与不稳定是相对的，与康复医疗人员的技术水平、训练监护条件、治疗方案等有关。例如，对康复治疗不理解或不合作的患者不宜进行康复治疗。

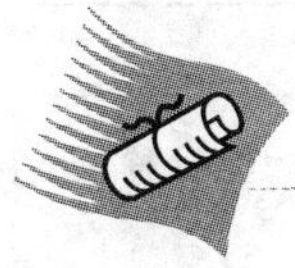

知识链接

心 绞 痛

心绞痛(angina pectoris,AP)是由于冠状动脉供血不足,致心肌急剧的短暂的缺血和缺氧而导致的以发作性胸痛或胸部不适为主要表现的临床综合征。其发病率男性多于女性,40岁以上多见。

心绞痛的常见病因为:冠状动脉狭窄、冠状动脉痉挛、冠状动脉狭窄和痉挛、其他冠状动脉病变(冠脉畸形、炎症、栓塞等)及其他心脏病(肥厚型心肌病、主动脉瓣狭窄及关闭不全等)。

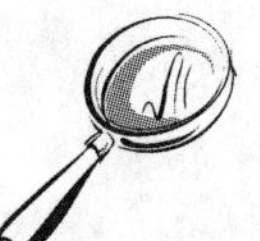

能力检测

1. 简述动脉粥样硬化斑块的形成机制。
2. 冠心病主要有哪些功能障碍?

第二节 康复功能评定

典型病例

接上述病例,据此请对该患者进行康复评估。

一、心功能分级

目前主要采用美国纽约心脏病学会(NYHA)1928年提出的一项分级方案,主要是根据患者自觉的活动能力划分为四级(表5-2-2)。

表 5-2-2 NYHA 心功能分级

心功能	临床情况
Ⅰ级	患者患有心脏病,但活动量不受限制,平时一般活动不引起疲乏、心悸、呼吸困难或心绞痛

续表

心功能	临床情况
Ⅱ级	心脏病患者的体力活动受到轻度的限制,休息时无自觉症状,但在一般性体力活动情况下可出现疲乏、心悸、呼吸困难或心绞痛
Ⅲ级	心脏病患者体力活动明显受限,小于平时一般性活动都可引起上述症状
Ⅳ级	心脏病患者不能从事任何体力活动。休息状态下可出现心力衰竭的症状,体力活动后加重

1994年美国心脏病学会(AHA)对NYHA的心功能分级方案进行了修订,采用并行的两种分级方案。第一种即上述的四级方案,第二种是客观的评估,即根据客观的检查手段(如心电图、负荷试验、X射线、超声心动图等)来评估心脏病变的严重程度,分为A、B、C、D四级:

A级,无心血管疾病的客观依据;

B级,客观检查示有轻度的心血管疾病;

C级,有中度心血管疾病的客观依据;

D级,有严重心血管疾病的表现。

另外,Killip分级用于评估急性心肌梗死患者的心功能状态:

Ⅰ级,无肺部啰音和第三心音;

Ⅱ级,肺部有啰音,但啰音的范围小于1/2肺野;

Ⅲ级,肺部啰音的范围大于1/2肺野(肺水肿);

Ⅳ级,休克。

二、运动功能评定

(一)心电图运动试验

心电图运动试验(ECG exercise test)是发现早期冠心病的一种检测方法,它通过分级运动的方式,充分调动心血管的生理储备能力,诱发相应的生理和病理生理表现以确定最大心脏负荷能力;或通过运动试验,了解患者运动训练的安全性。它是心脏康复训练最常用的评定方法,也是康复训练方案制定的重要依据。目前常用踏车运动试验和平板运动试验两种方法。

心电图运动试验常用运动试验类型如下。

(1)症状限制性运动试验　这是以运动来诱发呼吸或循环不良的症状和体征,以心电图异常及心血管运动反应异常为运动终点的试验方法,是主观和客观指标相结合的最大运动量试验。常用于诊断冠心病、评定心功能和体力活动能力、制定运动处方等。

(2)低水平运动试验　该试验以预定较低水平的运动负荷、心率、血压和症状为终止指标,适用于急性心肌梗死后或病情较重者。

(3)简易运动试验　这是采用定量步行(定时间或定距离)的方式,进行心血管功能评定的试验方法，试验过程中可以没有心电图监护的条件，适用于没有运动试验条件或病情较严重而不能耐受平板运动的患者。

（二）超声心动图运动试验

超声心动图可以直接反映心肌活动的情况，从而揭示心肌收缩和舒张功能，还可以反映心脏内血流变化情况，所以有利于提供运动心电图所不能显示的重要信息。运动超声心动图比安静时检查更加有利于揭示潜在的异常，从而提高试验的敏感性。检查一般采用卧位踏车的方式，以保持在运动时超声探头可以稳定地固定在胸壁，减少检测干扰。较少采用坐位踏车或活动平板方式。运动方案可以参照心电图运动试验。

（三）代谢当量测定

代谢当量（metabolic equivalent，MET）是以安静、坐位时的能量消耗为基础，表达各种活动时相对能量代谢水平的常用指标。MET 可由 VO_2 max 推算而来，1 MET 相当于 VO_2 max 3.5 mL/(kg · min)，它稍高于基础代谢（约 3.3 mL/(kg · min)），是能量代谢的另一种表达方式。MET 的最大优点是将人体所消耗的能量标准化，从而使不同年龄、性别、体重的个体间得以进行比较。MET 在康复医学中具有极其重要的应用价值，具体表现在以下几个方面。

(1) 判断体力活动能力和预后　关键的最高 MET 判断值为：

① MET＜5，65 岁以下的患者预后不良；

② MET＝5，日常生活受限，相当于急性心肌梗死恢复期的功能储备；

③ MET＝10，正常健康水平，药物治疗预后与其他手术或介入治疗效果相当；

④ MET＝13，即使运动试验异常，预后仍然良好；

⑤ MET＝18，有氧运动员水平；

⑥ MET＝22，高水平运动员。

(2) 判断心功能及相应的活动水平　由于心功能与运动能力密切相关，因此最高 MET 与心功能直接相关（表 5-2-3）。

表 5-2-3　各级心功能时的代谢当量及其可进行的体力活动

心功能	MET	可进行的体力活动
Ⅰ级	≥7	携带 10.90 kg(24 磅)重物连续上 8 级台阶，携带 36.32 kg(80 磅)重物进行铲雪、滑雪，打篮球、回力球、手球或踢足球，慢跑或走（速度为 8.045 km/h）
Ⅱ级	≥5，＜7	携带 10.90 kg(24 磅)以下的重物上 8 级台阶，性生活，养花种草类型的工作，步行（速度为 6.436 km/h）
Ⅲ级	≥2，＜5	徒手走下 8 级台阶，可以自己淋浴、换床单、拖地、擦窗，步行（速度为 4.023 km/h），打保龄球、连续穿衣
Ⅳ级	＜2	不能进行上述活动

(3) 表示运动强度,制定运动处方　通过对各种活动的耗氧量测定发现,不同的人在从事相同的活动时,其 MET 基本相等。因此,可以用 MET 来表示任何一种活动的运动强度。此外,MET 与能量消耗直接相关,所以在需要控制能量摄取与消耗比例的情况下(如糖尿病和肥胖症的康复),采用 MET 是最佳选择。热卡是指能量消耗的绝对值,MET 是能量消耗水平的相对值,两者之间有明确的线性关系,计算公式为

$$热卡=MET\times 3.5\times 体重(kg)\div 200$$

在计算时可以先确定每周的能耗总量(运动总量)以及运动训练次数或天数,将每周总量分解为每天总量,然后确定运动强度,查表选择适当的活动方式,将全天的 MET 总量分解到各项活动中,形成运动处方。

(4) 区分残疾程度　一般将最大 MET<5 作为残疾标准。

(5) 指导日常生活活动与职业活动　心血管疾病患者不可能进行所有的日常生活活动或职业活动,因此,需要在确定患者的安全运动强度后,根据 MET 表选择合适的活动(表 5-2-4)。注意职业活动(每天 8 h)的平均能量消耗水平不应该超过患者峰值 MET 的 40%,峰值强度不可超过峰值 MET 的 70%～80%(表 5-2-5)。

表 5-2-4　各项日常生活活动和职业活动的代谢当量

	活　动	MET	活　动	MET
生活活动	修面	1.0	步行(1.6 km/h)	1.5～2.0
	自己进食	1.4	步行(2.4 km/h)	2.0～2.5
	床上用便盆	4.0	散步(4.0 km/h)	3.0
	如厕	3.6	步行(5.0 km/h)	3.4
	穿衣	2.0	步行(6.5 km/h)	5.6
	站立	1.0	步行(8.0 km/h)	6.7
	洗手	2.0	下楼	5.2
	淋浴	3.5	上楼	9.0
	坐床	1.2	骑车(慢速)	3.5
	坐床边	2.0	骑车(中速)	5.7
	坐椅	1.2	慢跑(9.7 km/h)	10.2
自我料理	坐位自己吃饭	1.5	备饭	3.0
	上下床	1.65	铺床	3.9
	穿脱衣	2.5～3.5	扫地	4.5
	站立热水淋浴	3.5	擦地(跪姿)	5.3
	挂衣	2.4	擦窗	3.4
	园艺工作	5.6	拖地	7.7
	劈木头	6.7	—	—

续表

	活　　动	MET	活　　动	MET
职业活动	秘书(坐)	1.6	焊接工	3.4
	机器组装	3.4	轻的木工活	4.5
	挖坑	7.8	油漆	4.5
	织毛衣	1.5～2.0	开车	2.8
	写作	2.0	缝纫(坐)	1.6
娱乐活动	打牌	1.5～2.0	桌球	2.3
	手风琴	2.3	弹钢琴	2.5
	小提琴	2.6	长笛	2.0
	交谊舞(慢)	2.9	击鼓	3.8
	交谊舞(快)	5.5	排球(非竞赛性)	2.9
	有氧舞蹈	6.0	羽毛球	5.5
	跳绳	12.0	游泳(慢)	4.5
	网球	6.0	游泳(快)	7.0
	乒乓球	4.5	—	—

表 5-2-5　MET 与工作能力

最高运动能力	工作强度	平均 MET	峰值 MET
≥7 MET	重体力劳动	2.8～3.2	5.6～6.4
≥5 MET	中等体力劳动	＜2.0	＜4.0
3～4 MET	轻体力劳动	1.2～1.6	2.4～3.2
2～3 MET	坐位工作，不能跑、跪、爬，站立或走动的时间不能超过工作时间的 10%		

三、行为类型评定

行为类型是美国著名心脏病专家 M. Friedman 和 R. H. Roseman 于 20 世纪 50 年代首次提出的概念。他们发现，许多冠心病患者都表现出共同而典型的行为特点，如雄心勃勃，争强好胜，醉心于工作，但缺乏耐心，容易产生敌意情绪，常有时间匆忙感和时间紧迫感等。他们把这类人的行为表现特点称为“A 型行为类型”(TABP)。此行为类型的人应激反应较强烈，因此，需要将应激处理作为康复的基本内容。B 型行为是与 A 型行为相反的一种类型，缺乏竞争性，喜欢不紧张的工作，喜欢过松散的生活，无时间紧迫感，有耐心，无主动的敌意。

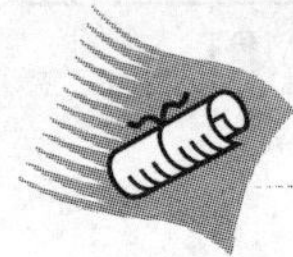

知识链接

心电图运动试验

(一) 原理

通过应激反应,调用生理储备力,进入最大或失代偿状态,诱发生理和病理生理表现(图 5-2-2)。

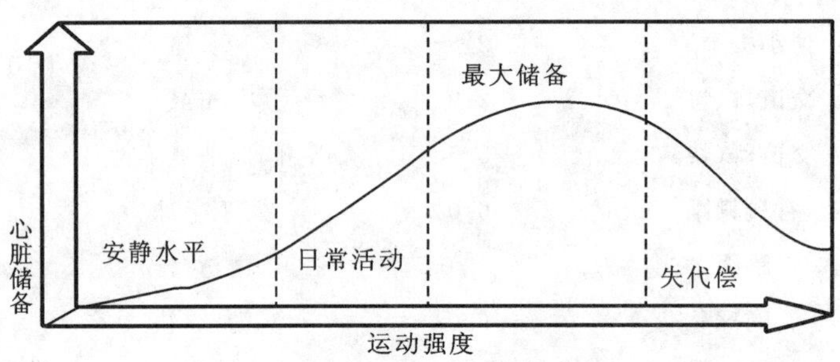

图 5-2-2　心脏储备与运动强度

(二) 心电图运动试验的用途

(1) 早期诊断　心电图运动试验是冠心病诊断最有价值的无创伤性方法。其灵敏性为 60%～80%,特异性为 71%～97%。运动中 ST 段下移:时间越早,负荷越低,诊断价值越高;心率和收缩压越低,诊断价值越高;舒张压越高,诊断价值越高(图 5-2-3)。ST 段下移形态的价值依次为下垂型、水平型、盆型、缓慢上斜型。

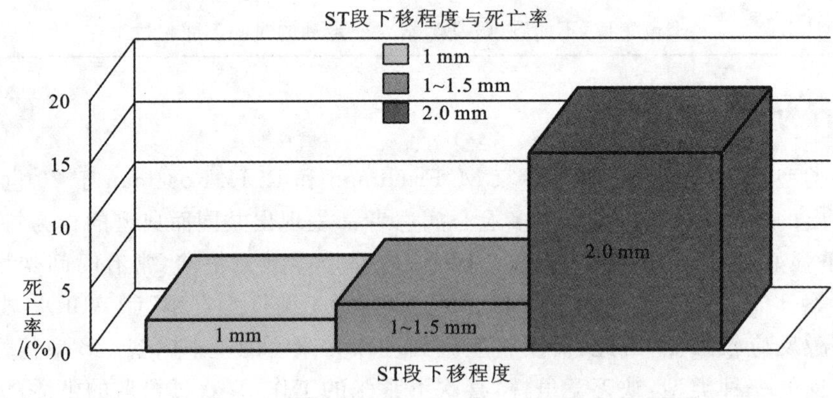

图 5-2-3　ST 段下移与死亡率

(2) 病情和预后　运动能力不足 6 MET 者,可诊断为严重冠心病,其预后不良。

(3) 功能评估　评定心功能、体力活动能力(劳动力)、残疾程度。

(4) 危险性判断　运动诱发心律失常；低水平运动诱发循环不良/心衰；低水平运动诱发心绞痛/ST下移；运动中出现间歇性跛行。40岁以上进行剧烈运动均应进行运动试验。

(5) 制定运动处方　①确定最大运动强度和心肌缺血阈。②确定安全运动范围：运动时间；心率(HR)与收缩压(SBP)两项乘积；代谢当量(MET)；耗氧量(VO_2)；主观劳累记分(RPE)等。

(6) 评估疗效　评估治疗效果，以作为进一步治疗的依据。

(三) 适应证与禁忌证

(1) 适应证　病情稳定；无明显步态和骨关节异常；无感染及活动性疾病；精神正常；主观上愿意接受检查；能主动配合。

(2) 禁忌证　病情不稳定者均属于禁忌证。

(四) 运动方式

1. 活动平板

接近日常活动生理；可以逐步增加负荷量；诊断的敏感性和特异性较高；所得的各种坡度、速度时的心血管反应可以直接用于指导患者的步行锻炼；运动中可以连续监测心电改变，提高安全性。

2. 功率自行车运动

(1) 优点　用机械或电的方式逐步增加蹬车的阻力，从而加大受试者的运动负荷；无噪音；运动中心电图记录较好；血压测量比较容易；受试者心理负担较轻；可在卧位进行。

(2) 缺点　某些体力较好的人如优秀运动员，往往不能达到最大心脏负荷；运动时受试者易因意志而中止运动；老年人或不会骑车者比较难以完成运动；踏车试验在诊断上和机能评定上的价值与活动平板相似。

(五) 方案选择的原则

根据试验目的选择合适的方案，如表5-2-6所示的Bruce方案；运动的起始负荷必须低于患者的最大承受能力；每级运动负荷最好持续2～3 min，以达到心血管稳定状态；运动时间最好在6～12 min。

表5-2-6　Bruce方案

分级	速度/(km/h)	坡度/(%)	时间/min	MET
1	2.7	10	3	5
2	4.0	12	3	7
3	5.5	14	3	10
4	6.8	16	3	13
5	8.0	18	3	16
6	8.9	20	3	19
7	9.7	22	3	22

(六) 注意事项

用最通俗和扼要的方式向患者介绍心电运动试验的方法，取得患者的合作。室内温度最好为22℃左右，湿度小于60%。受试者非饱餐或空腹。一般在饭后2 h左右进行试验。试验前2 h禁止吸烟、饮酒。

试验前停用影响试验结果的药物，如洋地黄制剂、硝酸甘油、潘生丁、咖啡因、麻黄素、普鲁卡因胺、奎尼丁、钙拮抗剂、血管紧张素转换酶抑制剂、心得安、酚噻嗪类药物等。感冒或其他病毒、细菌性感染一周内不宜做该试验。试验前1日内不参加重体力活动。试验前适当休息(半小时左右)。

(七) 终止运动试验的指标

(1) 达到了预期的心率　预期心率＝最大心率×85%，预期心率＝195－年龄(岁)。

(2) 出现典型的心绞痛。

(3) 心电图出现阳性结果。

(4) 严重心律失常，如室性早搏二联律、多源性室性早搏、RonT现象、室性心动过速等恶性心律失常。

(5) 收缩压较运动前下降10 mmHg汞柱，或运动中血压收缩压超过210 mmHg汞柱。

(6) 出现头晕、面色苍白、步态不稳。

(7) 下肢无力。

(八) 运动试验结果判定标准

(1) 运动中或运动后出现典型的心绞痛。

(2) 运动中或运动后R波为主的导联出现缺血性ST段水平或下垂性下降达到或超过1 mm，持续0.08 s以上。

(3) 原有ST段下降者，运动中或运动后出现缺血性ST段下降，较原来增加1 mm。

(4) 运动中或运动后出现严重心律失常。

(5) 运动中血压下降。

有以上条件之一即可判定为阳性。

(九) 运动试验对预后的判断

(1) 缺血性(水平型、下垂型)ST段下降，缺血性ST段下降的程度和死亡率大致相平行或呈比例，因此：

① 轻度ST段下降，下降0.01～0.09 mV为标准死亡率的2倍；

② 中度ST段下降，下降0.1～0.19 mV为标准死亡率的5倍；

③ 显著ST段下降，下降0.2 mV或以上为标准死亡率的15.8～20倍。

(2) 连接点ST段下降　连接点型ST段下降是运动试验的正常反应，预后良好，发病率非常低。

(3) ST 段抬高的预后　运动引起的 ST 段抬高，为变异性心绞痛的表现，预后差，常在一年内发生心肌梗死或死亡。

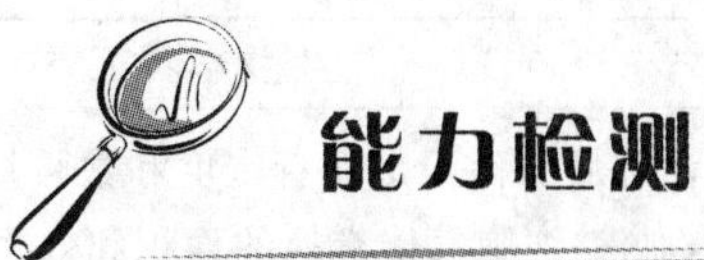

1. 简述心电运动试验的意义及注意事项。
2. 代谢当量有哪些应用价值？

第三节　康复治疗

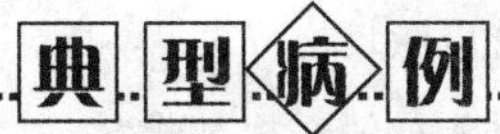

再接上述病例，据此请对该患者制定康复治疗方案。

一、康复治疗原理

（一）Ⅰ期康复

通过适当活动，减少或消除绝对卧床休息所带来的不良影响。过分卧床休息可导致如下后果。

(1) 血容量减少(心血管反馈调节机制)，每搏量和心输出量降低，代偿性心率加快。

(2) 回心血量增加，心脏前负荷增大，心脏射血阻力相对增高，心肌耗氧量相对增加。

(3) 血流缓慢，血液黏滞性相对增加，血栓和栓塞的概率增加。

(4) 横膈活动降低，通气及换气功能障碍，排痰困难，合并肺炎和肺栓塞的概率增加。

(5) 运动耐力降低，最大吸氧量每天降低约 0.9%。

(6) 胰岛素受体敏感性降低，葡萄糖耐量降低。

(7) 恐惧和焦虑情绪增加，肾上腺皮质激素分泌增高。

（二）Ⅱ期康复

设立Ⅱ期康复是以心肌梗死瘢痕形成需要 6 周左右的时间为依据的，而在心肌瘢痕形成之前，患者病情仍然有恶化的可能性，因而进行较大强度的运动危险性较大。因此，患者在此期主要是要保持适当的体力活动，逐步适应家庭活动，等待病情完全稳定，做好参加Ⅲ期康复锻炼的准备。

（三）Ⅲ期康复

(1) 外周效应　外周效应是心脏之外的组织和器官发生的适应性改变，是公认的冠心病和各类心血管疾病康复治疗的依据(表 5-2-7)。外周效应需要数周时间才能形成,一旦停止训练则会丧失,因此训练要持之以恒。

表 5-2-7　冠心病Ⅲ期康复的外周效应

功能改善	生物学特征
肌肉氧摄取能力提高	长期康复训练后肌肉毛细血管密度和数量增加,毛细血管开放的数量和口径增加,血液-细胞气体交换的面积和效率相对增加,外周骨骼肌氧摄取能力提高,动静脉氧差增大
肌肉氧利用能力改善	肌细胞线粒体数量、质量和氧化酶活性提高,氧利用率增强
能量代谢改善	肌细胞胰岛素受体开放数量增加,葡萄糖进入细胞的速率和数量增加,从而运动能量代谢效率改善,血流需求相对减少
交感兴奋性降低	血液儿茶酚胺含量降低,降低运动心血管应激反应
肌肉机械效率提高	肌肉收缩的机械效率提高,使定量运动时能量消耗相对减少
最大运动能力提高	由于定量运动时心脏负荷减轻,心肌耗氧量降低,最大运动能力相应提高

(2) 中心效应　中心效应指康复训练对心脏的直接作用,主要为心脏侧支循环形成(冠脉生物搭桥),冠状动脉供血量提高,心肌内在收缩性相应提高。冠状动脉狭窄或完全闭塞后所累及的部位形成侧支循环,这一现象已在临床和动物实验中得到了证实。反复心绞痛患者进展为心肌梗死的概率低于初发心绞痛者;冠状动脉狭窄程度越重,心绞痛持续时间越长,侧支循环形成量越多,发展为心肌梗死越少或心肌坏死的程度越轻,提示侧支循环有一定程度的心肌保护作用。慢性冠状动脉狭窄的猪模型经过运动训练后,心肌侧支循环的生成显著超过不运动对照组,与运动刺激的血管内皮生长因子(VEGF)、成纤维细胞生长因子(FGF)等的表达增加有关。长期运动训练与形成充分的侧支循环血流量直接相关。此外,长期运动后,心脏舒张期延长有利于血供的进一步恢复;血液流速快于非运动组;运动状态下 β 肾上腺素能受体活性偏高,有助于侧支循环的扩张,而 β 受体阻滞剂可抑制这一效应。

(3) 危险因素控制　危险因素控制是对心血管危险因子的控制,是康复治疗和预防的重要内容,主要包括:①改善脂质代谢异常;②改善高血糖及糖耐量异常;③控制高血压;④改善血液高凝状态;⑤帮助戒烟。

二、康复治疗目标

1. Ⅰ期康复治疗目标

(1) 低水平运动试验阴性,可以按正常节奏连续行走 100～200 m 或上下 1～2 层楼而无症状和体征。

(2) 运动能力达到 2～3 MET,能够适应家庭生活。

(3) 使患者理解冠心病的危险因素及注意事项，在心理上适应疾病的发作和处理生活中的相关问题。

2. Ⅱ期康复治疗目标

(1) 逐步恢复一般日常生活活动能力，包括轻度家务劳动、娱乐活动等。

(2) 运动能力达到 4～6 MET，提高生活质量。对于体力活动没有更高要求的患者可停留在此期。

3. Ⅲ期康复治疗目标

(1) 巩固Ⅱ期康复成果，控制危险因素。

(2) 改善或提高体力活动能力和心血管功能，恢复发病前的生活和工作。

三、康复治疗方案与实施

(一) Ⅰ期康复

以循序渐进地增加活动量为原则，生命体征一旦稳定，无合并症时即可开始。康复治疗的基本原则是根据患者的自我感觉，尽量进行可以耐受的日常活动(表 5-2-8)。康复治疗采用团队合作模式，即由心脏科医师、康复科医师、康复治疗师(物理治疗、作业治疗、心理治疗等)、护士、营养师等共同工作。

表 5-2-8 冠心病Ⅰ期康复日常活动参考

日常活动	步骤						
	1	2	3	4	5	6	7
知识宣教	+	+	+	+	+	+	+
腹式呼吸	10 min	20 min	30 min	30 min×2	—	—	—
腕踝动(不抗阻)	10 次	20 次	30 次	30 次×2	—	—	—
腕踝动(抗阻)	—	10 次	20 次	30 次	30 次×2	—	—
膝肘动(不抗阻)	—	—	10 次	20 次	30 次	30 次×2	—
膝肘动(抗阻)	—	—	—	10 次	20 次	30 次	30 次×2
自己进食	—	—	帮助	独立	独立	独立	独立
自己洗漱	—	—	帮助	帮助	独立	独立	独立
如厕	—	—	帮助	帮助	独立	独立	独立
床上靠坐	5 min	10 min	20 min	30 min	30 min×2	—	—
床上不靠坐	—	5 min	10 min	20 min	30 min	30 min×2	—
床边坐(有依托)	—	—	5 min	10 min	20 min	30 min	30 min×2
床边坐(无依托)	—	—	—	5 min	10 min	20 min	30 min
站(有依托)	—	—	5min	10 min	20 min	30 min	—
站(无依托)	—	—	—	5 min	10 min	20 min	30 min

续表

日常活动	步骤						
	1	2	3	4	5	6	7
床边行走	—	—	—	5 min	10 min	20 min	30 min
走廊行走	—	—	—	—	5 min	10 min	20 min
下一层楼	—	—	—	—	—	1次	2次
上一层楼	—	—	—	—	—	—	1～2次

注："帮助"是指患者在他人的帮助下完成；"独立"是指患者独立完成。

(1) 床上活动　活动一般从床上的肢体活动开始，包括呼吸训练。肢体活动一般从远端肢体的小关节活动开始，从不抗地心引力的活动开始，强调活动时呼吸自然、平稳，没有任何憋气和用力的现象。然后可以逐步开始抗阻活动，抗阻活动可以采用捏气球、皮球，或拉皮筋等方式，一般不需要专用器械。徒手体操也十分有效。吃饭、洗脸、刷牙、穿衣等日常生活活动可以早期进行。

(2) 呼吸训练　主要进行腹式呼吸训练。腹式呼吸的要点是在吸气时腹部浮起，让膈肌尽量下降；呼气时腹部收缩，把肺的气体尽量排出。呼气与吸气之间要均匀连贯，可以比较缓慢，但是不可憋气。

(3) 坐位训练　坐位是重要的康复起始点，应该从第一天就开始。开始坐时可以有依托，例如，把枕头或被子放在背后，或将床头抬高。有依托坐的能量消耗与卧位相同，但是，上身直立体位使回心血量减少，同时射血阻力降低，心脏负荷实际上低于卧位。在有依托坐适应之后，患者可以逐步过渡到无依托独立坐。

(4) 步行训练　从床边站立开始，先克服体位性低血压。在站立无问题之后，开始床边步行(1.5～2.0 MET)，以便在疲劳或不适时能够及时上床休息。此阶段开始时最好进行若干次心电监护活动。此阶段患者的活动范围明显增大，因此监护需要加强。要特别注意避免上肢高于心脏水平的活动，例如，患者自己手举盐水瓶上厕所，此类活动使心脏负荷显著增加，是诱发意外的常见原因。

(5) 大便　大便务必保持通畅。卧位大便时由于臀部位置提高，使回心血量增加，心脏负荷增加，卧位大便还必须克服体位所造成的重力，从而需要增加额外的力(4 MET)。因此，卧位大便对患者不利。而在床边放置简易的坐便器，让患者坐位大便，其心脏负荷和能量消耗均小于卧床大便(3.6 MET)，也比较容易排出。因此，应该尽早让患者坐位大便，禁忌蹲位大便或在大便时过分用力。如果出现便秘，应该使用通便剂。患者有腹泻时也需要注意严密观察，因为过分的肠道活动可以诱发迷走反射，导致心律失常或心电不稳。

(6) 上楼　上下楼的活动是保证患者出院后在家庭活动安全的重要环节。下楼的运动负荷不大，而上楼的运动负荷主要取决于上楼的速度。必须保持非常缓慢的上楼速度。一般每上一级台阶可以稍事休息，以保证没有任何症状。

(7) 心理康复与常识宣教　患者在急性发病后，往往有显著的焦虑和恐惧感。护士和康复治疗师必须安排好对患者的医学常识教育，使其理解冠心病的发病特点、注意事项和预防再次发作的方法。特别是要强调戒烟、低脂低盐饮食、规律生活、个性修养等。

(8) 康复方案调整与监护　如果患者在训练过程中没有不良反应，运动或活动时心率增加少于每分钟 10 次，次日训练可以进入下一阶段。运动时心率增加至每分钟 20 次，则需要继续同一级别的运动。心率增加超过每分钟 20 次，或出现任何不良反应，则应该退回到前一阶段运动，甚至暂时停止运动训练。为了保证活动的安全性，可以在医学或心电监护下开始所有的新活动。在无任何异常的情况下，重复性的活动不一定要连续监护。

(9) 出院前评估及治疗策略　当患者顺利达到训练目标后，可以进行症状限制性或亚极量心电运动试验，或在心电监护下进行步行。如果确认患者可连续步行 200 m 无症状和无心电图异常，可以安排出院。患者出现合并症或运动试验异常者则需要进一步检查，并适当延长住院时间。

(10) 发展趋势　由于患者住院时间日益缩短，国际上主张 3～5 天出院，所以，Ⅰ期康复趋向于具有合并症及较复杂的患者。早期出院患者的康复治疗完全可以不遵循固定的模式。

(二) Ⅱ期康复

主要进行室内外散步、医疗体操(如降压舒心操、太极拳等)、气功(以静功为主)、家庭卫生、厨房活动、园艺活动或在邻近区域购物、作业治疗。活动强度以心率为尺度进行衡量，为最大心率(HRmax)的 40%～50%，活动时自觉费力程度分级(RPE)不超过 15 级。一般活动无须医学监测，在进行较大强度活动时，可采用远程心电图监护系统监测，或由有经验的康复治疗师观察数次康复治疗过程，以确立安全性。无并发症的患者可在家属帮助下逐渐用力，活动时不可有气喘和疲劳。所有上肢超过心脏平面的活动均为高强度运动，应该避免或减少。训练时要注意保持一定的活动量，但日常生活和工作时应采用能量节省策略，比如制定合理的工作或日常活动程序、减少不必要的动作和体力消耗等，以尽可能提高工作和体能效率。每周需要门诊随访一次。任何不适均应暂停运动，及时就诊。

出院后的家庭活动可以分为以下六个阶段。

1. 第一阶段

(1) 活动　可以缓慢上下楼，但要避免任何疲劳。

(2) 个人卫生　可以自己洗澡，但要避免洗澡水过热，也要避免过冷、过热的环境。

(3) 家务　可以洗碗筷、蔬菜、铺床，提 2 kg 左右的重物，短时间园艺工作。

(4) 娱乐　可以打扑克、下棋、看电视、阅读、针织、缝纫、短时间乘车。

(5) 需要避免的活动　提举超过 2 kg 的重物，过度弯腰、情绪沮丧、过度兴奋、应激。

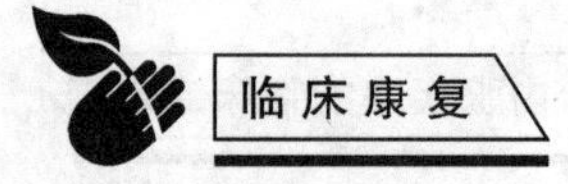

2. 第二阶段

(1) 个人卫生　可以外出理发。

(2) 家务活动　可以洗小件衣服或使用洗衣机(但不可洗大件衣物)、晾衣服、坐位熨小件衣物、使用缝纫机、掸尘、擦桌子、梳头、简单烹饪、提 4 kg 左右的重物。

(3) 娱乐活动　可以进行有轻微的体力活动的娱乐。

(4) 性生活　在患者可以上下两层楼或可以步行 1 km 而无任何不适时,患者可以恢复性生活,但是要注意采取相对比较放松的方式。性生活之前可以服用或备用硝酸甘油类药物,必要时可以先向有关医生咨询。适当的性生活对恢复患者的心理状态有重要作用。

(5) 需要避免的活动　长时间活动,烫发之类的高温环境,提举超过 4 kg 的重物,参与涉及经济或法律问题的活动。

3. 第三阶段

(1) 家务活动　可以长时间熨烫衣物、铺床、提 4.5 kg 左右的重物。

(2) 娱乐活动　轻度园艺工作,在家练习打高尔夫球、桌球、室内游泳(放松性),短距离公共交通,短距离开车,探亲访友。

(3) 步行活动　连续步行 1 km,每次 10～15 min,每日 1～2 次。

(4) 需要避免的活动　提举过重的物体,活动时间过长。

4. 第四阶段

(1) 家务活动　可以与他人一起外出购物、正常烹饪、提 5 kg 左右的重物。

(2) 娱乐活动　小型油画制作或木工制作、家庭小修理、室外打扫。

(3) 步行活动　连续步行每次 20～25 min,每日 2 次。

(4) 需要避免的活动　提举过重的物体,使用电动工具,如电钻、电锯等。

5. 第五阶段

(1) 家务活动　可以独立外出购物,短时间吸尘或拖地,提 5.5 kg 左右的物体。

(2) 娱乐活动　家庭修理性活动、钓鱼、保龄球类活动。

(3) 步行活动　连续步行,每次 25～30 min,每日 2 次。

(4) 需要避免的活动　提举过重的物体,过强的等长收缩运动。

6. 第六阶段

(1) 家务活动　清洗浴缸、窗户,可以提 9 kg 左右的重物(如果没有任何不适)。

(2) 娱乐活动　慢节奏跳舞;外出野餐,去影院和剧场。

(3) 步行活动　可列为日常生活活动,每次 30 min,每日 2 次。

(4) 需要避免的活动　剧烈运动,如举重、锯木、开大卡车、攀高、挖掘等,以及竞技性活动,如各种比赛。

(三) Ⅲ期康复

1. 康复训练的基本原则

(1) 循序渐进原则　遵循学习适应和训练适应机制。学习适应掌握某一运动技能时由不熟悉的过程，是一个由兴奋、扩散、泛化，至抑制、集中、分化的过程，是任何技能的学习和掌握都必须经历的规律。训练适应是指人体效应提高由小到大，由不明显到明显，由低级到高级的积累发展过程。

(2) 持之以恒原则　训练效应是从量变到质变的过程，训练效果的维持同样需要长期锻炼。一般认为，额定训练时间产生的训练效应将在停止训练类似的时间后消失。运动训练没有一劳永逸的效果。

(3) 兴趣性原则　兴趣可以提高患者参与并坚持康复治疗的主动性和顺应性。如果康复运动治疗方法单一，又不注意定时定期改变方法，或采取群体竞赛的形式，穿插一些活动性游戏，则患者就会感到参加运动治疗枯燥无味，长期治疗就成为负担。

(4) 全面性原则　冠心病患者往往合并有其他脏器疾病和功能障碍，同时患者也常有心理障碍和工作/娱乐、家庭/社会等诸多方面的问题。因此，冠心病的康复绝不仅仅是心血管系统的问题，而要整体看待，全面康复。

(5) 个体化原则　因人而异地制定康复方案。

2. 康复训练方法

(1) 运动方式　包括有氧训练、力量训练、柔韧性训练、作业训练、医疗体操、气功等。运动形式可以分为间断性运动和连续性运动。①间断性运动：指基本训练期有若干次高峰靶强度，高峰强度之间强度降低。其优点是可以获得较强的运动刺激，同时时间较短，不至于引起不可逆的病理性改变。主要缺点是需要不断调节运动强度，操作比较麻烦。②连续性运动：指训练的靶强度持续不变，这是传统的操作方式，主要优点是简便，患者相对比较容易适应。

(2) 运动量：运动量要达到一定的阈值才能产生训练效应。每次的总运动量(以热量表达)应在 2 931～8 374 kJ(相当于步行或慢跑 10～32 km)。每周运动量小于2 931 kJ 只能维持身体活动水平，而不能提高运动能力。每周运动量超过 8 374 kJ 则不增加训练效应。运动总量无明显性别差异。METs 消除了体重影响，比热量在计算上更为实用。合适运动量的主要标志：运动时稍出汗，轻度呼吸加快但不影响对话，早晨起床时无持续疲劳感和其他不适感。运动量的基本要素为：运动强度、运动时间和运动频率。

① 运动强度　运动训练所规定达到的强度称为靶强度，靶强度可用 VO_2max、HR、HR 储备、MET、RPE 等方式进行衡量。靶强度与最大强度的差值是训练的安全系数。靶强度一般为 VO_2max 或 MET 的 40%～85%，或 HR 储备的 80%，或 HRmax 的 70%～85%。靶强度越高，产生心脏中心训练效应的可能性就越大。

② 运动时间　每次进行运动锻炼的时间即为运动时间。靶强度运动的运动时间一般持续 10～60 min。在额定运动总量的前提下，训练时间与强度呈反比。准备活动和结束活动的时间另外计算。

③ 运动频率　训练频率指每周训练的次数。国际上多数采用每周 3～5 天的频率。

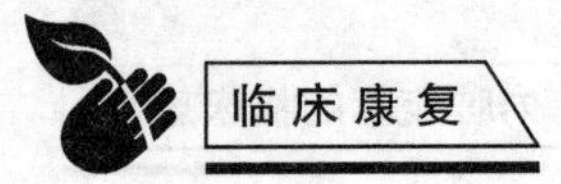

(3) 主要注意事项:

① 选择适当的运动,避免竞技性运动。

② 在感觉良好时运动,感冒或发热后,要在症状和体征消失两天以上才能恢复运动。

③ 注意周围环境因素对运动反应的影响　寒冷和炎热气候要相对降低运动量和运动强度,训练的理想环境是 4～28 ℃,空气湿度小于 6%,风速不超过 7 m/s;避免在阳光下和炎热气温时剧烈运动;穿戴宽松、舒适、透气的衣服和鞋;上坡时要减慢速度;饭后不做剧烈运动。

④ 理解个人能力的限制　患者应定期检查和修正运动处方,避免过度训练;药物治疗发生变化时要注意相应地调整运动方案;参加训练前应该进行尽可能充分的身体检查;剧烈运动者应尽可能先进行运动试验。

⑤ 警惕症状　运动时如发现下列症状应停止运动,及时就医:上身不适(包括胸、臂、颈或下颌,可表现为酸痛、烧灼感、缩窄感或胀痛)、无力、气短、骨关节不适(关节痛或背痛)等。

⑥ 训练必须持之以恒,如间隔 4～7 天以上,再开始运动时宜稍降低运动强度。

(4) 训练实施　每次训练都必须包括准备活动、训练活动和结束活动。充分的准备活动与结束活动是防止训练意外的重要环节,训练时的心血管意外 75% 均发生在这两个时期。此外,合理的准备活动与结束活动对预防运动损伤也有积极的作用。

① 准备活动　准备活动的主要目的是预热(warm-up),即让肌肉、关节、韧带和心血管系统逐步适应训练期的运动应激,运动强度较小。运动方式包括牵伸运动及大肌群活动,要确保全身主要关节和肌肉都有所活动,一般采用医疗体操、太极拳等,也可附加小强度步行。

② 训练活动　训练活动是指达到靶强度的训练活动,中低强度训练的主要目的是达到最佳外周适应。高强度训练的目的在于刺激心肌侧支循环生成。

③ 结束活动　结束活动的主要目的是冷却(warm-down),即让高度兴奋的心血管应激逐步降低,以适应运动停止后血流动力学改变。运动方式可与训练方式相同,但强度逐步减小。

3. 康复训练与药物治疗的关系

康复训练和临床药物治疗是心脏病康复中相辅相成的两个主要方面。适当的药物治疗可以相对地增强患者的运动能力,提高训练水平和效果。同时,运动训练的有益效应有助于减少用药量,有的患者甚至可以基本停止用药。药物可对患者运动时的心血管反应产生影响,因此在制定运动处方时,必须慎重考虑药物的作用。

(1) 血管扩张药　血管扩张药的代表药物为硝酸甘油和硝酸异山梨酯(消心痛)。这类药物有较强的扩张血管作用,通过降低心脏的前后负荷,降低心肌耗氧量,从而提高患者的运动能力。在使用此类药物时,应注意少数患者可产生过分的血管扩张,导致直立性低血压。运动训练的准备和结束活动要充分。扩张性头痛是常见的副作用。

(2) β-阻滞剂　β-阻滞剂包括普萘洛尔(心得安)、美托洛尔(美多心安)、阿替洛尔(氨酰心安)等。其药理作用主要是通过减慢心率和降低心肌收缩力,降低心肌耗氧量,从而提高运动能力。在运动训练时,患者的心率增加可明显减小,因而所能达到的靶心率可能低于不用药时。在制定运动处方时,可以参考患者在用药状态下心电运动试验的结果,或以 RPE 作为尺度。在调整药物剂量时,应相应地改变靶心率或运动强度。在必须停止用药或降低药物剂量时,应注意防止撤药综合征,一般应在两周左右的时间逐渐减少并停止用药。

(3) 钙离子拮抗剂　钙离子拮抗剂包括硝苯地平(心痛定)、维拉帕米(异搏停)和地尔硫卓(硫氮唑酮)。其主要作用为降低外周血管阻力和心肌的收缩性,从而降低心肌耗氧量,增强运动能力。使用地尔硫卓可轻度减慢心率,而在使用硝苯地平期间,心率可有所加快,因此训练时应注意患者的心率反应。这类药物的典型不良反应与血管扩张有关。典型不良反应包括头痛、颜面潮红以及头晕。踝部水肿和心悸也是常见的不良反应,应与心源性症状相鉴别。

(4) 肾素-血管紧张素转换酶抑制剂　肾素-血管紧张素转换酶抑制剂在高血压、心力衰竭和冠心病中的应用日趋广泛。其主要的不良反应是直立性低血压。在运动时要密切注意患者血压反应,特别是在合并使用血管扩张剂或 β-阻滞剂时,要有适当和充分的准备和结束活动。该药的另一不良反应是干咳。

4. 性功能障碍及其康复

患者在遭受心脏意外事件后的康复治疗中,恢复正常性功能是其目标之一。有两项间接试验可以了解患者有无能力。一是上二层楼试验(尽可能快地上二层楼梯,可同时做心电监测),通常性生活中心排血量约比安静时提高 50%,这和快速上二层楼梯的反应相似。二是观察患者能否完成 5～6 个 MET 的活动,因为性生活时最高能量消耗相当于 4～5 个 MET,事实上,在日常生活中,看一场精彩球赛电视广播时的心率已可能超过性生活中的最高心率。但应注意,大量进食后不宜性生活,并劝导应至少在心肌梗死 6 周后才能进行性生活。良好的康复治疗效应可降低性生活时最高心率 5.5%。

总之,冠心病的康复治疗在冠心病防治中占有重要的位置,是提高患者个人生活质量的重要手段,应加以重视。

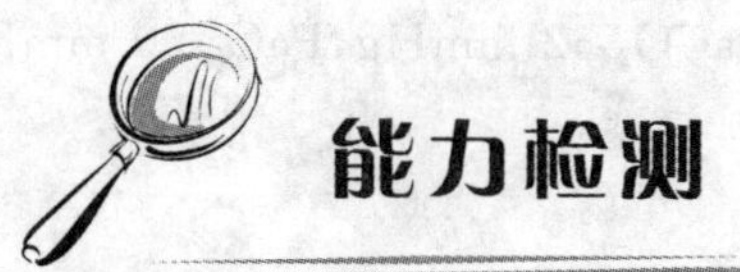

患者,男,50 岁,陈旧性前壁心肌梗死 3 个月,体重 85 kg,运动试验至 Bruce 方案第三级时 ST 下移达 0.1 mV,心率为 150 次/分。

1. 患者属于冠心病康复的第几期？此期康复目标是什么？
2. 试为该患者制定运动处方。
3. 如何对运动量进行调整？

（黄佳玮）

任务三　慢性阻塞性肺疾病患者的康复

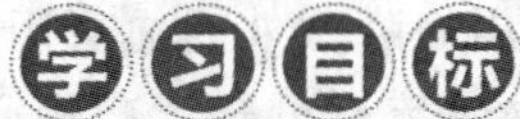

熟练掌握　慢性阻塞性肺疾病的康复评定。

掌握　慢性阻塞性肺疾病的康复治疗。

熟悉　慢性阻塞性肺疾病的病因和危险因素；慢性阻塞性肺疾病的临床诊断及临床处理。

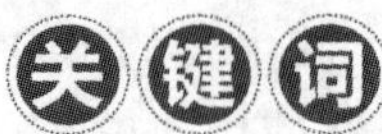

慢性阻塞性肺疾病；FEV1/FVC；6 min 步行实验

典型病例

患者，男，65 岁，20 年前起有咳嗽，咳白色泡沫痰。每逢劳累、气候变化或受凉后，咳嗽、咳痰加重，冬季病情复发。6 年前开始气喘，并逐渐加重，平时服用氨茶碱等药后症状可减轻。2 周前因受凉后咳嗽、咳痰加重，痰呈黏液黄脓状，不易咳出，每日量约 30 mL，有胸闷、动则气促。1 周来发热，体温 38 ℃左右，伴头痛。入院前一天家人发现神志模糊、嗜睡。

身体评估：体温 38.7 ℃，呼吸 100 次/分，血压 136/90 mmHg；神志恍惚，呼吸急促，口唇发绀，胸廓呈桶状，呼吸运动减弱，语颤减弱，叩诊呈过清音，心浊音界不易叩出，肺下界和肝浊音界下移，呼吸音减弱，呼气延长，两肺可听到散在哮鸣音和干啰音，右下肺部可听到湿啰音。

动脉血气分析：pH7.31，$PaCO_2$ 62 mmHg，PaO_2 50 mmHg。

根据上述病案，请思考下列问题：

1. 对该患者进行康复诊断。
2. 确定该患者的康复问题。

第一节　概　述

慢性阻塞性肺疾病(chronic obstructive pulmonary disease,COPD)是一组具有气流受限为特征的肺部疾病,气流受限不完全可逆,呈进行性发展,但是可以预防和治疗。由于气管、支气管黏膜及周围组织的慢性、反复发作的非特异性炎症蔓延至远端,累及细支气管及周围组织,造成气体排出受阻,肺泡压力增高,肺泡过度膨胀和弹性减弱或破坏,形成阻塞性肺气肿。本病临床上以咳嗽、咳痰、劳力性呼吸困难及反复发作的慢性过程为主要表现,在多次反复发作后,可导致肺血管阻力增加,产生肺动脉高压,最终可导致肺源性心脏病。

一、危险因素

导致慢性阻塞性肺疾病的危险因素很多,慢性阻塞性肺疾病常常是环境因素和生物学因素共同作用的结果。

(1) 吸烟　吸烟及被动吸烟是慢性支气管炎和肺气肿的极为重要的致病因素。吸烟的时间越长,量越多,其患病率越高,戒烟后可使症状减轻。

(2) 感染因素　呼吸道感染治疗不充分或根本未治疗而引起慢性阻塞性肺疾病的情况相当常见,感染是造成慢性支气管炎起病、加重和复发的基本病因。

(3) 理化因素　大气污染、刺激性烟雾、粉尘、气候寒冷等,均可使呼吸道纤毛运动功能发生障碍。血管收缩,防御功能降低,为病毒、细菌的入侵和繁殖创造了条件。

(4) 其他　过敏因素与喘息型慢性支气管炎有关;α_1抗胰蛋白酶缺乏与肺气肿的发生密切相关;此外,部分患者有副交感神经功能亢进,气道反应性增高,也有利于慢性支气管炎的发生和发展。

二、发病机制

慢性阻塞性肺疾病的发病机制主要有如下三点:①慢性阻塞性肺疾病患者存在着持续的气道炎症;②巨噬细胞、T-淋巴细胞(尤其是CD8+)和中性粒细胞在肺脏的不同部位显著升高;③活化的炎症细胞释放一系列的炎性介质(如白三烯B4(LT-B4)、IL-8、肿瘤坏死因子-α(TNF-α))以及其他的能够损伤肺组织和(或)持续引起中性粒细胞炎症的介质等。

慢性阻塞性肺疾病的病理改变涉及范围较广,包括:中心气道黏液的高分泌;外周气道结构重建,瘢痕组织形成;肺实质破坏,当患者出现典型的小叶中央型或全小叶型肺气肿时,伴有呼吸性细支气管的扩张以及毁损,会出现肺实质破坏;肺血管的改变,即血管壁增厚,平滑肌增生。

三、诊断

(1) 临床症状　本病起病缓慢,病程较长,主要临床症状是慢性咳嗽、咳痰、气短或呼吸困难、喘息和胸闷。可表现为症状加重期和缓解期交替出现,呼吸道感染常为急性加重的诱因,症状加重期表现为:休息或稍微活动时即有严重的呼吸困难;咳嗽增加及大量咳痰;痰量多,呈脓性或黏液脓性,常伴有发热等炎症表现。缓解期症状轻微,主要症状是咳嗽(可伴有黏液样痰)、气促、乏力。

(2) 体征　早期可无异常体征,部分患者可在背部及肺底部出现散在的干、湿啰音。出现肺气肿时可有:桶状胸,呼吸活动减弱,语颤减弱,叩诊过清音,心浊音界缩小;呼吸音减弱,呼气延长,心音遥远。合并肺心病的患者晚期可见躯干向前弯曲,两肩耸起,颈静脉怒张,肝脏肿大,踝部水肿等。

(3) 特殊检查:

① 胸部平片　早期可无变化,以后可出现双肺纹理增粗紊乱。肺气肿时双肺透亮增加,肋间隙增宽,横膈低平,活动度减弱,心影呈现垂直状。

② 血气分析　有呼吸功能障碍时动脉血氧分压(PaO_2)下降,二氧化碳分压($PaCO_2$)增高。

(4) 肺功能检查　慢性阻塞性肺疾病肺功能检查表现为阻塞性通气障碍,具体指标如下。

① 最大通气量(MBC)降低。

② 第1秒用力呼气容积/用力肺活量(FEV1/FVC)小于70%,残气量(RV)增加。

③ RV/TLC(肺总量)比值大于40%(为诊断肺气肿的重要指标)。其中第1秒用力呼气容积与预后有关,当FEV1<1 500 mL时,则出现劳力性气喘;当FEV1<750 mL时,则30%的患者于1年内死亡,50%的患者于3年内死亡。

(5) 慢性阻塞性肺疾病严重度分级

慢性阻塞性肺疾病的诊断以患者的症状为基础,其严重程度分级见表5-3-1。

表5-3-1　慢性阻塞性肺疾病严重度的分级

分　级	特　征
0:危险状态	肺功能正常; 慢性症状(咳嗽、咳痰); FEV1/FVC<70%
Ⅰ:轻度	FEV1≥80%的预计值; 有或没有慢性症状(咳嗽、咳痰); FEV1/FVC<70%; 30%<FEV1<80%的预计值
Ⅱ:中度	ⅡA:50%≤FEV1<80%的预计值; ⅡB:30%≤FEV1<50%的预计值; 有或无慢性症状(咳嗽、咳痰、呼吸困难); FEV1/FVC<70%

续表

分　级	特　征
Ⅲ:重度	FEV1＜30％的预计值或 FEV1＜50％的预计值; 伴有呼吸衰竭或右心衰竭的临床表现

本病为慢性病,一旦患病将终身难愈;症状时有时无,但病理解剖改变常继续存在并加重;症状缓慢恶化,难以完全控制,并会导致呼吸功能不全、酸中毒、肺动脉高压,最终发生肺源性心脏病。

四、主要康复问题

慢性阻塞性肺疾病患者除了呼吸困难之外,还有一系列继发性躯体和心理障碍,对患者的生活质量有直接影响,但这些功能障碍却往往被临床忽视,因此这些功能障碍是康复治疗的重要目标。

(1) 呼吸功能障碍　有效呼吸减低,病理式呼吸模式是其主要障碍;长期卧床可导致肺循环功能障碍,使肺血管和肺泡气体交换的效率降低,吸氧能力下降,诱发或加重缺氧症状。呼吸功能训练是需要引起重视的环节。

(2) 运动功能障碍　慢性阻塞性肺疾病患者呼吸肌无力导致机体吸氧能力减退、氧化代谢能力降低,从而限制了全身运动耐力。运动训练的适应性改变是提高运动功能的重要环节。

(3) 循环功能障碍　慢性阻塞性肺疾病患者往往减少体力活动,从而降低了心血管系统的适应性,导致循环功能降低。这种心血管功能衰退只有通过适当的运动训练才能逐渐恢复。

(4) 行为障碍　慢性阻塞性肺疾病患者往往伴有不良生活习惯、心理障碍等,这也是影响患者日常生活和治疗的重要因素。慢性阻塞性肺疾病患者因对自己的疾病抱悲观失望的态度,从而导致恶性循环(图 5-3-1)。

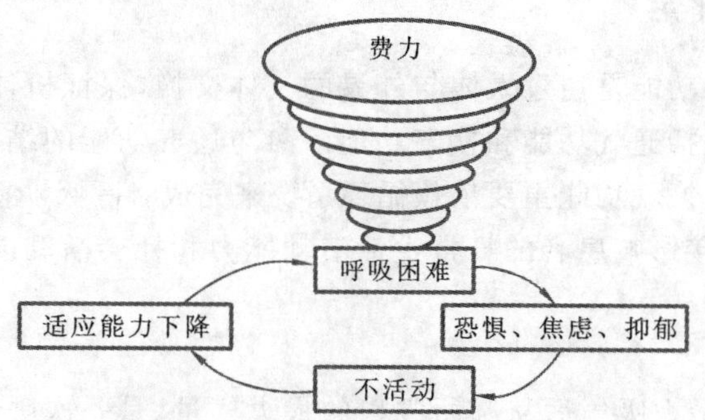

图 5-3-1　慢性阻塞性肺疾病患者行为障碍

五、适应证和禁忌证

（一）适应证

病情稳定的慢性阻塞性肺疾病患者，康复治疗指征在于顽固和持续的功能障碍，包括呼吸困难、运动耐力下降以及活动受限，而不在于肺本身病理损害的严重程度。

（二）禁忌证

禁忌证包括：严重肺高压；不稳定心绞痛及近期心肌梗死；认知功能障碍；充血性心力衰竭；明显肝功能异常；癌转移；残疾性脑卒中。另外，近期脊柱损伤、肋骨骨折、咯血及严重骨质疏松患者禁止做胸部拍打及震颤。

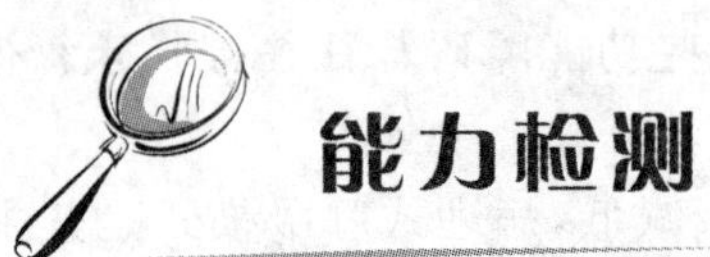

1. 简述慢性阻塞性肺疾病的诊断标准？
2. 慢性阻塞性肺疾病主要有哪些功能障碍？

第二节　康复功能评定

典型病例

接上述病例，据此请对该患者进行康复评估。

一、呼吸功能评定

呼吸系统的主要功能是通过人体与外界的气体交换，保证机体摄入氧气和排出二氧化碳。呼吸功能包括通气功能和换气功能。参与通气功能的结构包括呼吸道、胸廓以及呼吸调节中枢。换气功能主要依赖循环系统来完成。呼吸功能障碍的主要临床表现是呼吸困难，并直接影响患者的日常生活活动能力和社会活动能力。评定呼吸功能的常用指标如下。

1. 肺活量

肺活量（VC）是最大吸气后从肺所呼出的最大气量，是一次呼吸的最大通气量，能在一定程度上反映呼吸机能的潜在能力。成年男子肺活量约为 3 500 mL，女子约为 2 500 mL。肺组织损害或疾病所致的肺扩张受限都可能使肺活量减小，故肺活量明显减小可反映限制性通气障碍的情况。由于测定肺活量不限呼气的速度，故不适于阻塞性肺病的评定。

2. 最大用力肺活量

最大用力肺活量是较为理想的反映肺功能的动态指标。最大用力肺活量(时间肺活量)是指受试者一次深呼吸,然后以最快速度呼出气体,同时分别测量 1、2、3 s 呼出的气量,计算其所占肺活量的百分数,分别称为第一秒时间肺活量、第二秒时间肺活量和第三秒时间肺活量,其正常值分别为 83%、96%和 99%,是评价肺通气功能较好的指标。第一秒时间肺活量一般以第一秒用力呼气容积占用力肺活量的百分率(FEV1/FVC)来表示。FEV1/FVC 减少,说明气道阻塞。阻塞性肺病患者往往需要 5～6 s 或更长时间才能呼出全部肺活量。

3. 肺功能分级标准

肺功能分级标准见表 5-3-2。

表 5-3-2 肺功能分级标准

慢性阻塞性肺疾病分组	FEV1/VC
Ⅰ级(轻)	≥70
Ⅱ级(中)	50～69
Ⅲ级(重)	＜50

二、呼吸功能障碍程度评估

主观呼吸功能障碍程度评定,即通过观察患者完成一般性活动后主观感觉呼吸功能障碍的程度进行评定,以有无呼吸短促及程度进行分级。常用的分级方法如下。

1. 自觉气短、气急分级法

Ⅰ级——无气短、气急；

Ⅱ级——稍感气短、气急；

Ⅲ级——轻度气短、气急；

Ⅳ级——明显气短、气急；

Ⅴ级——气短、气急严重,不能耐受。

以上症状改变时,可按如下标准评分：

－4——极明显减轻；

－3——明显减轻；

－2——减轻；

－1——稍减轻；

0——无改变；

＋1——稍加重；

＋2——加重；

＋3——明显加重；

＋4——极明显加重。

2. 日常生活活动能力分级评定

按照患者日常生活中出现气短症状的程度分级，通常采用六级制。此分级方法有助于康复计划的制定，如肺功能1级患者可以从预防和肺康复宣教中获益；肺功能2～4级可以从以运动训练为主的综合康复治疗中受益；肺功能5级的患者主要从能量节约技术，接受心理支持方面获益。

0级：有不同程度肺气肿，但日常生活无影响，无气短。

1级：较剧烈劳动或运动时出现气短。

2级：速度较快或蹬楼、上坡时出现气短。

3级：慢走即有气短。

4级：讲话或穿衣等轻微动作时气短。

5级：安静时气短，无法平卧。

三、运动功能评估

常用的评价运动能力的运动实验包括心肺运动实验（CPET）、6 min步行实验、往返疾步走实验。心肺运动实验包括平板运动实验和功率自行车实验。

(1) 平板运动实验　该实验在固定的医用跑台上进行，可根据实验目的、患者病情调整跑台的速度和坡度。该实验可以全面评价运动能力、确定运动强度。该实验中用代谢当量（metabolic equivalent，MET）来表示运动强度。在运动的同时加上气体分析器，提供运动时的氧耗量、二氧化碳排出量、呼吸商、通气量，达到综合评定运动心肺功能的目的。在呼吸康复评定中常采用症状限制性运动实验，即以患者出现严重症状或体征作为中止运动指标，临床上常采用Bruce方案（表5-3-3）。

表5-3-3　Bruce方案

时间/min	速度/(km/h)	倾斜坡度/(%)
1	1	0
2	2	0
3	3	0
4	3	2
5	3	4
6	4	8
7	4	12
8	5	12

(2) 功率自行车实验　运动强度以功率表示。由于受试者是坐在踏车上进行原地踏车运动的，躯干及上肢相对固定，对血压测量和心电图记录的干扰小，对于不能适应跑台的患者更为合适。操作时通过增加阻力来增加运动负荷。世界卫生组织推荐的踏

车运动方案见表 5-3-4。

表 5-3-4 踏车运动方案

分　级	男	女	时间/min
	运动负荷/((kg·m)/min)		
1	300	200	3
2	600	400	3
3	900	600	3
4	1 200	800	3
5	1 500	1 000	3
6	1 800	1 200	3
7	2 100	1 400	3

功率自行车实验的代谢当量与体重有关,因此在计算时需要考虑体重因素(表 5-3-5)。

表 5-3-5 功率自行车实验的代谢当量与体重换算表

体重/kg	功率/((kg·m)/min)												
	75	150	300	450	600	750	900	1 050	1 200	1 350	1 500	1 650	1 800
20	4.0	6.0	10.0	14.0	18.0	22.0	—	—	—	—	—	—	—
30	3.4	4.7	7.3	10.0	12.7	15.3	17.9	20.7	23.3	—	—	—	—
40	3.0	4.0	6.0	8.0	20.0	23.0	14.0	16.0	18.0	20.0	22.0	—	—
50	2.8	3.6	5.2	6.8	8.4	10.0	11.5	13.2	14.8	16.3	18.0	19.6	21.1
60	2.7	3.3	4.7	6.0	7.3	8.7	10.0	11.3	12.7	14.0	15.3	16.7	18.0
70	2.6	3.1	4.3	5.4	6.6	7.7	8.8	10.0	11.1	12.2	13.4	14.0	15.7
80	2.5	3.0	4.0	5.0	6.0	7.0	8.0	9.0	10.0	11.0	12.0	13.0	14.0
90	2.4	2.9	3.8	4.7	5.5	6.4	7.3	8.2	9.1	10.0	10.9	11.8	12.6
100	2.4	2.8	3.6	4.4	5.2	6.0	6.8	7.6	8.4	9.2	10.0	10.8	11.6
110	2.4	2.7	3.4	4.2	4.9	5.6	6.3	7.1	7.8	8.5	9.3	10.0	10.7
120	2.3	2.7	3.3	4.0	4.7	5.3	6.0	6.7	7.3	8.0	8.7	9.3	10.0

(3) 6 min 步行实验(6 MWT) 以患者 6 min 内步行的最大距离为评价指标。因为轻度功能受损时步行距离不受限制,故 6 min 步行实验主要适用于心肺功能受损较严重的患者。此方法简单易行、重复性好、具有较好耐受性、更能反映日常活动能力。有研究显示,对慢性呼吸系统疾病,有临床显著意义的最小增加距离是 54 m。也可做 10 min 或 12 min 行走距离测定。日本 10 min 步行距离正常值(男性)为 1 435 m－(7.4×年龄±39.3)m。美国大于 68 岁的老年人 6 min 步行距离为(344±88)m。

(4) 往返疾步走实验(SWT) 这是在录音机指导下进行的实验,步行速度逐渐加

快(每分钟加快一次),在距离10 m的地方来回行走,直到跟不上速度为止,所行走的距离为评价指标。

四、心理功能评定

慢性阻塞性肺疾病患者由于呼吸困难和对窒息的恐惧,经常处于焦虑、紧张状态,因而呼吸肌紧张程度增加,从而进一步加重了气促和呼吸困难症状。国外有研究表明,焦虑不仅能加重气促,而且能触发气促。此外慢性阻塞性肺疾病患者由于慢性缺氧,可以引起器质性脑损害,表现为认知和情绪障碍等。因此需要对慢性阻塞性肺疾病患者进行相关的心理功能评定,方法有焦虑自评量表(SAS)、汉米尔顿抑郁量表(HDS)、Zung W的抑郁调查表等。

其他评定有生活质量问卷:用于呼吸系统的有慢性呼吸系统问卷(CRQ)和圣乔治呼吸疾病问卷(SGRQ),是肺康复中常用的问卷。目前国内尚未有自己的呼吸问卷,中文版的CRQ和SGRQ亦有较好的可信度和效果。CRQ主要包括呼吸困难、疲倦、情绪水平、认知能力四个方面内容,共20个问题;认知功能评定一般采用简易精神状态表(MMSE)问卷来判断。

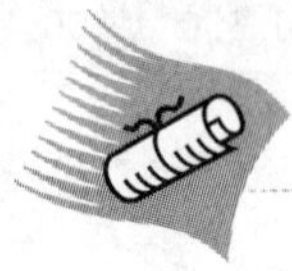

知识链接

其他呼吸功能评定指标

其他常用的呼吸功能评定指标包括肺的顺应性、通气与血流灌注比值、肺的弥散功能、血气分析等。

1. 肺的顺应性

(1) 静态肺顺应性　在呼吸周期中,气量暂时阻断时测得的肺顺应性称为静态肺顺应性,相当于肺组织的弹性。

(2) 动态肺顺应性　在呼吸周期中,气流未阻塞时测得的肺顺应性称为动态肺顺应性。动态肺顺应性除了与肺组织的弹性相关外,还受气道阻力的影响。

2. 通气与血流灌注比值

全肺肺泡通气量与流经全肺血量的比值称为通气血流灌注比值。健康成人每分钟全部肺泡通气量约为5 L,血流量约为6 L,全肺平均通气与血流灌注比值(V/Q)约等于0.8。V/Q异常,无论升高或降低都是导致机体缺氧、动脉血氧分压下降的主要原因。V/Q小于0.8表明通气量显著减少,见于慢性气管炎、阻塞性肺气肿、肺水肿等病。V/Q大于0.8表明肺血流量明显减少,见于肺动脉梗死、右心功能衰竭。

3. 肺的弥散功能

肺的弥散是指氧和二氧化碳通过肺泡及肺泡毛细血管壁在肺内进行气体交换的过

程。气体分子由高分压通过肺泡壁及肺泡毛细血管壁弥散至低分压。由于氧的弥散速度比二氧化碳要慢得多,因此,当患者弥散功能发生异常时,可明显影响动脉血氧水平。

4. 血气分析

呼吸功能的最终目的是维持血液气体的正常组成。因此,血液气体分析(简称血气分析)是呼吸功能评定的重要内容,一般慢性支气管炎对气体交换无明显影响,故不需要做此项检查。但在呼吸、循环衰竭时,血气分析对诊断、估计病情和指导治疗、判断预后都有重要意义。血气分析各项检查评定呼吸功能的意义如下。

(1) 血氧分压(PaO_2)　这是物理溶解于血液内的氧分子所产生的分压,是反映肺脏换气功能的重要指标。健康人 PaO_2 为 80～100 mmHg。受年龄和体位的影响,坐位 PaO_2＝104.2－0.27×年龄,仰卧位 PaO_2＝103.5－0.42×年龄。氧分压降低程度常可提示肺实质病变的程度。

(2) 二氧化碳分压($PaCO_2$)　这是物理溶解于血液内的二氧化碳分子所产生的分压,是衡量肺泡通气量的重要指标。健康人 $PaCO_2$ 为 35～45 mmHg。若通气量不足,二氧化碳潴留,$PaCO_2$ 升高,为呼吸性酸中毒。若过度通气,二氧化碳排出过多,$PaCO_2$ 下降,则可发生呼吸性碱中毒。

测定上述两项,可以了解肺的呼吸功能:若 PaO_2 下降而 $PaCO_2$ 不增高,表示机体出现单纯性换气障碍;若 $PaCO_2$ 增高,表示通气不足。

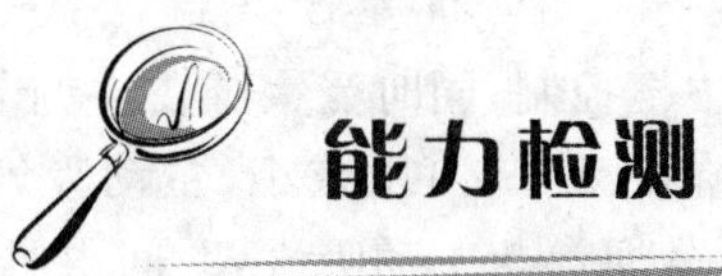

1. 慢性阻塞性肺疾病患者需要进行哪些呼吸功能评定?
2. 简述肺功能分级标准。

第三节　康复治疗

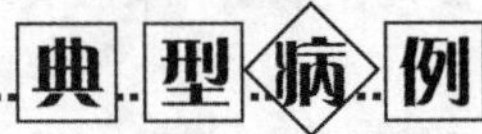

再接上述病例,据此请为该患者制定康复治疗方案。

一、康复治疗原理

(1) 提高运动耐力、改善呼吸困难　慢性阻塞性肺疾病患者运动受限的主要原因是心肺功能减退。心血管和呼吸系统的功能减退限制了最大摄氧量(VO_2 max),而通过运动训练等康复治疗能改善心肺系统协调的能力，显著提高慢性阻塞性肺疾病患者的 VO_2 max，提高运动耐力。

(2) 促进外周组织发生适应性改变　通过运动训练等康复治疗能使肌肉的毛细血管密度和数量增加。同时，运动时毛细血管开放的数量和口径增加，肌肉运动时血液-细胞气体交换的面积和效率增加，肌细胞中线粒体大小、数目、呼吸酶容量增加，都能使机体摄氧能力提高。

二、康复治疗目标

慢性阻塞性肺疾病的康复治疗目标是：缓解呼吸困难等症状，阻止病情发展，恢复有效呼吸；减缓慢性阻塞性肺疾病进展，阻止或减缓心肺功能的减退；提高运动耐量；通过教育和训练使患者日常生活活动能力、社会活动能力等达到最佳；提高患者生活质量。

三、康复治疗方案与实施

(一) 呼吸训练

指导患者掌握正确的呼吸方法，并把它融入日常生活活动中。呼吸训练必须在开始运动训练之前进行。其要点是建立膈肌呼吸，减少呼吸频率，协调呼吸即在呼气动作完成后吸气，调整吸气和呼气的时间比例。

1. 膈肌呼吸(又称为腹式呼吸)

1) 机制和意义

呼吸由脑桥和延髓中的呼吸中枢控制，同时受大脑皮质调节，因此可加以训练。正常平静呼吸时主要靠膈肌收缩下降，使胸腔内压减小，主动吸气，由于胸廓和肺的弹性回缩而被动呼气。深呼吸时，肋间外肌参与主动吸气，肋间内肌参与主动呼气。正常呼吸时，膈肌运动占呼吸功的 70%。呼吸困难时，辅助呼吸肌也参与。慢性阻塞性肺疾病患者横膈下降，平坦而松弛，加上肺膨胀过度失去弹性回缩力，横膈难以上升，甚至深呼吸时也只能活动 1～2 cm，其运动只占呼吸功的 30%，为弥补呼吸量的不足，在平静呼吸时，肋间肌甚至辅助呼吸肌也参与，即以胸式呼吸代替，吸气费力，呼气也主动进行，并且呼吸频率加快。重度膈肌疲劳时，可出现错误的呼吸，即吸气时收缩腹肌，使横膈无法活动。同时由吸气时肋间肌参与，胸内负压增加，横膈被动上移，结果腹压下降，腹壁回缩，称腹部矛盾呼吸(反常呼吸)。

膈肌呼吸是通过增大横膈的活动范围以提高肺的伸缩性来增加通气的。横膈活动增加 1 cm，可增加肺通气量 250～300 mL。深而慢的呼吸可减少呼吸频率，增加潮气量和肺泡通气量，提高血氧饱和度。膈肌较薄，活动时耗氧不多，又减少了辅助呼吸肌的不必要的使用，因而膈肌呼吸可以提高呼吸效率，缓解呼吸困难。此外，缓慢膈肌呼吸还可防止气道过早萎陷，减少功能残气量。

2) 方法

膈肌呼吸可采用如下体位：患者平卧，可屈双膝；侧卧位双膝稍屈；坐位，双手置上腹部，上身稍前倾；立位，两腿稍分开，上身稍前倾。按上述体位顺序进行膈肌呼吸训练，平卧位阶段为 6～7 周，其余体位各练习 1～2 周。使呼吸频率逐渐减少，呼吸深度逐渐加大至接近正常，并成为固定的自发的呼吸方式。

练习时首先放松全身肌肉，特别是胸部辅助呼吸肌。上身前倾有助于膈肌放松。肌肉放松可降低耗氧量，消除紧张情绪。

先闭口，用鼻吸气，同时鼓腹；然后张口呼气，同时收腹。可将左手放在胸部，右手放在脐上部，吸气时右手随腹壁上抬，呼气时右手向上后方用力按压，加强腹部回缩。

可用暗示呼吸法，即通过触觉诱导腹式呼吸：双手置于上腹部法、两手分别置于胸腹法、下胸季肋部布带束胸法、抬臀呼气法等。

3）抗阻呼吸训练法

（1）在膈肌呼吸训练时，加上阻力以增强呼吸肌。具体方法：卧位时脐部放重 1 kg 的沙袋，每 2 日增加一次重量，渐增至 3 kg。

（2）坐位时，将与嘴同高的蜡烛火苗吹向对侧，逐渐增加吹烛距离与时间。

（3）下胸部用宽 150 cm 的长布条缠绕，在胸前交叉，两端拿在手中，吸气开始时拉紧，然后渐渐放松，呼气时又拉紧。

（4）步行时，单手或双手提沙袋。

2. 缩唇呼吸

（1）机制和意义　正常支气管壁有一定弹性，以对抗呼气时肺内压增加，保持支气管管径和呼吸道畅通。慢性炎症，支气管壁破坏，吸气时管径可以保持，而呼气时由于胸腔内压增加而导致管壁塌陷，患者呼吸困难时往往用力呼吸，使胸腔内压增加更为明显，从而加重支气管阻塞。缩嘴呼气法可明显增加支气管内压，防止呼气时支气管及小支气管塌陷，从而改善呼气过程。这种方法常被慢性阻塞性肺疾病患者无意识地使用，以减轻呼吸困难。

（2）方法　鼻吸口呼，呼气时将口形缩小，缓慢呼气并发出轻微声响。可与吹蜡烛火苗结合练习，距蜡烛的距离从 20 cm 开始，逐渐延长距离至 90 cm，并尽量逐渐延长时间。

（二）保持呼吸道通畅

保持呼吸道通畅的方法包括咳嗽的控制与调节法、体位引流法、胸部振动或叩击促进排痰法。可配合物理因子治疗、雾化吸入途径的药物治疗等。

1. 咳嗽控制与调节

咳嗽是呼吸系统的保护屏障，但无效咳嗽会增加患者的痛苦，消耗体力，因此必须控制浅而频繁的咳嗽及暴发性咳嗽。咳嗽过程包括：深吸气、短暂闭气、关闭声门、增加胸内压、声门开放。正确的咳嗽应先深吸气，达到必要吸气容量，吸气量必须超过 15 mL/kg(体重)。吸气后短暂闭气，使气体在肺内有效分布、产生足够的咳嗽驱动压。然后关闭声门，进一步增强气道中的压力。腹肌及胸部辅助呼吸肌收缩，增加腹内压来增加胸内压，使呼气时产生高速气流。最后声门开放，形成由肺内冲出的高速气流。

应取舒适体位，身体前倾，作膈肌深吸气，把空气吸到支气管内有痰部分的更深处。稍屏气，接着使腹肌收缩，然后从容有力地咳嗽 2～3 次，使黏痰脱落咳出而气道不萎缩。可压迫下胸和上腹部，以助痰液排出。

腹肌无力的患者在尽可能地深吸气后，治疗师在其要咳嗽时给予手法帮助，向内、向上压迫腹部可协助产生较大的腹内压力，进行强有力的咳嗽(图 5-3-2)。

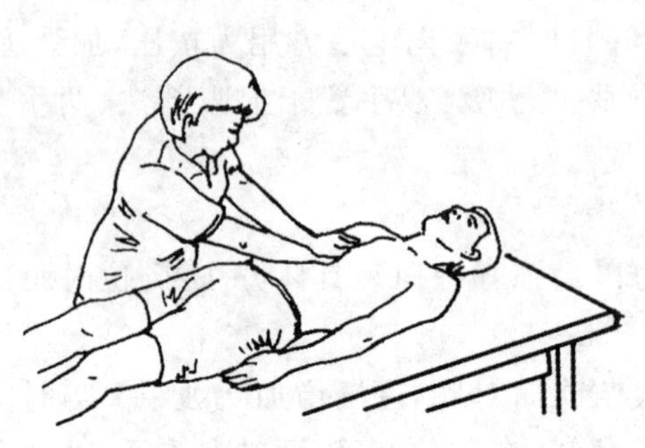

(a) 治疗师协助咳嗽技巧(仰卧位)

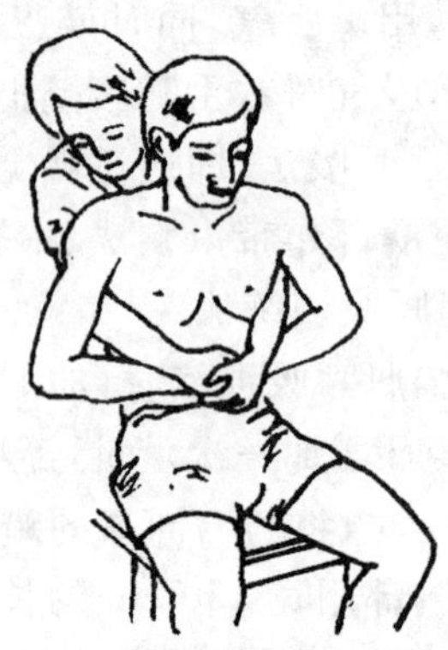

(b) 治疗师协助咳嗽技巧(坐位)

图 5-3-2 咳嗽技巧

2. 体位引流

(1) 机制与意义 慢性支气管炎，肺气肿患者在部分时间有痰液生成，咳出的仅是其中的一部分，一旦合并感染，分泌物增多，就非常容易阻塞呼吸道。体位引流是基于各肺区解剖位置不同，通过采取多种体位，利用重力使液体流向低处的原理，达到消耗较少的能量就能高效率地将痰液排出的目的的一种方法。

(2) 体位与步骤 取侧卧位、仰卧或俯卧位时的头低臀高位及半卧位。体位可借助放置枕头、抬高床脚或特制治疗床等来摆放。通常配合手法排痰和促进咳嗽反射。

以下介绍最常用的五种基本体位(表 5-3-6)。

表 5-3-6 体位引流常用的几种基本体位及引流肺区

体位	引流肺区
倾斜的俯卧位，头低 45°	引流两肺下叶和后底区
倾斜左右侧卧位，头低 45°	引流左右肺下叶和外底区
倾斜仰卧位，头低 45°	引流两肺下叶前底区
倾斜左右半侧卧位	引流右肺中叶和左肺上叶的舌叶
半卧位向后靠	引流两肺上叶前区
半卧位向前倾	引流两肺上叶肺尖及后区

(3) 适应证与禁忌证 体位引流适用的痰量每天多于 30 mL 或痰量中等但用其他方法不能排出痰液者。心肌梗死、心功能不全、肺水肿、肺栓塞、胸膜渗出、急性胸部外

伤、出血性疾病均禁忌进行体位引流。

(4) 注意事项:

① 引流应在饭前 1 h,饭后 2 h 进行,否则易致呕吐;

② 由于头低足高位不舒适,一些患者不耐受,会出现心慌、气促等症状,此时应立即恢复平卧位或坐位,情况严重时加用氧气;

③ 引流的体位不宜刻板执行,必须采用患者所能接受且易于排痰的体位。

3. 胸部叩击或振动促进排痰法

叩击是治疗师手握空拳(杯状拳)在呼气相快速叩击胸壁,频率在每分钟 100～480 次,力量为 58～65 N。振动是治疗师一手压在另一手上在患者呼气时振动胸壁,也可用电动按摩器,使储留在支气管里的分泌物脱落并移至较大的支气管而较容易排出。叩击与振动宜轻而有节奏,不得引起疼痛。从胸背下部向上方移动,避开肩胛与上腹部。操作时嘱患者缓慢用膈肌呼吸,呼气时进行叩击与振动,反复数次。在体位引流过程中进行叩击与振动,可加强排痰效果。此外,可用抗生素、黏液溶解剂进行雾化吸入治疗以增加分泌物的排出。

4. 物理因子治疗法

早期慢性阻塞性肺疾病患者可用超短波治疗,将电极前后对置于病变肺区,无热量或微热量,每次 7～10 min。每日 1 次,15 次为 1 个疗程。每年 5 月、11 月各 1 个疗程,可起到消炎、减轻症状、增强呼吸功能、预防并发症的作用。

5. 雾化吸入途径给药治疗

雾化吸入途径给药可使 90%的直径小于 3 μm 的药物颗粒得以弥散分布于支气管和细支气管中;雾化气中有充分水分,可使气道湿润,有助于分泌物液化。雾化吸入液中可同时加抗生素、祛痰药及解痉平喘药。如妥布霉素 0.6 g、地塞米松 5 mg、α-糜蛋白酶 4 000 U,溶入 50 mL 生理盐水中,雾化吸入,每日雾化 3 次,每次 20～30 min。雾化吸入时,作膈肌深呼吸,可使药物微粒更广泛地深达肺底,吸入数分钟后鼓励患者咳嗽,有助于排痰,如果立即进行体位引流,排痰效果更好。事实上,最好最简单的祛痰方法是多饮水。老年人由于害怕夜尿多而不敢饮水,从而使痰液黏稠,不易咳出。应鼓励多饮水。

6. 常规途径给药治疗

慢性支气管炎、肺气肿患者长期应用抗生素是有害无益的,但一旦出现多痰、脓痰,就应及早选择有效的抗生素进行抗感染治疗,以防止发生严重感染。抗生素一般用至脓痰变稀薄或消失后数天即可停药。可配合祛痰剂、黏液溶解剂、解痉平喘等药物。

(三) 运动疗法

运动训练包括下肢训练、上肢训练及呼吸肌训练。

在训练时必须注意的问题是,在正常人和心脏病患者中应用的训练原则不能用于慢性阻塞性肺疾病患者,原因是其心脏负荷尚未达到训练要求;而呼吸功能不足已经限制了运动的持续进行。在轻度慢性阻塞性肺疾病患者中,运动耐量受限于最大通气量的下降和呼吸困难感的出现，而在中、重度慢性阻塞性肺疾病患者中，运动时 PaO_2 或升或降，或无变化而难以控制。因此，运动训练强度应以出现使运动受限的症状为标准。气短等症状主观感觉的分级标准可帮助患者掌握将训练达到呼吸上不适的靶水平。对于中、重度慢性阻塞性肺疾病患者，还需要备有便携式供氧设备方可放心地进行训练。

1. 下肢训练

下肢有氧康复训练是肺康复中必要的也是最基本的项目，可采用步行、骑车、登山等。通常可作最简单的 12 min 行走距离测定，同时让患者清楚了解自己可具有的活动能力。然后采用定量行走或蹬梯练习改善其耐力。活动时间从 5 min 开始，逐渐增加到 20 min。在不能达到目标时间的情况下，可采用多次休息的方式以延长运动时间。每次活动后心率至少增加 20%～30%，并在停止活动后 5～10 min 恢复到安静值，或活动后出现轻微呼吸急促为止。每次训练前或训练后宜做肢体牵张或体操，作为准备和结束活动。慢性阻塞性肺疾病患者在经过 8～12 周的康复治疗后可提高运动耐量和健康感觉，改善呼吸困难指数，提高生活质量，提高社会适应能力等。但有研究显示，慢性阻塞性肺疾病患者经过运动训练后第一秒用力呼气容积(FEV_1)和 FEV_1/FVC 并不一定能得到改善。

2. 上肢训练

由于上肢肩带部很多肌群既为上肢活动肌，又为辅助呼吸肌，如胸大肌、胸小肌、背阔肌、前锯肌、斜方肌等均起自肩胛带，止于胸背部。当躯干固定时，可以活动肩胛带和肩关节；而上肢固定时，这些肌群则参与呼吸活动。慢性阻塞性肺疾病患者在上肢活动时，减少了这些肌群作为辅助呼吸肌对呼吸活动的参与而更易于产生气短、气促，从而对上肢活动不能耐受。而日常生活中的很多活动(如做饭、洗衣、清扫等)都离不开上肢活动。为了加强患者对上肢活动的耐受性，慢性阻塞性肺疾病的康复应包括上肢训练。

上肢训练包括有支撑性训练和无支撑性运动训练。有支撑性训练，如手摇车的使用。由于双手紧握车把，上肢肌肉处于支撑状态，因此有支撑性训练又称为有支撑的上肢肌肉训练。手摇车的训练以无阻力开始，5 W 增量，运动时间 20～30 min，频率为 50 次/分。

无支撑性上肢运动训练包括日常劳动(木工、计算机操作等)、体育(足球、空手道等)、文娱活动(钓鱼等)、日常生活动作(吃饭、穿衣、梳妆等)，在这些情况下需要无支撑性上肢肌肉运动。无支撑性上肢运动训练缺少标准，只能根据患者自身感觉上肢运动障碍的程度，用慢性呼吸病问卷(CRDQ)的形式来评定。无支撑性上肢运动训练更符合日常生活活动的需要。如男性患者可以进行用耙子清扫落叶或清理公共场所的活动，女性患者可以反复训练上肢举起做梳头动作。每 10 次为一组，每次 3 组。也可以双手提重物，重量可以根据个人情况而定，做上举、屈肘、屈腕等动作，每 10 次为一组，每次 3 组。为使训练成功，训练方案应切合患者个体情况，兴趣爱好和环境，尽量应简单而不昂贵。典型的是从患者能舒适地进行几分钟的强度开始，然后再依症状上的耐受能力增加剂量。步行、骑自行车、游泳都同样有效。运动训练的最终目的是增大耐力，耐力是否增大的最简单评价方法是用治疗前、后步行 6 min 或 12 min 所通过的距离来衡量，有条件的可通过测定心率、血压、工作速率和最大通气量（VEmax）来测定。

3. 呼吸肌的训练

呼吸肌易疲劳是患者通气受限和呼吸衰竭的原因之一，因此要加强呼吸肌的训练。抗阻吸入呼吸是最重要的训练方法之一。

（1）增强吸气肌练习　用一抗阻呼吸器（为一具有不同粗细直径的内管），使在吸气时产生阻力。开始时每次练习 3～5 min，每天 3～5 次，以后可增加至每次 20～30 min，以增加吸气肌耐力。

（2）增强腹肌练习　患者取仰卧位，腹部放置沙袋做挺腹练习，开始时沙袋重 1.5～2.5 kg，以后可逐步增加至 5～10 kg，每次腹肌练习 5 min，也可仰卧位做两下肢屈髋屈膝练习，两膝尽量贴近胸壁的练习，以增强腹肌。

（四）作业疗法

由于慢性阻塞性肺疾病是一个不可逆转的病理生理和精神病理学过程，因此康复治疗应成为内科治疗的一部分，通过循序渐进的康复治疗来减轻呼吸困难，改善功能和提高生活质量。作业治疗的主要作用是纠正患者日常生活活动中出现的病理性呼吸模式，通过呼吸功能再训练，重建生理性呼吸模式-腹式呼吸，提高患者活动、工作能力。日常生活能力的训练正是为此而设计的。

1. 学会日常生活中的有效呼吸

练习时要求身体屈曲时呼气，伸展时吸气；用力时呼气而放松时吸气；上楼梯或爬坡时，先吸气再迈步，以“吸—呼—呼”对应“停—走—走”；如果要将某物体放在高处，则先拿好后吸气，然后边呼气边将该物体放在所需位置。一些一次吸、呼无法完成的活动可分多次呼吸进行。必须牢记，吸气时肢体相对静止，边呼气边活动。例如，让患者模拟开、关门动作，要求患者站在门边，先吸气并握住门把，后边呼气边将门拉开、推上。

2. 学会日常活动中的自我放松

多数患者由于长期呼吸功能障碍和精神紧张导致全身肌肉紧张。放松训练有助于阻断精神紧张和肌肉紧张所致的呼吸短促的恶性循环，减少机体能量的消耗，改善缺氧状态，提高呼吸效率。

放松治疗的常用方法如下。

（1）传统医疗性静松功　取坐位或卧位等舒适体位，穿宽松衣裤，双眼微闭，思想集中在“静-松”上。可默念“头颈松—肩膀松—手臂松—胸腹松—背部松—大腿松—小腿松”，如此反复，直至完全放松。

（2）坐位或立位放松法　患者取舒适坐位，躯干和头前倾依靠在身体前桌上的被子或枕头上，两手放在被子或枕头下，让肩背部肌肉充分放松；站位时双脚离墙或家具少许，腰背部依靠坚实的墙或家具，双手自然下垂，含胸驼背，使肩背部肌肉完全放松。

（3）先充分收缩要放松的肌肉，然后让紧张的肌肉松弛，以达到放松的目的。

（4）坐位和行进中双上肢前后自然摆动，有助于上肢和躯干肌的放松。

(5) 缓慢而深长的呼吸练习本身就是一种放松。

(6) 选择一些可以调节精神紧张、转移注意力、促进全身肌肉放松的活动，如种植花草、在树林或草地上休闲漫步、养鱼戏鸟以及听音乐等。

(7) 学会在各种活动进行身心放松　教会患者在日常活动、家务劳动、职业劳动、社交活动中进行身心放松，选择合适、舒适的体位，让患者头、颈、肩背部、肢体位置恰当，有依托，减少这些肌肉长时间紧张。日常活动时可以边听音乐边活动，活动安排要合理，保证时间充裕。

3. 注意日常活动中的身体姿势

呼吸肌的紧张，不仅使患者出现含胸驼背等不良姿势，而且影响正常呼吸。纠正不良姿势的练习如下。

(1) 取中立坐位，双手叉腰，吸气，躯干向一侧屈曲，同时呼气，还原吸气，躯干再向另一侧屈曲并呼气，再还原。如果躯干向一侧屈曲时对侧上肢同时上举，则效果更好。

(2) 吸气时挺胸，呼气时含胸耸背。

(3) 取坐位或立位，吸气时两臂上举，呼气时弯腰屈髋双手下伸触地。

(4) 立于墙角，面向墙壁，两臂外展 90°，屈肘 90°。双手分别置于两侧墙上，双脚静止而身体向前移动并挺胸。也可双手持体操棒置于后颈部，双手与肩同宽以牵伸胸大肌、挺胸。

(5) 以上练习各持续 5～10 s 或更长时间，每天 2～3 次或根据需要安排。

(五) 心理康复

慢性阻塞性肺疾病患者因焦虑、沮丧，不能正确对待疾病，有可能进一步加重其残障程度。因此，心理及行为干预非常必要。

应指导患者学会肌肉放松、释放不良情绪。关心、同情、帮助患者，使患者消除不必要的顾虑。鼓励患者参加力所能及的社会交往活动，并动员患者的家属和朋友一起做工作。

(六) 日常生活指导

1. 纠正营养不良

营养良好有助于增加患者的健康水平、呼吸肌力量和良好的全身感觉。通常慢性阻塞性肺疾病患者绝大多数都存在营养不良，营养不良促进了临床症状的恶化。目前营养不良还缺乏统一的评价标准。进展期慢性阻塞性肺疾病患者体重下降、肌肉萎缩，并直接影响呼吸肌。大约有 25% 的慢性阻塞性肺疾病患者体重指数下降，而体重指数下降是慢性阻塞性肺疾病患者死亡的独立危险因素。

应根据患者的营养状况针对性地纠正其营养不良。

2. 家庭氧疗

慢性阻塞性肺疾病患者存在膈肌疲劳，膈肌疲劳也是患者肺功能受损和产生气促的原因。目前，纠正膈肌疲劳较好的方法是无创人工通气，尤其是双水平气道正压通气。它可以缓解慢性阻塞性肺疾病患者的气促，改善肺功能，增加呼吸肌(尤其是膈肌)

的力量和耐力。无创人工通气的主要机理是，它减轻了吸气肌的负荷，使疲劳的膈肌得到了休息。膈肌的力量和耐力恢复并维持一段时间后可起到多方面的作用：①改善患者的气促；②改善通气量，促进肺的气体交换，提高咳嗽排痰的能力，从而可减少气道感染机会；③气促减轻后，患者日常活动增加，身体抵抗力加强，感染机会减小。

供氧可以持续给氧，也可间歇给氧。大多数学者主张给氧以夜间为主，夜间给氧不但患者易于接受，而且可以解决夜间低氧血症，减低慢性阻塞性肺疾病患者夜间的猝死率。长期低流量吸氧（5 L/min 以下）可提高生活质量，使慢性阻塞性肺疾病患者的生存率提高 2 倍。间歇给氧可以使患者休息时 PaO_2 保持在 7.9～8.6 kPa（60～65 mmHg），运动时 PaO_2 保持在 6.6～7.2 kPa（50～55 mmHg）。休息时无明显低氧血症者，可仅运动时给氧。

3. 节省能量的方法

活动前做好计划安排，工作节拍要快慢适度，轻重工作交替进行，活动时要间歇休息，要尽量节省体力，避免不必要的耗氧。这样可以减轻或避免呼吸困难和疲乏。国外有学者提出的节省能量的方法如下。

（1）事先准备好日常家务杂事或活动所需要的物品或资料，并放在一处。

（2）把特定工作所需要的物品放在活动开始就要用的地方。

（3）尽量取坐位，并在工作中减少不必要的伸手或弯腰。

（4）移动物体时要用双手，搬动笨重物体时要用推车。

（5）工作过程中尽量只左右活动，避免不必要的前后活动。

（6）活动时要缓慢而连贯地进行。

（7）工作过程中要经常休息，至少每小时休息 10 min，轻重工作要交替进行。

（8）工作过程中可缩唇并缓慢呼气。

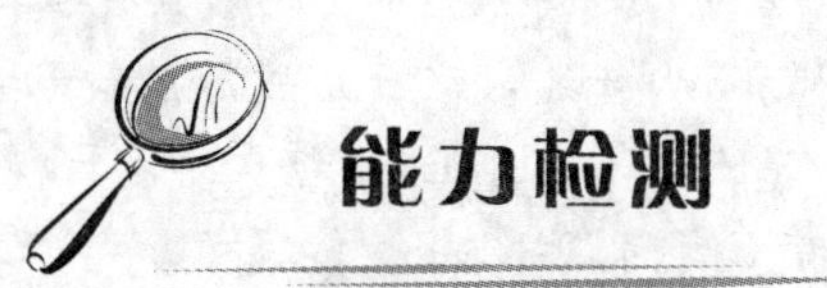

能力检测

病例分析

结合任务三的病例

1. 试为该患者进行康复诊断与评估。

2. 试为该患者制定康复治疗方案。

（严小惠　黄佳玮）

项目六

其他疾病的临床康复

任务一　糖尿病患者的康复

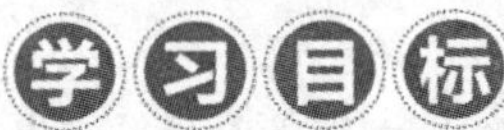

掌握　糖尿病患者的临床表现及康复评定内容、方法。

熟练　掌握糖尿病患者的康复治疗方法。

了解　糖尿病的发病机制、临床分型及相关研究进展。

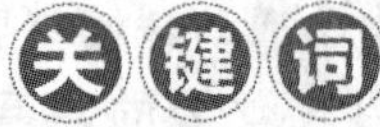

糖尿病；胰岛素；血糖；饮食疗法；运动疗法；康复教育

典型病例

患者，女，43 岁，口干多饮，尿量频多，消瘦、倦怠乏力 1 个月，加重 10 天。体格检查：体温 36.2 ℃，脉搏 72 次/分，呼吸 18 次/分，血压 130/80 mmHg，神志清醒，精神不振，面色微暗，心律齐，心音纯，肺（－），腹肝脾（－），脊椎（－），病理反射（－）。实验室检查：空腹血糖 15.6 mmol/L，尿糖（＋＋＋），尿酮体（－），尿蛋白（－）。根据上述病例，请思考下列问题：

1. 患者的临床诊断？
2. 怎样对患者进行康复评定？
3. 应进行哪些康复治疗？

第一节　概　　述

糖尿病是由胰岛素分泌和（或）作用缺陷引起的糖、蛋白质、脂肪、水和电解质等一系列代谢紊乱的临床综合征，它在临床上以持续性血糖增高为主要表现。大多数患者无明显症状，典型病例可表现为多饮、多食、多尿、体重减轻，即“三多一少”症状；病程长者常引发多系统损害，如眼、肾、神经、心脏、血管等组织器官的慢性进行性改变，导致功能减退甚至衰竭；病情严重或应激时可发生急性严重代谢紊乱，如糖尿病酮症酸中毒、高血糖高渗状态等。糖尿病是终生性疾病，严重影响患者生活质量，威胁人类健康，应给予足够的重视，积极预防。

一、流行概况

近年来，随着人们生活水平的提高、生活方式的改变、人口老龄化进展以及诊断技术的进步，糖尿病的发病率呈现逐年增加的趋势，其中2型糖尿病的发病年龄尚有年轻化趋势。世界卫生组织（WHO）报告，2000年全世界约有1.71亿糖尿病患者，预计到2030年将上升到3.66亿。2008年中国糖尿病协会最新调查发现，我国糖尿病发病率已高达9.7%，全国糖尿病患者接近1亿，目前我国已成为全球范围糖尿病增长最快的地区，成为糖尿病第一大国。糖尿病是发达国家继心血管疾病和肿瘤之后的第三大非传染性疾病，是严重威胁人类健康的世界性公共卫生问题。

二、病因及发病机制

糖尿病的病因和发病机制目前尚未完全阐明，不同类型糖尿病的病因和发病机制不尽相同。一般认为除遗传因素外，还有饮食、运动等生活习惯因素和心理社会应激等环境因素，糖尿病的发生是多因素综合作用的结果。

三、分型

（1）1型糖尿病　此型约占糖尿病患者的10%，多见于儿童和青少年，也可发生于其他任何年龄。主要由细胞介导的自身免疫反应引起的胰岛β细胞破坏，致使胰岛素合成和分泌减少。临床症状一般较明显，进展较快，有发生酮症酸中毒倾向，一般需胰岛素治疗。

（2）2型糖尿病　约占糖尿病患者总数的90%，发病年龄多在40岁以后，但近年有年轻化趋势。胰岛素分泌或多或少或正常，部分有分泌高峰后移，胰岛素抵抗（指正常剂量的胰岛素产生低于正常生物学效应的一种状态，即人体细胞对胰岛素产生了抵抗，使其不能发挥应有的作用）是2型糖尿病发病的重要因素。此型在临床上多隐匿起病，病情进展缓慢，症状一般较轻，无明显酮症倾向，部分患者在饮食控制、口服降糖药物后即可稳定控制血糖，严重者需胰岛素治疗。

（3）其他特殊类型糖尿病　此型临床不多见，包括β细胞功能遗传性缺陷所致的糖尿病、胰岛素作用遗传性缺陷所致的糖尿病、胰腺外分泌疾病所致的糖尿病、内分泌疾病所致的糖尿病、药物或化学品所致的糖尿病、感染所致的糖尿病、不常见的免疫介导所致的糖尿病、其他可能与糖尿病相关的遗传综合征等。

（4）妊娠糖尿病　这是指妊娠妇女原来未发现糖尿病，在妊娠期间初次发现的任何程度的糖尿病或糖耐量受损。

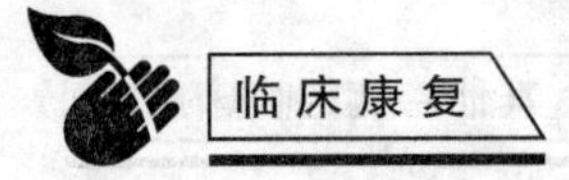

四、临床表现

1. 代谢紊乱症候群

血糖升高引发渗透性利尿，患者排尿增多，继而口渴多饮；由于胰岛素缺乏和（或）作用缺陷，使外周组织对葡萄糖利用障碍，脂肪、蛋白质大量动员分解供能，患者可出现消瘦乏力；而为补充能量，患者进食增加，故糖尿病的临床表现常被描述为"三多一少"，即饮多、食多、尿多、体重减少。此外，糖尿病患者可有皮肤瘙痒，尤其是外阴瘙痒。血糖升高较快可引起眼房水、晶体渗透压改变，进而引起屈光改变致视力模糊。

2. 并发症

(1) 急性并发症　糖尿病急性并发症主要有糖尿病酮症酸中毒（DKA）、高血糖高渗状态、感染等，其中糖尿病酮症酸中毒、高血糖高渗状态病情急重，不及时抢救可引起患者死亡。糖尿病患者感染发生率远远高于普通人群，常见如皮肤感染，严重时可引发败血症或脓毒血症；糖尿病患者的结核发生率也大大增加。

(2) 慢性并发症　糖尿病慢性并发症主要包括大血管病变、微血管病变、神经病变、糖尿病足及眼部并发症等。大血管主要病理改变为动脉粥样硬化，可侵犯主动脉、冠状动脉、脑动脉、肾动脉和肢体外周动脉等，继而引发冠心病、缺血性或出血性脑血管疾病、肾动脉硬化、肢体动脉硬化等。微血管病变主要是视网膜病变和肾小球病变，多见于病程 10 年以上患者，可致患者失明和慢性肾功能衰竭，其中糖尿病肾病是 1 型糖尿病患者死亡的主要原因。神经系统病变可以累及中枢神经、周围神经和自主神经，其中周围神经病变常见，早期表现为肢端感觉异常，后期可有运动神经受累，出现肌力减弱甚至肌肉萎缩、瘫痪等。糖尿病足轻者表现为足部畸形、皮肤干燥和发凉，重者可出现足部溃疡、坏疽；糖尿病足是糖尿病患者截肢和致残的主要原因。

五、临床治疗

糖尿病是终身性疾病，目前还没有根治的办法，但如能积极控制血糖，维持血糖稳定，糖尿病患者可以获得与正常人一样的寿命和生活质量。糖尿病治疗强调早期治疗、长期治疗、综合治疗、治疗措施个体化，力求通过各种治疗措施综合运用使血糖达到或接近于正常水平，纠正代谢紊乱，减轻或消除糖尿病症状，防止或延缓并发症的发生，维持较好的工作生活能力，延长寿命，降低病死率和致残率。糖尿病现代治疗包括五个方面：饮食控制、运动疗法、血糖监测、药物治疗和糖尿病教育。其中药物治疗包括口服降糖药和胰岛素替代治疗两种方法。目前临床上常用口服降糖药主要包括五大类：①促胰岛素分泌剂：包括磺脲类（如格列本脲、格列齐特等）和格列奈类（如瑞格列奈、那格列奈），其中磺脲类主要适用于新诊断的非肥胖的 2 型糖尿病患者、饮食和运动治疗血糖控制不佳者，主要副作用为低血糖；格列奈类主要适用于 2 型糖尿病患者早餐后高血糖阶段或以餐后高血糖为主的老年患者。②双胍类（代表药物二甲双胍）：是肥胖的 2 型糖尿病患者一线用药，不良反应有消化道症状和乳酸性酸中毒等。③噻唑烷二酮类（如罗格列酮、吡格列酮等)：为胰岛素增敏剂，可减轻患者胰岛素抵抗，不良反应有水肿、体重增加等。④α-葡萄糖苷酶抑制剂(如阿卡波糖、伏格列波糖等)：适用于餐后血糖较高者，常见副作用为胃肠道反应。⑤胰岛素：适应证主要包括1型糖尿病，糖尿病酮症、高血糖高渗状态和乳酸性酸中毒伴高血糖，手术、妊娠、分娩的糖尿病患者，伴发严重急、慢性并发症的各型糖尿病患者，2型糖尿病胰岛功能明显减退者，某些特殊类型的糖尿病。胰岛素治疗的主要副作用有低血糖反应和过敏反应等。

第二节 康复评定

一、实验室检查

(1) 静脉血浆葡萄糖测定　目前静脉血浆葡萄糖测定仍是糖尿病诊断主要依据。空腹血糖(FPG)在6.0 mmol/L以下为正常，在6.0～7.0 mmol/L之间为空腹血糖过高，在7.0 mmol/L以上为糖尿病(需另一天再证实)。空腹的定义为8 h内无任何热量摄入。

(2) 葡萄糖耐量试验　当血糖高于正常而未达到糖尿病诊断标准时，可行口服葡萄糖耐量试验(OGTT)。该试验应于清晨空腹进行，将75 g葡萄糖溶于250～300 mL水中(儿童按每千克体重1.75 g计算，总量不超过75 g)，5 min饮完，分别测量服糖水前、服糖水后30 min、1 h、2 h静脉血糖水平。其中2 h静脉血糖水平在7.8 mmol/L以下为正常，在7.8～11.1 mmol/L之间为糖耐量减低，在11.1 mmol/L以上为糖尿病(需另一天再证实)。

(3) 尿糖　目前不将尿糖测定作为糖尿病的诊断指标，但可将其作为糖尿病诊断的重要线索，每日4次尿糖定性检查(三餐前和晚上9～10点钟)和24 h尿糖定量可作为糖尿病治疗疗效判定的重要指标和临床用药的重要参考。

(4) 糖化血红蛋白(GHbA1)　这是葡萄糖或其他糖与血红蛋白氨基发生非酶催化反应的产物，与血糖浓度呈正相关，GHbA1有a、b、c三种，其中GHbA1c最为主要，占血红蛋白总量的3%～6%，它反映患者近8～12周总血糖水平，是糖尿病控制情况的主要检测指标之一。2010年美国糖尿病协会(ADA)将GHbA1c≥6.5%作为糖尿病诊断标准之一。

(5) 血清C肽测定　胰岛β细胞分泌胰岛素和相等分子数的C肽。C肽清除较慢，且不受外来胰岛素的影响，能较正确地反映胰岛β细胞功能。正常人周围血中C肽与胰岛素的摩尔浓度之比大于5，基础血浆C肽水平约为0.4 mmol/L。

(6) 胰岛素释放试验　该试验可了解胰岛储备功能及是否存在胰岛素释放异常和胰岛素抵抗。

(7) 其他　根据病情需要可进行血脂、肝肾功能等常规检查；急性严重代谢紊乱可行酮体、电解质、酸碱平衡检查；糖尿病累及心、脑、肾、眼等脏器时，可行相应系统检查。

二、糖尿病诊断标准

目前我国仍使用1999年WHO糖尿病专家委员会提出的诊断标准：糖尿病症状（"三多一少"）加随机血糖达到或超过11.1 mmol/L，或FPG≥7.0 mmol/L，或口服葡萄糖耐量试验2 h静脉血糖水平达到或超过11.1 mmol/L。症状不典型者，需另一天再次证实，一般不主张做第三次口服葡萄糖耐量试验。随机是指一天中的任意时间，而不管上一次的进餐时间。

三、其他评定

糖尿病本身并不可怕，大部分糖尿病患者早期无明显异常，可与正常人一样工作和生活，但当病情进展，累及心、脑、肾、眼、神经、足等脏器，引发相应并发症时，则会对患者的生活造成极大影响。此时除需对其进行相应的专项检查外，还应进行心肺功能、运动能力（肌力、关节活动度、平衡及协调功能等）、日常生活活动能力（ADL）等评定。

《国际功能、残疾和健康分类》（简称ICF）是疾病、健康和残疾相关问题的国际标准语言，近年来正逐渐应用于临床，故对糖尿病患者功能亦可根据ICF准则分别从身体结构、身体功能、活动和参与、环境以及个人因素四个方面进行综合评定，全面了解患者存在的问题。为了更好地适应临床，目前糖尿病核心组合已确立，进入临床验证阶段。

第三节 康复治疗

国际糖尿病联盟（IDF）提出糖尿病现代治疗的五个要点：饮食控制、运动疗法、血糖监测、药物治疗和糖尿病教育。其中饮食控制、运动锻炼及糖尿病教育是糖尿病临床治疗的基础，也是康复治疗的重点。通过上述措施的实施，可有效改善周围组织对胰岛素的敏感性，提高靶细胞胰岛素受体数量及受体后功能，降低血糖，同时亦可提高患者心肺功能和体力活动能力，改善生活质量。

一、饮食疗法

饮食疗法是糖尿病治疗的基础，不管哪一种类型的糖尿病，不管病情轻重，都必须长期严格进行饮食控制。合理的饮食安排可以减轻胰岛负担，稳定血糖，减轻糖尿病症状，延缓并发症的发生与发展。对2型糖尿病患者，尤其是肥胖或超体重者，饮食控制还可以减轻体重，降低胰岛素抵抗，减少降糖药物的剂量。

1. 严格控制每日总热量

根据患者的理想体重和工作性质，参照其原有生活习惯，计算每日所需总热量（注：1 g碳水化合物可产生16.7 kJ热量；1 g蛋白质可产生16.7 kJ热量；1 g脂肪可产生37.6 kJ热量）：成人休息状态下每日每千克理想体重给予热量105～125.5 kJ，轻体力劳动125.5～146 kJ，中体力劳动146～167 kJ，重体力劳动167 kJ以上。儿童、孕妇，哺乳期妇女、营养不良及伴有消耗性疾病者应酌情增加热量摄入，肥胖者酌减。理想体重可根据患者年龄、性别、身高等查表获得，也可利用简易公式计算：理想体重(kg)＝身高(cm)－105。

2. 合理分配营养物质的比例

一般糖类应占饮食总热量的50%～60%，提倡食用粗制米、面及一定量杂粮，忌食糖及含糖高的食品。饮食中蛋白质含量一般不超过总热量的15%，成人每日每千克理想体重0.8～1.2 g，儿童、孕妇，哺乳期妇女、营养不良及伴有消耗性疾病者可增至1.5～2.0 g，伴有糖尿病、肾病但肾功能正常者限制在0.8 g，血尿素氮升高者限制在0.6 g。蛋白质中应至少有1/3为动物蛋白，以保证必需氨基酸的供给。脂肪约占总热量的20%～25%，成人每日每千克理想体重为0.6～1.0 g，其中应以不饱和脂肪酸为主。此外，应减少胆固醇摄入，每日胆固醇摄入量宜在300 mg以下。

指导患者多食绿叶蔬菜、豆类、粗谷物、含糖低的水果等，一方面此类食物保证维生素和微量元素的摄入，另一方面，此类食物富含膳食纤维，可延缓和减少糖在肠道内的吸收，降低餐后血糖高峰，有利于改善糖、脂肪代谢紊乱，促进胃肠蠕动，防止便秘。糖尿病患者应限制饮酒，每日食盐摄入应限制在10 g以下。

3. 规律饮食

养成良好的饮食生活习惯，定时定量进餐，避免餐间零食。确定每日饮食总热量和糖、蛋白质、脂肪的组成，将热量换算为食品后定制食谱，并根据生活习惯、病情、药物治疗需要合理安排餐次及热量分配。一般早、中、晚三餐热量分配比例为1/5、2/5、2/5，亦可1/3、1/3、1/3；若为四餐，热量分配比例可以为1/7、2/7、2/7、2/7。

二、运动疗法

除饮食控制外，运动疗法也是糖尿病治疗的另一项重要措施。运动是防治2型糖尿病的重要手段，对1型糖尿病的治疗也有积极作用。

(一) 治疗原理

(1) 运动对胰岛素抵抗的作用　临床上，肥胖、高血压、高脂血症、冠心病和糖尿病常合并存在，成为胰岛素抵抗的综合征。运动能加速脂肪分解，减轻体重，增加血中高密度脂蛋白(HDL)含量，降低低密度脂蛋白(LDH)和极低密度脂蛋白(VLDH)含量，降低血压，预防动脉粥样硬化，改善心血管功能，从而减轻胰岛素抵抗作用。

(2) 运动对胰岛素受体和受体后水平的作用　近年来的研究显示，运动对糖尿病胰岛素的改善作用不在受体水平，而可能是作用于受体后水平，运动使骨骼肌细胞内葡萄糖转运蛋白($GLUT_4$)基因转录增加，使$GLUT_4$ mRNA含量增加，促进$GLUT_4$从细胞内异位至细胞膜，加强葡萄糖的转运和利用，从而降低血糖。

(3) 其他　运动还能促进机体的新陈代谢，减轻精神紧张，稳定情绪，改善中枢神经系统的调节机制，增加机体的抵抗力，在一定程度上预防糖尿病慢性并发症的发生。

（二）适应证和禁忌证

1. 适应证

轻、中度2型糖尿病，尤其是肥胖的2型糖尿病患者，非常适合运动疗法；无酮症的1型糖尿病患者，在良好饮食控制和胰岛素治疗的基础上实施运动疗法，可有效控制血糖水平。

2. 禁忌证

① 糖尿病酮症酸中毒；②空腹血糖过高（超过16.8 mmol/L）或有严重低血糖倾向；③增殖性视网膜病变；④严重糖尿病肾病（血清肌酐超过2 mg/dL）；⑤严重心脑血管疾病；⑥合并严重急性感染。

（三）运动治疗原则

根据患者年龄、性别、体力、病情、有无并发症及日常生活方式等选择个体化运动方式；合理设定运动强度和运动量；循序渐进，持之以恒，治疗过程中及时调整运动处方。

（四）运动处方（表6-1-1）

表6-1-1 糖尿病患者的运动处方

活动等级	频率/（次/周）	持续时间/（分/次）	周总活动时间/（分/周）	储备心率（可反映运动强度）/（次/分）
坐位静息	4～6	10～20	40～80	40～60
稍微活动	4～6	15～35	90～120	50～75
中等活动	3～5	30～45	120～180	60～80
强活动	3～5	30～60	180～300	60～85
运动员	5～7	60～120	300～840	70～85

1. 运动方式

以低至中等强度的有氧运动为主，多采用有较多肌群参加的持续性周期性运动，如散步、慢跑、游泳、划船、有氧体操、球类运动、太极拳等，亦可利用活动平板、功率自行车等辅助器械来进行。有研究指出，力量运动如举重可以增加肌肉的重量，减少体脂，增加胰岛素的敏感性，可根据患者实际情况加以选择。运动方式应根据患者的兴趣、爱好和环境状况确立，从而提高患者的运动积极性。

2. 运动量

运动量是运动方案的核心，运动量达到一定阈值才能产生训练效应。合适运动量的主要标志为：运动时稍出汗，轻度呼吸加快但不影响对话，早晨起床时感觉舒适，无持续的疲劳感和其他不适感；运动量的基本要素是运动强度、运动时间和运动频率。

（1）运动强度　有调查显示，只有当运动强度达到最大摄氧量的40%～60%时才能改善代谢，而在有效的运动锻炼范围内，运动强度的大小与心率快慢呈线性关系，因此常采用运动中的心率作为判断运动强度大小的指标。运动靶心率的确定最好通过运动试验获得，一般取运动试验中最高心率的70％～85％作为靶心率，若无条件做运动试验，也可选用简易公式计算靶心率：靶心率＝训练负荷（百分比）×（220－年龄）。运动强度还可以通过运动后的自我感觉进行判断和调整。

（2）运动时间　一般认为，达到靶强度的运动需要持续15～30 min，也有认为可以在10～60 min内。在额定运动总量的前提下，训练时间与强度呈反比，运动强度较大可适当缩短运动时间，反之可延长运动时间。此外，应根据患者实际情况，配合其饮食、药物治疗措施，指导患者一天中何时运动适宜。通常，糖尿病患者应以餐后运动为宜，避免空腹运动；餐后运动时，应注意避开药物作用的高峰期，以免发生低血糖。

（3）运动频率　目前建议最好每天都维持规律的运动习惯，条件不允许者，为控制血糖每周至少运动3～4次；具体可根据每次的运动量酌情调整，但运动间歇不宜超过3～4天，一旦超过则运动训练的效果及运动蓄积效应将减少，已获得改善的胰岛素敏感性亦会随之消失。

（五）注意事项

（1）运动治疗必须在严格控制饮食的基础上进行，以发挥其最佳疗效。

（2）制定运动方案前，应对患者进行全面检查，除详细询问病史、进行体格检查外，可行血糖、血脂、血酮、肝肾功能、血压、心电图、运动负荷试验，以及关节和足的检查等，全面评估患者的状况。

（3）运动实施前后须进行热身活动和放松运动，避免心脑血管事件的发生或肌肉关节的损伤。

（4）运动治疗时可适当减少降糖药、胰岛素用量；胰岛素注射部位应避开运动肌群。

（5）运动疗法指导以团体教育指导为佳。

（6）定期测量体重、体脂量、肌力，检测血糖、血脂等代谢指标，评价运动成效，并根据病情变化及时调整运动方案。

三、康复教育

糖尿病的康复教育是糖尿病治疗重要的基本措施之一，决定着其他治疗成败。由于糖尿病是终生性疾病，患病群体庞大，通过糖尿病教育，让患者及其家属了解疾病的防治知识，可以充分发挥患者的主观能动性，更好地配合医护人员进行自我管理，自觉执行康复治疗方案，改变不良生活方式，积极控制危险因素，预防疾病进一步发展，在节省医疗资源的同时减轻患者自身的经济负担。糖尿病康复教育的主要内容有：糖尿病的基础知识、治疗控制要求、饮食治疗具体措施、运动疗法的具体要求、用药原则及注意事项、胰岛素的使用方法、血糖的自我检测、并发症的预防、应急情况的处理等。

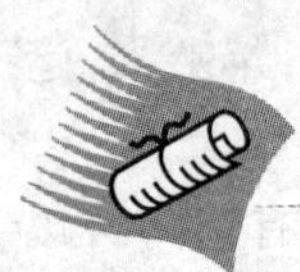

知识链接

血糖检测和糖尿病控制指标

1. 血糖的自我检测

血糖的自我检测是近10年来糖尿病患者管理方法的主要进展之一，患者可应用便携式血糖计经常观察和记录自身血糖水平，借助这种动态数据的掌握，为药物剂量调整提供依据。除日常监测血糖外，患者还应每2～3个月定期复查GHbA1c，了解糖尿病病情控制程度，以便及时调整治疗方案。每年1～2次全面复查，并着重了解血脂水平，心、肾、神经功能和眼底情况，以便尽早发现大血管、微血管并发症，及时给予相应的治疗。实践证明，长期良好的病情控制可在一定程度上延缓或预防并发症的发生。糖尿病控制指标可作为糖尿病病情控制程度良好与否的指标。

2. 糖尿病控制指标

(1) 血糖水平：空腹血糖水平小于7.8 mmol/L，餐后血糖水平小于10 mmol/L。

(2) 糖化血红蛋白浓度小于6.5%。

(3) 低血糖发生频率：发生频率高提示血糖波动大，控制不佳。

(4) 体重和血压：体重和血压维持在相对稳定的范围，说明血糖控制良好。

(5) 生活习惯：原有的不健康生活习惯改变提示糖尿病控制在较好的状态。

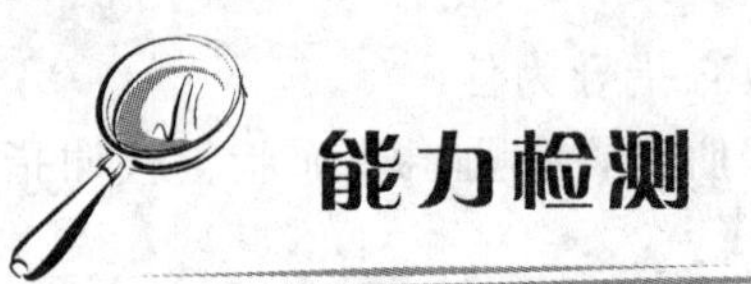

能力检测

1. 糖尿病的诊断标准有哪些？
2. 糖尿病有哪些治疗方法？
3. 糖尿病饮食疗法需注意哪些问题？
4. 如何对糖尿病患者实施运动康复？
5. 应从哪些方面对糖尿病患者实施康复教育？
6. 应用你所学的糖尿病知识解决开篇病例问题。

（郑俊清　王丽华）

任务二　烧伤患者的康复

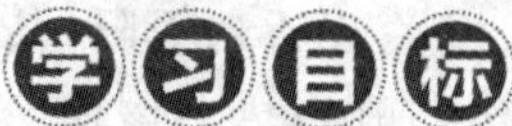

熟练掌握　烧伤患者的康复治疗技术。

掌握　烧伤患者的康复评定技术。

了解　烧伤患者概述及其康复进展。

烧伤;康复评定;康复治疗

典型病例

患者,男,34岁,患者于2011年3月1日意外事故中不慎被火焰灼伤,出现左侧肢体烧伤,急送当地医院,诊断为大面积烧伤,经清创、注射破伤风抗毒素等初步治疗后,患者神志清醒,紧张,焦虑,大声呼痛,烦躁不安。面部、颈部、前胸、左上肢分别有深Ⅱ度烧伤,面积共约30%,Ⅲ度烧伤面积约10%。心率100次/分,律齐;体温36.5 ℃;血压110/80 mmHg;呼吸36次/分。患者入院后立即给予创面涂布磺胺嘧啶银软膏后,安置于烧伤病房,采用暴露疗法。入院后1~2天患者创面有大量液体渗出,经计算制定出补液方案。按照计划输入晶体和胶体溶液后,患者安全度过休克期。伤后第4天开始,先后分3次进行切痂和自体皮肤移植术。治疗期间患者出现剧烈疼痛、发热、食欲下降、消瘦以及情绪波动等情况,及时止痛、降温、预防性应用抗生素、营养支持等治疗。并适时进行心理康复,缓解患者紧张、焦虑情绪;创面处理时严格执行无菌操作,保持干燥,并严密观察创面变化,按时翻身。患者病情逐渐好转,左侧肢体逐渐恢复活动,于病后第14天(2011年3月15日)进入康复治疗室,行进一步康复治疗。根据上述病案,请思考下列问题:

① 患者的诊断是什么?

② 如何为王先生做康复评估?

③ 具体的康复治疗方案是什么?

第一节　概　　述

烧伤是常见的创伤。广义的烧伤是指因火焰、热水、热蒸汽、化学物质(如强酸性和

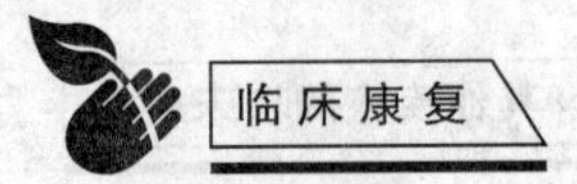

强碱性物质等）、光、电以及放射线等作用于人体皮肤、黏膜、肌肉、骨骼，甚至内脏器官等造成的损伤。此烧伤概念涵盖了热力烧伤、化学烧伤、电子烧伤和放射线灼伤等。皮肤一旦遭到严重烧伤，就会使其重要的保护身体内环境稳定的功能受到破坏或丧失。从而引起烧伤患者出现诸如休克、感染、多器官功能不全等危及生命的严重并发症，而且烧伤愈合形成的肥厚瘢痕，可造成关节活动受限，甚至关节强直等后遗症，严重影响烧伤患者的身心健康。狭义的烧伤一般指热力烧伤。近年来，化学和电子烧伤病例逐渐增多。

在烧伤常见原因中，火焰伤占44%、热液灼伤占29%、热物体接触致伤占8%、电击伤占6%、半流体半固体烧伤占5%、蒸汽伤占4%、化学物质致伤占4%。

烧伤发生场所包括：家庭环境，占76.1%；工业场所，占18.3%；公路（包括车祸），占1.5%；其他，占4.1%。

烧伤的临床过程大致分为四期：体液渗出期（又称烧伤休克期或复苏期）；急性感染期；修复期；康复期。烧伤和其他原因所致的创伤一样，在组织修复过程中必然有瘢痕形成，可以说，没有瘢痕就没有创伤愈合。如果瘢痕生长超过一定限度，就会表现为瘢痕增生、挛缩，乃至畸形，这不仅改变了外观，影响了功能，还会在患者心理上造成极大创伤，给生活自理、社会交往、恢复工作等各方面留下诸多后患。

我国烧伤早期治疗水平很高，而烧伤后的康复却明显滞后，远不如发达国家。国外已把烧伤的早期治疗、理疗、体疗、职业疗法融为一体，成为常规治疗，有专门的人才，特殊的设备，健全的制度，视前期和后期治疗同等重要，使烧伤患者的身心都能最大限度地得到康复。在我国，已有愈来愈多的单位意识到烧伤康复的重要性，认识到烧伤治疗的目的首先是使创面愈合，保住生命，同时还要尽最大可能改善外观与恢复功能。烧伤的康复治疗不仅是修复后期帮助患者进行肢体功能训练。而且应该从治疗一开始，就注意在精神和功能两方面进行医疗服务，尽量使患者不残疾、少残疾、残而不废、身残志不残，能在伤愈后步入正常社会生活，因此需要心理医生和康复医生以及整形外科医生参与烧伤的治疗工作，这是今后发展的必然方向。

第二节　康复评定

烧伤的康复评定直接决定烧伤的康复治疗方案，因此康复评定的科学性和正确性至关重要。我国烧伤的康复评定包括烧伤程度评定、心肺功能评定、瘢痕评定、肢体运动功能（含关节活动度、步态等）评定、日常活动能力（含日常生活活动能力、职业能力、生命质量、心理等）评定等多方面。

一、烧伤程度的评定

烧伤的严重程度与烧伤面积、烧伤部位、烧伤深度、烧伤原因、患者年龄、患者体质状况、有无合并伤（如呼吸道损伤）或中毒等因素有关。其中最重要的是烧伤面积和深度。

（一）烧伤面积的估计

烧伤面积的估计是指烧伤范围占全身体表面积的百分数，我国一般采用经实测中国人体表面积而建立的新九分法来表示。新九分法是对人体烧伤所采用的新的临床估计烧伤面积的方法。目前，临床上一般采用新九分法与手掌法估计烧伤面积（图 6-2-1）。

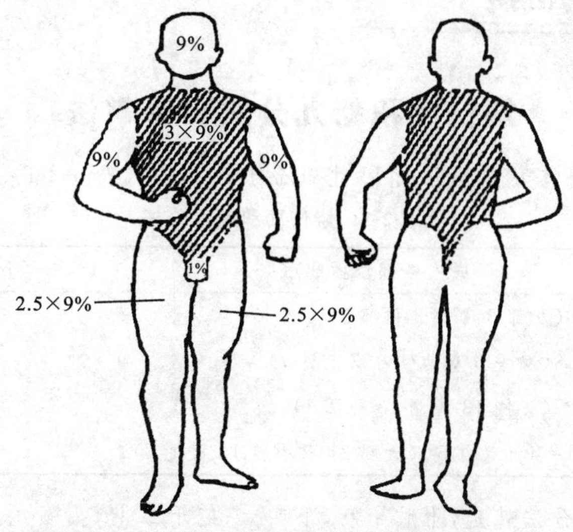

图 6-2-1　新九分法估计烧伤面积

这种计算方法只统计Ⅱ度以上烧伤面积，不将Ⅰ度烧伤面积计算在内。目前，也有用计算机技术，多采用图像自动扫描法，根据烧伤部位、面积与总体面积的相对关系，计算出烧伤总面积，自动显示在屏幕上并自动记录，采用计算机技术使烧伤面积的诊断更为准确。

烧伤深度的分类方法较多，我国习惯使用国际通用的三度四分法，即Ⅰ度、浅Ⅱ度、深Ⅱ度和Ⅲ度。此法简便易行，有利于选择治疗措施，其分类依据是：Ⅰ度烧伤仅损及表皮浅层，不需特殊处理；Ⅱ度烧伤（浅Ⅱ度及深Ⅱ度）达到部分真皮，依靠基底层细胞或皮肤附属器上皮细胞即可自身修复创面；Ⅲ度烧伤达到皮肤全层，包括深及皮肤以下各种组织、器官的烧伤，必须采用植皮等手术，创面才可愈合。

我国按照烧伤深度和烧伤面积两项指标将烧伤分为轻度、中度、重度和特重度四类。

(1) 轻度　总面积 10%以下的Ⅱ度烧伤。

(2) 中度　总面积在 11%～30%之间的或Ⅲ度烧伤面积在 9%以下的。

(3) 重度　总面积在 31%～50%之间的，或Ⅲ度烧伤面积在 10%～19%之间的，或烧伤面积不足 31%且有下列情况之一的：①全身情况严重或出现休克；②复合伤（严重创伤、冲击伤、放射伤、化学中毒等）；③中、重度呼吸道烧伤（呼吸道烧伤波及喉以下者）。

(4) 特重度　总面积在 50%以上的或Ⅲ度烧伤面积达 20%以上的。国内外还可见到另外一种分析烧伤严重程度的分类方法，即烧伤指数＝Ⅲ度烧伤面积＋1/2Ⅱ度烧伤面积。

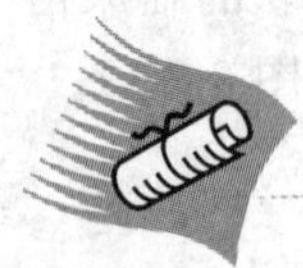

知识链接

烧伤面积新九分法和手掌法

中国新九分法将体表面积分成11个9%与1个1%(表6-2-1)。

表6-2-1　烧伤面积新九分法

部　位	成人各部位面积/(%)	小儿各部位面积/(%)
头颈部	9×1＝9(发部3面部3颈部3)	9＋(12－年龄)
双上肢	9×2＝18(双手5双前臂6双上臂7)	9×2
躯干	9×3＝27(腹侧13背侧13会阴1)	9×3
双下肢	9×5＋1＝46(双臂5双大腿21双小腿13双足7)	46－(12－年龄)

简单地说，新九分法就是，上肢十八，下四六；躯干二七，头颈九。

手掌法：用患者的手五指并拢后所占面积为1%。

（二）烧伤深度的估计

烧伤深度的估计主要是根据临床表现，一般情况下，如果观察细致，又熟知烧伤深度的判断标准，多可做出较正确的估计。三度四分法的主要特点见表6-2-2。

表6-2-2　烧伤深度的估计

深　度	表皮特征	创面(表皮剥脱后)颜色	湿润度	血管栓塞	感觉	温度(肢端)
Ⅰ度	完整	红	湿润	—	剧疼	敏感升高
浅Ⅱ度	易剥脱	红	湿润	—	无疼	敏感稍高
深Ⅱ度	不易剥脱	稍红	稍湿	蛛网状	稍疼	敏感略低
Ⅲ度	不易剥脱	白或焦黑	干	树枝状	消失	低或凉

此外，深Ⅲ度(或Ⅳ度)烧伤可伴有坏死运动障碍，焦痂裂开处深层组织暴露，肢体有抵抗性，屈曲畸形。

（三）小儿烧伤程度判断标准

轻度烧伤：Ⅱ度烧伤面积5%以下。

重度烧伤：Ⅱ度烧伤面积5%～10%或Ⅲ度烧伤面积不足5%。

重度烧伤：烧伤总面积16%～25%或Ⅲ度烧伤面积6%～10%；虽面积不足以上标

准，但发生休克等合并症或有呼吸道烧伤或较重的复合伤，或婴儿头面部烧伤超过5%。

特重烧伤：烧伤总面积25%以上或Ⅲ度烧伤面积10%以上；或有严重合并症。

二、烧伤瘢痕评定

（1）肉眼观察和照相　比较肥厚性瘢痕的颜色、厚度、弹性质地、面积。

（2）超声测量分辨率　脉冲超声的分辨率达0.05 mm，频率在10～15 MHz之间的距离计算出瘢痕的厚度。

（3）激光多普勒测量组织的血流量　可以反映肥厚性瘢痕的进程，预测其发生，并有评价治疗效果的作用。肥厚性瘢痕的血流指数明显高于正常瘢痕和正常皮肤，治疗后其血流指数明显降低。

（4）血氧测量计　测定瘢痕的经皮氧分压（$TCPO_2$）可反映代谢状况。肥厚性瘢痕的 $TCPO_2$ 明显高于正常瘢痕和正常皮肤，治疗后其 $TCPO_2$ 明显降低。

（5）血尿羟脯氨酸含量的测定　该法可反映肥厚性瘢痕的胶原代谢情况。瘢痕面积与血尿中的羟脯氨酸含量呈正比，与病程无明显关系。

（6）瘢痕积分　常用于瘢痕情况评价，但评测中需要仪器测量及精确记录且评分标准较难记忆，Baryza等人设计了一种袖珍式瘢痕评价工具。它是一块塑料透明板，其上印有温哥华瘢痕积分内容（共分4项，详见表6-2-3），使用该工具可辅助瘢痕计分的评定与记录，这个工具的内在等级可信性是良好的，它可使烧伤瘢痕指数为研究测试所用。

表6-2-3　温哥华瘢痕评估量表（Vancouver Scar Scale，VSS）

色泽	0—皮肤颜色与身体其他部分较为近似 1—色泽较浅 2—混合色泽 3—色泽较深
厚度	0—正常 1—0<H≤1 2—1<H≤2 3—2<H≤4 4—H>4
血管分布（V）	0—正常肤色与身体其他部分近似 1—肤色偏粉红 2—肤色偏红 3—肤色呈紫红

续表

柔软度(P)	0—正常 1—柔软的(在最小阻力下皮肤能变形) 2—柔顺的(在压力下能变形) 3—硬的(不能变形,移动呈块状,对压力有阻力) 4—弯曲(组织如绳状,瘢痕伸展时会退缩) 5—挛缩(瘢痕永久性缩短引致残疾与扭曲)

三、肢体运动功能评定

肢体运动功能评定包含关节活动度、步态等的评定,具体评定方法详见相关教材。

四、日常活动能力评定

内容包含日常生活活动能力、职业能力、生命质量(QOL)、心理等方面,具体评定方法详见相关教材。

第三节 康复治疗

由于我国烧伤救治水平的提高,大面积深度烧伤患者的存活率及临床治愈率不断提高,随之而来的各种功能障碍等给康复医疗工作提出了新的要求。烧伤患者需要综合性康复医学功能训练,应按患者特点及需求制定科学、系统、个性化的康复项目计划,对那些有残损及残疾者尚需做进一步的重建术及更多的康复治疗。因此,烧伤康复治疗强调协作,在积极抢救重度烧伤者的同时,及时开展各项康复治疗是十分重要的。

一、烧伤肥厚性瘢痕的处理

肥厚性瘢痕是皮肤真皮损伤后形成的色红、质硬、隆起高出周围皮肤的病理结构,是结缔组织过度增生、胶原过度沉积形成的改变,其影响主要是毁容和挛缩,形成后遗症。烧伤早期对瘢痕的处理主要是防止其形成肥厚组织,烧伤后期对瘢痕的处理主要是治疗后遗症,恢复肢体功能。

1. 压力治疗

压力治疗是目前公认的预防与治疗肥厚性瘢痕最有效的方法。持续施以与毛细血管压力 3.33 kPa(25 mmHg)相等或更大的压力,可使胶原纤维束重新排列、瘢痕相对缺血,阻碍胶原纤维的合成。压力治疗的方法主要有弹性包裹、管型加压绷带、压力衣等。应量身订制压力衣,配合应用压力垫、压力架,压力大小为 10～40 mmHg(平均为 24～25 mmHg),使用压力套的时间标准为 23～24 h/d,每次脱下不超过 30 min,穿戴至瘢痕成熟(0.5～3年)为止。也可以使用弹性绷带加压或硅胶膜敷服加压法,但压力较难控制。对于高低不平的部位如鼻周、唇周、腋窝、乳房、剑突、指蹼等,需使用轻薄而可塑的弹性物,塑成体表形态,如硬性透明面具用于鼻和口颊周围,弹性面具用于额、颞、下颌。脸部面具一天至少戴20 h,除了吃饭、洗脸不能取下外,应一直戴到瘢痕成熟。穿压力衣的时机:原则上是创面愈合后越早开始越好。在瘢痕形成足够的张力以前过早穿压力衣,皮肤与压力衣之间摩擦会使皮肤浸渍;穿压力衣过晚,又达不到控制瘢痕增生的效果。加压治疗的不足之处为:使用时间长,给患者生活带来不便,难以坚持使用;特殊部位(如关节、面部、腹部等)难以维持有效施压;有一定并发症,如手部长期压力治疗可破坏手掌弓形结构,影响手的功能,儿童长期使用可影响其局部生长发育。

2. 矫形器

矫形器是防治关节挛缩的有效手段之一。除石膏夹板外,多种轻型可塑性材料可用做夹板、管型、可调矫形器或系列矫形器,用以维持已获得的关节功能而无疼痛。矫形器可阻止意外活动、促进受矫形器限制以外的主动活动。合适的夹板配合压力治疗对烧伤后瘢痕,特别是对手部、颈部、腋窝、关节的瘢痕有明显的预防和治疗效果,既能控制瘢痕的发展,又能减少因瘢痕挛缩引起的功能障碍。

二、物理治疗

1. 烧伤早期

烧伤早期进行物理治疗的目的主要是预防和控制感染,促进肉芽和上皮生长,加速创面愈合,预防关节挛缩。

(1) 冷疗　烧伤后立即用冷水冲洗、冷敷创面,以减轻疼痛,减少渗出,防止热力继续损伤。温度以5～10 ℃为宜,时间为30～60 min,甚至数小时,适合于小面积或较浅的烫伤。

(2) 水疗　可采用盆浴或直喷浴,以清洗坏死组织和分泌物、保持创面的清洁,水中加入1∶5 000高锰酸钾溶液或1∶1 000新洁尔灭溶液起到消毒作用,水温以37～39 ℃为宜。

(3) 电光浴、红外线照射疗法　可促进创面干燥结痂,减少血浆渗出,预防和控制感染。

(4) 紫外线疗法　创面坏死组织或脓性分泌物多、肉芽生长不良时,用中或强红斑量照射。当分泌物减少或者脱痂露出新鲜肉芽组织时,应减量至阈红斑量。浅平而新鲜的创面,可用亚红斑量紫外线照射,每日一次,直至创面愈合。

(5) 氦氖激光疗法　照射创面可抑制渗出、减轻水肿和疼痛,促进伤口的修复愈合。若创面有水疱,应排出渗液后照射,以免影响组织对激光的有效吸收。

(6) 超短波疗法　可促进坏死组织分离、脱落,有消炎、镇痛和促进组织再生的作用。采用并置法和对置法,微热量,1～2次/天,每次10～15 min。

(7) He-Ne激光自血回输疗法　抽血200 mL,给予He-Ne激光照射及充氧,然后回输体内，对促进创面愈合及提高植皮的成活率具有良好的作用，也可采用高压氧治疗。

2. 烧伤后期

烧伤后期创面已基本愈合，主要存在瘢痕增生、粘连、疼痛，以及关节挛缩、肌力低下等肢体功能障碍。可采用如下治疗方法。

(1) 音频电疗　音频电疗具有止痛、止痒、消炎、消肿、软化瘢痕和松解粘连的作用。治疗用电极根据瘢痕大小及形状而定，或并置，或对置。

(2) 蜡疗　蜡疗具有松解粘连，软化瘢痕，促进炎症消散，消肿，以及润滑皮肤的作用，但此法不适用于肥厚性瘢痕增值期。

(3) 超声波疗法　此法具有软化瘢痕及镇痛的作用。采用固定法时超声强度为0.2～0.5 W/cm，移动法时超声强度为1.0～2.0 W/cm，每次治疗5～10 min。超声波疗法结合冰疗对瘢痕组织镇痛效果较好。

(4) 磁疗法　磁疗法分旋磁法、贴磁法或脉冲电磁法，可促进瘢痕软化，且具有止痒、止痛作用。

(5) 直流电碘离子导入疗法　此法具有软化瘢痕和松解粘连，消除慢性炎症的作用。用5%～10%碘化钾直流电阴极导入，若治疗部位在四肢末端则用槽浴法(碘化钾溶液浓度为1%～2%)。

三、运动疗法

烧伤患者若无禁忌证则越早运动越好，可防止呼吸系统炎症、肺栓塞、肌力减退和关节僵硬的发生，下肢烧伤患者尽早下地行走，可促进静脉回流，减少血栓性静脉炎和压疮的发生，但在手背烧伤，穿着弹力衣、关节或肌腱暴露时，关节深部疼痛及皮肤移植后5～7天内，进行运动疗法要慎重。

当患者全身情况好转，体温接近正常，创面开始愈合，肉芽组织生长良好时即可开始进行运动治疗。运动治疗可保持关节活动度，防止关节挛缩，保持肌肉力量和功能。主要进行主动或助力运动，只有患者不能主动运动时才进行被动运动。运动应包括未烧伤的部位，在治疗师指导下每日进行2次。

患者肌力在0～1级时可给予按摩，或进行被动运动、传递冲动等训练，以增强肌力，保持肌肉功能。

1. 增加关节活动度训练

(1) 可采用温水中的主动和被动运动、牵伸瘢痕组织的被动运动，包括徒手牵引训练、滑车训练、起立矫正台训练、足关节背伸训练、穿戴矫形器(常用肩外展矫形器、肘关节伸直矫形器、手保护位矫形器、动态屈指矫形器、拇指外展矫形器等)等。持续牵引可使瘢痕逐渐变软、伸长，使关节挛缩得到纠正。

(2) 温热治疗　在运动治疗前进行蜡疗、红外线疗、水疗等，可改善结缔组织的弹性，增加牵伸的效果。

(3) 夹板　可动式夹板用于纠正关节活动度低下的效果固定式夹板要好。

(4) 关节松动术　在上述治疗的基础上可对僵硬、挛缩关节做关节不同方向的松动术，可改善关节活动度，并有止痛作用。

2. 增强肌力训练

在早期训练基础上进一步增强肌力，肌力在 2～3 级时可进行肌力被动运动和主动运动。肌力 4 级以上的患者给予抗阻运动。

3. 增强体力训练

可用步行、慢跑、太极拳、五禽戏、八段锦等方法进行体力训练。

三、作业疗法

(1) 日常生活活动能力训练　大面积烧伤长期卧床患者在创面愈合后，要学习自己翻身、挺胸、抬臂、向床边移动。当手创伤愈合，肘能伸屈时，可自己洗漱、持碗及用匙进食，学会穿衣及个人自理。长期卧床患者先将下肢下垂床边，每日 3 次，每次 15～30 min，使下肢血液循环适应站立，几天后原地站立，然后步行，上厕。对下肢、膝、踝关节烧伤者，上厕要专门训练，先用高坐椅，逐渐改为低坐椅及下蹲。

(2) 功能性作用治疗　手持锤子敲打、切菜等简单操作或家务劳动均属于功能性作业治疗，可练习手和上肢的力量、精细功能、灵活性等。每次 30～60 min，每日 1～2 次。

(3) 职业前作业疗法　可根据原职业选择训练项目，如体能强化、工作模拟、工作强化、职业培训、工作行为训练等。每日 1 次，每次 30～60 min。

四、心理、社会康复疗法

烧伤的破坏性极大地改变了受伤者的生理及心理，因而了解烧伤患者在恢复各时期的生理与心理过程有助于给患者提供一种有益的整体治疗。医护人员应针对烧伤后患者出现的心理及情感反应，避免刺激性言语，缓解医患之间的矛盾，采用必要的行为矫正疗法和暗示疗法，以增强患者的自我心理情绪控制能力。

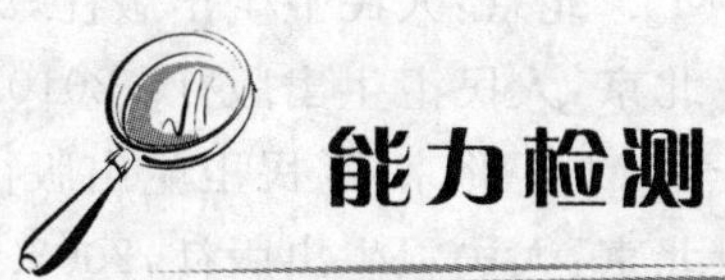

能力检测

1. 简述烧伤的分级评定。
2. 烧伤早期治疗方法有哪些？
3. 烧伤后期治疗方法有哪些？
4. 烧伤的作业疗法有哪些？

(王丽华　周纯智)

参考文献

[1] 于兑生,恽晓平. 运动疗法与作业疗法[M]. 北京:华夏出版社,2006.

[2] 中华人民共和国卫生部医政司. 中国康复医学诊疗规范[M]. 北京:华夏出版社,1999.

[3] 中华医学会. 临床诊疗指南——物理医学与康复分册[M]. 北京:人民卫生出版社,2005.

[4] 王宁华,黄真. 临床康复医学[M]. 北京:北京大学医学出版社,2006.

[5] 王玉龙. 康复功能评定学[M]. 北京:人民卫生出版社,2008.

[6] 王刚,王彤. 临床作业疗法学[M]. 北京:华夏出版社,2006.

[7] 王维治,罗祖明. 神经病学[M]. 4版. 北京:人民卫生出版社,2001.

[8] 全国卫生专业技术资格考试专家委员会. 2010全国卫生专业技术资格考试指导——康复医学与治疗技术[M]. 北京:人民卫生出版社,2010.

[9] 关骅. 临床康复学[M]. 北京:华夏出版社,2005.

[10] 刘纯艳. 社区康复护理学[M]. 北京:北京大学医学出版社,2007.

[11] 刘振寰. 让脑瘫儿童拥有幸福人生——脑瘫儿童家庭康复指南[M]. 北京:中国妇女出版社,2009.

[12] 纪树荣. 康复医学[M]. 北京:高等教育出版社,2004.

[13] 邢本香,李贻能. 临床康复学[M]. 上海:复旦大学出版社,2009.

[14] 何成奇. 内外科疾患康复学[M]. 北京:人民卫生出版社,2008.

[15] 励建安. 临床运动疗法学[M]. 北京:华夏出版社,2005.

[16] 吴在德,吴肇汉. 外科学[M]. 北京:人民卫生出版社,2005.

[17] 张长杰. 肌肉骨骼康复学[M]. 北京:人民卫生出版社,2008.

[18] 张邵岚. 疾病康复学[M]. 北京:人民卫生出版社. 2010.

[19] 李忠泰,李贵川. 疾病康复学[M]. 北京:人民卫生出版社,2002.

[20] 李忠泰. 疾病康复学[M]. 北京:人民卫生出版社,2003.

[21] 李树春,李晓捷. 儿童康复医学[M]. 北京:人民卫生出版社,2006.

[22] 李晓婕. 实用小儿脑性瘫痪康复治疗技术[M]. 北京:人民卫生出版社,2009.

[23] 沈光宇. 康复医学[M]. 南京:东南大学出版社,2002.

[24] 陈秀洁,李晓捷. 小儿脑性瘫痪神经发育学治疗法[M]. 郑州:河南科学技术出版社,2003.

[25] 南登崑,黄晓琳. 实用康复医学[M]. 北京:人民卫生出版社. 2009.

[26] 南登崑. 康复医学[M]. 3版. 北京:人民卫生出版社,2005.

[27] 南登崑. 康复医学[M]. 4 版. 北京:人民卫生出版社,2008.
[28] 恽晓平. 康复疗法评定学[M]. 北京:华夏出版社,2006.
[29] 倪朝民. 神经康复学[M]. 北京:人民卫生出版社,2008.
[30] 黄学英. 常见疾病康复学[M]. 北京:中国中医药出版社,2006.
[31] 黄晓琳,尤春景. 康复医学临床指南[M]. 2 版. 北京:科学技术出版社,2005.
[32] 窦祖林. 作业疗法学[M]. 北京:人民卫生出版社,2008.
[33] 廖鸿石. 康复医学理论与实践[M]. 上海:上海科学技术出版社,2000.
[34] 燕铁斌. 现代康复治疗学[M]. 广州:广东科技出版社,2004.
[35] 林庆. 小儿脑性瘫痪的定义、诊断条件及分型[J]. 中华儿科杂志,2005,43(4):262.
[36] 倪朝民. 脑卒中的康复进展[J]. 中国康复医学杂志,2005,20(1):3.
[37] 王宁华. 关节置换术康复研究与现状[J]. 中国康复理论与实践,2005,11(4).
[38] Webster D D. Critical analysis of the disability in Parkinson's disease[J]. Mod Treat,1968,5:257-282.